国家卫生健康委员会"十三五"规划教材

全国中医药高职高专教育教材

供医学美容技术等专业用

美容中药方剂学

第 3 版

主　　编　黄丽平　姜　醒

副 主 编　王改敏　孟　萍　李春巧

编　　者　（以姓氏笔画为序）

王改敏（南阳医学高等专科学校）

尤元梅（皖北卫生职业学院）

李庆伟（黑龙江中医药大学佳木斯学院）

李春巧（山东中医药高等专科学校）

杨周赟（四川中医药高等专科学校）

武琴琴（安徽中医药高等专科学校）

孟　萍（江西中医药高等专科学校）

姜　醒（黑龙江中医药大学佳木斯学院）

黄丽平（安徽中医药高等专科学校）

人民卫生出版社

图书在版编目（CIP）数据

美容中药方剂学/黄丽平,姜醒主编. —3 版. —
北京:人民卫生出版社,2019
ISBN 978-7-117-28844-6

Ⅰ.①美… Ⅱ.①黄…②姜… Ⅲ.①美容-方剂学
-高等职业教育-教材 Ⅳ.①R289

中国版本图书馆 CIP 数据核字（2019）第 189082 号

| 人卫智网 | www.ipmph.com | 医学教育、学术、考试、健康，购书智慧智能综合服务平台 |
| 人卫官网 | www.pmph.com | 人卫官方资讯发布平台 |

美容中药方剂学
第 3 版

主　　编:黄丽平　姜　醒
出版发行:人民卫生出版社(中继线 010-59780011)
地　　址:北京市朝阳区潘家园南里 19 号
邮　　编:100021
E - mail:pmph @ pmph.com
购书热线:010-59787592　010-59787584　010-65264830
印　　刷:北京铭成印刷有限公司
经　　销:新华书店
开　　本:787×1092　1/16　印张:24
字　　数:553 千字
版　　次:2010 年 4 月第 1 版　　2019 年 9 月第 3 版
　　　　　2025 年 2 月第 3 版第 7 次印刷(总第 12 次印刷)
标准书号:ISBN 978-7-117-28844-6
定　　价:58.00 元

《美容中药方剂学》(第3版)数字增值服务编委会

主　　编　黄丽平　姜　醒

副 主 编　王改敏　孟　萍　李春巧

编　　者　(以姓氏笔画为序)

王改敏（南阳医学高等专科学校）

尤元梅（皖北卫生职业学院）

李庆伟（黑龙江中医药大学佳木斯学院）

李春巧（山东中医药高等专科学校）

杨周赟（四川中医药高等专科学校）

武琴琴（安徽中医药高等专科学校）

孟　萍（江西中医药高等专科学校）

姜　醒（黑龙江中医药大学佳木斯学院）

黄丽平（安徽中医药高等专科学校）

修 订 说 明

　　为了更好地推进中医药职业教育教材建设，适应当前我国中医药职业教育教学改革发展的形势与中医药健康服务技术技能人才的要求，贯彻落实《国家中长期教育改革和发展规划纲要(2010—2020年)》《医药卫生中长期人才发展规划(2011—2020年)》《中医药发展战略规划纲要(2016—2030年)》精神，做好新一轮中医药职业教育教材建设工作，人民卫生出版社在教育部、国家卫生健康委员会、国家中医药管理局的领导下，组织和规划了第四轮全国中医药高职高专教育、国家卫生健康委员会"十三五"规划教材的编写和修订工作。

　　本轮教材修订之时，正值《中华人民共和国中医药法》正式实施之际，中医药职业教育迎来发展大好的际遇。为做好新一轮教材出版工作，我们成立了第四届中医药高职高专教育教材建设指导委员会和各专业教材评审委员会，以指导和组织教材的编写和评审工作；按照公开、公平、公正的原则，在全国1 400余位专家和学者申报的基础上，经中医药高职高专教育教材建设指导委员会审定批准，聘任了教材主编、副主编和编委；确立了本轮教材的指导思想和编写要求，全面修订全国中医药高职高专教育第四轮规划教材，即中医学、中药学、针灸推拿、护理、医学美容技术、康复治疗技术6个专业83门教材。

　　第四轮全国中医药高职高专教育教材具有以下特色：

　　1.**定位准确，目标明确**　教材的深度和广度符合各专业培养目标的要求和特定学制、特定对象、特定层次的培养目标，力求体现"专科特色、技能特点、时代特征"，既体现职业性，又体现其高等教育性，注意与本科教材、中专教材的区别，适应中医药职业人才培养要求和市场需求。

　　2.**谨守大纲，注重三基**　人卫版中医药高职高专教材始终坚持"以教学计划为基本依据"的原则，强调各教材编写大纲一定要符合高职高专相关专业的培养目标与要求，以培养目标为导向、职业岗位能力需求为前提、综合职业能力培养为根本，同时注重基本理论、基本知识和基本技能的培养和全面素质的提高。

　　3.**重点考点，突出体现**　教材紧扣中医药职业教育教学活动和知识结构，以解决目前各高职高专院校教材使用中的突出问题为出发点和落脚点，体现职业教育对人才的要求，突出教学重点和执业考点。

　　4.**规划科学，详略得当**　全套教材严格界定职业教育教材与本科教材、毕业后教育教材的知识范畴，严格把握教材内容的深度、广度和侧重点，突出应用型、技能型教育内容。基础课教材内容服务于专业课教材，以"必须、够用"为度，强调基本技能的培养；专业课教材紧密围绕专业培养目标的需要进行选材。

5. 体例设计,服务学生　本套教材的结构设置、编写风格等坚持创新,体现以学生为中心的编写理念,以实现和满足学生的发展为需求。根据上一版教材体例设计在教学中的反馈意见,将"学习要点""知识链接""复习思考题"作为必设模块,"知识拓展""病案分析(案例分析)""课堂讨论""操作要点"作为选设模块,以明确学生学习的目的性和主动性,增强教材的可读性,提高学生分析问题、解决问题的能力。

6. 强调实用,避免脱节　贯彻现代职业教育理念。体现"以就业为导向,以能力为本位,以发展技能为核心"的职业教育理念。突出技能培养,提倡"做中学、学中做"的"理实一体化"思想,突出应用型、技能型教育内容。避免理论与实际脱节、教育与实践脱节、人才培养与社会需求脱节的倾向。

7. 针对岗位,学考结合　本套教材编写按照职业教育培养目标,将国家职业技能的相关标准和要求融入教材中。充分考虑学生考取相关职业资格证书、岗位证书的需要,与职业岗位证书相关的教材,其内容和实训项目的选取涵盖相关的考试内容,做到学考结合,体现了职业教育的特点。

8. 纸数融合,坚持创新　新版教材最大的亮点就是建设纸质教材和数字增值服务融合的教材服务体系。书中设有自主学习二维码,通过扫码,学生可对本套教材的数字增值服务内容进行自主学习,实现与教学要求匹配、与岗位需求对接、与执业考试接轨,打造优质、生动、立体的学习内容。教材编写充分体现与时代融合、与现代科技融合、与现代医学融合的特色和理念,适度增加新进展、新技术、新方法,充分培养学生的探索精神、创新精神;同时,将移动互联、网络增值、慕课、翻转课堂等新的教学理念和教学技术、学习方式融入教材建设之中,开发多媒体教材、数字教材等新媒体形式教材。

人民卫生出版社医药卫生规划教材经过长时间的实践与积累,其中的优良传统在本轮修订中得到了很好的传承。在中医药高职高专教育教材建设指导委员会和各专业教材评审委员会指导下,经过调研会议、论证会议、主编人会议、各专业编写会议、审定稿会议,确保了教材的科学性、先进性和实用性。参编本套教材的近 1 000 位专家,来自全国 40 余所院校,从事高职高专教育工作多年,业务精纯,见解独到。谨此,向有关单位和个人表示衷心的感谢! 希望各院校在教材使用中,在改革的进程中,及时提出宝贵意见或建议,以便不断修订和完善,为下一轮教材的修订工作奠定坚实的基础。

人民卫生出版社有限公司

2018 年 4 月

全国中医药高职高专院校第四轮规划教材书目

教材序号	教材名称	主编	适用专业
1	大学语文（第4版）	孙 洁	中医学、针灸推拿、中医骨伤、护理等专业
2	中医诊断学（第4版）	马维平	中医学、针灸推拿、中医骨伤、中医美容等专业
3	中医基础理论（第4版）*	陈 刚　徐宜兵	中医学、针灸推拿、中医骨伤、护理等专业
4	生理学（第4版）*	郭争鸣　唐晓伟	中医学、中医骨伤、针灸推拿、护理等专业
5	病理学（第4版）	苑光军　张宏泉	中医学、护理、针灸推拿、康复治疗技术等专业
6	人体解剖学（第4版）	陈晓杰　孟繁伟	中医学、针灸推拿、中医骨伤、护理等专业
7	免疫学与病原生物学（第4版）	刘文辉　田维珍	中医学、针灸推拿、中医骨伤、护理等专业
8	诊断学基础（第4版）	李广元　周艳丽	中医学、针灸推拿、中医骨伤、护理等专业
9	药理学（第4版）	侯 晞	中医学、针灸推拿、中医骨伤、护理等专业
10	中医内科学（第4版）*	陈建章	中医学、针灸推拿、中医骨伤、护理等专业
11	中医外科学（第4版）*	尹跃兵	中医学、针灸推拿、中医骨伤、护理等专业
12	中医妇科学（第4版）	盛 红	中医学、针灸推拿、中医骨伤、护理等专业
13	中医儿科学（第4版）*	聂绍通	中医学、针灸推拿、中医骨伤、护理等专业
14	中医伤科学（第4版）	方家选	中医学、针灸推拿、中医骨伤、护理、康复治疗技术专业
15	中药学（第4版）	杨德全	中医学、中药学、针灸推拿、中医骨伤、康复治疗技术等专业
16	方剂学（第4版）*	王义祁	中医学、针灸推拿、中医骨伤、康复治疗技术、护理等专业

教材序号	教材名称	主编	适用专业
17	针灸学(第4版)	汪安宁 易志龙	中医学、针灸推拿、中医骨伤、康复治疗技术等专业
18	推拿学(第4版)	郭 翔	中医学、针灸推拿、中医骨伤、护理等专业
19	医学心理学(第4版)	孙 萍 朱 玲	中医学、针灸推拿、中医骨伤、护理等专业
20	西医内科学(第4版)*	许幼晖	中医学、针灸推拿、中医骨伤、护理等专业
21	西医外科学(第4版)	朱云根 陈京来	中医学、针灸推拿、中医骨伤、护理等专业
22	西医妇产科学(第4版)	冯 玲 黄会霞	中医学、针灸推拿、中医骨伤、护理等专业
23	西医儿科学(第4版)	王龙梅	中医学、针灸推拿、中医骨伤、护理等专业
24	传染病学(第3版)	陈艳成	中医学、针灸推拿、中医骨伤、护理等专业
25	预防医学(第2版)	吴 娟 张立祥	中医学、针灸推拿、中医骨伤、护理等专业
1	中医学基础概要(第4版)	范俊德 徐迎涛	中药学、中药制药技术、医学美容技术、康复治疗技术、中医养生保健等专业
2	中药药理与应用(第4版)	冯彬彬	中药学、中药制药技术等专业
3	中药药剂学(第4版)	胡志方 易生富	中药学、中药制药技术等专业
4	中药炮制技术(第4版)	刘 波	中药学、中药制药技术等专业
5	中药鉴定技术(第4版)	张钦德	中药学、中药制药技术、中药生产与加工、药学等专业
6	中药化学技术(第4版)	吕华瑛 王 英	中药学、中药制药技术等专业
7	中药方剂学(第4版)	马 波 黄敬文	中药学、中药制药技术等专业
8	有机化学(第4版)*	王志江 陈东林	中药学、中药制药技术、药学等专业
9	药用植物栽培技术(第3版)*	宋丽艳 汪荣斌	中药学、中药制药技术、中药生产与加工等专业
10	药用植物学(第4版)*	郑小吉 金 虹	中药学、中药制药技术、中药生产与加工等专业
11	药事管理与法规(第3版)	周铁文	中药学、中药制药技术、药学等专业
12	无机化学(第4版)	冯务群	中药学、中药制药技术、药学等专业
13	人体解剖生理学(第4版)	刘 斌	中药学、中药制药技术、药学等专业
14	分析化学(第4版)	陈哲洪 鲍 羽	中药学、中药制药技术、药学等专业
15	中药储存与养护技术(第2版)	沈 力	中药学、中药制药技术等专业

续表

教材序号	教材名称	主编	适用专业
1	中医护理(第3版)*	王 文	护理专业
2	内科护理(第3版)	刘 杰 吕云玲	护理专业
3	外科护理(第3版)	江跃华	护理、助产类专业
4	妇产科护理(第3版)	林 萍	护理、助产类专业
5	儿科护理(第3版)	艾学云	护理、助产类专业
6	社区护理(第3版)	张先庚	护理专业
7	急救护理(第3版)	李延玲	护理专业
8	老年护理(第3版)	唐凤平 郝 刚	护理专业
9	精神科护理(第3版)	井霖源	护理、助产专业
10	健康评估(第3版)	刘惠莲 滕艺萍	护理、助产专业
11	眼耳鼻咽喉口腔科护理(第3版)	范 真	护理专业
12	基础护理技术(第3版)	张少羽	护理、助产专业
13	护士人文修养(第3版)	胡爱明	护理专业
14	护理药理学(第3版)*	姜国贤	护理专业
15	护理学导论(第3版)	陈香娟 曾晓英	护理、助产专业
16	传染病护理(第3版)	王美芝	护理专业
17	康复护理(第2版)	黄学英	护理专业
1	针灸治疗(第4版)	刘宝林	针灸推拿专业
2	针法灸法(第4版)*	刘 茜	针灸推拿专业
3	小儿推拿(第4版)	刘世红	针灸推拿专业
4	推拿治疗(第4版)	梅利民	针灸推拿专业
5	推拿手法(第4版)	那继文	针灸推拿专业
6	经络与腧穴(第4版)*	王德敬	针灸推拿专业
1	医学美学(第3版)	周红娟	医学美容技术等专业
2	美容辨证调护技术(第3版)	陈美仁	医学美容技术等专业
3	美容中药方剂学(第3版)*	黄丽平 姜 醒	医学美容技术等专业

续表

教材序号	教材名称	主编	适用专业
4	美容业经营与管理(第3版)	申芳芳	医学美容技术等专业
5	美容心理学(第3版)*	陈 敏 汪启荣	医学美容技术等专业
6	美容外科学概论(第3版)	贾小丽	医学美容技术等专业
7	美容实用技术(第3版)	张丽宏	医学美容技术等专业
8	美容皮肤科学(第3版)	陈丽娟	医学美容技术等专业
9	美容礼仪与人际沟通(第3版)	位汶军 夏 曼	医学美容技术等专业
10	美容解剖学与组织学(第3版)	刘荣志	医学美容技术等专业
11	美容保健技术(第3版)	陈景华	医学美容技术等专业
12	化妆品与调配技术(第3版)	谷建梅	医学美容技术等专业
1	康复评定(第3版)	孙 权 梁 娟	康复治疗技术等专业
2	物理治疗技术(第3版)	林成杰	康复治疗技术等专业
3	作业治疗技术(第3版)	吴淑娥	康复治疗技术等专业
4	言语治疗技术(第3版)	田 莉	康复治疗技术等专业
5	中医养生康复技术(第3版)	王德瑜 邓 沂	康复治疗技术等专业
6	临床康复学(第3版)	邓 倩	康复治疗技术等专业
7	临床医学概要(第3版)	周建军 符逢春	康复治疗技术等专业
8	康复医学导论(第3版)	谭 工	康复治疗技术等专业

* 为"十二五"职业教育国家规划教材

第四届全国中医药高职高专教育教材建设指导委员会

第四届全国中医药高职高专医学美容技术专业教材评审委员会

前　言

美容中药方剂学是研究美容中药与美容方剂的理论及美容临床应用的一门学科。全书分为美容中药学和美容方剂学两部分,美容中药方剂学是医学美容技术专业必修的专业基础课。随着健康中国战略的持续推进,中医药在美容保健、健康养生领域的应用日趋增加,美容中药方剂学课程的重要性也更加凸显。

随着教育教学改革的不断深入,美容中药方剂学课程在课程体系、教学内容、教学方法和手段等方面都有很大变化,为了适应新的改革变化,根据全国中医药高职高专院校第四轮第二批规划教材(国家卫生健康委员会"十三五"规划教材)编写会议精神,对第2版《美容中药方剂学》进行修订编写。

此次教材修订,注重了学生职业素养教育和创新思维能力培养,每章开始均设有"知识要点",并根据每章的内容安排"知识链接""案例分析"等模块,每章后附有"复习思考题",帮助学生有效地温课复习。此次教材修订的最大特点是利用现代科学信息技术,通过增加二维码"无缝隙"链接知重点、PPT、测一测、背方歌、复习思考题答案要点、药食同源中药图片等富媒体资源,扩充纸质教材的容量,帮助学生掌握重点知识,激发学生思维,调动学生学习主动性,提高学生分析问题和解决问题的能力。在具体药物和方剂的内容中,增设【美容应用】专项,突出了教材的专业特点。并且以2015年版《中华人民共和国药典》为标准,规范药物名称、来源和用量。

本教材由来自全国7所院校9位一线教师编写而成,其中上篇美容中药学的第一章至第四章由黄丽平编写,第五章、第九章、第十章、第十一章、第十二章由姜醒编写,第十三章、第十九章由孟萍编写,第六章、第七章、第八章、第十八章由武琴琴编写,第十四章、第十六章、第十七章由李春巧编写,第十五章由尤元梅编写;下篇美容方剂学的第一章至第四章由黄丽平编写,第五章、第六章、第七章、第八章由王改敏编写,第九章、第十四章、第十五章由孟萍编写,第十章、第十一章、第十二章、第十三章、第二十章由李庆伟编写,第十六章、第十七章、第十八章、第十九章由杨周赟编写。最后由黄丽平和姜醒负责全书统稿。

本教材适用于高职高专医学美容技术专业,同时兼顾了中医学(美容方向)岗位的需求,可供全国高职高专中医学(美容方向)类专业参考使用,也可供中医药院校师生、美容培训机构人员及中医美容爱好者参考阅览。

　　本教材在编写过程中得到了相关院校专家、同仁的大力支持和帮助;同时参阅了多位专家、学者及同行的著作及相关资料,在此一并表示衷心的感谢! 由于作者水平有限,书中如有不妥之处,敬请各院校同仁提出宝贵意见,以便进一步修订提高。

《美容中药方剂学》编委会

2019 年 2 月

目 录

上篇　美容中药学

第一章　绪论 ·· 2
第一节　美容中药及美容中药学的基本概念 ···················· 2
第二节　美容中药学的起源与发展 ·································· 3

第二章　中药的产地与采制 ·· 10
第一节　中药的产地 ··· 10
第二节　中药的采集 ··· 11
第三节　中药的炮制 ··· 12

第三章　中药的性能 ·· 17
第一节　四气 ·· 17
第二节　五味 ·· 18
第三节　升降浮沉 ·· 20
第四节　归经 ·· 22
第五节　毒性 ·· 23

第四章　中药的应用 ·· 26
第一节　配伍 ·· 26
第二节　用药禁忌 ·· 28
第三节　用药剂量 ·· 29
第四节　中药用法 ·· 31

第五章　解表药 ··· 35
第一节　发散风寒药 ··· 36
　麻黄 ··· 36
　桂枝 ··· 37
　紫苏 ··· 38

荆芥 ……………………………………………………………… 38

防风 ……………………………………………………………… 39

白芷 ……………………………………………………………… 40

细辛 ……………………………………………………………… 41

羌活 ……………………………………………………………… 42

藁本 ……………………………………………………………… 43

生姜 ……………………………………………………………… 43

第二节　发散风热药 …………………………………………… 44

薄荷 ……………………………………………………………… 45

葛根 ……………………………………………………………… 46

柴胡 ……………………………………………………………… 47

菊花 ……………………………………………………………… 48

桑叶 ……………………………………………………………… 49

蝉蜕 ……………………………………………………………… 50

升麻 ……………………………………………………………… 51

牛蒡子 …………………………………………………………… 51

第六章　清热药 ………………………………………………… 54

第一节　清热泻火药 …………………………………………… 55

石膏 ……………………………………………………………… 55

知母 ……………………………………………………………… 56

栀子 ……………………………………………………………… 56

夏枯草 …………………………………………………………… 57

天花粉 …………………………………………………………… 58

决明子 …………………………………………………………… 58

芦根 ……………………………………………………………… 59

淡竹叶 …………………………………………………………… 60

第二节　清热燥湿药 …………………………………………… 60

黄芩 ……………………………………………………………… 60

黄连 ……………………………………………………………… 61

黄柏 ……………………………………………………………… 62

龙胆 ……………………………………………………………… 63

苦参 ……………………………………………………………… 63

白鲜皮 …………………………………………………………… 64

第三节　清热解毒药 …………………………………………… 64

金银花 …………………………………………………………… 65

连翘 ……………………………………………………………… 66

大青叶 …………………………………………………………… 66

蒲公英 …………………………………………………………… 67

板蓝根 …………………………………………………………… 67

鱼腥草 ·· 68

射干 ·· 69

白头翁 ·· 69

野菊花 ·· 70

败酱草 ·· 70

穿心莲 ·· 70

山豆根 ·· 71

土茯苓 ·· 71

白花蛇舌草 ·· 72

紫花地丁 ·· 73

白蔹 ·· 73

第四节　清热凉血药 ·· 73

生地黄 ·· 74

玄参 ·· 74

牡丹皮 ·· 75

赤芍 ·· 76

水牛角 ·· 77

紫草 ·· 77

第五节　清虚热药 ·· 78

青蒿 ·· 78

地骨皮 ·· 79

白薇 ·· 79

第七章　泻下药 ·· 82

第一节　攻下药 ·· 82

大黄 ·· 83

芒硝 ·· 84

芦荟 ·· 85

第二节　润下药 ·· 85

火麻仁 ·· 86

第三节　峻下逐水药 ·· 86

巴豆 ·· 86

第八章　祛湿药 ·· 88

第一节　祛风湿药 ·· 89

独活 ·· 89

威灵仙 ·· 89

木瓜 ·· 90

秦艽 ·· 91

防己 ·· 91

桑寄生 92

五加皮 92

川乌 93

蕲蛇 93

丝瓜络 94

第二节　芳香化湿药 94

广藿香 95

苍术 95

厚朴 96

石菖蒲 97

砂仁 97

豆蔻 98

第三节　利水渗湿药 98

茯苓 99

泽泻 99

薏苡仁 100

车前子 101

滑石 102

茵陈 102

猪苓 103

冬瓜皮 103

荷叶 104

赤小豆 104

川木通 105

地肤子 105

金钱草 106

虎杖 106

第九章　温里药 108

附子 109

干姜 110

肉桂 111

吴茱萸 112

花椒 113

第十章　理气药 115

陈皮 115

枳实 116

青皮 117

木香 118

香附 ··· 118

川楝子 ··· 119

乌药 ··· 120

玫瑰花 ··· 121

绿萼梅 ··· 121

佛手 ··· 122

第十一章　消食药 ··· 124

山楂 ··· 124

莱菔子 ··· 125

鸡内金 ··· 126

神曲 ··· 126

麦芽 ··· 127

第十二章　理血药 ··· 129

第一节　止血药 ··· 130

小蓟 ··· 130

地榆 ··· 130

槐花 ··· 131

侧柏叶 ··· 132

白茅根 ··· 133

三七 ··· 133

茜草 ··· 134

蒲黄 ··· 135

白及 ··· 135

仙鹤草 ··· 136

艾叶 ··· 136

第二节　活血化瘀药 ··· 137

川芎 ··· 138

延胡索 ··· 139

郁金 ··· 139

姜黄 ··· 140

丹参 ··· 140

牛膝 ··· 141

桃仁 ··· 142

红花 ··· 143

益母草 ··· 144

鸡血藤 ··· 145

乳香 ··· 145

麝香 ··· 146

　　莪术 ·· 147
　　沙棘 ·· 147

第十三章　化痰止咳平喘药 ·············· 150
　第一节　化痰药 ···························· 150
　　半夏 ·· 150
　　桔梗 ·· 152
　　川贝母 ··· 152
　　天南星 ··· 153
　　旋覆花 ··· 153
　　芥子 ·· 154
　　白附子 ··· 155
　　浙贝母 ··· 156
　　瓜蒌 ·· 156
　　海藻 ·· 157
　　昆布 ·· 157
　　竹茹 ·· 158
　　皂荚 ·· 158
　第二节　止咳平喘药 ···················· 159
　　苦杏仁 ··· 159
　　紫苏子 ··· 160
　　百部 ·· 160
　　紫菀 ·· 161
　　桑白皮 ··· 161
　　白果 ·· 162
　　枇杷叶 ··· 163

第十四章　安神药 ······························ 165
　第一节　重镇安神药 ···················· 165
　　朱砂 ·· 166
　　龙骨 ·· 166
　　珍珠 ·· 167
　第二节　养心安神药 ···················· 168
　　酸枣仁 ··· 168
　　远志 ·· 169
　　柏子仁 ··· 169

第十五章　平肝息风药 ······················ 172
　第一节　平肝潜阳药 ···················· 172
　　石决明 ··· 173

牡蛎 ……………………………………………… 173

蒺藜 ……………………………………………… 174

赭石 ……………………………………………… 175

第二节　息风止痉药 …………………………… 176

羚羊角 …………………………………………… 176

牛黄 ……………………………………………… 176

天麻 ……………………………………………… 177

钩藤 ……………………………………………… 177

僵蚕 ……………………………………………… 178

地龙 ……………………………………………… 179

全蝎 ……………………………………………… 179

第十六章　补益药 ……………………………… 182

第一节　补气药 ………………………………… 182

人参 ……………………………………………… 183

党参 ……………………………………………… 184

黄芪 ……………………………………………… 184

白术 ……………………………………………… 185

山药 ……………………………………………… 186

甘草 ……………………………………………… 187

西洋参 …………………………………………… 188

大枣 ……………………………………………… 188

蜂蜜 ……………………………………………… 189

红景天 …………………………………………… 189

灵芝 ……………………………………………… 190

第二节　补阳药 ………………………………… 191

鹿茸 ……………………………………………… 191

杜仲 ……………………………………………… 192

续断 ……………………………………………… 192

肉苁蓉 …………………………………………… 193

补骨脂 …………………………………………… 193

淫羊藿 …………………………………………… 194

菟丝子 …………………………………………… 195

巴戟天 …………………………………………… 196

核桃仁 …………………………………………… 196

第三节　补血药 ………………………………… 197

当归 ……………………………………………… 197

熟地黄 …………………………………………… 198

何首乌 …………………………………………… 199

白芍 ……………………………………………… 199

　　阿胶 ··· 200
　第四节　补阴药 ··· 200
　　北沙参 ··· 201
　　麦冬 ··· 201
　　百合 ··· 202
　　枸杞子 ··· 203
　　鳖甲 ··· 203
　　女贞子 ··· 204
　　黄精 ··· 204
　　石斛 ··· 205
　　桑椹 ··· 206
　　墨旱莲 ··· 206
　　黑芝麻 ··· 207

第十七章　收涩药 ··· 210
　　五味子 ··· 211
　　乌梅 ··· 212
　　山茱萸 ··· 212
　　莲子 ··· 213
　　肉豆蔻 ··· 213
　　诃子 ··· 214
　　浮小麦 ··· 214
　　海螵蛸 ··· 215
　　芡实 ··· 215

第十八章　驱虫药 ··· 217
　　使君子 ··· 218
　　槟榔 ··· 218

第十九章　外用药 ··· 220
　　冰片 ··· 220
　　蛇床子 ··· 221
　　炉甘石 ··· 222
　　硼砂 ··· 222
　　硫黄 ··· 223
　　土槿皮 ··· 223

下篇　美容方剂学

第一章　绪论 ··· 226

第一节　美容方剂及美容方剂学的概念 ……………………………………………………… 226
第二节　美容方剂学的起源与发展 ……………………………………………………………… 227

第二章　方剂与治法 …………………………………………………………………………… 231
第一节　方剂与治法的关系 …………………………………………………………………… 231
第二节　常用治法 ……………………………………………………………………………… 231

第三章　方剂的剂型 …………………………………………………………………………… 234
第一节　剂型的概念 …………………………………………………………………………… 234
第二节　常用剂型 ……………………………………………………………………………… 234

第四章　方剂的组成与变化 …………………………………………………………………… 238
第一节　方剂的组成目的 ……………………………………………………………………… 238
第二节　方剂的组成原则与基本结构 ………………………………………………………… 239
第三节　方剂的组成变化 ……………………………………………………………………… 240

第五章　解表剂 ………………………………………………………………………………… 244
第一节　辛温解表剂 …………………………………………………………………………… 244
麻黄汤（附方：麻黄连翘赤小豆汤）………………………………………………………… 244
桂枝汤（附方：桂枝麻黄各半汤）…………………………………………………………… 245
九味羌活汤 …………………………………………………………………………………… 246
第二节　辛凉解表剂 …………………………………………………………………………… 247
银翘散 ………………………………………………………………………………………… 247
桑菊饮 ………………………………………………………………………………………… 248
麻黄杏仁甘草石膏汤 ………………………………………………………………………… 249
第三节　扶正解表剂 …………………………………………………………………………… 249
败毒散 ………………………………………………………………………………………… 250

第六章　泻下剂 ………………………………………………………………………………… 252
第一节　寒下剂 ………………………………………………………………………………… 252
大承气汤（附方：小承气汤、增液承气汤、调胃承气汤）………………………………… 253
大黄牡丹汤 …………………………………………………………………………………… 254
第二节　温下剂 ………………………………………………………………………………… 255
温脾汤 ………………………………………………………………………………………… 255
第三节　润下剂 ………………………………………………………………………………… 255
麻子仁丸 ……………………………………………………………………………………… 255
济川煎 ………………………………………………………………………………………… 256

第七章　和解剂 ………………………………………………………………………………… 258
第一节　和解少阳剂 …………………………………………………………………………… 258

小柴胡汤 ··· 258
蒿芩清胆汤 ·· 259
第二节　调和肝脾剂 ··································· 260
四逆散 ··· 260
逍遥散（附方：丹栀逍遥散） ····················· 261
第三节　调和肠胃剂 ··································· 262
半夏泻心汤 ·· 262
第四节　表里双解剂 ··································· 262
防风通圣散 ·· 263

第八章　清热剂 ··· 264
第一节　清气分热剂 ··································· 264
白虎汤 ··· 265
第二节　清营凉血剂 ··································· 265
清热地黄汤 ·· 266
第三节　清热解毒剂 ··································· 266
黄连解毒汤 ·· 266
五味消毒饮 ·· 267
仙方活命饮 ·· 268
第四节　清脏腑热剂 ··································· 269
导赤散 ··· 269
龙胆泻肝汤 ·· 269
清胃散 ··· 270
枇杷清肺饮 ·· 271
芍药汤 ··· 272
第五节　清热祛暑剂 ··································· 272
清暑益气汤 ·· 272
第六节　清虚热剂 ······································ 273
青蒿鳖甲汤 ·· 273

第九章　温里剂 ··· 274
第一节　温中祛寒剂 ··································· 274
理中丸 ··· 274
吴茱萸汤 ··· 275
第二节　回阳救逆剂 ··································· 276
四逆汤 ··· 276
第三节　温经散寒剂 ··································· 277
当归四逆汤 ·· 277
阳和汤 ··· 278

第十章　补益剂 ·· 280

　第一节　补气剂 ·· 281

　　四君子汤(附方:异功散、六君子汤) ····················· 281

　　参苓白术散 ··· 282

　　补中益气汤 ··· 283

　　玉屏风散 ··· 283

　第二节　补血剂 ·· 284

　　四物汤 ··· 284

　　归脾汤 ··· 285

　第三节　气血双补剂 ·· 286

　　十全大补汤 ··· 286

　　乌鸡白凤丸 ··· 287

　　炙甘草汤 ··· 288

　第四节　补阴剂 ·· 288

　　六味地黄丸(附方:知柏地黄丸、杞菊地黄丸、麦味地黄丸、都气丸) ··· 288

　　一贯煎 ··· 290

　第五节　补阳剂 ·· 290

　　肾气丸 ··· 290

　第六节　阴阳双补剂 ·· 291

　　地黄饮子 ··· 291

　　七宝美髯丹 ··· 292

　　二仙汤 ··· 293

第十一章　固涩剂 ·· 294

　第一节　固表止汗剂 ·· 294

　　牡蛎散 ··· 295

　第二节　涩肠固脱剂 ·· 295

　　四神丸 ··· 295

　第三节　涩精止遗剂 ·· 296

　　金锁固精丸 ··· 296

　第四节　固崩止带剂 ·· 296

　　固经丸 ··· 296

　　完带汤 ··· 297

第十二章　安神剂 ·· 299

　第一节　重镇安神剂 ·· 299

　　朱砂安神丸 ··· 300

　第二节　滋养安神剂 ·· 300

　　酸枣仁汤 ··· 300

　　天王补心丹 ··· 301

甘麦大枣汤 ··· 302

第十三章　理气剂 ··· 303
　第一节　行气剂 ··· 303
　　越鞠丸 ··· 304
　　柴胡疏肝散 ··· 304
　第二节　降气剂 ··· 305
　　旋覆代赭汤 ··· 305

第十四章　理血剂 ··· 307
　第一节　活血祛瘀剂 ··· 308
　　血府逐瘀汤(附方:通窍活血汤、膈下逐瘀汤、少腹逐瘀汤、身痛逐瘀汤) ··· 308
　　桂枝茯苓丸 ··· 309
　　温经汤 ··· 310
　　补阳还五汤 ··· 310
　　生化汤 ··· 311
　第二节　止血剂 ··· 312
　　十灰散 ··· 312
　　小蓟饮子 ··· 313
　　槐花散 ··· 313

第十五章　消导剂 ··· 315
　第一节　消食导滞剂 ··· 315
　　保和丸 ··· 316
　第二节　消痞行滞剂 ··· 316
　　枳实消痞丸 ··· 316

第十六章　治风剂 ··· 318
　第一节　疏散外风剂 ··· 318
　　川芎茶调散 ··· 319
　　消风散 ··· 319
　　当归饮子 ··· 320
　第二节　平息内风剂 ··· 320
　　天麻钩藤饮 ··· 321
　　镇肝熄风汤 ··· 321

第十七章　治燥剂 ··· 323
　第一节　轻宣外燥剂 ··· 323
　　杏苏散 ··· 324
　　桑杏汤 ··· 324

第二节　滋阴润燥剂 ……………………………………………………… 325
　　麦门冬汤 ……………………………………………………………… 325
　　益胃汤 ………………………………………………………………… 325

第十八章　祛湿剂 ………………………………………………………… 327
　第一节　化湿和胃剂 ……………………………………………………… 328
　　藿香正气散 …………………………………………………………… 328
　　平胃散 ………………………………………………………………… 329
　第二节　清热祛湿剂 ……………………………………………………… 329
　　茵陈蒿汤 ……………………………………………………………… 329
　　八正散 ………………………………………………………………… 330
　　三仁汤 ………………………………………………………………… 331
　　二妙散（附方：三妙丸） ……………………………………………… 331
　第三节　利水渗湿剂 ……………………………………………………… 332
　　五苓散 ………………………………………………………………… 332
　　防己黄芪汤 …………………………………………………………… 333
　第四节　温化水湿剂 ……………………………………………………… 333
　　苓桂术甘汤 …………………………………………………………… 333
　　真武汤 ………………………………………………………………… 334
　第五节　祛风胜湿剂 ……………………………………………………… 335
　　羌活胜湿汤 …………………………………………………………… 335

第十九章　祛痰剂 ………………………………………………………… 336
　第一节　燥湿化痰剂 ……………………………………………………… 336
　　二陈汤 ………………………………………………………………… 337
　第二节　温化寒痰剂 ……………………………………………………… 337
　　苓甘五味姜辛汤 ……………………………………………………… 337
　第三节　清热化痰剂 ……………………………………………………… 338
　　消瘰丸 ………………………………………………………………… 338
　　清气化痰丸 …………………………………………………………… 339
　第四节　治风化痰剂 ……………………………………………………… 339
　　半夏白术天麻汤 ……………………………………………………… 339
　第五节　润燥化痰剂 ……………………………………………………… 340
　　贝母瓜蒌散 …………………………………………………………… 340

第二十章　外用剂 ………………………………………………………… 342
　　颠倒散 ………………………………………………………………… 342
　　如意金黄散 …………………………………………………………… 343
　　柏叶散 ………………………………………………………………… 343
　　令发不落方（附方：杏仁膏、黄连膏、大枫子油、七白膏、蛋黄油、玉容散、治粉刺方、防风散、治酒渣鼻方、面脂方）　·· 343

参考文献　·· 346

中药名称笔画索引　·· 347

方剂名称笔画索引　·· 352

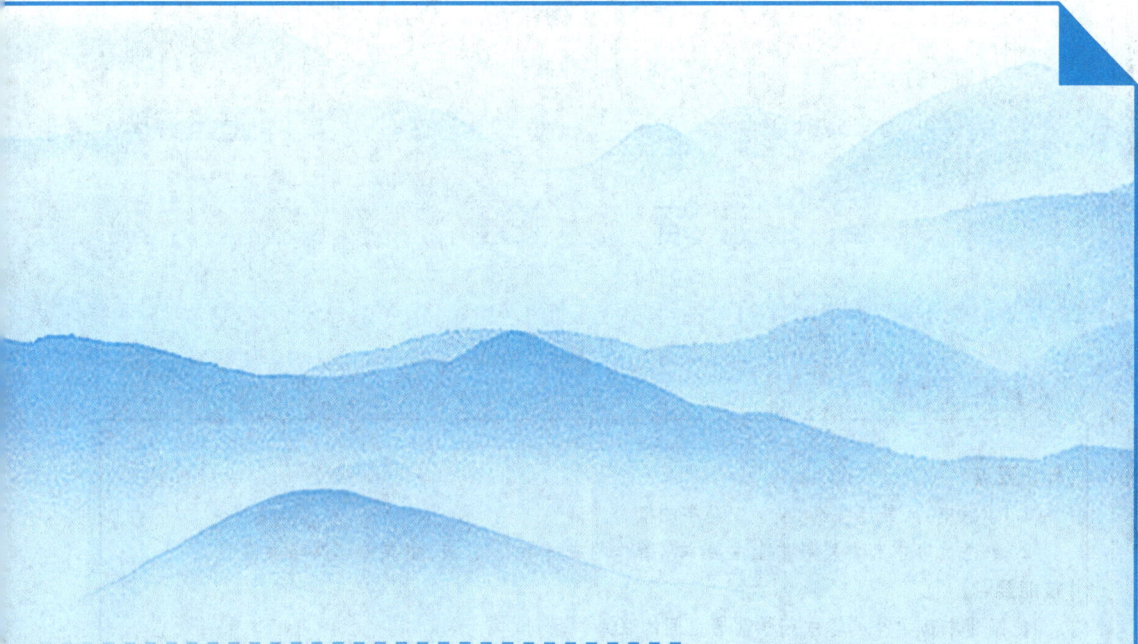

上篇

美容中药学

第一章

绪 论

学习要点

【知识要点】
1. 掌握中药、美容中药、美容中药学的概念。
2. 熟悉美容中药学发展史上主要本草著作的成书年代、作者、主要内容及学术价值。

【技能要点】
能阐述中药学和美容中药学两者之间的联系和区别。

第一节 美容中药及美容中药学的基本概念

中药,是指在中医药理论指导下认识和应用的药物,也是人们对我国传统药物的总称。中药具有独特的理论体系和应用形式,充分反映了我国历史、哲学、文化、自然资源等方面的特点。由于其来源是以植物类药材居多,所以古来相沿习惯将其称为"本草",把记载中药的典籍称为"本草学"。鸦片战争以后,西洋医药学不断传入我国,人们将其称为西医、西药,而将我国传统医药称为中医、中药,或国医、国药,以示区分两类不同的医药学体系。历代本草类的典籍和文献资料十分丰富,很多都较完整地保存和流传了下来,成为中华民族优秀文化宝库中的重要内容之一,其中许多记载了具有美容作用的药物。美容中药,是指具有滋养护肤、悦色增白、祛斑洁面、乌须生发、抗衰延年等美容功效的药物。按其用法和作用机制的不同,分为内服美容中药和外用美容中药两大类。内服类美容中药是通过中药内服达到美容效果,依其作用又分为保健类美容中药和治疗类美容中药两大类,保健类美容中药主要是通过滋养脏腑、补益气血、疏通经络等方法来达到润肤增白、除皱驻颜的目的,如珍珠散等;治疗类美容中药,主要是通过活血祛瘀、祛风散寒、清热解毒、消肿散结等治法来治疗损容性疾病,如《医宗金鉴》所载之凉血四物汤、枇杷清肺汤等。外用类美容中药可直接作用于皮肤,通过皮肤局部吸收,达到疏通经络、行气活血、软坚散结、逐邪清污、除皱增白、滋润皮肤的目的。现代药理研究证实,大多数美容中药中含有生物碱、苷类、氨基酸、维生素、植物激素等成分,作用于面部皮肤组织后,通过新陈代谢,使皮肤组织直接获得营养物质而达到滋润、养颜、除皱、增白等美容作用。

中药美容有其自身的特点:一是与中医药融为一体,具有明显的功能性,注重整体调理,以内养外,美容效果持久稳定;二是以中医药理论为指导,具有整体观念、辨证论治、药性理论、复方配伍等中医药理论特征,具有与现代化妆品不同的思路;三是具有纯天然性,美容中药在护肤、防晒方面较化学合成品有独特和显著的优势,具有无毒、无害、不致癌等特点。

中药学是研究中药基本理论和各种中药的来源、产地、采制、性能、功效、临床应用等知识的一门学科。美容中药学是中药学的一个分支学科,是研究美容中药的基本理论和各种美容中药的来源、产地、采制、性能、美容功效、美容应用的专门学科。

美容中药学在学科内涵上与一般中药学有所不同,该学科以人体健美为对象,以普通中药学为基础,围绕美容理论和应用,在药物的功效、药理和应用方面,强调延年驻颜、美容、美体及对损容性疾病尤其是损容性皮肤病的预防和治疗。

知识链接

损容性疾病概念

损容性疾病是指有损于人体美的疾病,是美容医学领域内的一个特定的概念,和一般概念上的疾病相比,有如下范畴和特点:①病发于外,尤其是发于颜面、头颈、四肢等暴露的部位,以他觉症状为主,严重影响人的形、色、嗅味、声音美。②病变较轻浅,以局部症状为主,对人的生理功能影响不大,无大的肉体痛苦或不适。③为常见病、多发病或慢性病。④以发生于成人为主的疾病,可因其对外貌、外形美的不良影响而给人带来精神痛苦。

第二节 美容中药学的起源与发展

中药及美容中药均起源于古代人民的生活、生产及医疗实践。原始社会时期,人类以采食植物和渔猎为生,人们在寻找食物时,发现有的食物可口,有的苦涩,有的能引起呕吐、腹泻,甚至中毒导致死亡,而有时也会偶然吃了某些食物,使原有的腹痛、腹泻等病痛得以缓解,经过长期反复的尝试,人们逐渐掌握了一些食物的性能,并开始有意识地避免中毒或用来解除某些病症,药物因此而产生。汉代古籍《淮南子·修务训》记载:"神农尝百草之滋味,水泉之甘苦,令民知所避就,当此之时,一日而遇七十毒。"生动形象地反映了人们认识药物的实践过程。可以说,药物是在人类寻找食物的过程中产生的,而使用药物就是一种医疗活动,即所谓"药食同源"和"医药同源"。据医史学家研究,原始社会时期人类用于充饥的食物,大多是植物类,因此最先发现的也是植物药。随着社会和文化的演进,生产力的发展,人类开始了渔猎生产和采矿、冶炼,药物的来源由野生药材发展到部分由人工种植和驯养,并由植物药、动物药扩展到矿物药。而火的应用,酒、醋的发现,又丰富和促进了早期药物的加工炮制技术以及汤剂、酒剂等药物剂型的产生。随着文字的创造和使用,药物知识也由最初的口耳相传发展为文字记载,并逐步形成药学专著。

一、先秦时期

美容中药学起源于先秦时期。此时虽无本草专著出现,但已有了药物知识和美容方面的文字记载。现存甲骨文中的"沐"字,很像人在散发洗面,普遍认为这是美容的最早记载。我国现存文献中最早记载药物的书籍为《诗经》,其中《诗经·卫风伯兮》篇载有"自伯之东,首如飞蓬,岂无膏沐,谁适为容"。"膏沐"是指当时妇女用来洗发润发的发油与洗发水。《山海经》是一部包含古代地理学、方物志、植物学、医药卫生学等内容的著作,书中载有中药137种,并明确提出了它们的功用,其中有12种动物药和植物药具有美颜色、去赘疣、疗痤疮等美容作用,如《中山经》所载:"荀草,服之美人色","荀草"是传说中可以美容色的香草;《北山经》所载:"天婴,可以已痤","天婴"是传说中状如龙骨、可以"已痤"的植物。战国后期《韩非子集·显学》也有"脂以染唇,泽以染发,粉以敷面,黛以画眉"的生动描述。由此可见,这一时期的中药美容已初现端倪。

1973年湖南省长沙市马王堆三号汉墓中出土的《五十二病方》大约成书于战国时期,书中记载了52种疾病,涉及药物达240余种,记载了"般(瘢)"和"乾骚(瘙)"等与美容相关疾病的治法,列方8首。先秦时期有关美容的中药知识的形成与积累,也为以后本草时期的出现和美容中药学的发展奠定了基础。

二、秦汉时期

秦汉之际,本草学的发展已初具规模。汉代本草的代表作《神农本草经》(简称《本经》),大约成书于东汉末年,该书虽托"神农"之名,但非出自一时一人之手,而是古代劳动人民长期用药经验和集体智慧的结晶,原书已佚,现存的各种版本,均系明清以来学者考订、整理、辑复而成,该书系统总结了汉代以前我国药学发展的成就,是现存最早的药学专著,也是美容中药的理论之源。《本经》序例部分简述了药物的四气五味、有毒无毒、配伍法度、剂型选择等基本原则,初步奠定了中药的理论基础。各论部分载药365种,按药物有毒无毒、养身延年与祛邪治病的不同,分上、中、下三品,即后世所称的"三品分类法"。上品120种,一般毒性较小或无毒,大多具有养身延年、泽肤驻颜、乌须生发等保健美容作用。如人参"主补五脏,安精神……久服,轻身延年",茯苓"味甘平。久服安魂养神,不饥延年",冬瓜子"令人悦泽,好颜色,益气不饥,久服轻身耐老",桑寄生"充肌肉,坚发齿,长须眉",其药效的指向就是美容保健。中品120种,下品125种,有的有毒,有的无毒,可以用于祛邪、补虚治疾病,其中很多可用于治疗损容性疾病,如白芷"长肌肉,润泽,可作面脂",栀子"主五内邪气,胃中热气面赤,酒疱,皶鼻,白赖,赤癞,创疡",白僵蚕"减黑皯,令人面色好,男子阴疡病",诸如此类记载,其药效指向就是祛邪治病。可见《神农本草经》的著作者对人的容貌是相当重视的,故而专门探讨美容药物,为后世中药美容和药膳美容的发展奠定了理论基础。

汉朝时期,中外文化交流空前频繁,西汉张骞出使西域,东汉马援南征交趾、班超再度出使西域,人为促进了中外药材和香料的交流,国外的美容用品及具有美容功效的药物和食品纷纷传入中国。如《开宝本草》记载的常用美容药物及食物胡桃是"张骞从西域带来";又如从波斯传入的螺子黛"每颗值十金"(《大业拾遗记》),是当时的高级"眉笔",只有宫廷贵族才能享受得起。由此可见,汉朝时期的宫廷贵族和诸侯内部已经萌生了对美容药物和化妆品的需求。此外,边疆和少数民族地区的药材输入内地的有南海的龙眼、荔枝;西南的犀角、羚羊角、麝香、琥珀等,这些美容用品及药物的传入,丰富了美容中药的品种,促进了美容中药的进一步发展。

三、魏晋南北朝时期

魏晋南北朝时期，由于战乱，后人对这一时期本草学的了解还不很全面。但是，此间留下的本草书目仍有近百种之多。此间最具代表性的医家有葛洪、陶弘景、雷敩等。

晋代医家葛洪，自号抱朴子，主要代表作有《抱朴子》和《肘后备急方》。他主张通过内修和外养两方面的功夫来延寿，内修和气功有关，外养则和他晚年钻研的炼丹术有关，他通过炼丹而获得的成就，促使了后世以动、植物药为主的丹药的发展，对中医药学包括美容中药学的发展有很大的贡献，有的丹药成为补虚养生的有效方药而流传至今，如《云笈七签》的"龟龄集"。葛洪在《抱朴子·仙药篇》中，专门论述了益寿延年的药物，如茯苓、地黄、麦冬、黄连、石韦、黄精等，大大丰富了美容保健中药的内容。《肘后备急方》书中第五十六篇为"治面疱黔黑发秃身臭方"，实为美容专篇，也是最早的中药美容专篇，专论损容性疾病的治疗，收载关于黧黑斑、酒渣鼻、粉刺、体气等33首效方。首创以鸡蛋、杏仁、香粉制成面膜，且研究了粉剂、膏剂、水剂、酒剂等多种美容外用剂型，如"疗人面体黧黑，肤色粗陋，皮厚状丑，细捣羊胫骨，鸡子白和敷面，干以白粱米泔汁洗之，三日如素，神效"，这不仅是一首有效的美容验方，也是最初出现的中药面膜。

南北朝时著名医学家陶弘景所著《本草经集注》是他对《神农本草经》进行整理和研究后的成果。该书系统、全面地整理、补充了《本经》的内容，反映了魏晋南北朝时期的主要药学成就，标志着综合本草模式的初步确立。他对《本经》序列条文逐一注释、发挥，并针对当时药材伪劣品较多的状况，补充了大量采收、鉴别、炮制、制剂及合药取量方面的理论和操作原则，增列了"诸病通用药""解百药及金石等毒例""服药食忌例"等，丰富了药学总论的内容。各论中首创按药物自然属性分类方法，将所载730种药物分为七类（玉石、草木、虫兽、果、菜、米食及有名未用），各类中又结合三品分类排列药物顺序。在药物美容功效方面，较之《本经》也有增加，如蛇床子，《本经》未论及美容功效，而《本草经集注》补充了"久服好颜色"的功效；又如藁本一药，《本草经集注》在《本经》记载的"长肌肤，悦颜色"的基础上，又补充了"可作沐药面脂"的内容，对药物在美容功用方面作了进一步补充和扩展，阐述也较之前更为详尽和周全。

南北朝时期雷敩著《雷公炮炙论》，叙述药物通过适宜的炮制，可以提高药效，减轻毒性和烈性，收录了300种药物的炮制方法。该书是我国第一部炮制学专著。

四、隋唐时期

隋唐时期，政权统一，经济文化发达日渐繁荣，交通、贸易更加发达，自海外输入的药材品种不断增多，美容中药学也积累了更多文献、资料和知识，进入了日臻完善的发展阶段。据不完全统计，这时本草记载的具有明确美容作用的药物已达百种。唐显庆四年（659年）朝廷颁布了依靠国家行政力量和充分的人力物力，由李勣、苏敬等主持编纂的《新修本草》（又称《唐本草》）。该书是我国历史上第一部药典性本草，比1542年欧洲纽伦堡药典早883年。全书卷帙浩博，收载药物844种，书中增添了药物图谱，并附以文字说明，这种图文对照的方法，开创了世界药学著作的先例，不仅反映了唐代药学的高度成就，对后世药学的发展也具有深远的影响。《新修本草》不仅收录了多种美容中药，还对有些中药的美容作用给予进一步肯定。如唐代武则天所用的"天后炼益母草泽面方"，《新修本草》则明确认为方中所用的益母草具有驻颜泽面、主面上 黜黯及皮肤皱皱等显著功效。开元年间（713—741 年），陈藏器在《新修本草》的基础 上编撰了《本草拾遗》，该书增补了大量民间药物，无论是所载药物种类，还是对药物 美容应用的记载，均较前更为丰富，如"益母草入面药，令人光泽、治粉刺"，且在辨识 品类方面，也极为审慎，将各种药物功用概括为宣、通、补、泻、轻、重、滑、涩、燥、湿十 种，为中药按临床功效分类奠定了基础。

随着人民文化生活水平的提高，对美容化妆品的要求也更高，要求医药界研制更 多的滋养性和疗病性驻颜乌发护肤用品，因此，孙思邈在《备急千金要方》《千金翼方》 中共收载唐以前美容方剂 161 首，尤其收载了不少妇人美容面药，两书均详细介绍了 这些美容方剂的组成、配制、功效及用法。

知识链接

"杨太真玉红膏"配制方法

"回眸一笑百媚生，六宫粉黛无颜色"，是唐代大诗人白居易在《长恨歌》中描写杨贵妃妩媚动 人的名句。杨贵妃（名玉环，号太真）善于美容化妆，常使用"玉红膏"化妆，后人称之为"杨太真玉 红膏"。其处方配制方法为：杏仁（去皮）、滑石、轻粉各等分，龙脑、麝香各少许，鸡蛋清适量。调 剂方法是先将杏仁、滑石、轻粉研为细末，在笼中蒸过，然后加入龙脑、麝香，用鸡蛋清调匀，每日早 晨用以敷面。主要功效是滋润皮肤，去垢泽面。需要注意的是轻粉有毒，不宜每天涂面，现在用此 方配制成膏时宜去掉轻粉。

唐至五代时期对某些食物药和外来药有了专门的研究。孙思邈的《备急千金要 方》专设食治篇。由孟诜著，张鼎改编增补的《食疗本草》是这一时期最具有代表性的 食疗专书，该书全面总结了唐以前的营养学和食疗经验，不仅记载了食宜、食忌和食疗 方剂，还记载了不少具有美容治疗和美容保健的食物，如"柿，寒……面上黑点，久服 甚良"，"荔枝，微温……健气及颜色"，"萝卜，性冷……服之令人白净肌细"，同时也记 载了食疗美容方法，如冬瓜子"三至五升，取仁为丸，如梧桐子大，每日三十丸，能令人 白净如玉"等。《食疗本草》无疑丰富了中医药食膳美容的内容。

五、宋金元时期

宋金元时期，是中国古代历史上经济与文化教育最繁荣的时代，由于印刷术的革 新和造纸业的发展，改变了之前文献整理和新书著述的困难局面，使医药学著作大大 增多。以唐慎微著的《经史证类备急本草》（简称《证类本草》）为代表。全书共计 32 卷，载药约 1 748 种（另有载药 1 558 种之说），附方 3 000 余首，每药都有附图和附方， 这种图文并茂，方药兼收的体例，较前代的中药学又进了一步。该书载有美容中药 322 种，较之《本经》和《本草经集注》大有增加，如"椰子皮……涂头益发令黑"，"甘露 藤……令人肥健好颜色"等。在《本草纲目》问世前，该书一直是本草学的范本，亦是 收载美容中药的主要本草书籍。

从北宋起，国内外贸易发达，中外医药交流日益频繁，国外药品尤其是香料的输入 大大增加，如龙脑、乳香、丁香、檀香、麝香、木香、硼砂、高丽人参、硫黄等，都是美容配 方中的常用药。这些药品的输入，客观上促进了美容中药的发展和研究，故宋代的美容药物在数量上较唐代更为丰富。设立国家药局是北宋时期的一大创举,也是我国乃至世界药学史上的重大事件。1076 年,宋政府在开封开设由国家经营的熟药所,其后发展为修合药所(后改名为"医药和剂局")及出卖药所(后改名为"惠民局")。药局的产生促进了药材检验、成药生产的发展,带动了炮制、制剂技术的提高,并制定了制剂规范,《太平惠民和剂局方》就是这方面的重要文献。

金元时期,各派医家对药物的性味、功效等有新的发现,他们注重对常用药物奏效原理的探讨,并运用阴阳五行等中医学基本理论加以论述,因而使中药学成为具有系统理论的学科。其代表作是张洁古的《珍珠囊》。该书虽只讨论了 100 种药物,但内容却很丰富,包括"辨药性之气味、阴阳、厚薄、升降、浮沉、补泻……随证用药之法",以及药物归经的论述。

元代忽思慧曾为宫廷的饮膳太医,积累了丰富的烹饪技术、营养卫生及饮食保健等方面经验,所著《饮膳正要》是我国第一部有关食物营养、疗效食品、食物效法的专著,其中记录了很多回族和蒙古族的食疗方药,极大地丰富了食膳美容的内容。

六、明清时期

明代随着医药学的发展,以及药学知识和技术的进一步积累,沿用已久的《证类本草》已不能满足时代的要求。伟大的医药学家李时珍(1518—1593 年),用多学科综合的研究方法,倾毕生精力对本草学进行了全面深入的研究整理,并进行了实地考察和亲身实践,参考文献 800 多种,历经 27 年,于明万历六年(1578 年)著成《本草纲目》(简称《纲目》)。全书共 52 卷,约 200 万字,载药 1 892 种,附图 1 100 余幅,收方 11 000 余首。其序例部分对本草学史及药性理论等进行了全面的总结和论述,各论按自然属性分列为水、火、土、金石、草、谷、菜、果、木、服器、虫、鳞、介、禽、兽、人等 16 部,细分为 60 类,每药按正名、释名、集解、正误、修治、气味、主治、发明、附方诸项逐一介绍,纲举目张,是当时世界上最先进、最完备的分类法。该书集我国 16 世纪以前本草学成就之大成,而且在生物、化学、天文、地理等科学方面有重要的贡献,被誉为"古代中国百科全书",17 世纪初即传播海外,先后有拉丁文、日文、英文、德文、法文等译本,丰富了世界科学宝库。

《本草纲目》不仅是一本医药学巨著,而且是一部中医药美容文献,书中详细叙述了疮、齇、黚黯、白发、脱发等的病因病机,同时系统地介绍了面部皮肤护理、增白、去皱、去斑、去疤痕、点疣、去痣、乌发、生眉等治疗方法。在"诸风""眼目""面""鼻""唇""口舌""音声""牙齿""须发""狐臭""病疡癜风""诸疮"等篇中,集中介绍了200 多味美容中药,如"面"一篇中,列载的治疗面部损容性疾患药物有 164 味。每一味药后均介绍了该药对于面部疾患的作用及主要使用方法,如"栝楼实,去手足皱,悦泽人面。同杏仁、猪胰研涂,令人面白","李花、梨花、木瓜花、杏花、樱桃花,并入面脂,去黑黚皱皮,好颜色"。至于每一味药的更详细地介绍,则分见于水、火、金石、草、谷、菜、果、木、服器、虫、鳞、介、禽、兽、人等部,内容极其丰富,为后世研究美容中药提供了非常宝贵的文献资料。

清代研究本草之风盛行,本草著作数量众多,以赵学敏的《本草纲目拾遗》为代表。该书在广泛收集民间草药和外来药的基础上撰写而成,初稿成于乾隆三十年(1765 年),定稿于嘉庆八年(1803 年)。全书共 10 卷,载药 921 种,新增的 716 种药中大多疗效确切,创古本草增药之冠,大大丰富了本草学。同时又对《本草纲目》不详之处加以补充,错误之处加以订正。此书不但总结了 16~18 世纪本草学发展的新成就,还保存了大量今已散佚的方药书籍的部分内容,具有很高的实用价值和文献价值。

知识链接

慈禧常用容颜术

　　清朝慈禧太后是中国近代史上著名的政治人物,也是一个十分讲究养生美容的女性。噙含人参,增补元气是她的常用容颜术之一。据《慈禧太后人参底簿》记载:"自光绪二十六年十一月二十三日至二十七年九月十八日,计三百三十一天,共用噙化人参二斤一两一钱。即每日一钱,按日包好,天天服用。"

　　机体的生命活动,全赖气血的相辅相成,气血调和则精神旺盛,体质强健,容颜娇美,百病不生。慈禧深谙调理气血对女性来说至关重要,坚持噙含人参以补气容颜。

七、近现代时期

　　20 世纪初西方文化及西方医药在我国进一步传播,出现了中西药并存的局面。民国期间,曾出现过全盘否定传统中医药的思潮,中医药学的发展受到阻碍。但是,在志士仁人的努力下,中药学(包括美容中药学)以其顽强的生命力,在继承和发扬方面均有新的发展。其中成就和影响最大者,当推陈存仁的《中国药学大辞典》(1935年)。本书收录词条 4 300 条,汇集古今有关论述,资料繁博,方便查阅,虽有不少错讹,仍不失为近代第一部具有重要影响的大型药学辞书。

　　中华人民共和国成立以来,党和政府高度重视中医药事业的传承与发展,制定了一系列相应的政策和措施,随着现代自然科学技术和国家经济的发展,中医药学也取得了前所未有的成就。其中最能反映当代中药学成就的是各版《中华人民共和国药典》《中药志》《全国中草药汇编》《中药大辞典》《原色中国本草图鉴》等。1953 年《中华人民共和国药典》出版,且每隔 5 年修订出版一次,至 2015 年已再版 10 次。自1963 年起,《中华人民共和国药典》专设中药部分,以法典的形式确定了中药在当代医药卫生事业中的地位,标准的确定对中药材及中药制剂质量的提高起了巨大的促进作用。中国医学科学院药物研究所等编写的《中药志》,原分 4 册,修订后为 6 册;江苏新医学院编纂的《中药大辞典》分上、下册及附编三部分,载药 5 767 味,收罗广泛,资料丰富,查阅方便,非常实用;《全国中草药汇编》上册、下册及图谱,载药 3 786 种,彩图 1 152 幅。《原色中国本草图鉴》25 册,收载彩绘中药 5 000 种。

　　由国家中医药管理局主持编纂,1999 年 9 月出版的《中华本草》,系统总结了我国2 000 多年来本草学的成就,并反映当代中药学研究的成果,是一部集中国传统药学之大成的巨著。全书共 34 卷。前 30 卷为中药,分为 19 册,收载药物 8 980 味,插图8 534 幅,篇幅达 2 808 万字;涉及中药品种、栽培、药材、化学、药理、炮制、制剂、药性理论及临床应用等中药学科的各个方面;后 4 卷为民族药,分为藏、蒙、维、傣药各一卷。该书对古代本草文献认真查核、翔实考证、去粗取精、去伪存真,集中反映了 20 世纪中药学科发展水平,不仅对中医药教学、科研、临床治疗、资源开发及新药研制具有一定的指导作用和实用价值,而且对中药走向世界具有十分重要的历史意义。

至 20 世纪 70 年代末,中医药美容治疗的内容大多归于外科、皮肤科等,对美容中药的研究不够重视。20 世纪 80 年代,人民生活水平显著提高,对美的追求日益高涨,我国的医学美容迅速发展,美容中药学在经过了一段时期的沉寂后,重新发出了耀眼的光芒,以其悠久的历史、丰富的内涵、神奇的功效受到海内外及东南亚各国的推崇与重视。中医美容也从最初的个别医院的美容科、美容中心发展到医学美容专业院校、专业系的设立和专业美容医院等,显示了发展的勃勃生机。人们不断挖掘历代医家典籍中美容中药的应用经验,有关美容中药的论文和书籍日渐增多,对各种添加中药的化妆品以及防衰驻颜的中药进行了各种实验室和临床研究,至今已有数百种中药用于化妆品,增强了化妆品的功能性和多样性。此外,在传统配方的基础上研制的防治痤疮、黄褐斑、脱发、肥胖症等损容性疾病及延衰驻颜的美容保健食品及保健品纷纷上市,也繁荣了美容市场。自 20 世纪 90 年代起,为了培养合格的中医药美容人才,中医药美容中等和高等教育开始创设美容专业,据不完全统计,到目前为止,全国开办医学美容专业的中等或高等院校已达 60 余所。2000 年以后,医药类高等院校开始设立医学美容专业的硕士点,形成了具有中专、大专、本科、硕士等不同层次的人才培养体系。至今,中医药美容已有了一支初具规模的专业队伍。随着中药的科研条件逐步完善,在遵循传统中医药基本理论的前提下,引入现代的科学与技术研究美容中药,如生物学、化学、药理学等方法,美容中药的临床研究、文献研究和中药化妆品研究等方面进入了一个新的发展阶段。

知识链接

美容中药抗衰老机制

①延长生物寿命:如灵芝、人参等能够增加细胞传代次数;②改善免疫功能:如黄芪、刺五加等有免疫促进作用,能提高人体免疫力;③改善机体代谢:如红景天、西洋参有升高过氧化歧化酶的作用;④改善内脏功能:如五味子能够保护肝细胞、减轻肝损害,山楂能够增加胃中的消化酶,有促进消化等作用;⑤富含微量元素:如蜂蜜含有 47 种微量元素,能够补充人体微量元素,有非凡的抗衰老效果;⑥抗病原微生物:如大蒜、黄连等具有抗菌作用。

复习思考题

1. 简述美容中药的含义。
2. 简述中药学与美容中药学的联系和区别。
3. 试述《神农本草经》的成书年代、主要内容及学术价值。
4. 试述《新修本草》的成书年代、内容特点及学术价值。
5. 试述《本草纲目》的主要成就以及对美容中药学发展的贡献。

扫一扫
测一测

(黄丽平)

第二章

中药的产地与采制

学习要点

【知识要点】
1. 掌握道地药材的含义;中药的产地与药效的关系。
2. 熟悉炮制的含义及常用炮制方法;药用植物采集季节与药效的关系。

【技能要点】
1. 熟知常用道地药材的主产地。
2. 根据植物药采收标志合理采收药材。

中药的来源,除部分加工制品外,主要是天然的动物、植物和矿物。中药的产地、采收与炮制是否适宜,与药物有效成分含量密切相关,直接影响到药材质量。不同产地的药材,其有效成分的含量有明显差异。不合理的采收会破坏药材资源,降低药材产量。不同的炮制方法,会影响药物的性能,改变药物的疗效。

第一节 中药的产地

我国疆域辽阔,位于亚洲东部,大部分地处北温带,也有大兴安岭北部的寒温带、秦岭淮河以南的亚热带,还有华南低纬度地区的热带;地貌复杂,既有平原沃土、黄土高原,又有山陵丘壑、海河湖泽及海域,形成了复杂的自然地理环境;水土、气候、日照、生物分布等生态环境也各不相同,甚至差异很大,为天然药材的生长提供了丰厚的自然条件。天然药材大多具有一定的地域性,为了保证天然药材质量,自唐宋以来,人们逐渐形成了"道地药材"的概念。所谓"道地药材",是指具有明显的地域性,因其品种优良,生长环境适宜,栽培(或养殖)及加工合理,生产相对集中且产量较大,质量优于其他产地的药材。"道地药材"是中药学中控制药材质量的一项独具特色的综合判别标准。如四川的黄连、川芎、附子、川贝、川楝子;江苏的薄荷、苍术;广东的砂仁、陈皮;东北的人参、细辛、五味子;云南的茯苓;河南的地黄、牛膝、菊花、山药;山东的阿胶、瓜蒌、银花、沙参等。然而,自然环境条件的改变、过度采挖、栽培技术的进步、产区经济结构变化等多种因素,都可以导致药材道地的变迁,而药材的品质和疗效始终是确定道地药材的主要标准。

10

重视中药产地与质量的关系,强调道地药材的开发和应用,对保证中药疗效起着十分重要的作用。然而,随着医疗事业的发展,中药材需求量日益增加,很多药材生产周期较长,产量有限,单靠强调道地药材产区扩大生产已无法满足药材需求。因此,进行药材的引种栽培以及药用动物的驯养,成为解决道地药材不足的重要途径。目前,我国已能对不少名贵或短缺药材进行异地引种,人工驯养药用动物,并不断取得新的成效。如原依靠进口的西洋参在国内引种成功;天麻原产贵州而今在陕西等地大面积引种成功;人工培育牛黄;人工养鹿取茸;人工养麝及活麝取香;人工培养虫草菌等。在引种栽培和驯养的同时必须确保该品种原有性能的疗效。为了进一步发展优质药材的生产,我国自 2002 年 6 月 1 日起颁布了《中药材生产质量管理规范(试行)》(GAP),许多地区正在按照规范标准大力推进中药材种植示范基地的建设,这对促进中药资源的开发利用,提高中药材品质以及生态环境的保护都有重要意义。

第二节　中药的采集

我国中药材品种繁多,野生、家种均有,产区分散,入药部位、采收季节和方法也不相同。因此,合理采收药材对保证药材质量和医疗效果、保护和扩大资源有着重要意义。

药材所含的有效成分是防病治病的物质基础,而有效成分的量与质与采收季节、时间和方法有着十分密切的关系。药材的采集,应该以入药部分有效成分含量及质量最高、产量最大时采收为原则,因此,采收药材必须掌握各药用部分的采收标准、适收标志、采收期、收获年限和采收方法。

一、植物类药物的采收

植物类药材的根、茎、叶、花、果实等各器官的生长成熟期有明显的周期性和季节性,根据前人的实践经验,通常在入药部位生长最茂盛时采收,此时有效成分含量最高,疗效最佳。由于各地土壤、气候、雨量、地势、光照时间等生长条件不同,同一药材各地最佳采收期不同,应予选择。

1. 全草类　多数在植物充分生长或刚开花时采收。地上部分入药的,只需割取根以上的地上部分,如薄荷、仙鹤草、益母草等;带根全草入药的,则连根拔起全株,如车前草、蒲公英、紫花地丁等。

2. 叶类　通常在花蕾将放或正盛开的时候进行采收。此时植物叶片茂盛,性味完壮,药力雄厚,最适于采收。如大青叶、艾叶、枇杷叶等。但有些特定品种,则应该在特定时节采集,如桑叶须在深秋或初冬经霜后采集。以茎叶同时入药的藤本植物与此相同,如忍冬藤、夜交藤等。

3. 花类　一般在含苞欲放、花刚开放时采收。由于花朵次第开放,所以要分次适时采摘,若采收过迟,则易致花瓣脱落和变色,气味散失,影响质量,如菊花、旋覆花等;有些花要求在含苞欲放时采摘花蕾,如金银花、辛夷等;有的在刚开放时采摘最好,如月季花等;而红花则宜于花冠由黄色变为橙红色时采收;但如蒲公英之类以花粉入药的,则须于花朵盛开时采收。

4. 果实和种子类 除枳实、青皮、乌梅等少数药材要在果实未成熟时采收果实或果皮外,多数都在果实成熟时采收,如瓜蒌、枸杞子、马兜铃等。有的在成熟经霜后采摘为佳,如川楝子经霜变黄、山茱萸经霜变红时采收。以种子入药的,如果同一果序的果实成熟期相近,可以割取整个果序,悬挂在干燥通风处,待果实全部成熟,然后进行脱粒,若同一果序的果实次第成熟,则应分次摘取成熟果实。有些干果成熟后很快脱落,或果壳裂开,种子散失,如小茴香、白豆蔻、牵牛子等,最好在开始成熟时适时采取。容易变质的浆果,如枸杞子、女贞子等,在略熟时于清晨或傍晚采收为好。

5. 根和根茎类 古时以农历二月、八月为佳,认为春初"津润始萌,未充枝叶,势力淳浓","至秋枝叶干枯,津润归流于下",并指出"春宁宜早,秋宁宜晚",这是古人对根类药材采集的经验总结,很有道理。早春二月,新芽未萌,深秋时节多数植物的地上部分停止生长,其营养物质多贮存于地下部分,有效成分含量高,此时采收质量好,产量高,如天麻、苍术、葛根、桔梗、大黄、玉竹等。天麻在冬季至翌年清明前茎苗未出时采收者名"冬麻",体坚色亮,质量较佳;春季茎苗出土再采者名"春麻",体轻色黯,质量较差。此外,也有少数例外,如半夏、延胡索等则以夏季采收为宜。

6. 树皮和根皮类 通常在春、夏时节剥取树皮。春、夏时节植物生长旺盛,不仅质量较佳,而且树木枝干内浆汁丰富,形成层细胞分裂迅速,树皮易于剥离,且药效较强,如黄柏、厚朴、杜仲。但肉桂多在十月采收,因此时油多容易剥离。至于根皮类药材,则与根和根茎类似,通常在秋后苗枯,或早春萌发前挖根后剥取,或趁鲜抽去木心,如牡丹皮、地骨皮、苦楝根皮等。

二、动物类药物的采收

动物类药材因品种不同,采收各异,具体时间以保证药效及容易获得为原则。一般而言,潜藏在地下的小动物,宜在夏末秋初时捕捉,如全蝎、土鳖虫等。亦有例外,如蝉蜕在夏秋季节黑蚱羽化时采收,蛇蜕多在三四月份蛇蜕皮时采收,桑螵蛸须在秋、冬季采收,并用开水煮烫以杀死虫卵。小昆虫类药物,应在夏秋季节数量较多的活跃期捕获。大动物四季可捕捉,但宜在秋季。例外的有,驴皮应在冬至后剥取,其皮厚质佳;鹿茸须在清明后 45~60 天截取,过时则角化。

三、矿物类药物的采收

矿物类药材大多可随时采收。

第三节 中药的炮制

中药炮制是按照中医药理论,根据临床用药和调剂、制剂的不同要求,以及药材自身特性所采取的一项独特的制药技术。古代称为炮炙、修治、修事等。中药炮制是否得当,直接关系到药效,不可太过或不及,正如前人所说"不及则功效难求,太过则性味反失"。而少数毒性和烈性药物的合理炮制,更是确保用药安全的重要措施。

一、炮制目的

炮制的目的大致可以归纳为以下七个方面:

（一）纯净药材，保证药材品质和用量准确

天然药材在采集中常混有泥沙以及残留的非药用部位等，必须进行严格的分离和洗刷，使其达到规定的净度，保证药材品质和用量准确。如白术须去泥沙，金银花去枝叶，巴戟天去心，枇杷叶刷去毛，蛤蚧去鳞片及头足等。

（二）改变药物的某些性状，便于调剂、制剂和贮存

大多数药材无法直接使用鲜品，皆需干燥处理，使其含水量降低，且能杀死霉菌，避免霉烂变质，有利于贮存、制剂和运输。植物类药材，大多用水浸润后便于切片，如伏润槟榔，露润当归等。有些药材还需经特殊处理，如肉苁蓉的肉质茎富含汁液，需加工为盐苁蓉，方可避免腐烂变质；桑螵蛸为螳螂之卵鞘，内有虫卵，应蒸后晒干，杀死虫卵，以防贮存过程中因虫卵孵化而失效。矿物、动物甲壳、贝壳及某些种子类药物的粉碎处理，能使有效成分易于溶出，便于制剂，如煅磁石、煅牡蛎、砂仁等。

（三）减低或消除药物的毒性、烈性或副作用，保证用药安全

具有毒副作用的药物，经过炮制可以明显降低其毒性或副作用，从而保证用药安全。如川乌、草乌、附子、半夏、天南星等生用内服易于中毒，经水浸泡后，再煮至口尝无麻辣味止，毒性大大降低；巴豆去油取霜，可降低其泻下作用；酒炒常山，可减轻催吐的副作用；姜炙厚朴可以消除生厚朴对咽喉的刺激性。

（四）增强药物的功能，提高临床疗效

在炮制过程中，有的药物通过添加辅料炮制，能起到增强疗效作用。蜜、酒、姜汁、猪胆汁等液体辅料尤具此功能，他们本身也是药物，具有相应的医疗作用，与被炮制的药物的某些作用之间存在协同配伍关系。如蜜炙紫菀、枇杷叶，能增强润肺止咳作用；酒炙丹参、川芎，能增强活血作用；醋炙香附、延胡索，能增强止痛作用；姜汁炙半夏、竹茹，可增强止呕作用。不加辅料的其他炮制方法，也能增强药物的作用，如石膏煅用，可增强收敛生肌作用；侧柏叶煅炭，能增强止血作用等。

（五）改变药物的性能或功效，使之更能适应病情的需要

药物经过某些炮制处理，能在一定程度上改变药物的某些性能和功效，以适应不同的病情和体质的需要。如药性寒凉之生地黄，长于清热凉血，主要用于温病热在血分，但拌以黄酒反复蒸晒后，则变为微温之熟地黄，又以补血见长，主治血虚证；性味辛热燥烈的吴茱萸，本适用于里寒证，但若以黄连水拌炒，或甘草水浸泡，去其温烈之性，对于肝火犯胃之呕吐腹痛，亦常用之。

（六）矫臭矫味，便于服用

采用漂洗、酒炙、醋炙、麸炒等方法处理，能消除某些药物的腥臭和怪味，利于服用。如酒炙乌梢蛇，麸炒僵蚕，醋炙乳香、没药，用水漂去海藻、昆布的咸腥味等。

（七）引药归经，便于定向用药

有的药物经炮制后，可更擅于专归某脏、某经，便于定向用药，亦可引导药物直达病所。如香附经醋炙后，有助于归入肝经；知母生用清热泻火，润肺止咳，经盐炙后，则药力下行，功专入肾；酒炙黄芩，则偏清上焦之热等。

二、常用炮制方法

药材凡经净制、切制或炮炙等处理后，均称为"饮片"；药材必须净制后方可进行切制或炮炙等处理。饮片是供中医临床调剂及中成药生产的配方原料。炮制用水应

为饮用水。中药炮制方法有着悠久的历史,内容丰富,方法多样,现行的炮制方法是在前人炮制经验的基础上不断总结、发展而充实起来的,主要分为:

(一) 净制

即净选加工。可根据具体情况,分别使用挑选、筛选、风选、水选、剪、切、刮、削、剔除、酶法、剥离、挤压、焯、刷、擦、火燎、烫、撞、碾串等方法,去掉灰屑、杂质及非药用部分,以达到净制要求。如捡去合欢花中的枝、叶;刷除石韦叶、枇杷叶背面的绒毛;刮去厚朴、肉桂的粗皮等。

(二) 切制

切制时,除鲜切、干切外,均须进行软化处理,其方法有:喷淋、抢水洗、浸泡、润、漂、蒸、煮等。亦可使用回转式减压浸润罐,气相置换式润药箱等软化设备。软化处理应按照药材的大小、粗细、质地等分别处理。分别规定温度、水量、时间等条件,应少泡多润,防止有效成分流失。切后应及时干燥,以保证质量。切制品有片、段、块、丝等。其他不宜切制者,一般应捣碎或碾碎使用。如天麻、槟榔宜切薄片;白术、泽泻宜切厚片;黄芪、鸡血藤宜切斜片;枇杷叶、桑白皮宜切丝;麻黄、白茅根宜铡成段;茯苓、葛根宜切块;檀香刨成片;苏木劈成块;牡蛎、龙骨捣碎便于煎煮;水牛角、羚羊角锉成粉末;白豆蔻、白芥子等果实种子类药物调剂时须捣碎以便煎煮;三七研粉便于吞服等。

(三) 炮炙

1. 炒 分为单炒(清炒)和加辅料炒。需炒制者应为干燥品,且大小分档;炒时火力应均匀,不断翻动。应掌握加热温度、炒制时间及程度要求。

(1)单炒(清炒):取待炮制品,置炒制容器内,用文火加热至规定程度时,取出,放凉。如炒莱菔子、炒蔓荆子等。需炒焦者,一般用中火炒至表面焦褐色或断面焦黄色为度取出,放凉;炒焦时易燃者,可喷淋清水少许,再炒干。如焦山楂、焦栀子等。炒黄、炒焦使药材易于粉碎加工,并缓和药性。种子类药物炒后则煎煮时有效成分易于溶出。

(2)麸炒:先将炒制容器加热,至撒入麸皮起烟,随即投入待炮制品,迅速翻动,炒至表面呈黄色或深黄色时取出,筛去麸皮,放凉。除另有规定外,每100kg待炮制品,用麸皮10~15kg。如麸炒枳壳。

(3)砂炒:取洁净河砂置炒制容器内,用武火加热至滑利状态时,投入待炮炙品,不断翻动,炒至表面鼓起、酥脆或至规定的程度时取出,筛去河砂,放凉。除另有规定外,河砂以掩埋待炮炙品为度。如需醋淬时,筛去辅料后,趁热投入醋液中淬酥。如砂炒穿山甲、醋淬自然铜等。

(4)蛤粉炒:取碾细过筛后的净蛤粉,置锅内,用中火加热至翻动较滑利时,投入待炮炙品,翻炒至鼓起或成珠、内部疏松、外表呈黄色时,迅速取出,筛去蛤粉,放凉。除另有规定外,每100kg待炮炙品,用蛤粉30~50kg。如蛤粉炒阿胶等。

(5)滑石粉炒:取滑石粉置炒制容器内,用中火加热至活动状态时,投入待炮炙品,翻炒至鼓起、酥脆、表面黄色或至规定程度时迅速取出,筛滑石粉,放凉。除另有规定外,每100kg待炮炙品,用滑石粉40~50kg。如滑石粉炒刺猬皮等。

2. 炙法 是待炮炙品与液体辅料共同拌润,并炒至一定程度的方法。

(1)酒炙:取待炮炙品,加黄酒拌匀,闷透,置炒制容器内,用文火炒至规定的程度时取出,放凉。除另有规定外,一般用黄酒,每100kg待炮炙品,用黄酒10~20kg。如酒炙川芎等。

(2)醋炙:取待炮炙品,加醋拌匀,闷透,置炒制容器内,炒至规定的程度时取出,放凉。醋炙时,用米醋。除另有规定外,每100kg待炮炙品,用米醋20kg。如醋炙香附、醋炙甘遂等。

(3)盐炙:取待炮炙品,加盐水拌匀,闷透,置炒制容器内,以文火加热,炒至规定的程度时取出,放凉。盐炙时,用食盐,应先加适量水溶解后,滤过,备用。除另有规定外,每100kg待炮炙品,用食盐2kg。如盐水炙杜仲等。

(4)姜炙:姜炙时,应先将生姜洗净,捣烂,加水适量,压榨取汁,姜渣再加水适量重复压榨一次,合并汁液,即为"姜汁"。姜汁与生姜的比例为1:1。取待炮炙品,加姜汁拌匀,置锅内,用文火炒至姜汁被吸尽或至规定的程度时取出,晾干。除另有规定外,每100kg待炮炙品用生姜10kg。如姜炙厚朴等。

(5)蜜炙:蜜炙时,应先将炼蜜加适量沸水稀释后,加入待炮炙品中拌匀,闷透,置炒制容器内,用文火炒至规定程度时取出,放凉。蜜炙时,用炼蜜。除另有规定外,每100kg待炮炙品用炼蜜25kg。如蜜炙黄芪、蜜炙款冬花等。

(6)油炙:羊脂油炙时,先将羊脂油置锅内加热溶化后去渣,加入待炮炙品拌匀,用文火炒至油被吸尽,表面光亮时摊开,放凉。如油炙淫羊藿等。

3. 制炭　制炭时应"存性",并防止灰化,更要避免复燃。

(1)炒炭:取待炮炙品,置热锅内,用武火炒至表面焦黑色、内部焦褐色或至规定程度时喷淋清水少许,熄灭火星,取出,晾干。如大黄炭等。

(2)煅炭:取待炮炙品,置煅锅内,密封,加热至所需程度,放凉,取出。如煅血余炭、煅棕榈炭。

4. 煅　煅制时应注意煅透,使酥脆易碎。

明煅:取待炮炙品,砸成小块,置适宜的容器内,煅至酥脆或红透时取出,放凉,碾碎。含有结晶水的盐类药材,不要求煅红,但需使结晶水蒸发至尽或全部形成蜂窝状的块状固体。如煅牡蛎、煅石膏等。

5. 蒸　取待炮炙品,大小分档,按各品种炮制项下的规定,加清水或液体辅料拌匀、润透,置适宜的蒸制容器内,用蒸汽加热至规定程度,取出,稍晾,拌回蒸液,再晾至六成干,切片或段,干燥。如酒蒸大黄可缓和泻下作用;何首乌经反复蒸、晒后,不再有泻下之功,而具有补肝肾、益精血之力。

6. 煮　取待炮炙品大小分档,按各品种炮制项下的规定,加清水或规定的辅料共煮透,至切开内无白心时,取出,晾至六成干,切片,干燥。如醋煮芫花可以减低毒性;甘草汁煮远志可以协同补脾益气,安神益智等;酒煮黄芩可增强清肺热的功效。

7. 炖　取待炮炙品按各品种炮制项下的规定,加入液体辅料,置适宜的容器内,密闭,隔水或用蒸汽加热炖透或炖至辅料完全被吸尽,放凉,取出,晾至六成干,切片,干燥。

蒸、煮、炖时,除另有规定外,一般每100kg待炮炙品,用水或规定的辅料20～30kg。如酒炖地黄等。

8. 煨　取待炮炙品用面皮或湿纸包裹,或用吸油纸均匀地隔层分放,进行加热处理;或将其与麸皮同置炒制容器内,用文火炒至规定程度取出,放凉。除另有规定外,每100kg待炮炙品,用麸皮50kg。如煨生姜、煨肉豆蔻等。

（四）其他

1. 焯　取待炮制品投入沸水中,翻动片刻,捞出。有的种子类药材,焯至种皮由皱缩至舒展、易搓去时捞出,放入冷水中,除去种皮,晒干。如焯杏仁、桃仁以去皮;焯马齿苋、天门冬以便于贮存。

2. 制霜(去油成霜)　除另有规定外,取待炮制品碾碎如泥,经微热,压榨除去大部分油脂,含油量符合要求后,取残渣研制成符合规定要求的松散粉末。如巴豆霜,以减低其毒副作用。

3. 水飞　取待炮制品,置容器内,加适量水共研成糊状,再加水,搅拌,倾出混悬液。残渣再按上法反复操作数次,合并混悬液,静置,分取沉淀,干燥,研散。如水飞朱砂等。

4. 发芽　取待炮制品,置容器内,加适量水浸泡后,取出,在适宜的湿度和温度下使其发芽至规定程度,晒干或低温干燥。注意避免带入油腻,以防烂芽。一般芽长不超过1cm。如谷芽、麦芽、大豆黄卷等。

5. 发酵　取待炮制品加规定的辅料拌匀后,制成一定形状,置适宜的湿度和温度下,使微生物生长至其中酶含量达到规定程度,晒干或低温干燥。注意发酵过程中,发现有黄曲霉菌,应禁用。如神曲、淡豆豉等。

扫一扫
测一测

复习思考题

1. 何谓"道地药材"? 导致道地药材变迁的因素有哪些?
2. 简述中药采收的基本原则。
3. 何谓炮制? 中药炮制的目的是什么?
4. 简述中药的产地、采收、炮制与药效的关系。

（黄丽平）

第三章

PPT 课件
03章PPT

中药的性能

扫一扫
知重点

学习要点

【知识要点】

1. 掌握中药性能的概念;四气、五味、升降浮沉、归经的含义及对临床的指导意义。

2. 熟悉毒性的概念及引起药物中毒的原因。

【技能要点】

根据中药性能特点正确指导临床美容用药。

中药的性能,从若干不同的角度,概括了中药作用的多种特性,从而构成了能充分体现中医药特色的理论体系。研究中药性能的理论又称"药性理论",主要包括四气、五味、升降浮沉、归经、毒性等内容。

中医认为,任何疾病的发生、发展过程都是致病因素作用于人体,引起机体阴阳偏盛偏衰、脏腑经络功能失常的结果。中药美容或防治疾病的基本作用主要是:祛除病因,扶正固本,协调脏腑经络功能。

第一节　四　气

一、四气的含义

四气,是指中药具有的寒、热、温、凉四种药性,又称四性。四气主要用以反映药物影响人体寒热病理变化的作用性质,是药物最主要的性能。

在寒、热、温、凉四种药性中,凉次于寒,实为同一类药性;温次于热,又为另一类药性。为了进一步区分药物的寒热程度,本草中又使用了大热、温、微温,大寒、凉、微寒等概念,以期表示其更细微的差异。温热属阳,寒凉属阴。

二、四气的确定

历代药学著作,在各药之后均要注明其药性的寒热,要理解和掌握这一内容,首先应清楚其确定的依据。

四气的确定是在患者服药后,以中医寒热辨证为基础,从药物对所治疾病的病因、病性或症状寒热性质的影响中得以认识的。故《黄帝内经》指出："所谓寒热温凉,反从其病也。"也就是说,药物的寒热温凉之性,是从药物作用于机体所发生的反应概括出来的,主要是与所治疾病的寒热性质相对而言的。能够减轻或消除热证的药物,一般为寒性或凉性,其清热力强者为大寒或寒性,力较弱者为微寒或凉性。如黄芩、栀子能治疗痤疮、口渴、口臭、脉数有力等热性病证,表明这两种药属于寒凉之性。反之,能够减轻或消除寒证的药物,一般属于热性或温性,其祛寒力强者为大热或热性,力稍次者为温性,力再次者为微温。如肉桂、干姜能治疗面色无华、腹中冷痛、手足冻疮等寒凉病证,表明这两种药属于温热之性。这是确定药物四性的主要依据。

三、四气的临床美容意义

分清疾病的寒热证性,是临床辨证的一大纲领。《神农本草经》所谓："疗寒以热药,疗热以寒药",《黄帝内经》所说："寒者热之,热者寒之",是治疗寒热病证的基本原则。只有掌握了药性的寒热,才能使以上理论、治则与方药密切结合,从而指导临床实践。

寒凉药大多具有清热泻火、凉血解毒、平肝潜阳等作用,主要用来治疗热性病证。由于许多损容性疾病都是感受风热或火热之邪或五脏化火,阴虚生热所致,从而表现为热证,故寒凉药使用较多。如用于治疗肺胃热盛型粉刺的金银花、蒲公英、栀子、黄连;治扁平疣的大青叶、板蓝根,治黧黑斑的牡丹皮、赤芍等都是寒凉药。温热药大多具有祛寒温经、温中助阳、回阳救逆等作用,主要用来治疗寒性病证。临床上也有一些损容性疾病属于寒证,如脾肾阳虚型黑眼圈、面目浮肿;寒凝经脉型手足冻疮,则应选用附子、党参、桂枝、当归等温热药。温热药在美容保健中使用频率较高,是因为温热药有升腾阳气、上浮于面之用,能使颜面肌肤获得充足的营养起到美容养颜作用。对于寒热错杂之证,当以寒药、热药并用;真寒假热之证,当以热药治本,必要时反佐小量寒药;真热假寒之证,则以寒药治本,必要时反佐小量热药。

第二节 五 味

一、五味的含义

五味的本义是指辛、甘、酸、苦、咸五种口尝而直接感知的真实滋味。滋味实际上不止此五种,为了能与五行学说相结合,前人将淡味视为甘味的"余味",而附于甘味;又将涩味视为酸味的"变味",而附于酸味。因此,一直习称"五味"。作为中药性能中的五味,不一定是用以表示药物的真实滋味,更主要是用以反映药物作用在补、泄、散、敛等方面的特性。在具体药物之后标明其味,已是《神农本草经》各药记述体例中的必备内容,而且在序例中加以论述,这种做法,一直延续至今。五味中辛、甘、淡属阳,酸、苦、咸、涩属阴。

二、五味的确定

最初,药物的各种味是用以表示其真实滋味的,通过口尝可直接感知。随着用药知识的积累,逐步发现辛味与发散、甘味与补虚、酸味与收涩之间存在很大的相关性,便以药物滋味来表示这些相关的作用特点,并形成了早期的五味理论。由于药物品种的增多,药物功用的拓展,有的药物具有某种滋味,却并无其相应的作用特点;而另一些药物具有相同的作用特点,又没有相应的滋味。例如早期的五味理论认为辛味药的作用特点是发散,麻黄虽有较强的发散作用,但其滋味却无明显的辛味;酸味药的作用特点是收敛,山楂的滋味虽有浓烈的酸味,却不具有收涩的作用特点。因此,便在麻黄的"味"中,增加辛味以反映其能发散的功效性质;保留山楂的酸味,只用以反映其实际滋味。这样一来,对于药物五味的确定,便主要存在滋味和作用两大依据。由于多数药物的真实滋味和上述味的作用特点是一致的,仅有部分药物后面所标定的味或只表示作用特点,或只表示真实滋味。这是学习各论时必须清楚认识的。

药物的滋味往往不止一种,其作用特点也是多方面的。在确定某药的药味时,一般只列出一种或二种主要或较为主要的,并非面面俱到,以免主次难分。如大黄,有泻下、清热、活血、止血等多种功效,但以通下和清热为主,习惯上只强调其味苦,至于活血、止血等功效的作用特点则从略,不再言其辛、涩之味。

中药的功效是复杂的,而五味所表示的作用特性则相对较为局限,因而驱虫、潜阳、止痉、安神、化痰、涌吐、逐水、截疟及多种外用功效的作用特性,尚不能用五味理论来加以概括和反映。对此,历来有人试图扩大五味理论的涵盖面,以期解决这一问题,结果实际意义不大,反而招致更多的分歧。

五味的中医哲学基础是五行学说。五行归属中辛入肺、甘入脾、酸入肝、苦入心、咸入肾。

三、五味所示药物的作用及临床美容意义

药物的五味除了用以表示其实际滋味以外,主要是用以反映该药的作用特点。

1. 辛能散、能行　　用辛味表示药物具有发散、行气、行血、开窍、化湿等方面的作用。所以,能发散表邪的解表药,消散气滞血瘀的行气药和活血化瘀药,一般都标以辛味。一些气味芳香辛辣的药物,如化湿药、开窍药、温里药及若干祛风湿药,都具有"行"或"散"的作用特点,一般也标有辛味。如麻黄、木香、丹参、麝香、藿香等药。具有辛味的美容中药可以通过疏散风热、消疹止痒、活血消斑、化湿轻身等美容功效,治疗粉刺、风疹、色斑、肥胖等损容性病证。

2. 甘能补、能和、能缓　　用甘味表示药物有补虚、消食和中、调和药性、缓急止痛等方面的作用。所以补虚药(包括补气、补阳、补血、补阴、生津、润燥等)和具有调和药性、缓急止痛、缓和毒烈性的药物,如甘草、麦芽、蜂蜜等药,都标以甘味。具有甘味的美容中药可以通过补益气血、延年养颜、生发乌发、滋阴润肤等美容功效,治疗机体虚损、容颜憔悴、皮肤皱纹、脱发、白发等损容性病证。

淡能渗、能利　　用淡味表示药物有渗湿利尿作用。虽然利尿药物甚多,但习惯上只将猪苓、茯苓等利尿药标以淡味,而且往往甘味与淡味并列;多数利水药的药味并无规律性。具有淡味的美容中药可以通过利尿消肿、渗湿轻身等美容功效,治疗面睑浮肿、肥胖等损容性病证。

3. 酸与涩都能收、能涩　　用酸味或涩味表示药物有收敛固涩作用。所以,能治疗

滑脱不禁证候的固表止汗、敛肺止咳、涩肠止泻、收敛止血、涩精止遗的药物,一般标以酸味或涩味。如山茱萸、五味子、五倍子、山楂、乌梅、牡蛎等药。

酸味与涩味的作用特点不尽相同。有的酸味药能生津止渴,或与甘味相合而化阴。涩味药则无此特点。具有酸涩味的美容中药可以通过敛疮生肌、收敛皮脂等美容功效,治疗疮疡久不收口、皮脂分泌过多、痤疮等损容性病证。

4. 苦能泄、能燥　泄有通泄、降泄、清泄三种含义,分别用于热结便秘、火热上炎及肺气上逆之咳喘,如大黄、杏仁、黄芩等药。燥即燥湿,治疗湿证。苦而温者,能苦温燥湿,用于寒湿证,如苍术、厚朴;苦而寒者,能清热燥湿,用于湿热证,如黄芩、黄连、黄柏等。所以,止咳平喘药、止呕降逆药、攻下药、清热药、燥湿药,一般标以苦味。具有苦味的美容中药可以通过清热燥湿、消疹平痤、杀虫疗癣、通便解毒等美容功效,治疗湿疹、痤疮、疥疮、皮癣等损容性病证。

5. 咸能软、能下　表示药物有软坚散结和泻下作用。所以,能治疗瘰疬、瘿瘤、痰核、癥瘕、便秘等结块的牡蛎、昆布、鳖甲、芒硝等药,多标以咸味。以上结块多与瘀血、气滞、痰凝相关,故软坚散结药亦多辛味之品。具有咸味的美容中药可以通过软坚消疣、散结消痤等美容功效,治疗痣疣、痤疮、瘿瘤等损容性病证。

第三节　升 降 浮 沉

一、升降浮沉的含义

中药的升降浮沉是指反映药物作用的趋向性的一种性能。升是上升、升提之意,表示作用趋向于上;降就是下降、降逆之意,表示作用趋向于下;浮就是上行发散、轻扬上浮之意,表示作用趋向于外;沉就是收敛沉降、下行泄利之意,表示作用趋向于内。

在作用趋向中,升与降、浮与沉都是相对而言的。升与浮、降与沉,分别相互联系,相互交叉,难以截然区分。在实际应用中,升与浮,沉与降,又往往相提并论。结合阴阳之理,则升浮属阳,沉降属阴。

二、升降浮沉的确定

气机升降出入是人体生命活动的基础。气机升降出入发生障碍,机体便处于疾病状态,产生不同的病势趋向。

归纳来说,凡升浮的药物,都能上行、向外;如升阳、发表、散寒、催吐等作用的药物,药性都是升浮的。凡沉降的药物,都能下行、向里;如清热、泻下、利水、收敛、平喘、止呃等作用的药物,药性都是沉降的。

升降浮沉,既是四种不同药性,同时在临床上又作为用药的原则,这是它的重要意义。因为人体发生病变的部位有上、下、表、里的不同,病势有上逆和下陷的差别,在治疗上就需要针对病情选用药物。病势上逆者,宜降不宜升,如胃气上逆的呕吐,当用姜半夏降逆止呕,不可用瓜蒂等涌吐药;病势下陷者,宜升不宜降,如久泻脱肛,当用黄芪、党参、升麻、柴胡等益气升提,不可用大黄等通便药。

药物作用的升降浮沉趋向,是与疾病的病势趋向相对而言的。应用升降出入理论,对于各种证候,往往可以辨出不同的病势趋向。如喘咳为肺气上逆,呕吐为胃气上逆,其病势趋向于上;泄泻、脱肛而因于脾气不升者,其病势趋向于下;表虚不固的自汗盗汗,气不摄血之肌衄,其病势趋向于外;外感邪气由表入里、麻疹初起疹出不畅,其病势趋向于内。能够改变上述病势趋向,治疗这些病证的药物,便分别具有相对应的升降浮沉的作用趋向。如杏仁止咳平喘,枇杷叶止呕逆,其性当降;黄芪、柴胡益气升阳,可治久泻、脱肛,其性当升;荆芥、薄荷解表、透疹,其性浮散;山茱萸、白芍敛汗、止血,其性收敛。

药物的升降浮沉,不仅与病势趋向相对,同时也应当从药物对病证的治疗效应中去认识。而这些治疗效应,又是药物功效所产生的,因此,可以将功效直接作为确定药物升降浮沉趋向的依据。一般来说,具有解表、透疹、祛风湿、升阳举陷、开窍醒神、温阳补火、行气解郁及涌吐等功效的药物,其作用趋向主要是升浮的;而具有清热、泻下、利湿、安神、止呕、平抑肝阳、息风止痉、止咳平喘、收敛固涩及止血等功效的药物,其作用趋向主要是沉降的。

由于药物作用的多样性,有些药物的升降浮沉趋向不明显,如消食药及外用的攻毒杀虫药等。而有些药物有双向性,既能升浮,又可沉降。如牛蒡子、桑叶、菊花等发散风热药,其解表是升浮的,而清泄里热却是沉降的。祛风湿药中,兼能利尿或清热的防己、秦艽、豨莶草及络石藤等都是双向性的。由于作用趋向不明显及双向性的药物较多,趋向性很典型的药物又可以直接从功效中认识其升降浮沉的性能。所以,目前中药学中已不再逐一标明药物作用的趋向性。

三、影响升降浮沉的因素

药物的升降浮沉趋向,是其本身固有的,但通过炮制或配伍,可以在一定程度上减弱或增强,甚至改变药物的升降浮沉性质,以满足临床对药性趋向的不同需要。所以,李时珍认为:"升降在物,亦在人也"。

炮制对升降浮沉的影响是复杂的。前人较为重视炮制方法和辅料的影响,认为"酒制升提,姜制发散","升者引之以咸寒,则沉而直达下焦,沉者引之以酒,则浮而上至巅顶"。如川芎酒炙,更能祛风活血,升浮之性增强;黄连、大黄酒炙,其苦寒沉降之性减弱,更宜于上焦热证。荆芥生用,解表,透疹,为升浮之品;而炒炭入药,专入止血,则性偏沉降。这是炮制完全改变了升降浮沉趋向的一个例子。

在复方中,药性升浮的药物与较多性质沉降的药物配伍,其升浮之性会受到制约;反之,药性沉降的药物与较多性质升浮的药物配伍,其沉降之性会受到抑制。当两类药物的作用相互拮抗时尤其明显。如麻黄与大量石膏同用,其升浮发汗之力受到制约,可主治肺热喘咳证;大黄与川芎、防风、白芷及荆芥等同用,其沉降清泄之性受到制约,可主治上焦风热证。

在历代本草中,还将药材质地的轻重、气味厚薄,药物的四气、五味、作用部位,植物药的花、叶、果实及根梢等,视为影响药物升降浮沉的因素,至今仍有较深的影响。习惯认为辛甘温热之品,多主升浮;酸咸苦寒之品,多主沉降;花、叶、皮、枝等质轻药物大多能升浮;种子、果实、矿物、贝壳等质重者大多能沉降。实际上,上述因素与作用趋向并无必然的一致性。

四、升降浮沉的临床美容意义

升降浮沉的临床意义主要表现在两个方面：一是利用药物的升降浮沉性能，纠正人体气机的升降出入失调，使之恢复正常，如胃气上逆者，可用降胃止呕药治疗；二是顺应气机趋向，因势利导，祛邪外出，如饮食过多，胃腑拒纳而欲作呕者，可用涌吐药，助胃上逆，吐出食物，避免宿食伤胃。

中药美容，尤其是治疗损容性病证，不能忽略药物升浮沉降的性能。头面部美容，欲达悦色增白、乌发等美容目的，一般多选用具有轻扬上浮性能的中药，如防风、薄荷、升麻等辛味质轻药，或在美容方剂中配伍此类药以引药上行。当损容性病证具有火热、湿停、烦躁、积滞、疮疡久不收口等症状时，应选用具有清热泻火、利水渗湿、潜阳镇静、泻下积滞、收敛生肌等作用的沉降药，以治病求本，调理脏腑阴阳气血，如黄连清心胃之火，赤小豆利水，龙骨、牡蛎镇静安神、收湿敛疮等。

第四节 归 经

一、归经的含义

归经是用以表示药物作用部位的一种性能。归有归属的意思，经是人体脏腑经络及所属部位的概称。所谓某药归某经或某几经，则表明该药的有关功效对这一（或这些）脏腑或经络具有明显作用，而对其余部位的作用则不明显，或者没有作用。

由于性味等其他性能相同且功效亦相同的药物，存在作用部位的差异，将这些认识加以总结，便形成了归经理论。有关药物归经的思想，在《黄帝内经》《神农本草经》等医药典籍中已有明确论述，不过在本草中一直只有极少数药物标明了归经。金元时期归经理论受到普遍重视，并成为本草记述药物的必备内容。但其用语不一，有入某经、行某经、走某经、某药为某经之药等不同提法。清代沈金鳌《要药分剂》将其统一称为"归经"，得到医药界的认同，至今沿用。

归经理论中所指的脏腑，是中医学中特有的定位概念，其与解剖上的实际脏器有较大的区别，不能与之混淆。对于药物归经的理解，也不一定是指药物有效成分实际到达的部位，而主要是药物产生效应的部位所在。

二、归经确定的依据

中药的归经是以藏象学说和经络学说为理论基础，以药物所治病证为依据而确定的。藏象和经络理论，全面系统地说明了人体的生理功能和病理变化，是临床对于疾病辨证定位的根据。作为表示药物作用部位的归经，应当与疾病的定位相一致，因而必须以藏象和经络学说为理论基础。例如，藏象学说认为心主神志，患者出现昏迷、失眠、健忘及癫狂等精神、意识、思维异常的证候时，按照脏腑辨证当为心的病变。能主治这类证候的药物，如麝香、冰片开窍醒神以治闭证神昏，酸枣仁、琥珀宁心安神以治失眠，人参增智以治健忘等，皆为可归心经之药。同理，桑叶明目，全蝎止痉，珍珠母潜阳，当归养血调经等，又属可归肝经之药。再如白芷可以祛风止痛，长于治疗前额疼痛和牙龈肿痛，又能通鼻窍而治鼻塞流涕。按经络辨证，足阳明胃经起于鼻翼旁，沿鼻上行,并入齿中、到额前,上述病变均为阳明胃经之证,故白芷便为归该经之药。此外,按《伤寒论》的六经辨证,则桂枝为太阳经药,柴胡为少阳经药,石膏为阳明经药。

由于一种中药具有多种功效,可以主治数经的病证,因而其相应的归经是多方面的。在各论所载的各药之下,往往只标明其主要的归经,故不能将其绝对化,误以为该药一定不归别经。还有少数药物的某一功效,其作用范围十分广泛,文献中又有通行十二经的说法,但仍有主次之分。

三、归经的临床美容意义

归经是中药作用的定位概念,掌握了中药的归经,可增强用药的准确性,有助于提高临床疗效。如头痛的原因很多,疼痛的性质和部位各有不同。羌活善治太阳经头痛;白芷善治阳明经头痛;柴胡善治少阳经头痛;吴茱萸善治厥阴经头痛;细辛善治少阴经头痛。故徐灵胎说:"不知经络而用药,其失也泛"。

运用归经理论,必须考虑到脏腑经络间的关系。由于脏腑经络在生理、病理上相互联系、相互影响,因此,在临床用药时并不单纯使用某一经的药物。如肺病见脾虚者,常兼用补脾药,使肺有所养而病愈;肝阳上亢多因肾阴不足,则平肝潜阳药与滋补肾阴药同用。故徐灵胎又指出:"执经络而用药,其失也泥"。

此外,归经所依据的是用药后的机体效应部位,而不是药物成分在体内的分布,切不可将中医的脏腑经络定位与现代医学的解剖学器官混为一谈。

归经理论对于指导美容用药有着重要的意义。如肺主皮毛,若肺有热可致皮肤热疹等病证,用黄芩、枇杷叶等清肺热药可使皮疹消失;又如肝藏血,主疏泄,维持全身气机调畅,其生理功能失常可致色斑、皱纹等病证,用柴胡、郁金等疏肝理气药可理气消斑,用白芍、熟地等养肝阴药则可除皱驻颜。

第五节　毒　　性

一、毒性的含义

毒性是药物对机体的伤害性,是用以反映药物安全程度的性能。毒性反应会造成脏腑组织损伤,引起功能障碍,使机体发生病理变化,甚至死亡。

对毒性的认识,历来存在两种观点。一种观点认为,药物的毒性即药物偏性,凡药皆有偏性,因此毒性具有普遍性。古代曾将一切药物统称为"毒药",如《周礼》有"医师聚毒药以共医事"的记载。金元时期张子和在《儒门事亲》中指出:"凡药有毒也,非止大毒小毒谓之毒。甘草、苦参不可不谓之毒,久服必有偏胜",明代张景岳《类经》亦认为:"药以治病,因毒为能,所谓毒者,以气味之有偏也",都是这种观点的代表。另一种观点认为,毒性只是有毒之药对人体的伤害性,而绝大多数药物是无毒的,因此毒性具有特殊性,是少数毒药特有的性能。从古到今,持这种观点者为数最众。如《神农本草经》以来的诸书将药物分为有毒与无毒两类,1988年我国国务院颁布的《医疗用毒性药品管理办法》亦称"医疗用毒性药品,系指毒性剧烈,治疗剂量与中毒剂量相近,使用不当会致人中毒或死亡的药物"。

习惯上将前一观点所言毒性称为广义的毒性,后者为狭义的毒性。在中药学中强

23

调狭义的毒性,标明少数药物为有毒之品,这对确保用药安全,极为重要。但作为中药的一种性能,则毒性应该是普遍的。药物的任何作用,对于正常人体和非适应证的人,都具有损害性,绝对无毒的药物是不存在的。

二、影响毒性的因素

毒性虽然是普遍的,而引起毒性反应则是不多的。

药物毒性的大小是相对的,是否出现毒性反应,主要取决于用量。前述国务院颁布确定的毒性中药有砒石、砒霜、水银、生马钱子、生川乌、生草乌、生附子、生白附子、生半夏、生南星、生巴豆、斑蝥、青娘虫、红娘虫、生甘遂、生狼毒、生藤黄、生千金子、生天仙子、闹羊花、雪上一枝蒿、红升丹、白降丹、蟾酥、洋金花、红粉、轻粉及雄黄等 28 种。对于这些毒药,哪怕是毒性最大的砒霜,只要在安全有效的剂量内合理使用,是不会引起中毒的。而很多认为无毒的人参、五加皮、火麻仁等,因服用过量,亦有致人中毒,甚至死亡的报道。

其次,药材的品种、质量、生产、贮存、加工炮制、配伍、剂型、给药途径及用药是否对证及患者体质等诸多因素,都可能会影响药物的毒性反应。

另外,一些历代本草学著作中没有毒性记载的饮片及其制剂,近年来有研究报道其具有严重不良反应,如马兜铃、关木通、广防己、青木香、天仙藤等含马兜铃酸,若长期服用,可能造成马兜铃酸的蓄积,导致肾间质纤维化,引起肾衰竭等不良反应,亦应引起重视。

三、引起中毒的常见原因

引起中药中毒的原因主要有药物、诊疗和患者等三个因素。常见原因有:

1. 品种混乱　误将混淆品种当正品使用而致中毒。如将有毒的香加皮当五加皮入药。

2. 炮制不当　有毒药物因炮制不当,并未降低或消除毒性而致中毒。如雄黄有毒,火煅后生成砒霜使毒性增大。

3. 管理不当　对有毒药物管理不规范,造成药物混杂,或错发毒药而致中毒。如将砒石误当花蕊石发给病人。或对无毒药物保管不善而致生虫霉变或有效成分的损失。

4. 辨证不准　因临床辨证失准,寒热错投,攻补倒置而致中毒。如疗寒以寒药,疗热以热药,实则补之,虚则泻之。

5. 配伍不当　因违反配伍禁忌产生毒性或增强毒性而致中毒。如违背十八反、十九畏等。

6. 个体差异　个体因年龄、性别、体质、遗传和病理状态的不同,对某些药物作用的敏感度和耐受性也不同,如熟地、牡蛎本为无毒之品,但个别患者服用后过敏。

7. 用法不当　因药物的煎煮、服用方法和用药的剂量、时间不当而致中毒。如乌头类中药应先下久煎;热药应热服;大剂量、长时间地服用某药可累积或增强药物的毒性作用。

8. 误服毒药　因迷信传说或文献错载,误服有毒中药而致中毒。如有误信马钱子能避孕,自行服用而引起死亡的例子。

中药毒性的总体评价

①要正确评价中药毒性。目前中药品种已达 12 800 余种,而见中毒报告的才 100 余种,其中多数是临床很少使用的剧毒药。与西药相比,中药具有安全低毒的优势。②要正确对待本草文献记载。历代本草对药物毒性多有记载,前人的经验总结,值得借鉴,但由于受历史条件的限制,也出现了不少缺漏和错误的地方。因此,既要相信文献,也不能尽信文献,应实事求是。③要重视中药中毒的临床报道。既尊重文献记载,更重视临床经验,相互借鉴。④要加强对有毒中药的使用管理。此处所称的有毒中药,系指列入国务院《医疗用毒性药品管理办法》的中药品种。如砒石、砒霜、水银等。以保证安全用药。

四、使用有毒药物的注意事项

中药的采集、加工、流通、应用等过程不仅影响药物质量和临床疗效,同时也直接影响到药物的毒性作用。严格控制这些环节是避免中药中毒、减轻毒性作用的关键。

1. 严格采购与炮制 药材收购部门应严格把关药材的品种、质量,严禁购销伪劣品。严格按照国家制定的《中药炮制规范》科学加工,逐步实现全面使用具有生产批文的标准饮片。

2. 进行安全性试验 除经长期临床应用证明安全无毒外,无论中药或中成药在临床应用之前,都必须进行安全性实验,使药品的安全性具有初步保障。通过安全性实验了解药物的毒性反应、毒性程度、毒性发展过程及毒性作用是否可逆。根据给药时间长短和目的,毒理研究通常分为:急性毒性试验、长期毒性试验和特殊毒性试验。

3. 合理用药 中药的毒性及其所引起的不良反应多与非合理用药有关,因此,必须根据疾病的性质、药物的性质、患者的状况,因时、因地、因人治宜,选择合理的药物、配伍、剂型、剂量、疗程、煎煮方法、服用方法,减轻或消除药物的毒性和不良反应。

复习思考题

1. 简述中药的性能的含义。中药四性对美容用药有何指导意义?
2. 五味是如何形成的? 五味如何分阴阳?
3. 何谓升降浮沉? 影响药物升降浮沉的因素有哪些?
4. 何谓药物的归经? 为什么要重视归经?
5. 何谓药物的毒性? 中药毒性反应的产生与哪些因素相关?

扫一扫
测一测

(黄丽平)

第四章

中药的应用

学习要点

【知识要点】
1. 掌握配伍的概念、配伍的目的以及配伍用药原则；中药禁忌的主要内容。
2. 熟悉中药的用法和用药剂量。

【技能要点】
熟记配伍禁忌中的"十八反""十九畏"内容并熟练运用。

中药的应用包括配伍、用药禁忌、用药剂量和用法等内容。掌握这些知识，对于充分发挥药物的疗效和确保用药安全，具有十分重要的意义。

第一节　配　　伍

人体疾病的发生和发展往往是错综复杂、瞬息万变的，常表现为数病相兼，或表里同病，或虚实互见，或寒热错杂，单用一药难以兼顾各方。有些有毒作用的药物，单味应用不安全，所以要将两味以上药物配合应用才能收到预期效果。由此可见，所谓配伍是指有目的地按病情需要和药性特点，有选择地将两味以上的药物配合同用。临床往往需要同时使用两种以上的药物配合使用，药与药之间会发生某些相互作用，如有的能增强或降低原有药效，有的能抑制或消除毒副作用，有的则能产生或增强毒副反应。因此，在使用两味以上药物时，必须有所选择，这就提出了药物配伍关系问题。前人把单味药的应用与药与药之间的配伍关系称为药物的"七情"，"七情"之中，除单行者外，其余六个方面都是讲配伍关系。现分述如下：

一、单行

即"单方不用辅也"，单用一味药即可治愈单纯疾病，称为单行。如清金散就是单用一味黄芩，治肺热咳血的病证；独参汤单用大剂量人参，补气救脱以应急。

二、配伍关系

1. 相须　即"同类不可离也"，指将性能功效相类似的药物配合应用，以增强原有疗效。如石膏与知母配合,能明显增强清热泻火的治疗效果;大黄与芒硝配合,能明显增强攻下泄热的治疗效果;全蝎、蜈蚣同用,能明显增强止痉定搐的作用。

2. 相使　即"我之佐使也",在性能功效方面有某些共性的药物配伍应用,而以一味药为主,另一味药为辅,辅药能提高主药的疗效。如补气利水的黄芪与利水健脾的茯苓配合时,茯苓能提高黄芪补气利水的治疗效果;清热燥湿的黄芩与攻下泄热的大黄配合时,大黄能提高黄芩的清热泻火的治疗效果。因此相使配伍的药物必须依据药物的性能功效强弱,以及病情和治疗目的来确定主辅关系,达到配伍目的。

3. 相畏　即"受彼之制也",两药合用,一种药物的毒性反应或副作用,能被另一种药物减轻或消除。如生半夏和生南星的毒性能被生姜减轻或消除,所以说生半夏和生南星畏生姜。

4. 相杀　即"制彼之毒也",两药合用,一种药物能减轻或消除另一种药物的毒性或副作用。如生姜能减轻或消除生半夏和生南星的毒性或副作用,所以说生姜杀生半夏和生南星的毒。由此可知,相畏、相杀实际上是同一配伍关系的两种提法,是药物间相互对峙而言的。

5. 相恶　即"夺我之能也",两药合用,一种药物能使另一种药物原有功效降低,甚至丧失。如人参恶莱菔子,因莱菔子能削弱人参的补气作用。相恶,只是两药的某一方面或某几方面的功效减弱或丧失,并非二药的各种功效全部相恶。如生姜恶黄芩,只是生姜的温肺、温胃功效与黄芩的清肺、清胃功效互相牵制而疗效降低,但生姜还能和中开胃治不欲饮食并呕吐之证,黄芩尚可清泄少阳以除热邪。

两药是否相恶,还与所治证候有关,并非所有所治证候均相恶。如用人参治元气虚脱或脾肺纯虚无实之证,而伍以消积导滞的莱菔子,则人参补气效果降低。但对脾虚食积气滞之证,如单用人参益气,则不利于积滞胀满之证;单用莱菔子消积导滞,又会加重气虚。两者配合相制而相成,故《本草新编》说:"人参得莱菔子,其功更神"。

6. 相反　即"两不相和也",两种药物合用,能产生或增强毒性反应或副作用。如"十八反""十九畏"中的若干药物。

上述除单行外的 6 个方面,其变化关系可以概括为四项,即在配伍应用的情况下:①有些药物因产生协同作用而增进疗效,是临床用药时要充分利用的;②有些药物可能互相拮抗而抵消、削弱原有功效,用药时应加以注意;③有些药物则由于相互作用,能减轻或消除原有的毒性或副作用,在应用毒性药或烈性药时必须考虑选用;④一些药物因相互作用而产生或增强毒副作用,属于配伍禁忌,原则上应避免配用。基于上述,可知从单味药到配伍应用,是通过很长的实践与认识过程逐渐积累丰富起来的。

三、君臣佐使

药物的配伍应用是中医用药的主要形式。在"七情"配伍的基础上,药物按一定法度加以组合,并确定一定的分量比例,制成适当剂型,即为方剂。方剂是药物配伍应用的较高形式。"君臣佐使"是药物在方剂中的组方原则。(君臣佐使的详细内容见"下篇美容方剂学第四章方剂的组成与变化")

第二节 用 药 禁 忌

用药禁忌是指临床用药时,必须注意在某种情况下不宜使用某些药,或在服药时不宜吃某些食物等问题,以免发生副反应或影响疗效。主要包括配伍禁忌、妊娠用药禁忌、服药食忌和病证禁忌等内容。

辨证用药的根本宗旨是避免不良反应,确保临床疗效。故凡用药与证治相违,即属病证药忌。如寒证忌用寒药,热证忌用热药,邪盛而正不虚者忌用补虚药,正虚而无邪者忌用攻邪药等,皆属一般的用药原则,本章不作讨论。

一、配伍禁忌

配伍禁忌,是指在一般情况下不宜相互配合使用的药物。因此类药物配伍后可降低或消除原有功效,甚至产生或增强毒副作用。历代关于配伍禁忌的认识和发展,在古籍中说法并不一致。金元时期张元素在《珍珠囊》中概括为"十九反"和"十八畏",并编成歌诀,具体内容列举于下。

1. 十八反　甘草反甘遂、大戟、海藻、芫花;乌头反半夏、瓜蒌、贝母、白及、白蔹;藜芦反人参、沙参、丹参、玄参、细辛、芍药。

十八反歌诀:本草明言十八反,半蒌贝蔹及攻乌,藻戟遂芫俱战草,诸参辛芍叛藜芦。

2. 十九畏　硫黄畏朴硝,水银畏砒霜,狼毒畏密陀僧,巴豆畏牵牛,丁香畏郁金,牙硝畏三棱,川乌、草乌畏犀角,人参畏五灵脂,肉桂畏赤石脂。

十九畏之"畏"应指相反的意思,要与药物七情中的"相畏"区别。

十九畏歌诀:硫黄原是火中精,朴硝一见便相争;水银莫与砒霜见,狼毒最怕密陀僧;巴豆性烈最为上,偏与牵牛不顺情;丁香莫与郁金见,牙硝难合京三棱;川乌草乌不顺犀,人参最怕五灵脂;官桂善能调冷气,若遇石脂便相欺;大凡修合看顺逆,炮爁炙煿莫相依。

关于十八反、十九畏作为配伍禁忌,历代医药学家虽然遵信者居多,但也有不少争议。在古今方剂中应用"相恶""相反"之药也颇不少见。如甘遂半夏汤中甘草与甘遂同用,感应丸中巴豆与牵牛同用,散肿溃坚汤、海藻玉壶汤中甘草与海藻同用,十香返魂丹中丁香与郁金同用,大活络丹中乌头与犀角同用。但是,在作用机制没有弄清楚之前,凡属十八反、十九畏的药对一般不得使用。

二、妊娠用药禁忌

妊娠禁忌药是指妇女妊娠期除中断妊娠、引产外,禁忌使用或须慎重使用的药物。根据某些药物对胎元损害程度的不同,一般可分为禁用与慎用两类。

1. 妊娠禁用药　大多为毒性较强和药性峻猛的药物。如水银、砒霜、雄黄、轻粉、斑蝥、蟾酥、马钱子、川乌、草乌、胆矾、藜芦、瓜蒂、巴豆、甘遂、大戟、芫花、牵牛子、商陆、麝香、干漆、水蛭、虻虫、三棱、莪术等。

2. 妊娠慎用药　大多具有小毒或通经祛瘀、行气破滞,以及辛热性质的药物。如大黄、芒硝、番泻叶、桃仁、红花、牡丹皮、枳实、附子、干姜、肉桂等。

近年来对妊娠禁忌药进行了一些实验研究,结果表明妊娠禁忌药的危害是多方面的。这些药物有造成盆腔出血、兴奋收缩妊娠子宫、抗早孕、产生胎儿畸形等作用,严重者会引起堕胎或终止妊娠。因此,随着对妊娠禁忌药认识的逐步深入,对妊娠禁忌的理由也进行了全面总结,归纳起来主要包括:①对母体不利;②对胎儿不利;③对产程不利。目前,无论从用药安全的角度,还是从优生优育角度来认识这几点,都是应当给予高度重视的。总的说来,对于妊娠禁忌的药物,如无特殊必要,应尽量避免使用,以免发生事故。如孕妇患病非用不可,则应注意辨证准确,掌握好剂量与疗程,并通过恰当的炮制和配伍,尽量减轻药物对妊娠的危害,做到用药安全而有效。

三、服药食忌

服药食忌是指服药期间对某些食物的禁忌,又简称食忌,也就是通常所说的忌口。在古代文献上有常山忌葱;地黄、何首乌忌葱、蒜、萝卜;薄荷忌鳖肉;茯苓忌醋;鳖甲忌苋菜;以及蜜反生葱等记载。这说明服用某些药时不可同吃某些食物。此外,病情不同,饮食禁忌也有区别。如热性病患者应忌食辛辣、黏腻、油炸、腥臭类食物;寒性病患者应忌食生冷类食物;胸痹患者应忌食肥肉、脂肪、动物内脏、烟、酒;肝阳上亢,头晕目眩、烦躁易怒者应忌食胡椒、辣椒、大蒜、白酒等辛热助阳之品;脾胃虚弱者应忌食油炸黏腻、寒冷固硬、不易消化的食物;疮疡、皮肤病患者应忌食鱼、虾、蟹等腥膻发物及辛辣刺激性食品。

知识链接

病证用药禁忌

是指临床用药与疾病的证候相违,简称病证药忌。辨证论治首先应辨清疾病的阴阳表里寒热虚实,再选用相应的方药加以治疗。病证药忌的一般原则是寒证忌用寒药,热证忌用热药,实证忌用补药,虚证忌用泻药。

第三节　用　药　剂　量

剂量,即药剂的用药量,一般是指单味药的成人内服一日用量,也有指在方剂中药物之间的比例分量,即相对剂量。

一、古今计量单位及换算

我国历史悠久,度量衡制历经多个朝代发生了很大变化。中药的计量单位,古今有别。古代有重量(铢、两、钱、斤等)、度量(尺、寸等)及容量(斗、升、合等)多种剂量方法,用来量取不同的药物。此外,还有可与上述剂量方法换算的"刀圭""方寸匕""撮""枚"等较粗略的剂量方法,由于古今度量衡制的变迁,后世多以重量为计量固体药物的方法。自汉代起,就有16位进制计算法,明清以后普遍采用此法。即1斤=16两=160钱。中医不传之秘在于剂量。

现今,我国对中药生药计量采用公制,即1公斤=1 000g。为了方便处方和配药,特别是古方剂量的换算,通常按规定以近似值进行换算,即 1 两(16 位制)= 30g,1 钱=3g,1 分 = 0.3g。

单味中药的成人每日内服常用剂量,除峻烈药、毒性药和某些精制品外,一般干品药为 5~10g,部分为 15~30g。各单味药后所标用量即此。

二、确定剂量的依据

剂量是否得当,是能否确保用药安全、有效的重要因素之一。临床上主要依据药物的药性、用药方法、患者情况及四时气候等诸方面来确定中药的具体用量。

(一)药物方面

1. 药材质量 质优力强者,用量宜小些;质次力不足者,用量可大些。

2. 药材质地 花叶类质轻之品用量宜轻,金石、贝壳质重之品用量宜重;干品用量宜轻,鲜品用量宜重。

3. 药物的气味 气味平淡作用缓和的药,用量宜重;气味浓厚作用峻猛的药,用量宜轻。

4. 有毒无毒 有毒者,应严格控制剂量,不得超出安全范围;无毒者,剂量变化幅度较大,可适当增加用量。

(二)用药方面

1. 方药配伍 单味应用时剂量宜大,复方应用时剂量宜小;在方中作主药时用量宜稍大,而作辅药则用量宜小些。

2. 剂型 入汤剂时用量宜大;入丸、散剂时用量宜小。

3. 使用目的 某些药因用量不同可出现不同作用,故可据不同使用目的增减用量,如以槟榔行气消积用 6~15g 即可,而驱绦虫则须用 60~120g。

(三)患者方面

1. 体质 在以祛邪为主时,体强者用量宜重,体弱者用量宜轻。以补虚为主时,脾胃强健者,用量宜稍大;脾胃虚弱者,用量宜轻小。

2. 年龄 小儿发育未全,老人气血渐衰,对药物耐受力均较弱,故用量宜减小;而青壮年气血旺盛,对药物耐受力较强,故用量宜大些。小儿 5 岁以下通常用成人量的 1/4,6 岁以上可按成人量减半用。

3. 性别 一般说男女用量差别不大,但在妇女月经期、妊娠期,投用活血化瘀药则宜减量。

4. 病程 新病患者正气损伤较小,用量可稍重;久病多伤正气,用量宜轻些。

5. 病势 病急病重者用量宜重,病缓病轻者用量宜轻。

6. 生活习惯与职业 如以辛热药疗疾,平时不喜食辛辣热物或常处高温下作业的人用量宜轻,反之则用量可稍重。

(四)其他方面

除上述因素外,还应考虑到季节、气候及居住的自然环境等方面的因素。做到"因时制宜""因地制宜"。我国东南地区温暖潮湿,温热和滋腻之药用量宜轻;西北地区,寒冷干燥,寒冷或香燥之品用量宜轻。春夏气候温热,易出汗,发汗药用量不宜重;秋冬气候寒冷,腠理致密,发汗药用量则宜适当增加。

第四节　中药用法

用法,指中药的应用方法,是合理用药的重要内容,内容十分广泛。本书主要讨论中药的给药途径、应用形式、煎药方法和服药方法。

一、给药途径

给药途径是影响药物疗效的因素之一。因为机体的不同组织对于药物的吸收性能不同,对药物的敏感性亦有差别,药物在不同组织中的分布、消除情况也不一样,所以给药途径不同,会影响药物吸收的速度、数量以及作用强度。有的药甚至必须以某种特定途径给药,才能发挥某种作用。

中药的传统给药途径,除口服和皮肤给药两种主要途径外,还有吸入、舌下给药、黏膜表面给药、直肠给药等多种途径。20世纪30年代以来,中药的给药途径又增添了皮下注射、肌内注射、穴位注射和静脉注射等。

不同的途径给药各有其特点。临床用药时,具体应选择何种途径给药,除应考虑各种给药途径的特点外,还需注意病证与药物双方对给药途径的选择。而病证与药物对给药途径的选择,则是通过对剂型的选择来体现的。

二、应用形式

无论什么形式给药,都需要将药物加工制成适合医疗、预防应用的一定剂型。传统中药剂型中,有供口服的汤剂、丸剂、散剂、酒剂、滋膏剂、露剂;供皮肤用的软膏剂、硬膏剂、散剂、丹剂、涂擦剂、浸洗剂、熏剂;还有供体腔使用的栓剂、药条、钉剂等。20世纪40年代研创出了中药注射剂,可供皮下、肌肉或静脉注射。以后又发展了胶囊剂、冲剂、气雾剂、膜剂等新剂型。

各药的用药次数和换药时间,可根据不同剂型的性能和所治病证而决定。

三、煎煮方法

中药的疗效除与剂型的类别有关外,还与制剂工艺有着密切关系,由于汤剂是临床应用中药最常采用的剂型,并且大多由病家自制,为了保证临床用药能获得预期的疗效,医生应将汤剂的正确煎煮法向患者交待清楚。

(一) 煎药用具

煎药用具最好选用陶瓷器皿中的砂锅、砂罐,因其化学性质稳定,不易与药物成分发生化学反应,并且导热均匀,保暖性能好。其次可用白色搪瓷器皿或不锈钢锅。煎药忌用铁、铜、铝等金属器具,因金属元素容易与药液中的中药成分发生化学反应,可能使疗效降低,甚至产生毒副作用。

(二) 煎药用水

煎药用水必须无异味、洁净澄清,含矿物质及杂质少。一般来说,凡人们在生活上可作饮用的水都可用来煎煮中药。加水量按理论推算,应为饮片吸水量、煎煮过程中蒸发量及煎煮后所需药液量的总和。虽然实际操作时加水很难做到十分精确,但至少应根据饮片质地疏密、吸水性能及煎煮时间长短确定加水多少。一般用水量为将饮片适当加压后,液面淹没过饮片约 2cm 为宜。质地坚硬、黏稠,或需久煎的药物加水量可比一般药物略多,质地疏松,或有效成分容易挥发,煎煮时间较短的药物,则液面淹没药物即可。

（三）煎前浸泡

中药饮片煎前浸泡既有利于有效成分的充分溶出,又可缩短煎煮时间,避免因煎煮时间过长,导致部分有效成分耗损、破坏过多。多数药物宜用冷水漫泡,一般药物可浸泡 20~30min,以种子、果实为主的药可浸泡 1h。夏天气温高,浸泡时间不宜过长,以免腐败变质。

（四）煎煮火候及时间

煎煮中药还应注意火候与煎煮时间适宜。煎一般药宜先武火后文火,即未沸前用大火,沸后用小火保持微沸状态,以免药汁溢出或过快熬干,文火煎煮 30~40min。解表药及其他芳香性药物,一般用武火迅速煮沸,改用文火维持 10~15min 左右即可。有效成分不易煎出的矿物类、骨角类、贝壳类、甲壳类药及补益药,一般宜文火久煎,使有效成分充分溶出,可煎煮 40~60min。

（五）榨渣取汁

汤剂煎好后应榨渣取汁。一般药物加水煎煮后都会吸附一定药液,已经溶入药液中的有效成分也可能被药渣再吸附,如果药渣不经压榨取汁就抛弃,会造成有效成分损失。尤其是一些遇高热有效成分容易损失或破坏而不宜久煎或煎两次的药物,药渣中所含有效成分所占比例会更大,榨渣取汁的意义就更大。

（六）煎煮次数

一般来说,一剂药可煎 3 次,最少应煎 2 次。因为煎药时药物有效成分首先会溶解在进入药材组织的水液中,然后再扩散到药材外部的水液中。当药材内外溶液的浓度达到平衡,有效成分就不再溶出,此时,只有将药液滤出,重新加水煎煮,进行第 2 煎、第 3 煎,有效成分才能继续溶出。

（七）特殊煎法

一般药物可同时入煎,部分药物因其性质、性能及临床用途不同,所需煎煮时间也不同。有的还需作特殊处理,甚至同一药物因煎煮时间不同,其性能与临床应用也存在差异。所以,煎制汤剂还应讲究特殊入煎方法。凡要求特殊煎法的药物均应在处方中加以注明。

1. 先煎　如磁石、牡蛎等矿物和贝壳类药物,因其有效成分不易煎出,应先入煎 30min 左右,再纳入其他药同煎;川乌、附子等药因其毒烈性经久煎可以降低,也宜先煎;制川乌、制附片也应先煎 30min 再入他药同煎,以确保用药安全。

2. 后下　如薄荷、白豆蔻、大黄、番泻叶等药因其有效成分煎煮时容易挥散或破坏而不耐煎煮者,入药宜后下,待他药煎煮将成时投入,煎沸几分钟即可。大黄、番泻叶等药甚至可以直接用开水泡服。

3. 包煎　如蒲黄、海金沙等因药材质地过轻,煎煮时易飘浮在药液面上,或成糊状,不便于煎煮及服用;车前子、葶苈子等药材较细,同时含淀粉、黏液质较多的药材,煎煮时容易粘锅、糊化、焦化;辛夷、旋覆花等药材有毛,对咽喉有刺激性,这几类药入药时宜用纱布包裹入煎。

4. 另煎　如人参等贵重药物宜另煎,以免煎出的有效成分被其他药渣吸附,造成浪费。

5. 烊化(溶化) 如阿胶等胶类药,容易黏附于其他药渣及锅底,既浪费药材,又容易熬焦,宜另行烊化,再与其他药汁兑服。

6. 冲服 如芒硝等入水即化的药及竹沥等汁液性药材,宜用煎好的其他药液或开水冲服。

四、服药方法

口服,是临床使用中药的主要给药途径。口服给药的效果,除受到剂型等因素的影响外,还与服药的时间、服药的多少及服药的冷热等服药方法有关。

(一) 服药时间

按时服药也是合理用药的重要方面,古代医家对此甚为重视。《汤液本草》言:"药气与食气不欲相逢,食气消则服药,药气消则进食,所谓食前食后盖有义在其中也"。具体服药时间应根据胃肠的状况、病情需要及药物特性来确定。

清晨空腹时,因胃及十二指肠内均无食物,所服药物可避免与食物混合,能迅速入肠中充分发挥药效。峻下逐水药晨起空腹时服药,不仅有利于药物迅速入肠发挥作用,且可避免晚间频频起床影响睡眠。

饭前,胃中亦空虚。驱虫药、攻下药及其他治疗胃肠道疾病的药物宜饭前服用,有利于药物的消化吸收,故多数药都宜饭前服用。

饭后,胃中存有较多食物,药物与食物混和,可减轻其对胃肠的刺激,故对胃肠道有刺激性的药宜饭后服。消食药亦宜饭后及时服用,以利于充分发挥药效。

一般药物,无论饭前或饭后服,服药与进食都应间隔 1h 左右,以免影响药物与食物的消化吸收与药效的发挥。

此外,为了使药物能充分发挥作用,有的药还应在特定的时间服用:如安神药用于治失眠,宜在睡前 0.5~1h 服药;缓下剂亦宜睡前服用,以便翌日清晨排便;涩精止遗药也应在睡前给药;截疟药应在疟疾发作前 2h 服药;急性病则不拘时限。

(二) 服药多少

一般疾病,多采用每日 1 剂,每剂分 2 次或 3 次服用。

病情急重者,可每隔 4h 左右服药一次,昼夜不停,使药力持续,利于顿挫病势。

应用发汗药、泻下药时,如药力较强,服药应适可而止。一般以得汗、得下为度,不必尽剂,以免汗、下太过,损伤正气。

呕吐患者服药宜小量频服。量小,药物对胃的刺激也小,不致药入即吐,频服,才能保证一定的服药量。

(三) 服药冷热

临床用药时,服药的冷热应具体分析,区别对待。一般汤药多宜温服。如治寒证用热药,宜于热服。特别是辛温发汗解表药用于外感风寒表实证,不仅药宜热服,同时服药后还需温覆取汗。至于治热病所用寒药,如热在胃肠,患者欲冷饮者可凉服,如热在其他脏腑,患者不欲冷饮者,寒药仍以温服为宜。另外,用从治法时,也有热药凉服,或凉药热服者。

此外,对于丸、散等固体药剂,除特别规定外,一般都宜用温开水送服。

复习思考题

1. 简述中药配伍的含义,配伍关系有哪几种?
2. 叙述"十八反""十九畏"的内容。
3. 简述妊娠用药禁忌内容。
4. 简述中药剂量的含义及确定剂量的主要依据。
5. 简述中药的一般煎法,特殊煎法有哪些?

（黄丽平）

第五章

解　表　药

扫一扫
知重点

学习要点

【知识要点】

1. 掌握解表药的含义、分类、功效、主治证及使用注意。

2. 掌握麻黄、桂枝、紫苏、荆芥、防风、白芷、薄荷、葛根、柴胡、菊花的性能、功效、应用、用量用法及使用注意。

3. 熟悉细辛、羌活、藁本、生姜、桑叶、蝉蜕、升麻、牛蒡子的性能、功效及应用。

4. 鉴别麻黄与桂枝,荆芥与防风,桑叶与菊花,柴胡、葛根与升麻的功用异同。

【技能要点】

利用解表药的性能和功效辨证治疗损容性疾病。

凡以发散表邪,解除表证为主要作用的药物,称为解表药,亦称发表药。解表药多味辛,其性轻扬,主入肺、膀胱经,肺合皮毛,开窍于鼻,足太阳膀胱经主一身之表,故本类药物能疏散经肌肤或口鼻内犯的邪气,或开腠发汗,使肌表之邪外散,或随汗而解,多用于治疗外感风寒、风热表证,症见:恶寒发热,头痛身疼,脉浮等;风为百病之长,易伤人的上部、阳经及体表,可致丘疹、黧黑斑、痤疮及皮肤干燥、瘙痒及过敏等疾患。根据本类药性能特点和功效主治的不同,解表药可分为发散风寒药、发散风热药两类。

使用解表药时应注意:①本类药物多为芳香辛散之品,易于挥发散失药性,故入汤剂不宜久煎;②对于发汗力强的解表药,用量不宜过大,以微汗出为宜,以免发汗太过,"伤阴""亡阳";③体虚多汗、疮疡日久、淋证、失血患者虽有表证,亦应慎用;④冬季或北方严寒地区,用量宜重,夏季或南方炎热地区,用量宜轻;春夏腠理疏松易汗出,用量宜轻,秋冬季腠理致密不易出汗,用量宜重。

知识链接

黄褐斑基本概念

黄褐斑又称黧黑斑、肝斑,为面部局限性淡褐色或黄褐色色素沉着斑。好发于成年女性。其病因尚不清楚,目前认为多与内分泌失调、口服避孕药、化妆品使用不当、妇科炎症或全身慢性疾病、遗传、日光照射、皮肤微生态失衡等因素有关。中医学认为主要与肝、脾、肾三脏有关,即肝气郁滞,脾虚湿盛,肾虚火旺或肾阳不足均可导致黄褐斑。另外瘀血阻滞也是造成本病的主要原因。治疗时根据证型可以选用逍遥散、参苓白术散、六味地黄丸、肾气丸或桃红四物汤等方剂治疗。

第一节　发散风寒药

本类药性味多辛温,辛能发散,温可祛寒,以发散风寒为主要作用,故又称辛温解表药,其发汗作用较强,适用于:①风寒表证,症见恶寒发热、口不渴、无汗或汗出不畅、头身疼痛、鼻塞、苔薄白、脉浮等;②咳嗽气喘、风湿痹痛、水肿等兼有风寒表证者;③丘疹、黧黑斑、痤疮及皮肤干燥、瘙痒及过敏等疾患可辨证使用。

麻黄 Mahuang
《神农本草经》

【来源】　为麻黄科植物草麻黄 *Ephedra sinica* Stapf.、中麻黄 *Ephedra intermedia* Schrenk et C. A. Mey. 或木贼麻黄 *Ephedra equisetina* Bge. 的草质茎。主产于河北、山西、内蒙古、甘肃等地,习惯以山西产者质量最佳。生用、蜜炙或捣绒用。

【性味归经】　辛、微苦,温。归肺、膀胱经。

【功效】　发汗散寒,宣肺平喘,利水消肿。

【应用】

1. 风寒感冒　本品辛温散寒,善于宣肺气、开腠理、透毛窍而发汗解表,发汗力强,为发汗解表之要药。①治由风寒袭表,腠理闭塞所致恶寒发热,头痛无汗,脉浮紧的风寒表实证,常与桂枝相须为用,如麻黄汤;②治疗阳虚外感,发热恶寒、头痛无汗、脉反沉者,常与附子、细辛配伍组成麻黄附子细辛汤,共奏发散风寒,温肾助阳之效。

2. 胸闷咳喘　本品温通宣畅,兼苦降之性,主入肺经,善散邪宣肺以止咳平喘,为治肺气壅遏咳喘之要药。①尤其适于风寒束表、肺气壅遏之咳喘,常与杏仁、甘草配伍应用,如三拗汤。②治疗外感风寒、内有寒饮,症见恶寒发热,头身疼痛,无汗,喘咳,痰涎清稀而量多,可配伍细辛、干姜、半夏等药,共奏温肺止咳平喘之效,如小青龙汤。③若治疗肺热壅盛,高热喘急,多与石膏、杏仁、甘草配伍,以清肺平喘,如麻杏甘石汤。因本品祛痰作用不强,故喘咳而痰多者,需配化痰药。

3. 风水水肿　本品宣肺解表,可使肌肤之水湿从毛窍外散,并通调水道、下输膀胱以利尿消肿,故宜于风邪袭表,肺失宣降的水肿、小便不利伴有恶风,发热恶寒,肢节酸痛,咳喘,脉浮等症,每与甘草同用,如甘草麻黄汤,或配伍生姜、白术,如越婢加术汤。

此外,因其能散寒通滞,亦可用于风寒湿痹、阴疽等证。

【美容应用】

疮疹、皮肤瘙痒　因本品能外达肌表,宣郁透邪,可治疗风寒所致疮疹或皮肤瘙痒,常配伍浮萍、干姜、白僵蚕等;或配伍桂枝、白芍等,如桂枝二麻黄一汤。

【用法用量】　煎服,2~10g。麻黄发散风寒宜生用,平喘宜蜜炙用,小儿、老人及体弱者宜用麻黄绒。

【使用注意】　①本品发汗宣肺力强,故表虚自汗、阴虚盗汗、肾不纳气之虚喘者慎用。②麻黄碱对中枢神经系统有明显的兴奋作用,可使血压上升,故失眠及高压患者慎用。

案例分析

案例:某男,32岁,主诉:七窍奇痒2年余,冬季加重,入夏稍轻,近因感寒加重就诊,查体可见:头裹围巾,形寒肢冷,面色㿠白,时有涕泪,清稀量少,七窍奇痒,不时用手抓耳鼻口周,舌淡,脉沉迟。

讨论:1. 请写出中医诊断和治疗方法。
　　　2. 可以用哪些药物进行治疗?

桂枝 Guizhi
《名医别录》

【来源】 为樟科植物肉桂 *Cinnamomum cassia* Presl 的干燥嫩枝。主产于广东、广西、云南等地。生用。

【性味归经】 辛、甘,温。归肺、心、膀胱经。

【功效】 发汗解肌,温通经脉,助阳化气,平冲降气。

【应用】

1. **风寒感冒** 本品甘温通阳扶卫,其开腠理、发汗解表力较麻黄和缓,有助卫实表、发汗解肌、外散风寒之功,可治疗多种风寒表证。①治外感风寒表实无汗证,常与麻黄相须为用,既助其发汗、散寒,又通阳气,畅血脉以缓和头身疼痛,如麻黄汤;②治外感风寒表虚汗出证,与白芍等配伍,以发表解肌,调和营卫,如桂枝汤。

2. **寒凝血滞诸痛证** 本品辛散温通,能温助阳气,通行血脉而止痛。①治脾胃虚寒,脘腹冷痛,配饴糖、白芍等温中散寒,缓急止痛,如小建中汤;②治寒凝血滞之痛经、闭经,配当归、吴茱萸等温经活血,调经止痛,如温经汤;③治胸阳不振,气结痰阻之胸痹心痛,配枳实、薤白等通阳散结,化痰开胸,如枳实薤白桂枝汤;④治疗风湿痹证之肩臂疼痛,配附子、甘草等温经散寒,通痹止痛,如桂枝附子汤。

3. **痰饮、水肿** 本品能助心、脾、肾之阳,其性温煦而力缓,可助阳化气。①治心脾阳虚,水饮内停,痰饮眩晕、心悸气短,配伍白术、茯苓等补益心脾,化湿利水,如苓桂术甘汤;②治肾阳不足,膀胱气化失司的水肿体胖、小便不利,配伍茯苓、泽泻、猪苓等增强利水渗湿之功,如五苓散。

4. **心悸、奔豚气** 本品能温通心阳,平冲降逆。①治心阳不振,不能宣通血脉之心动悸,脉结代,配伍炙甘草、人参、阿胶等补气养血,通阳复脉,如炙甘草汤;②治心阳不足,阳虚阴乘,水寒之气乘虚上犯,致气从少腹上冲心的奔豚,重用桂枝,如桂枝加桂汤。

【美容应用】

1. **脱发证** 本品助阳化气,鼓舞气血生长,治阴阳气血不足,皮毛枯槁,头发脱落,脉弦气弱,常配黄芪、炙甘草、生姜,如黄芪建中汤。

2. **手足冻疮** 本品辛散温通,能温助阳气,通行血脉而止痛,治寒凝血滞、手足冻疮,常配伍花椒、生地、红花煎汤熏洗患处;或配伍当归、细辛等,如当归四逆汤。

【用法用量】　煎服,3～10g。

【使用注意】　①本品辛温助热,外感热病、阴虚火旺、血热妄行、月经过多者忌用。②孕妇慎用。

紫苏 Zisu
《名医别录》

【来源】　为唇形科植物紫苏 *Perilla frutescens*（L.）Britt 的干燥茎叶。全国各地均产。生用。

【性味归经】　辛,温。归肺、脾经。

【功效】　解表散寒,行气和胃,解鱼蟹毒。

【应用】

1. 风寒感冒　本品祛风散寒、发汗解表之力缓和,轻证可单用。因其外能解表散寒,内能行气和胃,又略兼化痰止咳之效,故可配伍桔梗、杏仁等化痰止咳药同用,治疗外感风寒,胸闷咳喘,痰多,如杏苏散。

2. 湿滞呕恶、妊娠呕吐　本品能行气宽中,和胃止呕,理气安胎。①用治外感风寒,内伤湿滞之胸闷呕吐者,常与藿香、半夏等配伍,如藿香正气散;②若治妊娠气滞呕吐,胎动不安,常与砂仁、陈皮等配伍应用;③治疗七情郁结,痰凝气滞之梅核气,常与半夏、茯苓等组成半夏厚朴汤。

3. 此外,本品能解鱼蟹中毒,可单用煎汤,或配伍生姜、陈皮、藿香等。

【美容应用】

湿疹、寻常疣　本品能和中解毒。①治疗湿疹,本品研极细末,涂搽患处;②治寻常疣,可将疣及皮肤周围消毒,每日用新鲜的紫苏叶摩擦患部。

【用法用量】　煎服,5～10g;治疗鱼蟹中毒,可用到30～60g。不宜久煎。

知识链接

紫苏的美容保健功效

紫苏挥发油具有抑菌、防腐之功,广泛添加于食品、药品及化妆品中。紫苏提取物有以下功效:①对透明质酸酶有抑制作用,可改善皮肤柔润状况;②对胶原蛋白纤维凝胶呈收缩作用,可改变皮肤松弛度;③对雄性激素系统的5α-还原酶有抑制作用,可防治因雄激素失调而引起的脱发;④对蛋氨酸酶有抑制作用,具有抗菌性,可减少体臭程度。

荆芥 Jingjie
《神农本草经》

【来源】　为唇形科植物荆芥 *Schizonepeta tenuifolia* Briq. 的干燥地上部分。主产于江苏、浙江、江西、河北等地。生用或炒炭用。

【性味归经】　辛,微温。归肺、肝经。

【功效】　解表散风,透疹,消疮,止血。

【应用】

1. 外感表证　本品微温不烈,药性缓和,为发散风寒药中最为平和之品。外感表证,无论风寒、风热或寒热不明显者,均可应用。①治风寒表证,与防风、羌活等发散表寒药同用,如荆防败毒散;②治风热表证,可与金银花、连翘等清热解毒、疏散风热药同用,如银翘散。

2. 风疹、麻疹　本品轻扬外散,祛风止痒,宣散疹毒。①治风疹瘙痒,多与防风、苦参等同用,如消风散;②治表邪外束,麻疹初起,疹出不畅,常与蝉蜕、薄荷等同用,如透疹汤。

3. 疮疡初起兼有表证　本品能祛风解表,透散邪气,宣通郁结,通利血脉而消疮。治疮疡初起兼表证,偏风寒者,多与羌活、川芎等同用;偏风热者,常与金银花、连翘等配伍应用。

4. 吐衄下血　本品炒炭长于止血,用于吐血、衄血、便血、痔血、崩漏等多种出血病证。①治疗血热吐血、衄血,配伍生地、白茅根治疗;②治疗便血、痔血,每与槐花、地榆等同用;③治疗妇女崩漏下血,配伍血余炭、棕榈炭等收敛止血药同用。

【美容应用】

1. 皮肤痒疹　本品轻扬透散,祛风止痒。①治风邪瘀滞肌肤的皮肤瘙痒,单用或配伍蝉蜕、白蒺藜等;②治瘾疹,用赤小豆、荆芥穗研末,鸡蛋清调匀薄敷,如瘾疹方。

2. 痤疮、酒渣鼻　本品解表宣透,能通利血脉而消疮。①治疗痤疮,配伍防风、浮萍、皂角刺等,如痤愈汤;②治酒渣鼻,常与防风、白蒺藜、白僵蚕等配伍,如荆芥散。

【用法用量】　煎服,5～10g。不宜久煎。发表透疹消疮宜生用,止血需炒炭用。荆芥穗长于祛风。

防风 Fangfeng
《神农本草经》

【来源】　为伞形科植物防风 *Saposhnikovia divaricata*（Turcz.）Schischk. 的干燥根。主产于东北、内蒙古、河北、山东等地。生用或炒炭用。

【性味归经】　辛、甘,微温。归膀胱、肝、脾经。

【功效】　祛风解表,胜湿止痛,止痉。

【应用】

1. 外感表证　本品辛温发散,祛风解表,且微温而不燥,甘缓而不峻,为风药中之润剂,故风寒、风热、风湿表证均可使用。①治外感风寒表证,常配伍荆芥、羌活等,如荆防败毒散;②治外感风热表证,与薄荷、连翘等同用;③治外感风湿,每与羌活、川芎等同用,如羌活胜湿汤;④治卫气不足,肌表不固而感冒风邪者,常配伍黄芪、白术,如玉屏风散。

2. 风湿痹痛　本品祛风胜湿,既散肌表风湿,又除肌肉、经络及筋骨间风湿。①治风寒湿痹,配伍羌活、独活、桂枝等,如蠲痹汤;②热痹,多与秦艽、地龙等配伍应用。

3. 破伤风　本品为治风之通用药,既可祛外风,又可息内风。用治风毒内侵,贯于经络,引动内风,四肢抽搐,角弓反张的破伤风证,常与天南星、白附子、天麻等同用,如玉真散。

本品入肝脾经,能疏肝理脾,升清燥湿,用于土虚木乘,腹泻而痛,常与白术、陈皮、白芍同用,如痛泻药方。

【美容应用】

1. 瘾疹、湿疹、皮肤瘙痒 本品辛温发散,药性平和,能祛风止痒,尤善祛头面之风,李时珍谓"其功疗风最要",故可治疗风邪所致多种瘙痒性皮肤病。①治瘾疹瘙痒:风寒者,配麻黄、白芷等,如消风散;湿热者,配土茯苓、白鲜皮等;兼里实热结者,配伍大黄、黄芩等,如防风通圣散。②治湿疹:头面部湿疹配羌活、白芷;下半身则配伍独活。③治玫瑰糠疹、多形红斑,配伍当归、丹皮祛血中之风。④治白癜风:配地骨皮、荆芥、栀子、人参等,如防风汤。

2. 粉刺、雀斑、酒渣鼻 本品能祛风胜湿,祛斑疗粉刺。①治雀斑:可与藁本,天花粉等共为末,和蜜外涂,如美容膏;②治粉刺:配川芎、白芷等,如玉屑面脂膏;③治酒渣鼻:配荆芥、栀子、黄连、薄荷等,如清上防风汤。

3. 肥胖症 本品能祛风散表邪,胜湿,治疗单纯性肥胖症,配伍大黄、栀子等共同起到利湿通便、减肥降脂的功效,如防风通圣散。

【用法用量】 煎服,5~10g;外用适量。

【使用注意】 阴虚血亏,热病动风者慎用。

知识链接

防风的美容保健功效

防风提取物常用于化妆品中。其提取物:①对脂肪水解有促进作用,可用于减肥产品;②有极强的吸湿能力,可用于干性皮肤的防治;③其所含多糖具有消除自由基作用,有较强的抗氧化性;④在皮肤涂敷试验中,可收缩毛孔,可添加于紧肤化妆品中。另外其挥发油可用于配制香精。

白芷 Baizhi
《神农本草经》

【来源】 为伞型科植物白芷 Angelica dahurica(Fisch. ex Hoffm.)Benth. et Hook. f. 或杭白芷 Angelica dahurica(Fisch. ex Hoffm.)Benth. et Hook. f. var. formosana(Boiss.)Shan et Yuan 的干燥根。主产于四川、浙江、河南、河北、安徽等地,习惯以产于四川者为道地药材。生用。

【性味归经】 辛,温。归胃、大肠、肺经。

【功效】 解表散寒,祛风止痛,宣通鼻窍,燥湿止带,消肿排脓。

【应用】

1. 风寒表证 本品辛散温通,祛风散寒解表力较温和,以通鼻窍、止痛为其特长,常与防风、羌活等药组成九味羌活汤,治疗外感风寒头痛、鼻塞流涕。

2. 阳明经头痛、牙痛、鼻渊头痛、痹痛 本品上行头目,宣通鼻窍,善祛阳明经风寒湿之邪而止痛。①治阳明头痛、眉棱骨痛:可单用,即都梁丸;或与川芎、防风等同用,如川芎茶调散。②治牙痛:属风寒者,多配细辛、川芎;风热者,常与石膏、荆芥穗等同用。③治鼻渊头痛:多与苍耳子、辛夷等同用,如苍耳子散。④治风寒湿痹:配苍术、草乌等同用,如神仙飞步丹。

3. 带下证　本品辛温香燥,善除阳明经湿邪而燥湿以止带,用于:①治疗寒湿下注,白带过多,配山药、白术、鹿角霜等温阳散寒、健脾除湿药同用;②治疗湿热下注,带下黄稠,配黄柏、车前子等清热利湿、止带药同用。

4. 疮痈肿毒　本品为外科常用药,具有消肿排脓之功。①疮疡初起,红肿热痛,多与金银花、当归、穿山甲等同用,如仙方活命饮;②脓成难溃则配伍穿山甲、皂角刺等同用,如透脓散。

【美容应用】

1. 瘾疹、面斑、痤疮　本品为外科常用药,具有祛风止痒,消肿排脓,祛斑养颜之功。①治瘾疹,配伍菊花、白附子、绿豆,如消风玉容散;②治黄褐斑,配伍荆芥、黄芩、何首乌等,如退斑汤;③治痤疮:配黄芩、荆芥、何首乌等,如愈痤汤。

2. 牙齿黑黄、口臭　本品入阳明胃经,气味芳香,能洁齿香口。①治牙齿黑黄配伍白蔹、莎草根、细辛等为末,揩牙;②治口臭,配葛根、藿香等煎汤漱口或与白芷、川芎各等份为丸,睡前嚼服。

3. 腋臭、头发不泽　本品气味芳香,能除臭香身,长发泽发。①治腋臭,配伍滑石粉、冰片,研极细末,涂撒于腋下;②治须发黄白、脱发,配伍蔓荆子、防风等,如白芷膏。

【用法用量】　煎服,3~10g;或入丸、散,适量。外用适量。

【使用注意】　本品辛香温燥,阴虚血热及痈肿溃后者忌服。

知识链接

白芷的双向调节作用

白芷能生肌润泽、祛斑白面,对黑斑、皱纹、皮肤粗糙疗效尤佳。但外用本品美白祛斑时,应以晚间为宜。因本品所含呋喃香豆类化合物为光活性物质,一旦受到日光或紫外线照射,则可使受照射处皮肤发生日光性皮炎,使色素增加,表皮增厚,临床可用于光化学疗法治疗白癜风及银屑病。

细辛 Xixin
《神农本草经》

【来源】　为马兜铃科植物北细辛 *Asarum heterotropoides* Fr. Schmidt var. *mandshuricum*(Maxim.) Kitag. 、汉城细辛 *Asarum sieboldii* Miq. var. *seoulense* Nakai 或华细辛 *Asarum sieboldii* Miq. 的干燥全草。前两种习称"辽细辛",主产于辽宁、吉林、黑龙江等地;后一种主产于陕西等地。产于东北三省的"北细辛"为道地药材。阴干生用。

【性味归经】　辛,温。有小毒。归心、肺、肾经。

【功效】　解表散寒,祛风止痛,宣通鼻窍,温肺化饮。

【应用】

1. 风寒感冒　本品既入肺经散在表之风寒,又入肾经散在里之阴寒,能祛风散寒,达表入里。①治疗风寒表证,头身疼痛,与羌活、防风等同用,如九味羌活汤;②治疗阳虚外感,与附子、麻黄同用,如麻黄附子细辛汤。

2. 头痛、牙痛、痹痛　本品辛香走窜,通利九窍,上达巅顶,祛风散寒、止痛力颇强,善治寒痛。①治疗外感风寒,偏正头痛,多与白芷、川芎等同用,如川芎茶调散。②治疗风寒牙痛,可单用或与白芷煎汤含漱;治疗胃火牙痛,宜配石膏、黄连等清泻胃火的药物同用;治疗龋齿牙痛,可配杀虫止痛之蜂房煎汤含漱。③治疗风湿痹痛,细辛既能散少阴肾经在里之寒邪以通阳散结,又搜筋骨间风湿而蠲痹止痛,多与独活、桑寄生等祛风湿药同用,如独活寄生汤。

3. 鼻鼽、鼻渊　本品辛散温通,芳香透达,散风寒、通鼻窍,为治疗鼻科疾病的良药。治疗外感风寒,鼻渊、鼻鼽,头痛流涕,常与辛夷、苍耳子、白芷等同用。

4. 痰饮咳喘　本品既可外散表寒,又可温肺化饮,故用于治疗外感风寒,水饮内停,见恶寒发热、咳嗽气喘,痰多清稀者,常与麻黄、桂枝、干姜同用,如小青龙汤。

【美容应用】

1. 面黑皱皮　本品辛香,善祛风散寒、祛黚。配伍玉竹、黄芪、白附子等,可治面黑皱而无光泽。

2. 口臭、牙齿黑黄　本品能祛风止痛,香口洁齿。①治疗口气臭秽,配豆蔻含之,或单用本品煮浓汁,含漱;②治疗牙齿黄黑,配升麻、防风等,如细辛散;③治疗口舌生疮,单用本品研末,敷于脐部。

【用法用量】　煎服,1~3g;散剂0.5~1g。外用适量。

【使用注意】　①注意用量。古有"细辛不过钱"之说,故每日服用量应在3g以下。②阴虚阳亢头痛、肺燥干咳忌用。③不宜与藜芦同用。

知识链接

细辛的用量及不良反应

传统有"细辛不过钱"之诫,药理实验也证实,细辛过量可使动物呼吸肌麻痹致死。但现今有学者主张不必受此所限,通过对细辛主要有毒成分挥发油中黄樟醚的含量测定,发现在相同剂量下,细辛粉末中黄樟醚的含量是全草煎煮10、20、30min后的4、12、50倍。可见,应用散剂时必须慎重,不可任意加大剂量;入汤剂时可酌情增加,但也不宜妄用大剂量。

羌活 Qianghuo
《药性论》

【来源】　为伞形科植物羌活 *Notopterygium incisum* Ting ex H. T. Chang 或宽叶羌活 *Notopterygium franchetii* H. de Boiss. 的干燥根茎及根。主产于四川、甘肃及云南等地。生用。

【性味归经】　辛、苦,温。归膀胱、肾经。

【功效】　解表散寒,祛风除湿,止痛。

【应用】

1. 风寒感冒、头痛项强　本品辛散苦燥温通,气味雄烈,善散在表之风寒湿邪而止痛,治疗外感风寒或风寒夹湿之头痛项强、肢体酸痛、恶寒发热者,配伍细辛、防风、川芎等,如九味羌活汤。

2. 风湿痹痛、肩背酸痛 本品能祛风湿、散寒邪、利关节而止痛,入足太阳膀胱经,善除头项肩背之痛,其作用部位偏上,故善治腰以上风寒湿痹。治肩背肢节疼痛,可与防风、当归、姜黄等同用,如蠲痹汤。

【美容应用】

瘾疹、面斑 本品能祛风胜湿、洁肤美颜、祛斑止痒。①治风寒湿邪外郁肌肤之瘾疹、顽癣,配伍白鲜皮、蛇床子等,如羌活散;②治面斑,配白芷、川芎、桃仁等养颜祛斑之品,如悦泽澡豆方。

【用法用量】 煎服,3~10g;或入丸散,适量。

【使用注意】 ①本品气味浓烈,用量过多,易致呕吐,故脾胃虚弱者慎用。②阴虚血亏者慎用。

藁本 Gaoben
《神农本草经》

【来源】 为伞形科植物藁本 Ligusticum sinensis Oliv. 或辽藁本 Ligusticum jeholense Nakai et Kitag. 的干燥根茎及根。主产于四川、辽宁、湖南等省。生用。

【性味归经】 辛,温。归膀胱经。

【功效】 祛风,散寒,除湿,止痛。

【应用】

1. 风寒感冒、巅顶疼痛 本品辛温香燥,性升浮,善达巅顶,以发散太阳经风寒湿邪见长,有较好的止痛作用。①治疗太阳风寒,循经上犯,症见头痛、鼻塞、巅顶痛,与羌活、苍术、川芎等祛风湿、止痛药同用,如神术散;②治疗外感风寒夹湿,头身疼痛,常羌活、独活、防风等配伍,以祛风散寒、除湿止痛,如羌活胜湿汤。

2. 风寒湿痹 本品辛散温通,能祛除风寒湿邪,蠲痹止痛。外感风寒夹湿,头身重痛,与羌活、防风等祛风湿药同用,如羌活胜湿汤。

【美容应用】

1. 皮肤瘙痒 本品辛散温通,外达肌肤,上行头面,祛风止痒,散寒除湿。治疗皮肤瘙痒,配伍荆芥、防风、刺蒺藜等。

2. 面斑 本品能润肤悦颜,除黑增白,可配伍川芎、白僵蚕、防风、绿豆等,为末擦患处,治疗黄褐斑。

【用法用量】 煎服,3~10g。

【使用注意】 本品辛温香燥,凡阴血亏虚、肝阳上亢、火热内盛之头痛者忌服。

生姜 Shengjiang
《名医别录》

【来源】 为姜科植物姜 Zingiber officinale Rosc. 的新鲜根茎。各地均产。生用。

【性味归经】 辛,微温。归肺、脾、胃经。

【功效】 解表散寒,温中止呕,化痰止咳,解鱼蟹毒。

【应用】

1. 风寒感冒 本品发汗力弱,多用于外感风寒轻证,单味煎汤加红糖热服;症状较重者多作辅助药,与桂枝、羌活等辛温解表药配合使用。

2. 呕吐　本品止呕力佳,故有"呕家圣药"之称,经配伍可治疗多种呕吐。因其性温,尤宜于治疗胃寒呕吐。①治胃寒呕吐,常与半夏同用;②治胃热呕吐,多配黄连、竹茹等清胃止呕药同用;③治妊娠恶阻呕吐,可与苏梗、黄芩等同用,以和胃降逆止呕。

3. 寒痰咳嗽　本品能温肺散寒,化痰止咳,对于肺寒咳嗽,无论痰多痰少,皆可用之,常与杏仁、半夏等同用。

4. 鱼蟹、药物中毒　进食鱼蟹呕吐腹泻或误食生南星、生半夏中毒,喉舌发麻者,可用生姜汁冲服或煎汤内服。

【美容应用】

1. 皮肤瘙痒　本品辛散性温,散寒祛风,尤宜于风寒阻于肌表,肺卫失和所致皮肤疾患。①治脂溢性皮炎,用鲜生姜反复涂擦患处;②治过敏性皮炎,局部丘疹、水疱瘙痒疼痛,以生姜片轻轻擦拭患处,同时口服生姜、米醋与红糖煎液。

2. 面斑、白癜风　本品外用能祛风散寒、温通血脉,散寒消肿,对风寒郁阻肌表,肺卫血脉失畅的皮肤疾患有效,故用于祛斑、驻颜。①治面斑,生姜酊或生姜汁外搽;②治白癜风,用生姜一块,切面在患处反复涂抹,至皮肤知热为度。

3. 脱发　本品能生须发,为治疗脱发及生须发常用药物。①治斑秃,用鲜生姜或姜汁涂患处,配合墨旱莲、何首乌、枸杞子等煎服;②治脂溢性脱发,配密陀僧、雄黄、牛黄等制成生姜牛黄酊外用。

【用法用量】　煎服,3～10g;或捣汁服。

【使用注意】　本品伤阴助火,故阴虚内热者忌服。

知识链接

生 姜 轶 闻

生姜是较好的保健食品,民间流传着许多关于生姜的谚语,诸如"早上三片姜,胜过饮参汤","一杯茶,一片姜,祛寒健胃是良方"等,说明吃生姜具有温中暖胃、祛病养生的作用。汉代张仲景用生姜止呕达25方之多,正因如此,古人称其为"呕家圣药"。清代医家黄官绣曾赞誉生姜"真药中之神圣也"。明代李时珍有两点妙用生姜经验,其一,用鲜生姜捣汁和黄明胶熬贴风湿痛,对缓解疼痛颇效。其二,凡早行、山行时,口中宜含生姜一块,不犯雾露清湿之气及山岚不正之邪。

早在春秋战国时期,孔子就已认识到食用生姜有抗衰防老的功效。在当时,孔子饱尝战祸却活了73岁,这可能与孔子一生中重视食用生姜有密切的关系。但生姜辛辣助热伤阴,凡阴虚内热、热病、疮疡、痔疾者忌之。如果过量久食,也会蕴热生病。

第二节　发散风热药

本类药性味多辛凉,以发散风热为主要作用,故又称辛凉解表药,其发汗作用较和缓,适用于:①风热表证、温病初起,邪在卫分者,症见发热重、恶寒轻、咽部肿痛、口渴、苔薄黄、脉浮数等;②风热咳嗽、风疹、麻疹透发不畅兼风热表证者;③肺经风热所致的粉刺、面斑、脱发、疮疡等损容性疾病。

薄荷 Bohe
《新修本草》

【来源】　为唇形科植物薄荷 *Mentha haplocalyx* Briq. 的干燥地上部分。我国南北均产,传统以江苏太仓所产者质量最佳。生用。

【性味归经】　辛,凉。归肺、肝经。

【功效】　疏散风热,清利头目,利咽,透疹,疏肝行气。

【应用】

1. 风热感冒、风温初起　本品辛凉清散,为发散风热药中发汗力最强之品。治疗风热感冒或温病初起,多与金银花、连翘等配伍,如银翘散。

2. 头痛目赤、喉痹　本品善疏散上焦风热,清头目、利咽喉。①治风热上攻,头痛目赤,常与桑叶、菊花、蔓荆子等同用;②治风热壅盛,咽喉肿痛,多配伍牛蒡子、桔梗等;③治鼻渊、鼻塞,同苍耳子、辛夷、白芷为末,以葱茶调下,如苍耳散。

3. 麻疹、风疹　本品芳香透达,有宣毒透疹,祛风止痒之效。①治麻疹初起,风热外束,疹出不透,常与蝉蜕、牛蒡子等同用;②治风疹瘙痒,可与苦参、白鲜皮同用,以祛风透疹止痒。

4. 胸胁胀闷　本品兼入肝经,能疏肝解郁,治疗肝郁气滞,胸闷胁痛,月经不调,配伍柴胡、白芍、当归等,如逍遥散。

【美容应用】

1. 面斑　本品质轻宣散,又疏肝祛斑。治疗肝郁气滞型黄褐斑,配伍柴胡、黄芩、当归等,如疏肝活血汤。

2. 粉刺　本品疏散肺经风热,治肺经风热粉刺,配枇杷叶、黄芩等同用;或配伍丹参,如化斑止痒露。

3. 口臭、牙齿黑黄　本品味辛气香,洁齿香口。①治口臭,配儿茶、桂花、甘草等,如香茶饼;②治牙齿黑黄,配伍酸石榴、马齿苋等,如神效揩牙药方。

4. 疮疡　本品味辛性凉,外可解表,内消疮疡。①治口疮、舌疮,配伍冰片、黄柏、硼砂为末噙化,如冰柏丸;②治耳痛,以鲜薄荷绞汁滴耳。

【用法用量】　煎服,3~6g,宜后下。其叶长于发汗,其梗偏于疏肝。

【使用注意】　本品芳香辛散,有发汗耗气之弊,故体虚多汗者不宜使用。

知识链接

薄荷的美容保健功效

薄荷有极强的杀菌抗菌作用,能预防病毒性感冒、口腔疾病,使口气清新。用薄荷茶汁漱口,可以预防口臭。用薄荷茶雾蒸面,还有缩细毛孔的作用。拿泡过茶的叶片敷在眼睛上会感觉到清凉,能解除眼睛疲劳。

薄荷产品(薄荷脑和薄荷素油)具有特殊的芳香、辛辣感和凉感,主要用于牙膏、食品、烟草、酒、清凉饮料、化妆品、香皂的加香;在医药上广泛用于祛风、防腐、消炎、镇痛、止痒、健胃等药品中。

葛根 Gegen

《神农本草经》

【来源】　为豆科植物野葛 *Pueraria lobata*（Willd.）Ohwi 的干燥根。习称野葛。我国南北各地均产。生用或煨用。

【性味归经】　甘、辛,凉。归脾、胃、肺经。

【功效】　解肌退热,生津止渴,透疹,升阳止泻,通经活络,解酒毒。

【应用】

1. 外感发热头痛、项背强痛　本品甘辛性凉,具有发汗解表、解肌退热之功,外感表证发热,无论寒热皆可用之,为治疗表证发热、无汗、头痛、项强之主药。①治风热表证,配伍薄荷、菊花、蔓荆子同用;风寒表证,邪郁化热,配伍柴胡、黄芩、羌活等,如柴葛解肌汤。②本品善于鼓舞脾胃清阳之气上行而输布津液,津液得以上承,筋脉得以濡润,故外邪郁阻,经气不利,筋脉失养所致的项背强痛,更为适宜。风寒表证,表实无汗、项背强痛,配伍麻黄、桂枝等,如葛根汤;表虚汗出、恶风、项背强痛,常与白芍、桂枝等同用,如桂枝加葛根汤。

2. 口渴、消渴　本品甘凉,于清热之中,又能鼓舞脾胃清阳之气上升而生津止渴。①治疗热病伤津口渴,常与芦根、天花粉等同用;②治阴虚消渴,多配天花粉、麦冬等同用;③治疗气阴不足,内热消渴,配伍党参、黄芪、麦冬等同用。

3. 麻疹不透　本品有发散表邪,解肌退热,透发麻疹之功,用治麻疹初起,表邪外束,疹出不畅者,常与升麻、芍药、甘草等同用,如升麻葛根汤。

4. 热痢、泄泻　本品能清透邪热,又能升发清阳,鼓舞脾胃清阳之气上升而奏止泻止痢之功。①治疗表邪未解,邪热入里之痢疾,常与黄芩、黄连等清热燥湿的药物同用,如葛根芩连汤;②治疗脾虚泄泻,多配党参、白术等补气健脾药,如白术七味散。

5. 眩晕头痛、中风偏瘫、胸痹心痛　本品具有通经活络,解肌止痛,破血排脓的功效,可治疗多种与瘀血相关的心脑血管疾病,可单用一味葛根,如愈风宁心片,亦可制成葛根素注射液,或配伍其他活血化瘀药同用。

6. 酒毒伤中　本品能解酒毒,可用于治疗酒醉不醒或饮酒过度,损伤脾胃而致的呕吐、烦渴、纳差,可单用鲜葛根捣汁服或配伍葛花、豆蔻、砂仁等,如葛花解醒汤。

【美容应用】

1. 面色黧黑　本品清扬发散,上行头面,实者可散,虚者可养。常配伍防风、白芷、人参等治疗面色黧黑,如冲和顺气汤。

2. 斑秃　本品能清透邪热,又能升发清阳。治脂溢性脱发、斑秃,与首乌藤、生地黄、菟丝子、当归等同用,如常青方。

3. 鼻渊　本品入头面散邪消肿,活血疗疮。治疗肺气虚弱,鼻流浊涕,配伍黄芪、升麻、丁香同用,如温肺汤。

【用法用量】　煎服,10~15g。退热、生津、透疹宜生用,升阳止泻宜用。

葛根的现代药理

①葛根主要含黄酮类物质,葛根总黄酮能直接扩张血管,使外周阻力下降,而有明显的降压作用,能较好地缓解高血压病人的"项紧"症状;另外还具有扩张冠脉血管和脑血管,增加冠脉血流量和脑血流量;抑制血小板凝集等作用,所以现代多与其他降压药物配合应用治疗高血压脑病;并能对抗垂体后叶素引起的急性心肌缺血。②本品有雌激素样作用,能增加未成熟小鼠子宫的重量。据报道,妇女食用葛根粉后,可使黄褐斑减退或消失、青春痘消退,乳房增大,尤其对产后乳房松弛有明显结实上提的功效。③葛根用于抗衰老化妆品,有使面部光润,除粉刺祛皱纹之功效,其机制主要与葛根异黄酮类具有抗氧化、增强机体免疫力有关。葛根的异黄酮成分对人类皮肤黑色素的发生与形成具有抑制作用,能显著抑制酪氨酸酶的催化活性,中断黑素氧化过程,抑制黑素的发生与形成,从而防止黄褐斑、日晒斑等色素沉积。

柴胡 Chaihu
《神农本草经》

【来源】 为伞形科植物柴胡 *Bupleurum chinense* DC. 或狭叶柴胡 *Bupleurum scorzoneri folium* Willd. 的干燥根。按性状不同,分别习称"北柴胡"及"南柴胡"。前者主产于辽宁、甘肃、河北、河南等地;后者主产于湖北、江苏、四川等地。生用,酒炒或醋炙用。

【性味归经】 辛、苦,微寒。归肝、胆、肺经。

【功效】 疏散退热,疏肝解郁,升举阳气。

【应用】

1. 感冒发热、寒热往来 本品辛散苦泄,微寒退热,善祛邪解表退热,并能疏散少阳半表半里之邪,为治少阳证之要药。①治疗外感发热,常配伍葛根、羌活、黄芩等,如柴葛解肌汤;②治伤寒邪在少阳之寒热往来、胸胁苦满、口苦咽干、目眩,多与黄芩等同用,以清半表半里之热,共收和解少阳之功,如小柴胡汤。

2. 胸胁胀痛、月经不调 本品性善调达,能疏肝解郁,调经止痛,祛斑,为治肝气郁结之要药。①治肝郁血虚、脾失健运之胸胁胀痛、神疲食少、月经不调、黄褐斑,配伍当归、白术同用,如逍遥散;②治疗肝郁气滞之胸胁胀痛、月经不调、痛经等症,常与香附、白芍等同用,如柴胡疏肝散。

3. 气虚下陷、脏器脱垂 本品长于升举清阳之气,治中气不足,气虚下陷所致的神疲乏力,久泻脱肛,胃、肾下垂,子宫脱垂等症,常与人参、黄芪、升麻等同用,如补中益气汤。

【美容应用】

1. 黄褐斑、扁平疣 本品善散肌表风邪,又宣畅气血,疏肝解郁,皮肤科常用治疗因内分泌障碍引起的皮肤病。①治疗气滞血瘀型黄褐斑,配伍栀子、赤芍、红花等同用,如疏肝活血汤;②治扁平疣,以柴胡、蝉蜕、木贼、苍耳子及薏苡仁浸于75%乙醇中,组成柴蝉酊,搽患处。

2. 目痛多眵、耳鸣、鼻渊、口疮 本品秉升发之性,善上行头面五官。①治血气不

47

调,清阳不升,目痛多眵,配伍黄芪、升麻、当归、蔓荆子同用;②肝火耳鸣,配伍大黄、龙胆草,如聪耳芦荟丸;③治肺热鼻渊,配伍黄芩、辛夷,如宣肺散;④治心脾火热上攻口舌生疮,配伍栀子、大青叶、生石膏等,如升麻柴胡汤。

【用法用量】 煎服,3~10g。解表退热宜生用,且用量稍重。醋炙柴胡,疏肝解郁力增强;酒炙柴胡长于升举阳气,且用量宜轻。

【使用注意】 本品性升散,古有"柴胡劫肝阴"之说,故肝阳上亢,肝风内动,阴虚火旺及气机上逆者慎用或忌用。

案例分析

案例:李某,女,32岁。半年前因为工作压力过大,不知不觉脸颊出现黄褐斑,斑色日渐加重,且月经前后不定期,量时多时少,色黯红有血块。经前神情抑郁,胸胁、乳房、少腹胀痛,失眠多梦,大便干结。舌淡苔白,脉弦涩。

讨论:1. 请写出中医诊断和治疗方法。

2. 可以用哪些药物进行治疗?

菊花 Juhua
《神农本草经》

【来源】 为菊科植物菊 *Chrysanthemum morifolium* Ramat. 的干燥头状花序。主产于浙江、安徽、山东等地。生用。

【性味归经】 甘、苦,微寒。归肺、肝经。

【功效】 散风清热,平肝明目,清热解毒。

【应用】

1. 风热感冒 本品味辛疏散,微寒清热,能疏散肺经风热,但发散表邪之力不强。治疗风热表证,或温病初起,温邪犯肺,发热、头痛、咳嗽,常配伍桑叶、连翘、薄荷等同用,如桑菊饮。

2. 头痛眩晕 本品入肝经,能平抑肝阳。治疗肝阳上亢,头痛眩晕,配伍白芍、钩藤、石决明等平肝潜阳药同用。

3. 目赤肿痛、眼目昏花 本品辛散苦泄,微寒清热,既散肝经风热,又清泻肝火以明目。①治疗肝经风热,目赤肿痛,配伍蝉蜕、木贼等散风热明目药同用;②治疗肝火上攻之目赤肿痛,多与桑叶、夏枯草等清肝明目药同用;③治疗肝肾阴虚之目暗昏花,常配枸杞子、熟地黄等药,共起滋补肝肾,益精明目之功,如杞菊地黄丸。

4. 疔疮肿毒 本品味苦性寒,能清热解毒,治疗疮肿毒,常与金银花、蒲公英、紫花地丁等同用,如四妙勇安汤。

【美容应用】

1. 面斑、皱纹 本品善行头目,"益颜色,好颜色不老",有悦色驻颜之功。①治黄褐斑,配绿豆、白附子、白芷、冰片等外涂,如玉容散;②治疗面部皱纹渐多,色素沉着及肝阳目眩,用菊花末、粳米熬粥,久服;③治疗眼部皱纹、眼袋,鲜白菊花,冬蜜适量捣烂敷眼部。

2. 粉刺　本品外疏风热,内清热毒。治肺经血热瘀滞之痤疮,配伍丹皮、生地、黄芩,如凉血消疮饮。

3. 脱发　本品有"令头不白","共葛花煎汤,变老人皓发成乌"之记载,故能生发乌发。治脱发,以鲜菊花瓣,水熬透,去渣再熬浓汁,炼蜜收膏,日冲服,可令须发由白变黑。

知识链接

菊花的美容保健功效

菊花具有抗衰老及美容作用。实验证明,菊花能明显延长家蚕的寿命,可增强谷胱甘肽过氧化降低;其提取物可以提高小鼠心脑耐缺氧能力,延长生存时间;杭白菊还有清除氧自由基的能力。菊花提取物对生物膜的超氧阴离子自由基损伤有保护作用,也可以进入细胞膜的甘油酯后而起保护作用,这一发现表明菊花有希望成为新兴的功能性食品,特别是抗衰老食品。

【用法用量】　煎服,5~10g。疏散风热宜用黄菊花,平肝明目多用白菊花,清热解毒多用野菊花。

桑叶 Sangye
《神农本草经》

【来源】　为桑科植物桑 *Morus alba* L. 的干燥叶。全国大部分地区均产。生用或蜜炙用。

【性味归经】　甘、苦,寒。归肺、肝经。

【功效】　疏散风热,清肺润燥,清肝明目。

【应用】

1. 风热感冒　本品甘寒,疏散风热作用较为缓和,但能清泄肺热而止咳,治疗风热表证或温病初起,发热、头痛、咳嗽等症,常与菊花相须为用,如桑菊饮。

2. 肺热燥咳　本品甘寒能凉润肺燥,苦寒能清泄肺热,治肺热或燥热伤肺之咳嗽咽干,轻者配伍沙参、贝母、杏仁等,如桑杏汤;重者与阿胶、麦冬等同用,如清燥救肺汤。

3. 头晕头痛、目赤昏花　本品兼入肝经,能平抑肝阳,清肝明目。①治肝阳上亢,头痛眩晕,常与菊花、石决明等同用;②治肝火或肝经风热所致目赤、涩痛、多泪,常配菊花、夏枯草等清肝明目之品;③治肝肾阴虚,目暗昏花,配伍黑芝麻,如桑麻丸。

【美容应用】

1. 面斑、粉刺、扁平疣　本品能疏散皮肤风热之邪,又可凉血解毒,临床可治疗多种皮肤病。①治面斑,每日用桑叶 15g,沸水浸泡代茶饮;②治肺经风热之粉刺,配伍石膏、丹皮、赤芍,如凉血消疮饮;③治扁平疣,配伍紫草、升麻、代赭石等。

2. 脱发　本品有生发乌发之功。治因虚而致的脱发,本品与黑芝麻配入四君子汤中,如生发汤。

【用法用量】　煎服,5~10g。或入丸散。疏散风热,清肝明目多用生品,润肺止咳多用蜜制品。

蝉蜕 Chantui

《名医别录》

【来源】 为蝉科昆虫黑蚱 *Cryptotympana pustulata* Fabricius 的若虫羽化时脱落的皮壳。主产于山东、河北、河南、江苏等地。夏、秋二季收集,除去泥沙,晒干。

【性味归经】 甘,寒。归肺、肝经。

【功效】 疏散风热,利咽,透疹,明目退翳,解痉。

【应用】

1. 风热感冒、咽痛音哑 本品善于疏散肺经风热,宣肺利咽,开音疗哑。①治外感风热,温病初起,发热头痛,配伍薄荷、连翘等发散风热药同;②治风热火毒上攻,咽喉肿痛或声音嘶哑者,多与牛蒡子、胖大海等清热利咽药同用。

2. 麻疹不透、风疹瘙痒 本品善托疹外出,以皮达皮,散风热而透疹止痒。①治风热外束,麻疹不透者,常与薄荷、紫草等同用,如透疹汤;②治风湿热相搏之风疹、湿疹,皮肤瘙痒,常配伍荆芥、防风、苦参等,如消风散。

3. 目赤翳障 本品入肝经,善疏散肝经风热而有明目退翳之功。治疗风热上攻或肝火上炎之目赤肿痛,翳膜遮睛,常配菊花、决明子等同用,如蝉花散。

4. 惊风抽搐、破伤风 本品甘寒,外能散肝经风热,内可凉肝息风止痉。①治小儿感冒夹惊,惊痫夜啼,可用本品研末,薄荷、钩藤煎汤送下,如止啼散;②治小儿急惊风,配伍牛黄、黄连等;③治破伤风轻证,可单用本品研末,以黄酒冲服;重证可配伍天麻、僵蚕、全蝎等平肝息风药同用,如五虎追风散。

【美容应用】

1. 皮肤痒疹 本品宣散透发,疏散风热,透疹止痒。①治风热而致的急性荨麻疹,配伍荆芥、防风、生地黄等,如荆芥方;②慢性荨麻疹,配伍生地黄、牡丹皮、当归等同用,如养营清风汤。

2. 黄褐斑、白癜风、扁平疣 本品祛风止痒,凉肝息风,临床将之配伍治疗多种皮肤病。①治黄褐斑,配伍红花、月季花、金银花、合欢花、菊花等,如五花祛斑汤;②治白癜风,与苏木、赤芍、何首乌等同用,如苏木着色汤;③治扁平疣,以柴胡、蝉蜕、木贼、苍耳子及薏苡仁浸于 75% 乙醇中,组成柴蝉酊,搽患处。

【用法用量】 煎服,3~6g;研末冲服,1~2g。一般病证用量宜小,止痉用量宜大。

【使用注意】 《名医别录》有"主妇人生子不下"的记载,故孕妇当慎用。

知识链接

疣的基本概念

疣是由人类乳头瘤病毒(HPV)侵犯表皮引发的良性赘生物,通常分为寻常疣、扁平疣、跖疣、尖锐湿疣、丝状疣等。寻常疣好发于任何年龄,扁平疣好发于青少年。中医认为寻常疣可由热毒搏于肌肤而生;或营血失和,血络阻滞所致。扁平疣多由热毒蕴于肌肤而生;或脾虚生湿,阻于肌肤而生;或肝木克土,脾失健运,痰湿内盛,搏于肌肤而生。跖疣多因局部气血凝滞,外伤、摩擦诱发而成。治疗时多用清热解毒、疏肝健脾、活血化瘀等方法治疗。中药薏苡仁、马齿苋、板蓝根等均为常用药物,亦可用鸦胆子局部外用治疗。

升麻 Shengma
《神农本草经》

【来源】　为毛茛科植物大三叶升麻 *Cimicifuga heracleifolia* Kom.、兴安升麻 *Cimicifuga dahurica*（Turcz.）*Maxim.* 或升麻 *Cimicifuga foetida* L. 的干燥根茎。大三叶升麻主产于东北各地；兴安升麻主产于黑龙江、河北、山西等地；升麻主产于四川、陕西、青海等地，依次称为"关升麻""北升麻""西升麻"。古时以四川产者为佳，称"川升麻"，为道地药材。生用或蜜炙用。

【性味归经】　辛、微甘，微寒。归肺、脾、胃、大肠经。

【功效】　发表透疹，清热解毒，升举阳气。

【应用】

1. 外感表证、麻疹不透　本品升散发表，宣透疹毒。①治风热上攻，阳明头痛，配伍石膏、黄芩、白芷等以疏散风热、清热止痛；②治麻疹透发不畅，多与葛根、白芍等同用，如升麻葛根汤。

2. 热毒证　本品能清热解毒，可治疗多种热毒证，尤善解阳明热毒。①治阳明热盛，胃火上攻之牙龈肿痛、口舌生疮，多与石膏、黄连等同用，如清胃散；②治风热上壅，咽喉肿痛，痄腮丹毒，可与黄连、板蓝根、玄参等配伍，如普济消毒饮；③治热毒疮肿，可与金银花、连翘等清热解毒药同用。

3. 气虚下陷、脏器脱垂　本品入脾胃经，善引脾胃清阳之气上升，其升提力较柴胡为强，为升阳举陷之要药。①治气虚下陷，久泻脱肛，胃、肾、子宫下垂等，多与黄芪、柴胡等同用，如补中益气汤；②治气虚崩漏，配伍人参、黄芪、白术等，如举元煎。

【美容应用】

1. 皮肤痒疹　本品辛散发表，性凉清热。①治阳明风热，全身瘙痒、丘疹，配伍荆芥、防风、浮萍等，如加减升麻葛根汤；②治热痱瘙痒，以单味升麻为汤口服并外洗。

2. 面色黧黑　本品善于升阳，历代用于头面部的疾病及美容保健。①面唇紫黑，配伍防风、白芷、黄芪等补气祛风之品，如升麻白芷汤；②面色黧黑，忧思不思饮食，配伍葛根、人参、白芷等，如升麻顺气汤。

3. 口臭、牙黄　本品善清热解毒，洁齿香口。①治胃热口臭，配伍黄芩、黄连、檀香等，如升麻黄连丸；②牙齿黄黑，配伍细辛、藁本等同用，如升麻散。

【用法用量】　煎服，3~10g。发表透疹、清热解毒宜生用，升举阳气宜炙用。

【使用注意】　本品性升浮，麻疹已透，阴虚火旺、肝阳上亢者慎服。

牛蒡子 Niubangzi
《名医别录》

【来源】　为菊科植物牛蒡 *Arctium lappa* L. 的干燥成熟果实。主产于东北、浙江等地。生用或炒用。

【性味归经】　辛、苦，寒。归肺、胃经。

【功效】　疏散风热，宣肺透疹，解毒利咽。

【应用】

1. 风热感冒、咳嗽痰多　本品辛散苦泄，寒能清热，升散之中具有清降之性，长于宣肺祛痰,清利咽喉,尤宜于风热表证见咽喉肿痛或咳痰不利者,常与薄荷、金银花、连翘等同用。

2. 麻疹、风疹　本品清泄透散,能透泄热毒促使疹毒透发。①治疗麻疹不透,常配薄荷、蝉蜕、荆芥等解表透疹药同用;②治疗风湿浸淫血脉而致的疮疥瘙痒,配伍荆芥、蝉蜕、苍术等散风除湿止痒药同用;③治疗皮肤风热,遍身瘾疹,可用牛蒡子、浮萍等份研末,以薄荷汤调服。

3. 咽喉肿痛、痄腮丹毒、痈肿疮毒　本品外散风热,内解热毒,有清热解毒,消肿利咽之效,其性寒滑肠,故上述病症见热结便秘者尤宜,治疗风热疫毒上攻之大头瘟,常与板蓝根、黄芩、黄连等清热解毒药同用,如普济消毒饮。

【美容应用】
1. 粉刺、扁平疣　本品能"消斑疹,治诸肿疮疡之毒",有散热解毒消肿之功。①治肺胃热盛之粉刺,与连翘、石膏等同用;②治扁平疣,可炒后研末内服。

2. 脱发　本品治疗气血不足之脂溢性脱发,常配伍党参、黄芪、当归同用。

【用法用量】　煎服,6~12g。打碎入药。

【使用注意】　生品性寒,兼能滑肠通便,脾虚便溏者慎用;炒制品寒性略减。

知识链接

牛蒡子的美容保健功效

牛蒡子的水浸剂或酒精酊剂常用于制作皮肤外用剂。①牛蒡子的提取物有良好的抗氧化性,可用做抗衰老化妆品的原料;②其提取物有抗炎性,结合其抑菌作用,可用于皮肤炎症的防治,如治疗粉刺类制品;③其提取物对胶原蛋白纤维的收缩作用表明,牛蒡子能收敛肌肤,缩小毛孔。

本章了解药见表1-5-1。

表1-5-1　其他解表药要览

分类	药名	性味归经	功效应用	用法用量
发散风寒药	香薷	辛,微温;归肺、胃经	发汗解表,和中化湿。治暑湿感冒,恶寒发热,头痛无汗,腹痛吐泻;水肿,小便不利	3~10g
	苍耳子	辛、苦,温;归肺经	散风寒,通鼻窍,祛风湿。治风寒头痛,鼻塞流涕、鼻衄,鼻渊;风疹瘙痒;湿痹拘挛	3~10g 有小毒
发散风热药	辛夷	辛,温;归肺、胃经	散风寒,通鼻窍。治风寒头痛,鼻塞流涕,鼻衄,鼻渊	3~10g 宜包煎
	蔓荆子	辛、苦,微寒;归膀胱、肝、胃经	疏散风热,清利头目。治风热感冒,头昏头痛;目赤肿痛,齿龈肿痛目暗不明,耳鸣耳聋	5~10g
	淡豆豉	甘、辛,凉;归肺、胃经	解表,除烦,宣发郁热。治感冒,寒热头痛;烦躁胸闷,虚烦不眠	6~12g
	木贼	甘、苦,平;归肺、肝经	疏散风热,明目退翳。治风热目赤,迎风流泪,目生云翳	3~10g

扫一扫
测一测

复习思考题

1. 试述解表药的定义、功效、适应证、分类及使用注意。

2. 试述麻黄、桂枝、紫苏、荆芥、防风、白芷、薄荷、葛根、柴胡、菊花的性能、功效、临床应用及美容应用。

3. 鉴别麻黄与桂枝,荆芥与防风,桑叶与菊花,柴胡、葛根与升麻功用之异同。

(姜 醒)

第六章

清 热 药

学习要点

【知识要点】

1. 掌握清热药的含义、分类、功效、主治证及使用注意。

2. 掌握石膏、知母、栀子、夏枯草、黄芩、黄连、黄柏、金银花、连翘、大青叶、蒲公英、板蓝根、生地黄、玄参、牡丹皮、青蒿的性能、功效、应用及美容应用、用量用法及使用注意。

3. 熟悉天花粉、决明子、芦根、淡竹叶、龙胆草、苦参、白鲜皮、鱼腥草、射干、白头翁、野菊花、败酱草、穿心莲、山豆根、土茯苓、白花蛇舌草、紫花地丁、白蔹、赤芍、水牛角、紫草、地骨皮、白薇的性能、功效及美容应用。

4. 鉴别石膏与知母,黄芩与黄连、黄柏,连翘与金银花,玄参与地黄,赤芍与牡丹皮的功能异同。

【技能要点】

利用清热药的性能和功效辨证治疗损容性疾病。

凡以清解里热、治疗里热证为主的药物,称为清热药。

本类药物药性寒凉,味多苦,部分兼有甘味或咸味,药性皆主沉降,归经则多依所清脏腑气血不同而异。如清气分热药多入肺、胃经;清热凉血药多入肝、心经;清虚热药多入肝、肾经。本类药具有清热泻火、燥湿、凉血、解毒及清虚热等功效,主要用于里热证,如外感热病,高热烦渴,湿热泻痢,温毒发斑,痈肿疮毒,阴虚发热等。清热类美容中药是通过寒凉性药物清热泻火、凉血解毒的方法以清泄体内热毒而达到美容保健与美容治疗的目的,主要用于内热炽盛所致的酒渣鼻、痤疮、面红、面游风、粉花疮、日晒伤、鼾黑斑、口疮、湿疹、白疕、白癜风、荨麻疹、带状疱疹、丹毒及皮肤油腻、瘙痒及过敏等损容性疾病。

根据清热药的功效及其主治证的差异,分为清热泻火药、清热燥湿药、清热解毒药、清热凉血药、清虚热药五类。

应用本章药物时,要分清里热证所在部位以及里热证之虚实,选择适宜的清热药,并根据病情做相应的配伍。如里热兼表证者,当先解表后清里,或与解表药同用;气血两燔者,应气血两清;热盛伤津者,可与养阴生津药配伍;里热积滞者,则应配伍泻下药。

使用清热药时,应注意:①应首辨热之真假,勿被假象所迷惑,阴盛格阳,真寒假热者禁用;②清热药性多寒凉,易伤脾胃,故脾胃气虚,食少便溏者慎用;③本类药物苦寒,易化燥伤阴,故热证伤阴或阴虚患者慎用;④甘寒生津,但甘寒易助湿恋邪,湿热者慎用,寒湿证忌用;⑤中病即止,防止过量,以免克伐太过,损伤正气。

第一节　清热泻火药

本类药物性味多甘寒或苦寒,清热力较强,用以治疗火热较盛的病证,故称为清热泻火药。本类药物以清泄气分邪热为主,适用于热病邪入气分而见高热、口渴、汗出、烦躁,甚或神昏谵语、舌红苔黄、脉洪大实者。此外,因各药归经的差异,还分别适用于肺热、胃热、心火、肝火等引起的脏腑火热证。

石膏 Shigao
《神农本草经》

【来源】　为硫酸盐类矿物硬石膏族石膏,主含含水硫酸钙($CaSO_4 \cdot 2H_2O$)。主产于湖北、甘肃、四川、安徽等地。打碎生用或煅用。

【性味归经】　辛、甘,大寒。归肺、胃经。

【功效】　清热泻火,除烦止渴;外用:收敛生肌。

【应用】

1. 温热病气分实热证　本品辛甘性寒,辛以解肌透热,寒以清热泻火,甘寒则能清胃热、除烦渴,为清泻肺胃气分实热之要药。①治温热病邪在气分,症见壮热、烦渴、汗出、脉洪大者,常与知母相须为用,如白虎汤;②若温热邪气渐入血分,气血两燔,症见高热、发斑者,常配水牛角、玄参等同用,如化斑汤。

2. 肺热喘咳证　本品辛寒入肺经,善清散肺经实热。治肺失清肃之发热、咳喘,如麻杏石甘汤。

3. 胃火牙痛　本品能清泻胃火。①治胃火上攻之牙龈肿痛,常配黄连、升麻等同用,如清胃散;②治胃热阴虚,牙痛烦渴,常与知母、牛膝等配伍,如玉女煎。

4. 溃疡不敛,水火烫伤等　本品煅后外用,有敛疮生肌、收湿、止血等作用。①治溃疡不敛,可配升药研末置患处,如九一散;②治水火烫伤,常与青黛、黄柏等同用。

【美容应用】

1. 酒渣鼻、痤疮、面红　本品为外科常用药,具有清热泻火、除烦解肌、退红消斑之功。①治肺热之酒渣鼻红斑期,常与枇杷叶、黄芩等同煎;②治疗痤疮气分热盛,壮热烦渴,如黄连解毒汤;③治疗面红,多配伍丹参、赤芍、红花等凉血活血化瘀之药加减使用。

2. 湿疹　本品内服清热泻火,外用收敛生肌。治疗湿疹,发病急,皮肤潮红肿胀者,可配伍黄芩、白茅根、生地等同用,如清热除湿汤;外用治湿疹瘙痒,常与黄柏、枯矾等同用。

3. 牙齿黑黄、口臭　本品入阳明胃经,能清胃火,洁齿香口。治口臭、齿黄不洁,常与白芷、细辛、沉香等共研细末,涂于牙上。

4. 白疕　本品外用敛疮生肌,可与煅蛤粉、黄柏、轻粉、青黛共研细末,用香油、茶水各半调成糊状,涂于患处。

55

知识链接

痤疮的基本概念

　　痤疮是一种发于面、胸、背部的毛囊、皮脂腺的慢性炎症。皮损常为黑头粉刺、白头粉刺、毛囊性小丘疹、脓疱、囊肿、结节等多形损害,常伴皮脂溢出,严重患者自觉瘙痒或红肿热痛。多见于青年人。中医认为青年人气血充足,阳热偏盛,而易致肺经蕴热;加之外感风热;或粉脂附着肌肤,毛孔阻塞;内热郁闭,肺经热盛,上蒸于颜面及胸背,而发本病。正如《肘后备急方》曰:"年少气充,面生皰疮"。治疗时多用疏风清热、凉血消肿、活血散结等方法治疗。

　　【用法用量】　生石膏长于清热泻火,15～60g,宜打碎先煎;煅石膏长于收敛生肌,外用适量,研末撒敷患处。

　　【使用注意】　脾胃虚寒及阴虚内热者慎用。

知母 Zhimu
《神农本草经》

　　【来源】　为百合科植物知母 *Anemarrhena aspho deloides* Bge. 的干燥根茎。主产于河北、山西及东北等地。生用,或盐水炙用。

　　【性味归经】　苦、甘,寒。归肺、胃、肾经。

　　【功效】　清热泻火,滋阴润燥。

　　【应用】

　　1. 气分实热证、肺热燥咳　与石膏同为清解温病气分实热之要药,其味苦甘而性寒质润,既清肺热,又润肺燥。①善治外感热病,高热烦渴,如白虎汤;②治肺热咳嗽,痰黄黏稠,常与瓜蒌、黄芩等同用;③治肺热阴虚,燥咳无痰,常与川贝母相配,如二母散。

　　2. 骨蒸潮热　本品兼入肾经而能滋肾阴、泻肾火、退骨蒸,治阴虚火旺所致痤疮、骨蒸潮热、盗汗、心烦者,常与黄柏等同用,如知柏地黄丸。

　　3. 阴虚消渴、肠燥便秘　本品有滋阴润燥,生津止渴之功。①治阴虚内热之消渴证,如玉液汤;②治阴虚肠燥便秘,常与生地黄、玄参等同用。

　　【美容应用】

　　痤疮　本品兼入肾经而能滋肾阴、泻肾火,善于治疗相火亢盛,虚火上炎所致的痤疮。

　　【用法用量】煎服,6～12g。生知母清热泻火力强,宜用于肺胃实热证;盐知母味咸入肾,长于滋阴,宜用于肾阴不足,阴虚火旺证。

　　【使用注意】　本品性寒质润,有滑肠作用,故脾虚便溏者不宜用。

栀子 Zhizi
《神农本草经》

　　【来源】　为茜草科植物栀子 *Gardenia jasminoides* Ellis 的干燥成熟果实。主产于长江以南各省。生用、炒焦或炒炭用。

【性味归经】　苦,寒。归心、肺、三焦经。

【功效】　泻火除烦,清热利湿,凉血解毒;凉血止血。

【应用】

1. 热病心烦　本品善清泻三焦火邪而除烦,为治热病心烦、躁扰不宁之要药。治温热病,邪热留于胸膈之心烦不宁,常与淡豆豉相使,如栀子豉汤。

2. 湿热黄疸、淋证　本品能清肝胆湿热而退黄,利下焦湿热而通淋。①治湿热黄疸,如茵陈蒿汤;②治湿热淋证,如八正散。

3. 疮疡肿痛　本品清泻三焦热邪,凉血解毒而奏消肿止痛之功。①治肌肤疮疡或外伤肿痛,常以生栀子粉用水或醋调成糊状外敷,或与金银花、连翘等解毒消肿之品配伍;②治目赤肿痛,如大黄栀子汤;③治血热妄行之吐血、衄血等证,常配白茅根、大黄等药用,如十灰散。

【美容应用】

酒渣鼻、痤疮　本品为外科常用药,内服有清热泻火、凉血解毒之功,外用可消肿止痛。①治酒渣鼻红斑期,常与知母、黄芩等同煎,如栀子金花丸;②治痤疮中焦湿热型,湿热上蒸,皮脂溢出明显,丘疹脓疱较多等证,常用方如黄连解毒汤;③治疗酒渣鼻、痤疮皮疹红肿热痛,可与大黄、黄柏等配伍研细粉用水调糊状外敷。

【用法用量】　煎服,3~10g。外用生品适量,研末调敷。生栀子长于泻火除烦、清热利尿,炒栀子寒凉之性减缓,焦栀子长于凉血止血,栀子炭功专止血。

【使用注意】　本品苦寒伤胃,脾虚便溏者忌用。

夏枯草 Xiakucao
《神农本草经》

【来源】　为唇形科植物夏枯草 *Prunella vulgaris* L. 的干燥果穗。主产于江苏、浙江、安徽、河南等地。生用。

【性味归经】　辛、苦,寒。归肝、胆经。

【功效】　清肝明目,散结消肿。

【应用】

1. 目赤肿痛、头痛眩晕　本品苦寒,主入肝经,善清泻肝火,消肿止痛,兼具养肝之功,通过清肝、养肝以明目;①治肝火上炎,目赤肿痛,可与桑叶、菊花、决明子等药同用;②治肝阴不足,目珠疼痛,至夜尤甚者,常配当归、白芍等,如夏枯草散。

2. 瘰疬、瘿瘤　本品味辛能散结,苦寒能泄热。①治肝郁化火,痰火凝聚之瘰疬,常配贝母、香附等同用,如夏枯草汤;②治瘿瘤,常配昆布、玄参等同用。

3. 乳痈、痄腮　本品既能清热泻肝火,又能散结消肿。①治乳痈肿痛,常与蒲公英同用;②治痄腮,可与赤芍、贝母配伍。

【美容应用】

酒渣鼻、痤疮　本品内服外用均有消肿散结之功。治酒渣鼻、痤疮,囊肿结节难以消散者,可配伍连翘、浙贝等同用,如内消瘰疬丸。

【用法用量】　煎服,9~15g。

【使用注意】　脾胃虚弱者慎用。

夏枯草的美容保健功效

　　夏枯草中含有丰富的夏枯草苷、B族维生素、尼克酸及维生素C等有效美肤成分,用其制作的面膜、眼贴等美容产品,在促进肌肤血液微循环,加快肌肤细胞新生,充分舒张肌肤毛细孔,排除肌肤中的毒素与油腻等方面,取得了理想的美容效果。夏枯草作为常用中药,其除供临床用药外,还是多种中成药及保健产品的主要原料。如在中国岭南、中国港澳地区及东南亚地区,夏枯草常被居民用作凉茶的日常配料。

天花粉 Tianhuafen

《神农本草经》

【来源】　为葫芦科植物栝楼 *Trichosanthes kirilowii* Maxim. 或双边栝楼 *Trichosanthes rosthornii* Herms 的干燥根。全国各地均产。鲜用或干燥用。

【性味归经】　甘、微苦,微寒。归肺、胃经。

【功效】　清热泻火,生津止渴,消肿排脓。

【应用】

　　1. 热病口渴及消渴证　本品甘寒,既能清肺胃二经实热,又能生津止渴。①治热病烦渴,常配沙参、麦门冬等同用,如沙参麦冬汤;②治消渴证,常与葛根、山药等同用,如玉液汤。

　　2. 肺热燥咳　本品既能清肺热,又能生津以润肺燥。治燥热伤肺,干咳少痰、痰中带血,可配麦门冬、生地黄等药用,如滋燥饮。

　　3. 疮疡肿毒　本品既能清热泻火而解毒,又能消肿排脓以疗疮。①治疮疡初起,热毒炽盛,未成脓者可使消散,脓已成者可溃疮排脓,常与金银花、白芷等同用,如仙方活命饮;②治外伤红肿热痛,本品研极细末,米醋调糊外敷;③治缠腰火丹,与冰片共研末,以生理盐水调涂患处。

【美容应用】

　　酒渣鼻、痤疮、面游风　本品为外科常用药,有清热、消肿、排脓之效。①治酒渣鼻、痤疮、面游风,肺经实热型,配伍黄芩、黄柏、苦参等,如清肺抑火丸;治中焦湿热型,配伍知母、黄连等,如栀子金花丸;外治用天花粉,取其清热与黏腻之性,可消肿止痛、清热收湿。②治皮疹红肿热痛,油脂溢出过多,可配伍白芷、厚朴、大黄、黄柏等细粉水调糊状外敷,如如意金黄散。

【用法用量】　煎服,10～15g。外用适量。

【使用注意】　孕妇慎用;不宜与川乌、制川乌、草乌、制草乌、附子同用。

决明子 Juemingzi

《神农本草经》

【来源】　为豆科植物决明 *Cassia obtusifolia* L. 或小决明 *Cassia tora* L. 的干燥成熟种子。主产于安徽、广西、四川、浙江、广东等地。生用,或炒用。

【性味归经】　甘、苦、咸,微寒。归肝、大肠经。

【功效】 清热明目,润肠通便。

【应用】

1. 目赤肿痛　本品苦寒泄热,甘咸益阴,善于清肝火,益肾阴,为明目佳品,虚实目疾,皆可应用。①治肝火上炎、目赤肿痛,常配栀子、夏枯草等同用;②治风热上攻头痛目赤者,常与桑叶、菊花等同用。

2. 肠燥便秘　本品性质凉润,又有清热润肠通便之效。用于内热肠燥,大便秘结,常与火麻仁、瓜蒌仁等同用。

【美容应用】

目暗、口疮　本品为清肝明目、通便泄热之品。①治肝肾阴亏,视物昏花、目暗不明,常与沙苑子、枸杞子等同用;②治肝火上炎之口疮,用本品研粉,适量撒于疮面或用本品煎水含漱。

【用法用量】 煎服,9~15g;用于润肠通便,不宜久煎。

【使用注意】 气虚便溏者不宜用。

知识链接

决明子茶饮注意事项

用决明子制作茶饮,炒过的决明子比生的效果好。中医传统用法是"逢子必炒",有利于有效成分的析出,最好直接买炒决明子。如自己在家炒,可将决明子放入铁锅中,小火炒至香气溢出;另外,决明子还有收缩子宫的作用,患有妊娠期高血压的孕妇千万不要用决明子来降压;需要特别提醒的是,决明子跟大黄一样,含有蒽醌类物质,时间长了容易引起肠道黑变病,每天服用量宜控制在10g以内,一般不要连续服用超过3个月。

芦根 Lugen
《名医别录》

【来源】 为禾本科植物芦苇 *Phragmites communis* Trin. 的新鲜或干燥根茎。全国各地均有分布。鲜用或晒干生用。

【性味归经】 甘,寒。归肺、胃经。

【功效】 清热泻火,生津止渴,除烦止呕,利尿。

【应用】

1. 热病烦渴　本品甘寒,既能清透肺胃气分实热,又能生津止渴、除烦,故可用治热病伤津,烦热口渴者,常与知母、天花粉等同用。

2. 肺热咳嗽、肺痈吐脓　本品善清透肺热,祛痰排脓。①治肺热咳嗽,常与黄芩、浙贝母、瓜蒌同用;②治肺痈吐脓,则多配薏苡仁、冬瓜仁等,如苇茎汤。

3. 胃热呕逆、齿衄　本品能清胃热而止呕逆。①治胃热呕吐,可用鲜品配青竹茹、生姜等煎服,如芦根饮;②治齿衄,本品水煎代茶饮。

4. 热淋涩痛　本品能清热利尿,治热淋涩痛,小便短赤,常配白茅根、车前子等用。

【美容应用】

口疮　本品能清热泻火。治胃火上炎,口舌生疮,常与生地、升麻、黄柏等同用。

【用法用量】 煎服,干品15~30g;鲜品加倍,或捣汁用。

【使用注意】　脾胃虚寒者忌服。

淡竹叶 Danzhuye
《本草纲目》

【来源】　为禾本科植物淡竹叶 *Lophatherum gracile* Brongn. 的干燥茎叶。主产于长江流域至华南各地。生用。

【性味归经】　甘、淡,寒。归心、胃、小肠经。

【功效】　清热除烦,利尿。

【应用】

1. 热病烦渴　本品既能清心火以除烦,又能泻胃火以止渴。用治热病伤津,心烦口渴,常配石膏、芦根等药用。

2. 尿赤淋浊　本品性寒能清泻心胃实火,甘淡能渗湿利尿。治心、胃火盛,移热小肠之热淋涩痛,可配白茅根、滑石等药用。

【美容应用】

口疮　本品能清心、胃、小肠之实火。治心、胃实火上炎所致口舌生疮,常与生地、黄连等同用。

【用法用量】　煎服,6~10g。

第二节　清热燥湿药

本类药物性味苦寒,清热之中,燥湿力强,故称为清热燥湿药,主要用于湿热证。因其苦降泄热力大,故本类药物多能清热泻火,可用治脏腑火热证。因湿热所侵部位的不同,临床症状各有所异。如湿温或暑温夹湿,湿热壅结,气机不畅,则症见身热不扬、胸脘痞闷、小便短赤、舌苔黄腻;若湿热蕴结脾胃,升降失常,则症见脘腹胀满、呕吐、泻痢;若湿热壅滞大肠,传导失职,则症见泄泻、痢疾、痔疮肿痛;若湿热蕴蒸肝胆,则症见黄疸尿赤、胁肋胀痛、耳肿流脓;若湿热下注,则症见带下色黄,或热淋灼痛;若湿热流注关节,则症见关节红肿热痛;若湿热浸淫肌肤,则可见湿疹、酒渣鼻、痤疮、面游风、粉花疮、口疮、带状疱疹及皮肤油腻、瘙痒及过敏等损容性疾病。上述湿热为患诸病证均属本类药物主治范围。

本类药物苦寒性大,燥湿力强,过服易伐胃伤阴,故一般用量不宜过大。凡脾胃虚寒,津伤阴损者应慎用,必要时可与健胃药或养阴药同用。

黄芩 Huangqin
《神农本草经》

【来源】　为唇形科植物黄芩 *Scutellaria baicalensis* Georgi 的干燥根。主产于河北、山西、内蒙古、河南、陕西等地。生用、酒炙或炒炭用。

【性味归经】　苦,寒。归肺、胆、脾、大肠、小肠经。

【功效】　清热燥湿,泻火解毒,止血,安胎。

【应用】

1. 多种湿热病证　本品苦寒,善清肺、胃、胆及大肠经之湿热,尤长于清中上焦湿热。①治湿热蕴结皮肤,皮肤红肿湿烂而痒者,可与龙胆草、车前草等配合,如龙胆泻肝汤;②治湿温、暑湿之身热不扬、胸脘痞闷,常配滑石、白豆蔻等同用,如黄芩滑石汤;③治湿热泻痢,常配黄连、葛根等,如葛根芩连汤。

2. 肺热咳嗽　本品善清肺火及上焦实热。治肺热壅遏所致咳嗽痰稠,单用有效,如清金丸,或配苦杏仁、桑白皮等,如清肺汤。

3. 痈肿疮毒、咽喉肿痛　本品有较强的泻火解毒的作用。①治火毒炽盛之痈肿疮毒,常与黄连、栀子等配伍,如黄连解毒汤;②治咽喉肿痛,常与山豆根、桔梗等同用。

4. 血热出血证　本品有清热凉血止血之功。用治火毒炽盛,迫血妄行之吐血、衄血、便血、崩漏等,常与相应的清热解毒、凉血止血之品同用。

5. 胎动不安　本品具清热安胎之效,用治血热胎动不安,常与生地黄、黄柏等药用,如保阴煎。

【美容应用】

酒渣鼻、痤疮、面游风　本品为外科常用药,具有清热祛湿之功,善于治疗湿热蕴盛于上所引起的损美性皮肤疾患。①治酒渣鼻初期,常与枇杷叶、天花粉等配伍,如枇杷叶丸;治酒渣鼻中、后期,常与桃仁、大黄配伍,如大黄䗪虫丸。②治痤疮,初起肺经风热时,可配伍防风、连翘等,如黄芩清肺饮;痤疮日久,内热壅盛时,多见红肿脓头、结节囊肿,便秘口苦,舌红苔黄者,可配伍黄连、蒲公英等;本品亦可用于痤疮的外治,常与轻粉、白芷、白附子、防风为细末,蜜调为丸,每日洗面时擦数遍,如添容丸。③治疗面游风,常配伍茯苓、白术、茵陈等,如除湿止痒汤加减。

【用法用量】　煎服,3~10g。清热多生用,安胎多炒用,清上焦热可酒炙用,止血可炒炭用。

【使用注意】　①黄芩苦寒易伤阳,脾胃虚寒者不宜使用;②本品苦燥伤阴,阴虚者慎服。

案例分析

案例:某女,30岁,主诉:痤疮4年有余,发于面颊及下颌部,皮损多见白头粉刺、丘疹、小脓疱,时有瘙痒。查体可见:形体消瘦,面有潮热,入冬常见月经迟发或闭经,口渴喜饮,大便干小便黄赤,失眠多梦。舌脉诊:舌瘦小而红苔薄黄腻,脉细数。

讨论:1. 请写出中医诊断和治疗方法。

2. 可以用哪些药物进行治疗?

黄连 Huanglian
《神农本草经》

【来源】　为毛茛科植物黄连 *Coptis chinensis* Franch、三角叶黄连 *Coptis deltoidea* C. Y. Cheng et Hsiao 或云连 *Coptis teeta* Wall. 的干燥根茎。主产于四川、云南、湖北。生用或清炒、姜汁炙、酒炙、吴茱萸水炙用。

【性味归经】　苦,寒。归心、脾、胃、肝、胆、大肠经。

【功效】　清热燥湿,泻火解毒。

【应用】

1. 湿热中阻、泻痢腹痛等　本品大苦大寒,清热燥湿力大于黄芩,尤长于清中焦湿热郁结,为治疗湿热泻痢的要药。①治湿热阻滞中焦,气机不畅所致脘腹痞满、恶心呕吐,常配苏叶用,如苏叶黄连汤。②治湿热泻痢,轻者单用有效;若泻痢腹痛,里急后重,常与木香同用,以增强行气止痛作用,如香连丸。

2. 心、胃、肝等脏腑的火热证　本品泻火解毒,尤善清泻心经实火。①治心火亢盛所致烦躁不眠,常配朱砂、生地黄等,如朱砂安神丸;②治胃火炽盛,消谷善饥之消渴证,常与生地黄、天花粉等同用,如消渴方;③治肝火目赤、肿痛多泪,可单用煎汁点眼,亦可与栀子、菊花等同用。

3. 痈肿疔毒、皮肤湿疹、耳痛流脓等　本品既能清热燥湿,又能泻火解毒,尤善疗疔毒。①治痈肿疔毒,如黄连解毒汤;②治皮肤湿疹,可用本品制成软膏外敷;③治耳道疖肿,耳痛流脓,可用黄连浸汁涂患处,或配枯矾、冰片,研粉外用;④治目赤肿痛,赤脉胬肉,常配淡竹叶用,如黄连汤。

【美容应用】

1. 酒渣鼻、痤疮　本品为疡科要药,内服大苦大寒能泄一切有余之湿火,外用有清热解毒消肿之力,诸疮必用。①酒渣鼻红斑期,肺胃热盛,气血两燔,配伍金银花、赤芍、丹皮等,如解毒清营汤;外用配伍黄芩、大黄,如四黄膏;②治疗治肺经风热,痤疮初起时,如枇杷清肺饮加减;痤疮日久,中焦湿热内蕴,红肿、结节、脓疱伴发肌肤油腻,配伍黄芩、栀子、白术等,如黄连解毒汤加减;③治粉刺、酒渣鼻,与木兰皮、猪肚等蒸熟,晒干,研细末服用,或与牡蛎研末外敷。

2. 口臭舌烂、口疮　本品尤善清泻心、胃二经实火。治心、胃火热上攻所致口臭、口疮舌烂、唇齿干燥等,常与生地黄、升麻等药同用,如清胃散。

【用法用量】　煎服,2~5g;研末服,每次0.6~1.5g;外用适量。生黄连长于泻火解毒燥湿,清心火、清大肠火;酒炒后引药上行,并可缓和苦寒之性;姜汁及吴茱萸炒,则可缓和其苦寒之性,并增强降逆止呕作用。

【使用注意】　本品大苦大寒,过服久服易伤脾胃,脾胃虚寒者忌用;苦燥易伤阴津,阴虚津伤者慎用。

黄柏 Huangbo
《神农本草经》

【来源】　为芸香科植物黄皮树 *Phellodendron chinense* Schneid. 或黄檗 *P. amurense* Rupr. 的干燥树皮。前者主产于四川、贵州、湖北、云南等地,后者主产于辽宁、吉林、河北等地。生用、酒炙、盐水炒或炒炭用。

【性味归经】　苦,寒。归肾、膀胱经。

【功效】　清热燥湿,泻火解毒,退虚热。

【应用】

1. 下焦湿热诸证　本品苦寒沉降,长于清泻下焦湿热。①治湿热下注之带下黄浊臭秽,常配山药、车前子等同用,如易黄汤;②治湿热郁蒸之黄疸,常与栀子相须,如栀子柏皮汤;③治湿热下注之脚气肿痛、痿证,常配苍术、牛膝用,如三妙丸。

2. 热毒疮疡,阴痒疥痒等　本品既能清热燥湿,又能泻火解毒。①治热毒疮疡,如黄连解毒汤;②治阴痒阴肿、疥癣,可配土茯苓、苦参、白鲜皮等,内服外洗均可,亦可与滑石、甘草研末外敷。

3. 骨蒸劳热、盗汗、遗精　本品主入肾经而善泻相火、退骨蒸,用治阴虚火旺、潮热盗汗、五心烦热、腰酸遗精,皮肤干燥,眼圈发黑者,常与知母相须为用,如知柏地黄丸。

【美容应用】

1. 酒渣鼻、痤疮　本品解毒疗疮,为疡科要药,内服清热燥湿,外用有清热解毒、燥湿敛疮之效,是诸湿疮必用之药。①治酒渣鼻,内服常用枇杷清肺饮,外用可单用本品研末调敷,或配伍黄芩、大黄,如四黄膏;②治痤疮,配伍黄芩、栀子、连翘等加减。

2. 湿疹　本品是皮肤科常用外用药,有清热、收湿、止痒之效。治疗湿疹,配伍苍术、厚朴、陈皮等,如除湿胃苓汤加减;外用时,配伍黄芩、黄连等,如三黄洗剂。

3. 口疮　本品苦寒清泻,治口舌生疮,每与硼砂、薄荷为丸服,如冰柏丸。

【用法用量】　煎服,3～12g。外用适量。生用泻实火清热毒,盐水炒泻肾火清虚热,炒炭止血。

【使用注意】　脾胃虚弱者慎用。

龙胆 Longdan
《神农本草经》

【来源】　为龙胆科植物条叶龙胆 *Gentiana manshurica* Kitag.、龙胆 *G. scabra* Bge.、三花龙胆 *Gentiana triflora* Pall. 或坚龙胆 *G. figescens* Franch. 的干燥根及根茎。各地均有分布。生用或酒炙用。

【性味归经】　苦,寒。归肝、胆经。

【功效】　清热燥湿,泻肝胆火。

【应用】

1. 下焦湿热诸证　本品苦寒,清热燥湿之中,尤善清下焦湿热。①治湿热黄疸,常与茵陈蒿、栀子等同用;②治湿热下注,阴肿阴痒、湿疹瘙痒、带下黄臭,常配黄柏、苦参等药用。

2. 用于肝胆实火　本品苦寒沉降,既清利肝胆湿热,又清泻肝胆实火。①治肝火上炎,头发全脱、头痛目赤,多配柴胡、黄芩等药用,如龙胆泻肝汤;②治肝经热盛,热极生风所致之高热惊风抽搐,常配牛黄等药用,如凉惊丸。

【用法用量】　煎服,3～6g。或入丸、散,外用适量。

【使用注意】　脾胃虚寒者不宜用,阴虚津伤者慎用。

苦参 Kushen
《神农本草经》

【来源】　为豆科植物苦参 *sophora flavescens* Ait. 的根。我国各地均产。生用。

【性味归经】　苦,寒。归心、肝、胃、大肠、膀胱经。

【功效】　清热燥湿,杀虫止痒,利尿。

【应用】

1. 湿热诸证　本品大苦大寒,能清热燥湿,凉血止痢,尤善清利下焦湿热。①治胃肠湿热所致泄泻、痢疾,可单用,或配木香用,如香参丸;②治湿热蕴蒸之黄疸,常配茵陈、黄柏、栀子等;③治湿热带下,阴肿阴痒,常配黄柏、蛇床子、车前子等同用。

2. 疥癣、湿毒疮疡　本品既能清热燥湿,又能杀虫止痒。①治疥癣,可配花椒煎汤外搽,如参椒汤,或配硫黄、枯矾制成软膏外涂;②治湿疮,单用或配黄柏、蛇床子煎水外洗。

【美容应用】

1. 湿疹、风疹　本品可祛风、止痒、燥湿。①治湿疹,可配伍当归、白鲜皮、刺蒺藜等同煎,如止痒合剂;亦可配伍苍耳子、地肤子、蛇床子、枯矾等煎汤外洗,如苍肤水剂;②治风疹瘙痒,可与荆芥、防风等药同用,如消风散。

2. 酒渣鼻、面游风、痤疮　本品具有清热、燥湿、杀虫之效。①治酒渣鼻、面游风,可与当归同用,清热凉血,散风除湿,如归参丸;亦可配伍川椒、黄柏、芫花等煎汤外洗,如芫花水剂;②治痤疮,可与紫参、丹参、沙参、人参配伍,如五参丸。

【用法用量】　煎服,3～10g;外用适量。

【使用注意】　脾胃虚寒者忌用,反藜芦。

白鲜皮 Baixianpi
《神农本草经》

【来源】　为芸香科植物白鲜 Dictamnus dasycarpus Turcz. 的干燥根皮。主产于辽宁、河北、山东、江苏等地。生用。

【性味归经】　苦,寒。归脾、胃、膀胱经。

【功效】　清热燥湿,祛风解毒。

【应用】

1. 湿热疮毒、疥癣　本品性味苦寒,有清热燥湿、泻火解毒、祛风止痒之功。①治湿热疮毒、肌肤溃烂、黄水淋漓者,可配苍术、苦参、连翘等同用;②治疥癣,可配苦参、防风、地肤子等煎汤,内服、外洗。

2. 湿热黄疸、风湿热痹　本品善清热燥湿,又能祛风通痹。①治湿热蕴蒸之黄疸,尿赤,常与茵陈、栀子等配伍;②治风湿热痹,关节红肿热痛,常与苍术、黄柏、薏苡仁等同用。

【美容应用】

1. 湿疹、风疹　本品有祛风止痒之效。治湿疹、风疹瘙痒,可与荆芥、防风、苦参等药同用煎服;可配苦参、防风、地肤子等煎汤。

2. 黄褐斑、扁平疣　本品具有祛风之效。①治黄褐斑,面黑不净,配伍白芷、白附子、土瓜根、白僵蚕、杏仁、细辛等,同捣匀为细末,洗面外敷;②治扁平疣,与白矾同煎,药液温后擦洗患处。

【用法用量】　煎服,5～10g。外用适量。

【使用注意】　脾胃虚寒者慎用。

第三节　清热解毒药

本类药物性质寒凉,清热之中更长于解毒,具有清解火热毒邪的作用。主要适用于痈肿疮毒、丹毒、瘟毒发斑、痄腮、咽喉肿痛、热毒下痢、虫蛇咬伤、癌肿、水火烫伤以及其他急性热病等。在临床用药时,应根据各种证候的不同表现及兼证,结合具体药物的特点,有针对性地选择应用。并应根据病情的需要给予相应的配伍。如热毒在血分者,可配伍清热凉血药;火热炽盛者,可配伍清热泻火药;夹有湿邪者,可配伍利湿、燥湿、化湿药;疮痈肿毒、咽喉肿痛者,可配伍活血消肿药或软坚散结药;热毒血痢、里急后重者,可配伍活血行气药等。

本类药物易伤脾胃,中病即止,不可过服。

金银花 Jinyinhua
《新修本草》

【来源】 为忍冬科植物忍冬 *Lonicera japonica* Thunb. 的干燥花蕾或带初开的花。我国南北各地均有分布。生用,炒炭用或制成露剂使用。

【性味归经】 甘,寒。归肺、心、胃经。

【功效】 清热解毒,疏散风热。

【应用】

1. 痈肿疔疮 本品甘寒,清热解毒,散痈消肿,为治痈肿疔疮阳证之要药。①治痈疮初起,可单用本品煎服,并用药渣外敷患处,亦可与皂角刺、穿山甲等配伍,如仙方活命饮;②治疗疮肿毒,坚硬根深者,常与紫花地丁、蒲公英同用,如五味消毒饮。

2. 外感风热、温病初起 本品甘寒质轻,芳香疏散,善解肺经热邪,能清热解毒兼透散表邪,可治疗外感风热或温病初起,常与连翘、薄荷等同用,如银翘散。

3. 小儿痱毒 本品清热解毒,疏散外热,善于治小儿热疖、痱子,常予本品加水蒸馏制成金银花露内服,也可用"金银花花露水"外搽或加入洗澡水中洗浴。

【美容应用】

面部湿疹、痤疮 本品具有清热解毒,散痈消肿之效。①治面部湿疹偏于风热者,常与土茯苓、薏苡仁等药同用;②治痤疮肺胃热盛型,以丘疹、脓疱多发,伴见红肿疼痛者,配伍黄芩、栀子、连翘、蒲公英等加减,如连翘败毒丸。

【用法用量】 煎服,10~15g;外用适量。解表宜轻用,解毒宜重用;疏散风热、清泄里热以生品为佳,炒炭宜用于热毒血痢,露剂多用于暑热烦渴。

【使用注意】 脾胃虚寒及气虚疮疡脓清者忌用。

知识拓展

金银花的保健功能开发

现代研究表明:金银花具有解暑、醒酒、清脑、解渴、清除体内有毒物质、降脂减肥、美容洁肤、延缓衰老和延年益寿的养身保健作用。近年来,金银花在制药、香料、化妆品、保健品等领域逐渐被广泛应用。在制药方面,已开发出了市场知名度较高的中成药如银翘解毒丸、银黄口服液、双黄连胶囊等;在日化工业方面,已研制开发出金银花香水、金银花香波、金银花牙膏、金银花香皂、金银花花露水等;在保健品方面,已研制开发出金银花露、银花茶、忍冬酒、忍冬可乐、金银花汽水、银花糖果和银麦啤酒等。

连翘 Lianqiao

《神农本草经》

【来源】 为木犀科植物连翘 *Forsythia suspensa*（Thunb.）Vahl 的干燥果实。主产于我国东北、华北、长江流域至云南。生用。

【性味归经】 苦，微寒。归肺、心、小肠经。

【功效】 清热解毒，消痈散结，疏散风热。

【应用】

1. 痈肿疮毒、瘰疬痰核　本品既能清心火，解疮毒，又能消散痈肿结聚，故有"疮家圣药"之称。①治痈肿疮毒，常与金银花、蒲公英等同用；②治痰火郁结，瘰疬痰核，常与夏枯草、浙贝母等同用；③治喉痹，可配山豆根、桔梗、甘草等同用。

2. 风热外感或温病初起　本品苦能清泄，寒能清热，入心、肺二经，长于清心火，散上焦风热。治风热外感或温病初起，常与金银花、薄荷等同用，如银翘散。

3. 热淋涩痛　本品苦寒通降，兼有清心利尿之功，多与车前子、白茅根等药配伍，治疗湿热壅滞所致之小便不利或淋沥涩痛，如如圣散。

【美容应用】

酒渣鼻、痤疮　本品有泻火解毒，消痈散结，排脓止痛之效，是疡科要药。①治酒渣鼻、痤疮，针对红肿、丘疹、脓疱、结节，配伍黄芩、栀子、连翘等加减，如防风通圣丸、连翘败毒丸。②治肺热粉刺，常与白芷、升麻等配伍。

【用法用量】 煎服，6～15g，或入丸、散。青翘，其清热解毒之力较强；老翘，长于透热达表，而疏散风热；连翘心，长于清心泻火，常用治邪入心包的高热烦躁、神昏谵语等症。

【使用注意】 脾胃虚寒及气虚脓清者不宜用。

大青叶 Daqingye

《名医别录》

【来源】 为十字花科植物菘蓝 *Isatis indigotica* Fort. 的叶片。主产于江苏、安徽、河北、浙江等地。鲜用或晒干生用。

【性味归经】 苦，大寒。归心、胃经。

【功效】 清热解毒，凉血消斑。

【应用】

热毒所致的疮痈、丹毒　本品苦寒，善清解心胃二经实火热毒，又能凉血消斑。治疮痈、丹毒、红皮病、银屑病、药疹等皮肤血热毒盛证，可用鲜品捣烂外敷，或与蒲公英、紫花地丁、蚤休等配伍，煎汤内服。

【美容应用】

1. 皮肤红斑　本品具有解毒、凉血、消斑之效。常用于热毒、火毒蕴于肌肤所致皮肤疾病，如日晒疮、水火烫伤、粉花疮、过敏性皮炎等，可配伍生地、黄芩等，如清热除湿汤。

2. 口疮、疣　本品具有解毒、去疣之效。①治咽喉肿痛，口舌生疮，用鲜品捣汁服，或配玄参、牛蒡子等同用；②治扁平疣、寻常疣，可与紫草、薏苡仁、红花、赤芍等配伍煎服或外洗,如紫兰方。

【用法用量】　煎服,9~15g,鲜品 30~60g。外用适量。

【使用注意】　脾胃虚寒者忌用。

蒲公英 Pugongying
《新修本草》

【来源】　为菊科植物蒲公英 *Taraxacum mongolicum* Hand. Mazz. 、碱地蒲公英 *Taraxacum borealisinense* Kitam. 或同属数种植物的干燥全草。全国各地均有分布。鲜用或生用。

【性味归经】　苦、甘,寒。归肝、胃经。

【功效】　清热解毒,消肿散结,利尿通淋。

【应用】

1. 痈肿疔毒、乳痈　本品苦寒,既能清解火热毒邪,又能降泄滞气,故为清热解毒、消痈散结之佳品,主治内外热毒疮痈诸证,兼能疏郁通乳,故为治疗乳痈之要药。①治痈肿疔毒,常与野菊花、紫花地丁等药同用,如五味消毒饮;②治乳痈肿痛,可单用本品浓煎内服,或以鲜品捣汁内服,渣敷患处,也可与全瓜蒌、金银花等药同用;③治痄腮,可配伍岗梅根、大黄、乳香等制成药膏外敷,或用鲜蒲公英捣碎另加鸡蛋清 1 个,白糖少许调糊外敷。

2. 肝火上炎之目赤肿痛　本品性寒入肝经,通过清肝以明目。可单用取汁点眼,或浓煎内服;亦可与菊花、夏枯草、黄芩等配伍使用。

3. 热淋涩痛、湿热黄疸　本品苦、甘而寒,能清利湿热,利尿通淋。①治热淋涩痛,常与白茅根、金钱草等同用;②治疗湿热黄疸,常与茵陈、栀子等配伍。

【美容应用】

酒渣鼻、痤疮　本品有清热解毒、消肿散结之效。治酒渣鼻、痤疮,尤其善于治疗丘疹、脓疱、结节肿痛,配伍黄芩、紫花地丁、金银花等。

【用法用量】　煎服,10~15g。外用鲜品适量,捣敷或煎汤熏洗患处。

【使用注意】　用量过大可致缓泻。

知识链接

药食两用蒲公英

蒲公英既是治病良药,又是食疗佳蔬和美容佳品。①生蒲公英富含维生素 A、维生素 C、维生素 B_1、维生素 B_2、维生素 B_6 及钾、铁、钙、叶酸等。②蒲公英植物体中含蒲公英醇、蒲公英素、胆碱、有机酸、菊糖等多种营养成分。③现代药理研究表明,蒲公英提取物总黄酮具有类超氧化物歧化酶的作用,且具有较强的抑制酪氨酸酶活性的作用,减少黑色素的生成及色素沉着;蒲公英有广谱抗菌作用。故蒲公英在洁肤美容方面值得进一步开发利用。

板蓝根 Banlangen
《新修本草》

【来源】　为十字花科植物菘蓝 *Isatis indigotica* Fort. 的干燥根。主产于河北、江苏、浙江、安徽等地。生用。

【性味归经】　苦,寒。归心、胃经。

【功效】　清热解毒,凉血,利咽。

【应用】

1. 外感发热或温病初起之咽喉肿痛　本品苦寒,善于清解实热火毒,有类似于大青叶的清热解毒之功,而更以解毒利咽散结见长。用治外感风热或温病初起,发热头痛咽痛,可单味使用,或与金银花、玄参、荆芥等同用。

2. 温毒发斑、痄腮、丹毒、痈肿疮毒　本品有清热解毒,凉血消肿之功,主治多种瘟疫热毒之证。①治时行温病,发斑发疹,舌绛紫黯者,常与生地、紫草、黄芩同用,如神犀丹;②治丹毒、痄腮、大头瘟疫,头面红肿,常配黄芩、牛蒡子等,如普济消毒饮。

【美容应用】

皮肤红斑　本品具有清热解毒、凉血消斑之效。常用于火热之毒蕴于肌肤所致各种损美性皮肤病,如银屑病、日晒疮、水火烫伤、粉花疮、接触性皮炎、过敏性皮炎等,可配伍白茅根、茜草根、紫草根等,如凉血五根汤。

【用法用量】　煎服,9~15g。

【使用注意】　脾胃虚寒者慎用。

案例分析

案例:某女,23岁,主诉:晒伤2天。皮疹见于面部、颈项、上肢外侧暴露部位,以急性红斑水肿为主,自觉热痛肿胀,时有瘙痒。患者自述因外出旅游,防护失当,暴晒后2小时发生皮疹。查体可见:形体正常,咽干口渴,唇赤红,大便干小便黄赤,心烦失眠。舌脉诊:舌红绛苔薄黄,脉洪大而数。

讨论:1. 请写出中医诊断和治疗方法。

　　　2. 可以用哪些药物进行治疗?

鱼腥草 Yuxingcao
《名医别录》

【来源】　为三白草科植物蕺菜 *Houttuynia cordata* Thunb. 的全草或干燥地上部分。主产于长江流域以南各省。晒干生用或鲜用。

【性味归经】　辛,微寒。归肺经。

【功效】　清热解毒,消痈排脓,利尿通淋。

【应用】

1. 肺痈吐脓、肺热咳嗽　本品辛以散结,寒能泄降,以清解肺热见长,又具消痈排脓之效,故为治肺痈之要药。①治痰热壅肺,胸痛,咳吐脓血,常与桔梗、芦根、瓜蒌等药同用;②治肺热咳嗽痰黄,常与黄芩、贝母等药同用。

2. 热毒疮痈　本品辛寒,既能清热解毒,又能消痈排脓。治外痈疮毒,常与野菊花、蒲公英、金银花等同用。

3. 湿热淋证　本品有清热除湿、利水通淋之效,用治湿热淋证,小便涩痛,常与车前子、白茅根等药同用。

【美容应用】

头癣、瘾疹、疔疮 本品具有清热解毒、消痈排脓之效。治头癣、瘾疹、疔疮作痛，可单用鲜品捣烂外敷。

【用法用量】 煎服,15～25g。鲜品用量加倍,水煎或捣汁服。外用适量,捣敷或煎汤熏洗患处。

【使用注意】 本品含挥发油,不宜久煎。虚寒证及阴证疮疡忌服。

射干 Shegan
《神农本草经》

【来源】 为鸢尾科植物射干 *Belamcanda chinensis*（L.）DC. 的干燥根茎。主产于湖北、河南等地。生用。

【性味归经】 辛,寒。归肺经。

【功效】 清热解毒,利咽消痰。

【应用】

1. 咽喉肿痛 本品苦寒降泄,善清肺泻火,利咽消肿,对热毒所致的咽喉肿痛兼有痰热者尤为适宜,可单用捣汁含咽,亦可与黄芩、桔梗等同用。

2. 痰热咳喘 本品善清肺火,降气消痰,以平喘止咳。①治疗肺热咳喘,痰多而黄,常与桑白皮、马兜铃、桔梗等药同用;②治疗寒痰咳喘,痰多清稀,常与麻黄、细辛、半夏等药物配伍,如射干麻黄汤。

【用法用量】 煎服,3～10g。

【使用注意】 脾虚便溏者不宜使用。孕妇忌用或慎用。

白头翁 Baitouweng
《神农本草经》

【来源】 为毛茛科植物白头翁 *Pulsatilla chinensis*（Bge.）Regel 的干燥根。主产于我国东北、华北、华东等地。生用。

【性味归经】 苦,寒。归胃、大肠经。

【功效】 清热解毒,凉血止痢。

【应用】

1. 热毒血痢、疮痈肿毒 本品苦寒降泄,清热解毒,凉血止痢,尤善于清胃肠湿热及血分热毒,故为治热毒血痢之良药。①治热痢腹痛、里急后重、下痢脓血,可单用,或配伍黄连、黄柏、秦皮同用,如白头翁汤;②治疗痄腮、瘰疬、疮痈肿痛等证,可与蒲公英、连翘等药同用。

2. 阴痒带下 本品兼能清热燥湿而止带,可配苦参、蛇床子等煎汤外洗。

【用法用量】 煎服,10～15g,鲜品 15～30g。外用适量。

【使用注意】 虚寒泻痢忌服;白头翁鲜品外用对皮肤、黏膜有一定的刺激性,经加热、干燥久贮后其刺激性大大降低,故一般宜用干品或入煎剂使用。

野菊花 Yejühua
《本草正》

【来源】 为菊科植物野菊 *Chrysanthemum indicum* L. 的干燥头状花序。主产于江苏、四川、安徽、广东、山东等地。生用。

【性味归经】 苦、辛,微寒。归肝、心经。

【功效】 清热解毒,泻火平肝。

【应用】

1. 痈疽疔疖、咽喉肿痛 本品辛散苦降,其清热泻火、解毒利咽、消肿止痛力胜,为治外科疔痈之良药。用治热毒蕴结,疔疖丹毒,痈疽疮疡,咽喉肿痛,均可与蒲公英、紫花地丁、金银花等同用,如五味消毒饮。

2. 目赤肿痛、头痛眩晕 本品能清泻肝火,兼散风热。①治风火上攻之目赤肿痛,常与金银花、密蒙花、夏枯草等同用;②治肝火上炎之头痛眩晕,常与钩藤、决明子等配伍。

【美容应用】

头癣、湿疮、风疹瘙痒等 本品能燥湿杀虫止痒。①治头癣、湿疹,常与苦楝皮、苦参等药煎水外洗;②治痒疹,常与地肤子、白鲜皮、赤芍等同用;③治银屑病,可与枯矾、川椒等配伍煎汤外洗患处。

【用法用量】 煎服,10~15g。外用适量。

败酱草 Baijiangcao
《神农本草经》

【来源】 为败酱科植物黄花败酱 *Patrinia scabiosaefolia* Fisch、白花败酱 *P. villosa* Juss. 的干燥全草。主产于四川、河北、河南、东北三省等地。生用或鲜用。

【性味归经】 辛、苦,微寒。归肝、胃、大肠经。

【功效】 清热解毒,消痈排脓,祛瘀止痛。

1. 内外诸痈 本品为疗肠痈之要药,常与大血藤相须为用。①治肠痈初起,常与金银花、蒲公英、牡丹皮等同用,治肠痈脓已成者,常与薏苡仁、附子同用,如薏苡附子败酱散;②治疮痈肿痛,单煎服,或鲜品捣敷。

2. 产后瘀阻腹痛 本品辛散行滞,有破血行瘀,通经止痛之功。如单用本品煎服,或与五灵脂、香附、当归等药配伍,用于治疗产后瘀阻,腹中刺痛。

【用法用量】 煎服,5~15g。外用适量。

【使用注意】 脾胃虚弱、食少泄泻者忌服。

穿心莲 Chuanxinlian
《岭南采药录》

【来源】 为爵床科植物穿心莲 *Andrographis paniculata*(Burm. F.)Nees 的干燥地上部分。主产于广东、广西、福建。生用,或鲜用。

【性味归经】 苦,寒。归心、肺、大肠、膀胱经。

【功效】 清热解毒,凉血,消肿,燥湿。

【应用】

1. 外感风热、温病初起　本品苦寒降泄,清热解毒。治外感风热或温病初起,发热头痛,可单用,如穿心莲片;亦常与金银花、连翘、薄荷等同用。

2. 肺热咳喘、肺痈吐脓、咽喉肿痛　本品善清肺火,凉血消肿。①治肺热咳嗽气喘,常与黄芩、桑白皮等合用;②治肺痈咳吐脓痰,与鱼腥草、桔梗等同用;③治咽喉肿痛,常与玄参、牛蒡子等药同用。

3. 湿热泻痢、热淋涩痛　本品有清热解毒、燥湿、止痢功效,故凡湿热诸证均可应用。①治胃肠湿热,腹痛泄泻,下痢脓血者,可单用,或与苦参、木香等同用;②治膀胱湿热,小便淋沥涩痛,多与车前子、白茅根、黄柏等药合用。

4. 虫蛇咬伤　本品既能清热解毒,又能凉血消肿。治蛇虫咬伤者,可用鲜品捣敷,或与白花蛇舌草、重楼等同用。

【美容应用】

1. 湿疹瘙痒　本品可清热解毒,燥湿止痒。湿疹瘙痒,可以本品为末,甘油调涂患处。

2. 口疮　本品既能清热解毒,又能凉血消痈。治口疮、齿龈肿痛,可单用或配金银花、野菊花等同用。

【用法用量】　煎服,5~10g。煎剂易致呕吐,故多作丸、散、片剂。外用适量。

【使用注意】　不宜多服久服;脾胃虚寒者不宜用。

山豆根 Shandougen
《开宝本草》

【来源】　为豆科植物越南槐 *Sophora tonkinensis* Gapnep. 的干燥根及根茎。又名广豆根。主产于广西、广东、贵州等地。切片生用。

【性味归经】　苦,寒;有毒。归肺、胃经。

【功效】　清热解毒,利咽消肿。

【应用】

咽喉肿痛　本品大苦大寒,功善清肺火,解热毒,利咽消肿,为治疗咽喉肿痛的要药。轻者可单用,重者常与桔梗、栀子、连翘等药同用,如清凉散。

【美容应用】

口疮、牙龈肿痛　本品能清胃火,治胃火上炎引起的牙龈肿痛、口舌生疮,可单用煎汤漱口,或与石膏、黄连、升麻、牡丹皮等同用。

【用法用量】　煎服,3~6g。外用适量。

【使用注意】　本品有毒,过量服用易引起呕吐、腹泻、胸闷、心悸等,故用量不宜过大。脾胃虚寒者慎用。

土茯苓 Tufuling
《本草纲目》

【来源】　为百合科植物光叶菝葜 *Smilay glabra* Roxb. 的干燥根茎。长江流域及南部各省均有分布。生用。

【性味归经】　甘、淡,平。归肝、胃经。

【功效】 解毒除湿,通利关节。

【应用】

1. 杨梅毒疮、肢体拘挛 本品甘淡,解毒利湿,通利关节,又兼解汞毒,为治梅毒的要药。①治梅毒,可单用本品水煎服,也可与金银花、白鲜皮等同用;②若因服汞剂中毒而致肢体拘挛者,常与薏苡仁、木瓜等药配伍,如搜风解毒汤。

2. 淋浊带下、瘙痒 本品甘淡渗利,能除湿热,解蕴毒。①治热淋,常与木通、萹蓄同用;②治阴痒带下,单用本品水煎服,或与黄柏、苦参等同用。

【美容应用】

湿疹 本品能清热除湿。治湿疹瘙痒,常与地肤子、白鲜皮、茵陈等配伍。

【用法用量】 煎服,15~60g。外用适量。

【使用注意】 肝肾阴虚者慎服。服药时忌茶。

白花蛇舌草 Baihuasheshecao
《广西中药志》

【来源】 为茜草科植物白花蛇舌草 *Oldenlandia diffusa*（Willd.）Roxb. 的全草。产于我国长江以南各省。鲜用或晒干生用。

【性味归经】 微苦、甘,寒。归胃、大肠、小肠经。

【功效】 清热解毒,利湿通淋。

【应用】

1. 痈肿疮毒、咽喉肿痛、毒蛇咬伤 本品苦寒,有较强的清热解毒作用,用治热毒所致诸证,内服外用均可。①治痈肿疮毒,单用鲜品捣烂外敷,也可与金银花、连翘、野菊花等药同用;②治咽喉肿痛,多与黄芩、玄参、板蓝根等药同用;③治毒蛇咬伤,可与半枝莲、紫花地丁、蚤休等药配伍。

2. 下焦湿热证 本品甘寒,有清热利湿通淋之效。①治顽固性外阴湿疹,可与苍术、土茯苓等同煎,熏洗患处;②治淋证,常与白茅根、车前草、石韦等同用。

【美容应用】

银屑病（白疕） 本品能清热解毒,治银屑病,常配伍苦参、当归、丹参、鸡血藤等药同用,如银乐丸。

【用法用量】 煎服,15~60g。外用适量。

【使用注意】 阴疽及脾胃虚寒者忌用。

知识链接

银屑病的基本概念

银屑病又名牛皮癣,银屑病是一种常见的红斑鳞屑银屑性疾病,与中医学文献中记载的"白疕""蛇虱""疕风"相类似。《医宗金鉴·外科心法》白疕记载:"此证俗名蛇虱,生于皮肤,形如疹疥,色白而痒,搔起白皮"。该病进程缓慢,具有复发倾向。皮损常为点状斑丘疹或小脓疱,表面鳞屑堆积,表层易剥脱,基底面有点状出血,常伴自觉瘙痒或热痛。多见于青壮年人。中医认为本病或因外感风热,郁久化热,生风化燥搏于肌肤;或因饮食不节,湿热内蕴,痹阻经络肌肤;或因情志不遂,郁久化火,耗伤气血,血虚风燥肌肤失养而发病。治疗时多用清热利湿、凉血解毒、疏肝解郁、滋阴润燥等方法治疗。

紫花地丁 Zihuadiding
《本草纲目》

【来源】 为堇菜科植物紫花地丁 *Viola yedoensis* Makino 的干燥全草。主产于我国长江下游至南部各省。鲜用或晒干生用。

【性味归经】 苦、辛,寒。归心、肝经。

【功效】 清热解毒,凉血消肿。

【应用】

1. 疔疮肿毒、目赤肿痛 本品能清热解毒,凉血消肿,消痈散结,为治痈肿疮毒的常用药,尤善解疔毒。①治痈肿、疔疮、丹毒等,可单用鲜品捣汁内服,以渣外敷,或与金银花、蒲公英等药同用,如五味消毒饮;②治肝热目赤肿痛,可与菊花、蝉蜕等配用;③治乳痈,常与蒲公英配伍。

2. 毒蛇咬伤 本品兼可解蛇毒,治疗毒蛇咬伤,可用鲜品捣汁内服,亦可配雄黄少许,捣烂外敷。

【用法用量】 煎服,15~30g。外用鲜品适量,捣烂敷患处。

【使用注意】 体质虚寒者忌服。

白蔹 Bailian
《神农本草经》

【来源】 为葡萄科植物白蔹 *Ampelopsis japonica*(Thunb.) Makino 的干燥块根。主产于我国华北、华东及中南。春、秋季采,出去泥沙和细根,切斜片,晒干。

【性味归经】 苦,微寒。归心、胃经。

【功效】 清热解毒,消痈散结,敛疮生肌。

【应用】

用于疮痈肿毒、水火烫伤。本品苦寒清泄,消痈散结,用治痈肿疮毒,可单用或与金银花、连翘、蒲公英同煎内服;也可与赤小豆同研为末,鸡蛋清调外用。疮痈已化脓者,内服可促使其溃破排脓。疮疡溃后不敛者,可与白及、络石藤同用,为末外敷,有生肌敛疮之效,如白蔹散。用治水火烫伤,可单用,或与地榆同用,等分为末外敷。

【美容应用】

色斑 本品有清热消痈、祛斑泽面之功,可治疗各种损美性色斑,如黄褐斑、雀斑、痤疮、日晒伤、粉化疮等后期遗留的色斑。治疗黄褐斑,可配伍白芷、白术、白茯苓、白及等,研成细末,蛋清调敷涂面,如七白膏;治雀斑,可配伍白牵牛、细辛、白附子等研成细末,水调搽面,如金鉴玉容散。

【用法用量】 煎服,5~10g。外用适量,煎汤洗或研成极细粉敷患处。

【使用注意】 不宜与川乌、制川乌、草乌、制草乌、附子同用。

第四节 清热凉血药

本类药多为甘寒、咸寒或苦寒之品,具有清营凉血作用。适用于营分、血分实热证,如温热病热入营血,症见舌绛、身热夜甚、心烦躁扰,甚则神昏谵语、斑疹隐隐或见多种出血现象;内伤血热证,症见心烦、面赤、口渴喜冷饮、头发脱落、手足蜕皮、月经先期量多、舌红苔黄、脉数有力等。热入营血,必伤阴液,清热凉血药多清热而不伤阴,其中部分药既能凉血又能滋阴,对于热入营血,伤津耗液者尤为适宜。

生地黄 Shengdihuang
《神农本草经》

【来源】 为玄参科植物地黄 *Rehmannia glutinosa* Libosch. 的新鲜或干燥块根。主产于河南、河北、内蒙古及东北。鲜用,或干燥生用。

【性味归经】 甘、苦,寒。归心、肝、肾经。

【功效】 清热凉血,养阴生津。

【应用】

1. 热入营血证 本品甘寒质润,苦寒清热,入营血分,为清热凉血、养阴生津之要药。①治温热病热入营血,壮热烦渴、神昏舌绛者,常配玄参、连翘等药用,如清营汤;②治温病后期,余热未尽,夜热早凉,常配青蒿、鳖甲等同用,如清蒿鳖甲汤。

2. 血热妄行、吐衄 本品能清热凉血以止血。治血热吐衄,便血崩漏,常与鲜荷叶、生艾叶等同用,如四生丸。

3. 烦热口渴、肠燥便秘 本品既能清热养阴,又能生津止渴。①治热病伤阴,烦渴多饮,常配麦冬、沙参、玉竹等用,如益胃汤;②治温病津伤,肠燥便秘,可配玄参、麦冬用,如增液汤。

【美容应用】

1. 皮肤红斑 本品具有清热、凉血、消斑之效。治血热内蕴之银屑病、日晒疮、水火烫伤、粉花疮等及热毒斑疹色红赤者,常与赤芍、牡丹皮等配伍,如解毒清营汤;亦可配伍紫草、丹参等,如凉血活血汤。

2. 风疹瘙痒、皮肤干燥 本品甘寒质润,清热之中又能滋阴益肾,养血润肤。治风疹瘙痒,常与荆芥、当归、白蒺藜等合煎,如当归饮子;治疗皮肤干燥,常与熟地、黄芪、天地、麦冬等合用,如养血润肤饮。

3. 须发早白、斑秃 本品既能清热养阴,养血润燥。①治精血不足之须发早白,常与枸杞子、旱莲草等同用;②治斑秃,可与白术、泽泻、首乌藤等配伍,如祛湿健发汤。

【用法用量】 煎服,10~30g。鲜品用量加倍,或以鲜品捣汁入药。

【使用注意】 脾虚湿滞,腹满便溏者不宜使用。

玄参 Xuanshen
《神农本草经》

【来源】 为玄参科植物玄参 *Scrophularia ningpoensis* Hemsl. 的干燥根。产于我国长江流域及陕西、福建等地。生用。

【性味归经】 甘、苦、咸,微寒。归肺、胃、肾经。

【功效】 清热凉血,滋阴降火,解毒散结。

【应用】

1. 温热病热入营血、温毒发斑 本品咸寒入血分而能清热凉血。①治温病热入营分,身热夜甚、心烦口渴者,常配生地黄、丹参、连翘等药用,如清营汤;②治温病邪陷心包,神昏谵语,可配麦冬、竹叶卷心、连翘心等药用,如清宫汤;③治温热病,气血两燔,发斑发疹,可配石膏、知母等药用,如化斑汤。

2. 咽喉肿痛、瘰疬痰核、脱疽 本品长于解毒利咽散结,且能滋阴。①治咽喉肿痛,若属瘟毒热盛者,可配黄芩、板蓝根等药用,如普济消毒饮。若属阴虚火旺所致者,可与麦冬、桔梗等相配,如玄麦甘桔汤;②治痰火郁结之瘰疬,配浙贝母、牡蛎,如消瘰丸;③治脱疽,可配银花、当归等用,如四妙勇安汤。

3. 津伤便秘 本品能清热生津、滋阴润燥。治热病伤阴,津伤便秘,常配生地黄、麦冬同用,如增液汤。

【美容应用】

1. 皮肤红斑 本品具有凉血散血、消斑退红之效。治血热有瘀之斑疹色红赤者,常与当归、生地、红花、牡丹皮等配伍,如凉血四物汤。

2. 手足蜕皮 本品能滋阴润肤。治疗手足脱皮,可配伍黄芪、当归、红花、生地等同煎。

【用法用量】 煎服,10~15g。

【使用注意】 脾胃虚寒,食少便溏者不宜服用。反藜芦。

牡丹皮 Mudanpi
《神农本草经》

【来源】 为毛茛科植物牡丹 *Paeonia suffruticosa* Andr. 的干燥根皮。主产于安徽、河南、四川、湖北等地。生用、酒炙或炒炭用。

【性味归经】 苦、辛,微寒。归心、肝、肾经。

【功效】 清热凉血,活血散瘀。

【应用】

1. 血热斑疹吐衄 本品既清热凉血止血,又活血散瘀,有凉血止血而不留瘀,活血而不动血的特点。治温病热入营血,迫血妄行所致发斑、吐血、衄血,常配生地、赤芍相须为用。

2. 虚热证 本品辛寒,入血分而善于清透阴分伏热,为治无汗骨蒸之要药。用治温病后期,邪伏阴分,津液已伤,夜热早凉,常配鳖甲、青蒿等,如青蒿鳖甲汤。

3. 血瘀经闭、痛经、癥瘕、跌打伤痛 本品辛行苦泄,有活血祛瘀之功。①治血瘀经闭、痛经,常配当归、丹参等同用;②治癥瘕积聚,可配茯苓、桂枝等药用,如桂枝茯苓丸;③治跌打伤痛,可与红花、乳香、没药等配伍,如牡丹皮散。

4. 痈肿疮毒 本品苦寒,清热凉血之中,善于散瘀消痈。治火毒炽盛、痈肿疮毒,可配大黄、白芷、甘草等药用,如将军散。

【美容应用】

1. 皮肤红斑 本品具有清热凉血、活血散瘀之效。治血热内蕴之日晒疮、痤疮、粉花疮等及热毒斑疹色紫有瘀者,常与赤芍、桃仁、红花、生地等配伍。

2. 皮肤湿疹 本品苦寒,清热消痈。治皮肤湿疹瘙痒,用5%丹皮粉霜(用丹皮加工提取而成的白色微黄霜剂)外涂患处。

3. 痤疮、黄褐斑　本品质寒辛散,善于凉血活血化瘀。①治痤疮肺胃有热,气血两燔,皮损红肿热痛,血热瘀滞者,常与地骨皮、桑白皮、丹参、白等配伍,如三皮消痤汤;②治疗黄褐斑,多用于肝郁化热,灼伤阴血,气血失和而发的面部黑斑,常与栀子、柴胡、白芍等合用,如加味逍遥散。

【用法用量】　煎服,6～12g。清热凉血宜生用,活血祛瘀宜酒炙用,止血宜炒炭用。

【使用注意】　血虚有寒、月经过多及孕妇不宜用。

知识链接

牡丹皮的现代药理

　　牡丹皮的提取物丹皮酚能抑制细胞内自由基产生,能使皮肤增白,将皮肤中沉积色素还原,消瘀化斑;同时也具有消炎、消肿止痛、抗过敏、抗病毒等作用。对色斑、肌肉痛、皮肤瘙痒、牛皮癣、带状疱疹、湿疹具有较好的治疗和保健效果,此外,在牙膏、含漱液、牙粉、牙痛水中含有一定量的丹皮酚,能够起到治疗龋齿、止痛、洁白牙齿的功效。

赤芍 Chishao

《开宝本草》

【来源】　为毛茛科植物赤芍 *Paeonia lactiflora* Pall. 或川赤芍 *P. veitchii* Lynch 的干燥根。全国大部分地区均产。生用或炒用。

【性味归经】　苦,微寒。归肝经。

【功效】　清热凉血,散瘀止痛。

【应用】

1. 温毒发斑、血热吐衄　本品苦寒,主入肝经,善走血分,能清泻肝火,泄血分郁热而奏凉血、止血之功。①治温毒发斑,可配水牛角、牡丹皮等药用;②治血热吐衄,可配生地黄、大黄、白茅根等药用。

2. 血瘀经闭、痛经、癥瘕等　本品苦降,有活血通经,散瘀止痛之功。①治经闭、痛经,常配益母草、丹参等同用;②治癥瘕腹痛,常与桂枝、桃仁等同用,如桂枝茯苓丸;③治跌打损伤,瘀肿疼痛,可配虎杖用,如虎杖散。

3. 目赤肿痛、痈肿疮疡　本品苦寒入肝经而清肝火,又能清热凉血,散瘀消肿。①用治肝经风热之目赤肿痛、羞明多眵,可配荆芥、薄荷等药用,如芍药清肝散;②治热毒壅盛,痈肿疮疡,可配金银花、天花粉等药用,如仙方活命饮。

【美容应用】

1. 皮肤红斑　本品苦寒行散,具有清肝火、凉血热、行血滞、散瘀血之效。治疗营血内热有瘀之日晒疮、粉花疮等伴见斑疹色紫黯者,常与生地、牡丹皮、红花等配伍,如解毒清营汤。

2. 痤疮、酒渣鼻、黄褐斑　本品有活血止痛、散瘀消肿之效。①治痤疮血热瘀滞,皮损多见丘疹、脓疱、囊肿、结节伴见红肿热痛者,常与丹皮、丹参、桃仁、红花等配伍;②治酒渣鼻后期,血热有瘀,鼻赘肿痛,常与桃仁、红花、大黄等配伍,如大黄䗪虫丸。

③治黄褐斑、雀斑,常与生地黄、桃仁、红花、牛膝等同用。

【用法用量】 煎服,6~12g。

【使用注意】 血寒经闭不宜用,孕妇慎用。反藜芦。

水牛角 Shuiniujiao
《名医别录》

【来源】 为牛科动物水牛 *Bubalus bubalis* Linnaeus 的角。主产于华南、华东地区。生用,或制为浓缩粉用。

【性味归经】 苦,寒。归心、肝经。

【功效】 清热凉血,定惊,解毒。

【应用】

1. 温病高热、惊风抽搐　本品苦寒入心肝血分能清热凉血、泻火解毒定惊。治温热病热入血分,高热神昏谵语,惊风抽搐,可以水牛角浓缩粉配石膏、玄参、羚羊角等药用,如紫雪丹。

2. 痈肿疮疡、咽喉肿痛　本品有清热解毒之功。治疮痈,喉痹,常与黄芩、连翘等药同用,如水牛角解毒丸。

【美容应用】

皮肤红斑　本品具清热凉血之效。治血热所致之白疕、日晒疮、粉花疮等伴见斑疹色紫黯者,可配生地黄、牡丹皮、赤芍等药,如清热地黄丸。

【用法用量】 镑片或粗粉煎服,15~30g,宜先煎 3h 以上;或锉末冲服;或用水牛角浓缩粉冲服,每次 1.5~3g,每日 2 次。

【使用注意】 脾胃虚寒者忌用。

紫草 Zicao
《神农本草经》

【来源】 为紫草科植物新疆紫草 *Arnebia euchroma*(Royle)Johnst. 或内蒙紫草 *Arnebia guttata* Bunge 的干燥根,主产于辽宁、新疆、内蒙古、河北等地。生用。

【性味归经】 甘、咸,寒。归心、肝经。

【功效】 清热凉血,活血解毒,透疹消斑。

【应用】

1. 麻疹不透　本品既凉血,又活血,为解毒透疹之专药。①治麻疹不透,疹色紫黯,兼咽喉肿痛者,常配牛蒡子、山豆根等同用,如紫草消毒饮;②治麻疹气虚,疹出不畅,配黄芪、升麻等,如紫草解肌汤。

2. 疮疡、水火烫伤　本品甘寒能清热解毒,咸寒能清热凉血,并能活血消肿。①治痈肿疮疡,可配银花、连翘等同用;②治疮疡久溃不敛,常与当归、白芷、血竭等相伍,用麻油、白蜡制成膏剂外敷,如生肌玉红膏;③治水火烫伤,可用本品以植物油浸泡,滤取油液,外涂患处,或配黄柏、丹皮、大黄等药,麻油熬膏外搽。

【美容应用】

1. 皮肤红斑、湿疹　本品能清热凉血,活血消肿。①治温病血热毒盛,斑疹紫黯者,常配赤芍、蝉蜕等药用,如紫草快斑汤;②治湿疹,可与黄连、黄柏、漏芦等同用,如紫草膏。

2. 扁平疣、寻常疣　本品有凉血活血、去腐生肌之效,可解毒治疣。常与板蓝根、马齿苋、生薏苡仁等同用,如紫兰方。

【用法用量】　煎服,6~10g。外用适量,熬膏或用植物油浸泡涂搽。

【使用注意】　本品性寒而滑利,脾虚便溏者忌服。

第五节　清虚热药

本类药物药性寒凉,主入阴分,以清虚热、退骨蒸为主要作用。主要用于肝肾阴虚,虚火内扰所致的骨蒸潮热、午后发热、手足心热、虚烦不寐、盗汗遗精、舌红少苔、脉细数以及温热病后期,邪热未尽,伤阴劫液,而致夜热早凉、热退无汗、舌质红绛、脉象细数等虚热证。本类药物亦可用于实热证。使用本类药常配伍清热凉血及清热养阴之品,以标本兼顾。

青蒿 Qinghao
《神农本草经》

【来源】　为菊科植物黄花蒿 *Artemisia* annua L. 的地上部分。全国大部地区均有分布。鲜用或生用。

【性味归经】　苦、辛,寒。归肝、胆经。

【功效】　清虚热,除骨蒸,解暑热,截疟,退黄。

【应用】

1. 温邪伤阴,夜热早凉　本品苦寒清热,辛香透散,长于清透阴分伏热。治温邪伤阴,夜热早凉,或热病后低热不退等,常与鳖甲、知母等同用,如青蒿鳖甲汤。

2. 阴虚发热,劳热骨蒸　本品具有清退虚热,凉血除蒸的作用。治阴虚发热,骨蒸劳热,潮热盗汗,常与银柴胡、胡黄连等同用,如清骨散。

3. 暑热外感　本品善清解暑热。治外感暑热,头昏头痛、发热口渴等症,常与西瓜翠衣、连翘、滑石等同用。

4. 疟疾　本品是治疗疟疾之良药,又兼有清暑热之功。用于截疟可单用较大剂量鲜品捣汁服,若兼有暑湿恶心呕吐胸闷,寒轻热重者可配伍黄芩、半夏等药,如蒿芩清胆汤。

5. 湿热黄疸　本品可清肝利胆退黄。治疗湿热黄疸,可配伍龙胆、黄柏、木通等同煎。

【美容应用】

疥癣瘙痒、日晒伤　本品能除湿杀虫,治疥癣瘙痒,可与蛇床子、苦参等相配。治日晒疮,可将本品捣碎,冲冷水,饮汁,渣敷疮上。

【用法用量】　煎服,6~12g,不宜久煎;或鲜用绞汁服。外用适量。

【使用注意】　脾胃虚弱、肠滑泄泻者忌服。

青蒿治疟的用法

晋代葛洪《肘后备急方·治寒热诸疟方》中记载:"青蒿一握,以水二升渍,绞取汁,尽服之。"绞汁使用的办法,和中药常用的煎熬法不同。现代研究已经证明青蒿对疟疾有效,可是文献中关于青蒿的使用方法记载至少包括两类:多数记载的煎熬法和葛洪记载的水渍绞汁服法。科学研究表明,葛洪《肘后备急方·治寒热诸疟方》中记载的方法效果更佳,而煎煮青蒿治疗疟疾效果不稳定,可能源于其多种化学成分的相互影响。

地骨皮 Digupi
《神农本草经》

【来源】 为茄科植物枸杞 *Lycium chinense* Mill. 或宁夏枸杞 *Lycium barbarum* L. 的根皮。我国南北各地均产。生用。

【性味归经】 甘,寒。归肺、肝、肾经。

【功效】 凉血除蒸,清肺降火。

【应用】

1. 阴虚发热,骨蒸盗汗 本品甘寒清润,能清肝肾之虚热,除有汗之骨蒸,为退虚热、疗骨蒸之佳品。治潮热骨蒸,常与知母、银柴胡等配伍,如清骨散。

2. 肺热咳嗽 本品甘寒,善清泄肺热,除肺中伏火。治肺火郁结,气逆不降,咳嗽气喘,皮肤蒸热等,常与桑白皮、甘草等同用,如泻白散。

3. 血热出血证 本品甘寒入血分,能清热、凉血、止血。治血热妄行之吐血、衄血、尿血等,可单用本品加酒煎服,或配白茅根、侧柏叶等同用。

【美容应用】

1. 牙齿黄黑、口臭 本品甘寒,善清热降火。①治肾阴不足,牙齿黄黑,配伍川芎、薏苡仁、细辛、防风等,如芎薏散,煎汤去渣,热含冷吐;②治肺热口臭,肺气宣降失司,化生痰浊上逆,口中秽臭,常配桑白皮、栀子等,如泻白散。

2. 须发早白 本品能清肝肾虚热,治疗肾精不足,肝血亏虚,发无所养,毛发枯槁无泽或发失乌黑,白发早现,配伍菟丝子、黑芝麻、生地等,如草还丹加减。

【用法用量】 煎服,9~15g。

【使用注意】 外感风寒发热及脾虚便溏者不宜用。

白薇 Baiwei
《神农本草经》

【来源】 为萝藦科植物白薇 *Cynanchum atratum* Bge. 或蔓生白薇 *Cynanchum versicolor* Bge. 的干燥根及根茎。我国南北各省均产。生用。

【性味归经】 苦、咸,寒。归胃、肝、肾经。

【功效】 清退虚热,清热凉血,利尿通淋,解毒疗疮。

【应用】

1. 阴虚发热、产后虚热 本品既清实热,又以退虚热见长。①治热病后期,余邪未尽,夜热早凉,或阴虚发热,骨蒸潮热,常与知母、青蒿等同用;②治产后虚热不退,可与当归、人参等同用,如白薇汤。

2. 温病热入营血 本品善入血分,有清营血分邪热之功。治温病热入营血,高热烦渴,神昏舌绛,常配生地、玄参等同用。

3. 热淋、血淋 本品既能清热凉血,又能利尿通淋,故可用于膀胱湿热,血淋涩痛,常与木通、滑石等同用。

4. 疮痈肿毒、咽喉肿痛 本品苦咸而寒,有清热凉血,解毒疗疮,消肿散结之效。①治疗疮痈肿毒,常与天花粉、赤芍等同用,如白薇散;②治咽喉肿痛,常与桔梗、山豆根等同用。

【美容应用】

口疮 本品苦寒清热、解毒消肿。治虚火上灼所致口疮,可与生地黄、熟地黄、黄柏等配伍。

【用法用量】 煎服,3~10g。外用适量。

【使用注意】 脾胃虚寒、食少便溏者不宜服用。

本章了解药见表1-6-1。

表1-6-1 本章了解药要览

分类	药名	性味归经	功效应用	用法用量
清热泻火药	竹叶	甘、辛、淡,寒;归心、胃、小肠经	清热除烦,生津,利尿。用于热病烦渴、口疮、尿赤	6~15g;鲜品15~30g
清热解毒药	贯众	苦,微寒,有小毒;归肝、脾经	清热解毒,凉血止血,杀虫。用于风热表证、温毒发斑、痄腮、血热出血、虫证	煎服,5~10g
	马齿苋	酸,寒;归肝、大肠经	清热解毒,凉血止血,止痢。用于热毒血痢、疮疡、疥癣、面部瘢痕、崩漏、便血	9~15g,鲜品30~60g;外用适量
	半边莲	甘、淡,寒,归心、小肠、肺经	清热解毒,利水消肿。用于疮痈肿毒、蛇虫咬伤、大腹水肿、湿疮、湿疹、疥癣	10~15g;鲜品30~60g;外用适量
	鸦胆子	苦,寒,有小毒;归大肠、肝经	清热解毒止痢,截疟;外用:腐蚀赘疣。用于热毒血痢、休息痢、疟疾、鸡眼、赘疣	0.5~2g,以胶囊包裹吞服,不入煎剂
	青黛	咸,寒;归肝、肺经	清热解毒,凉血消斑,清肝泻火,定惊。用于痄腮喉痹、疮痈丹毒、温毒发斑、血热吐衄、高热惊痫	入丸、散,1.5~3g;外用适量
	蚤休	苦,微寒,有小毒;归肝经	清热解毒,消肿止痛,凉肝定惊。用于痈肿疔疮、咽喉肿痛、痤疮、毒蛇咬伤、跌打瘀肿、惊风抽搐	3~9g;外用适量,捣敷或研末调涂患处
	木蝴蝶	苦、甘,凉;归肺、肝、胃经	清肺利咽,疏肝和胃。用于喉痹音哑、肝胃气痛	1.5~3g

续表

分类	药名	性味归经	功效应用	用法用量
清虚热药	银柴胡	甘，微寒；归肝、胃经	清虚热，除疳热。用于阴虚发热、疳积发热	3~10g
	胡黄连	苦，寒；归心、肝、胃、大肠经	退虚热，除疳热，清湿热。用于骨蒸潮热、小儿疳热、湿热泻痢、痔疮肿痛	3~10g

复习思考题

扫一扫
测一测

1. 叙述清热药的定义、作用、适应证、分类及使用注意。

2. 试述石膏、栀子、黄芩、黄柏、金银花、连翘、生地黄、牡丹皮、青蒿的药性、功用及美容应用。

3. 试述石膏与知母，黄芩、黄连与黄柏，连翘与金银花，玄参与生地黄功用之异同。

(武琴琴)

第七章

泻 下 药

学习要点

【知识要点】

1. 掌握泻下药的含义、分类、功效、主治证及使用注意。
2. 掌握大黄、芒硝的性能、功效、应用及美容应用、用量用法及使用注意。
3. 熟悉芦荟、火麻仁、巴豆的性能、功效及应用。
4. 鉴别大黄与芒硝的功用异同。

【技能要点】

利用泻下药的性能和功效辨证治疗损容性疾病。

凡能引起腹泻,或润滑大肠,促进排便的药物,称为泻下药。

泻下药大多味苦而泄,或质润而滑,药性寒、温有异,或性平,主入大肠经。主要具有泻下通便作用,以排除胃肠积滞和燥屎等;或有清热泻火,使实热壅滞之邪通过泻下而起清解作用;或有逐水退肿,使水湿停饮随大小便排除,达到祛除停饮、消退水肿的目的。主要适用于大便秘结,胃肠积滞,实热内结及水肿停饮等里实证。在美容方面,泻下药可以消脂减肥,抗衰老,排毒养颜,洁肤消斑;并可用于头面丹毒、酒渣鼻、痤疮等伴随便秘的症状,既能泄热通便,也可以制成膜外用,使皮损得以修复;某些有毒之品外用具有杀虫疗疮、以毒攻毒之功,多用于皮肤恶疮、顽癣等。

根据泻下药作用强弱的不同,可分为攻下药、润下药及峻下逐水药。其中,峻下逐水药作用最强,攻下药次之,润下药较为缓和。

使用泻下药中的攻下药、峻下逐水药时,需注意以下几点:①因其作用峻猛,或具有毒性,当奏效即止,切勿过剂,以免损伤正气及脾胃;②对年老体虚、脾胃虚弱者当慎用;③妇女胎前产后及月经期应当忌用;④应用峻下逐水药时,一定要严格炮制法度,控制用量,确保用药安全;⑤在选择和配伍使用本章药物时要注意表里先后,虚实兼顾。

第一节 攻 下 药

本类药大多苦寒沉降,主入胃、大肠经。既有较强的攻下通便作用,又有清热泻火之效。主用于大便秘结,燥屎坚结及实热积滞之证。应用时常辅以行气药,以加强泻下及消除胀满作用。若治冷积便秘者,须配用温里药。

具有较强清热泻火作用的攻下药,又可用于热病高热神昏,谵语发狂;火热上炎所致的头痛、目赤、咽喉肿痛、牙龈肿痛以及火热炽盛所致的吐血、衄血、咯血等上部出血证。以清除实热,或导热下行,起到"釜底抽薪"的作用。此外,对痢疾初起,下痢后重,或饮食积滞,泻而不畅之证,可适当配用本类药物,以攻逐积滞,消除病因。对肠道寄生虫病,本类药与驱虫药同用,可促进虫体的排出。

根据"六腑以通为用""不通则痛""通则不痛"的理论,以攻下药为主,配伍清热解毒药、活血化瘀药、理气药等,用于治疗多种急腹症,取得了良好疗效。

大黄 Dahuang
《神农本草经》

【来源】 为蓼科植物掌叶大黄 *Rheum palmatum* L.、唐古特大黄 *Rheum tanguticum* Maxim. ex Balf. 或药用大黄 *Rheum officinale* Baill. 的干燥根及根茎。主产于青海、甘肃、四川等地。生用,酒制用,或炒炭用。

【性味归经】 苦,寒。归脾、胃、大肠、肝、心经。

【功效】 泻下攻积,清热泻火,凉血解毒,逐瘀通经,利湿退黄。

【应用】

1. 胃肠积滞、便秘 本品有较强的泻下通便、荡涤肠胃积滞的作用,为治疗积滞便秘之要药,又因其苦寒沉降,善能泄热,故实热便秘尤为适宜。①治阳明腑实证,配伍芒硝、枳实、厚朴,如大承气汤;②治热结津伤,配麦冬等,如增液承气汤;③治脾阳不足,冷积便秘,须与附子、干姜等配伍,如温脾汤。

2. 目赤喉肿、疮痈丹毒 本品苦寒降泄,能使上炎之火下泄,又具清热泻火解毒、凉血止血之功。①治目赤、咽喉肿痛、牙龈肿痛等证,常与黄芩、栀子等药同用,如凉膈散;②治疮痈、丹毒,常与蒲公英、紫花地丁等同用;③治烧烫伤,可单用粉,或配地榆粉,麻油调敷患处。

3. 瘀血诸证 本品有较好的活血逐瘀通经作用,既可下瘀血,又可清瘀热,为治疗瘀血证的常用药物。①治妇女瘀血经闭、月经不调,常与当归、红花等配伍;②治跌打损伤、瘀血肿痛,常与桃仁、红花等同用,如复元活血汤。

4. 湿热黄疸、脚气 本品苦寒,能清热利湿。①治湿热黄疸,如茵陈蒿汤;②治湿热脚气跗肿者,宜与木香、升麻等同用,如大黄丸。

【美容应用】

1. 酒渣鼻、痤疮 本品为外科常用药,具有清热解毒,散瘀消痈之功。①治肠胃实热之酒渣鼻早中期,伴大便秘结者,肺胃实热上蒸,鼻面红斑,丘疹脓疱,可与黄芩、栀子、天花粉配伍,如栀子金花丸;治酒渣鼻鼻赘后期,热盛血瘀,可与䗪虫、生地、水蛭等配伍,如大黄䗪虫丸;②治疗痤疮肺胃热盛,大肠积滞,伴随便秘的症状时,可泄热通便,釜底抽薪,配伍黄芩、芒硝等,如大承气汤加减。外用治疗酒渣鼻、痤疮,均可与硫黄研末用凉开水调和,外涂患处,如颠倒散。

2. 黄褐斑 本品有较好的活血逐瘀通经作用。治疗黄褐斑肝郁有热型,气血不和不能上荣于面或郁火上炎灼伤颜面,面生黑斑,边界清晰,伴见月经不调或痛经,经前色斑加重者,可配伍丹皮、柴胡、香附等加减使用。

3. 蛇串疮、鱼鳞病等 本品有凉血解毒、活血逐瘀之效。①治蛇串疮,常以大黄加雄黄、冰片共研细末,以米醋调糊外敷皮损;或配伍青黛、冰片,菜油调糊频搽患处;②治因瘀血内阻、肌肤失养而致的鱼鳞病、结节性痒疹、扁平苔藓、白疕、硬皮病等,可用大黄䗪虫丸加减。

4. 湿疹 本品有清热利湿作用。治湿疹湿热蕴盛型,证见发病急,皮损潮红灼热,水疱,瘙痒无休,伴发热口渴,大便干,可与黄柏、苦参、白鲜皮等相佐;外用配伍黄柏、黄芩等,如三黄洗剂,或配伍青黛、黄芩,如祛湿散外敷。

5. 口臭 本品入胃、大肠经,能清胃泻火,泻下通便,荡涤肠胃积滞。治胃肠积热之口臭,常与厚朴同用,如小承气汤。

【用法用量】 煎服,3~15g。外用适量。生大黄泻下力强,入汤剂时宜后下;酒制大黄善于活血逐瘀;大黄炭则多用于出血证。

【使用注意】 本品峻烈攻下,易伤正气,故非实证不用;苦寒,易伤胃气,脾胃虚弱者慎用;其性沉降,且善活血祛瘀,故妇女妊娠期、月经期、哺乳期忌用。

芒硝 Mangxiao
《名医别录》

【来源】 为硫酸盐类矿物芒硝族芒硝,经加工精制而成的结晶体。主含含水硫酸钠($Na_2SO_4 \cdot 10H_2O$)。主产于河北、河南、山东、江苏、安徽等地。将天然产品用热水溶解,滤过,放冷析出结晶,称朴硝或皮硝;再取萝卜洗净切片,置锅内加水与皮硝共煮,取上层液,放冷析出结晶,即芒硝;芒硝经风化失去结晶水而成白色粉末称玄明粉。

【性味归经】 咸、苦,寒。归胃、大肠经。

【功效】 泻下攻积,润燥软坚,清热消肿。

【应用】

1. 积滞便秘 本品能泻下攻积,且性寒能清热,味咸润燥软坚,对实热积滞,大便燥结者尤为适宜。常与大黄相须为用,以增强泻下通便作用,如大承气汤、调胃承气汤。近来临床亦常用于胆石症腹痛便秘者。

2. 咽痛、痈疮肿痛 本品外用有清热消肿作用。①治咽喉肿痛,可与硼砂、冰片等同用,如冰硼散;②治乳痈初起,可用本品化水或用纱布包裹外敷;③治丹毒或产后会阴水肿,可单用本品外敷,又可与冰片配用;④治痔疮肿痛,可单用本品煎汤外洗。

【美容应用】

口疮、目赤 本品为外科常用药,具有润燥软坚,清热消肿之功。①治口舌生疮,可以芒硝置西瓜中制成的西瓜霜外用,如成药西瓜霜含片;②治目赤肿痛,可加入清肝明目方中内服,亦可用芒硝化水点眼。

【用法用量】 6~12g,冲入药汁内或开水溶化后服;外用适量。

【使用注意】 孕妇及哺乳期妇女忌用或慎用。

案例分析

某男,24 岁,主诉:痤疮 2 年有余,发于面颊、前胸、项背部,皮损多见粉刺、红色丘疹、脓疱、结节囊肿,伴见有红肿热痛,皮脂溢出较多。现下,形体壮实,面部赤红,肌热,口渴喜饮,喜食辛辣,消谷善饥,大便干结小便黄赤。舌红紫黯,苔黄腻,脉滑数有力。

分析问题:1. 请写出中医诊断和治疗方法。
　　　　　2. 可以用哪些药物进行治疗?

芦荟 Luhui

《药性论》

【来源】 为百合科植物库拉索芦荟 *Aloe barbadensis* Miller、好望角芦荟 *Aloe ferox* Miller 或其他同属近缘植物叶的汁液的浓缩干燥物。主产于非洲及我国云南、广东、广西等地。生用。

【性味归经】 苦,寒。归肝、胃、大肠经。

【功效】 泻下通便,清肝泻火,杀虫。

【应用】

1. 热结便秘　本品苦寒降泄,既能泻下通便,又能清肝火,除烦热。治热结便秘,兼见心、肝火旺,烦躁失眠之证,常与朱砂同用,如更衣丸。

2. 口舌糜烂、烦躁惊痫　本品有较好的清肝火作用。①治口舌糜烂,常与栀子、牛蒡子等同用;②用治肝经火盛的便秘溲赤、头晕头痛等证,常与龙胆、栀子等同用,如当归芦荟丸。

3. 湿疮疥癣　本品具有清热泻火和杀虫之效。治湿癣,搔之有黄汁者,可用本品捣汁外涂,亦可与甘草研末外敷,如芦荟散。

【美容应用】

1. 酒渣鼻、痤疮　本品苦寒,具有泻火通便,排毒养颜之效。治肠胃实热之酒渣鼻、痤疮,伴大肠积热者,可与黄芩、栀子、大黄等配伍内服;外用治疗酒渣鼻、痤疮,在普通膏剂化妆品中(除药性化妆品外)加入 5%~7% 的芦荟天然汁液,早晚涂擦。

2. 日晒疮、黄褐斑　本品外用,有美容护肤作用,其加工制品如芦荟胶,有较好的抗炎、保湿、修复、美白作用。治疗日晒疮、黄褐斑,可取适量早晚涂擦于皮损处。

【用法用量】 入丸、散服,每次 2~6g;不入汤剂。外用适量,去皮,研末敷患处,或煎水外洗。

【使用注意】 脾胃虚弱、食少便溏及孕妇忌用。

第二节 润 下 药

本类药物多为植物种子和种仁,富含油脂,味甘质润性平,主入大肠经,能润滑大肠,促使排便而不致峻泻。适用于年老津枯、产后血虚、热病伤津及失血等所致的肠燥津枯便秘。使用时还应根据不同病情,配伍其他药物,若热盛津伤而便秘者,配清热养阴药;兼气滞者,配伍行气药;因血虚引起便秘者,可配伍补血药。

火麻仁 Huomaren

《神农本草经》

【来源】　为桑科植物大麻 *Cannabis sativa* L. 的干燥成熟果实。主产于东北、山东、河北、江苏等地。生用或炒用。用时打碎。

【性味归经】　甘,平。归脾、胃、大肠经。

【功效】　润肠通便。

【应用】

肠燥便秘　本品甘平,质润多脂,能润肠通便,略兼滋养补虚作用。适用于老人、产妇及体弱津血不足之肠燥便秘证。可单用煮粥服,或配当归、熟地黄等同用,如益血润肠丸;兼有热者,多配大黄、厚朴等,如麻子仁丸;兼有气虚者,常配黄芪、蜂蜜等,如黄芪汤。

【美容应用】

皮肤风痹、疮癣丹毒、发落等　本品具有润燥祛风、活血通脉之功。①治皮肤风痹顽麻者,可单用本品炒香研末浸汁服;②治疮癣、丹毒,亦可单用本品捣烂外敷;③治发落不生,将本品熬黑,压油敷头。

【用法用量】　煎服,10~15g,打碎入煎。

第三节　峻下逐水药

本类药物大多味苦,药性寒、温,有毒,主入大肠、肾及肺经。其药力峻猛,服药后能引起剧烈腹泻,有的兼能利尿,能使体内潴留的水饮通过二便排出体外,消除肿胀。适用于全身水肿、大腹胀满,以及停饮等正气未衰之证。

本类药攻伐力强,副作用大,易伤正气,临床应用当"中病即止",不可久服,使用时常配伍补益药以保护正气。体虚者慎用,孕妇忌用。还要注意本类药物的炮制、剂量、用法及禁忌等,以确保用药安全、有效。

巴豆 Badou

《神农本草经》

【来源】　为大戟科植物巴豆 *Croton tiglium* L. 的干燥成熟果实。主产于四川、广西、云南、贵州等省。用仁或制霜。

【性味归经】　辛,热;有大毒。归胃、大肠经。

【功效】　峻下冷积,逐水退肿,祛痰利咽,外用蚀疮。

【应用】

1. 寒积便秘　本品能峻下冷积,适用于寒积便秘,可单用巴豆霜装入胶囊服,或配大黄、干姜制丸服,如三物备急丸。

2. 腹水臌胀　本品有较强的逐水退肿作用。用治腹水臌胀,可用巴豆配杏仁为丸服。

3. 寒实结胸及喉痹痰阻　本品能祛痰利咽以利呼吸。①治痰涎壅塞、胸膈窒闷之寒实结胸,常与贝母、桔梗同用,如三物小白散;②治喉痹痰涎壅塞气道,呼吸困难,甚则窒息欲死者,可单用巴豆霜吹喉以豁痰利咽。

4. 疮疡、疥癣、恶疮　本品外用有蚀腐肉、疗疮毒作用。①治痈肿成脓未溃者,常与乳香、没药等熬膏外敷,以促其破溃,如咬头膏;②治痈疽溃后,腐肉不落者,可单用为膏外涂,如乌金膏;③治疥癣、恶疮,单用本品炸油,以油调雄黄、轻粉末,外涂疮面即可。

【美容应用】

扁平疣、寻常疣、黑痣　本品生用外涂可蚀疮。治扁平疣、寻常疣、黑痣,常配伍石灰研细粉,取适量点涂疣体上,如取痣饼。

【用法用量】　宜入丸、散服,每次 0.1~0.3g。大多制成巴豆霜用,以减低毒性。外用适量。

【使用注意】　①本品特性是得热则助泻,得冷则泻止。故服巴豆时不宜饮热粥、开水等以免加剧泻下;②本品具强烈毒性,孕妇及体弱者忌用;③不宜与牵牛子同用。

本章了解药见表1-7-1。

表1-7-1　本章了解药要览

分类	药名	性味归经	功效应用	用法用量
泻下药	番泻叶	甘、苦,寒;归大肠经	泻下导滞。用于热结便秘、习惯性便秘及老年便秘	温开水泡服,1.5~3g;煎服,2~6g,宜后下
润下药	郁李仁	辛、苦、甘,平;归脾、大肠、小肠经	润肠通便,利水消肿。用于肠燥便秘、水肿胀满、脚气浮肿	5~10g,打碎入煎
峻下逐水药	甘遂	苦,寒;有毒;归肺、肾、大肠经	泻水逐饮,消肿散结。用于水肿、臌胀;疮痈肿毒	0.5~1g;多入丸、散。内服,多醋制
	芫花	苦、辛,温;有毒;归肺、肾、大肠经	泻水逐饮,祛痰止咳;外用:杀虫疗疮。用于水肿、臌胀;咳嗽痰喘;头疮、白秃、顽癣、痈肿	1.5~3g;入丸散服,一日,0.6~0.9g

复习思考题

1. 叙述泻下药的定义、作用、适应证、分类及使用注意。
2. 试述大黄、芒硝的药性、功用及美容应用。
3. 试述大黄与芒硝功用之异同。

(武琴琴)

PPT 课件

08章PPT

扫一扫
知重点

第八章

祛 湿 药

学习要点

【知识要点】

1. 掌握祛湿药的含义、分类、功效、主治证及使用注意。

2. 掌握独活、威灵仙、木瓜、秦艽、防己、桑寄生、广藿香、苍术、厚朴、茯苓、泽泻、薏苡仁、车前子、滑石、茵陈的性能、功效、应用及美容应用、用量用法及使用注意。

3. 熟悉五加皮、川乌、蕲蛇、丝瓜络、石菖蒲、砂仁、豆蔻、猪苓、冬瓜皮、荷叶、赤小豆、川木通、地肤子、金钱草、虎杖的性能、功效及应用。

4. 鉴别羌活与独活、藿香与佩兰、苍术与厚朴、豆蔻与砂仁、猪苓与泽泻的功用异同。

【技能要点】

利用祛湿药的性能和功效辨证治疗损容性疾病。

凡以祛风除湿、芳香化湿、利水渗湿为主要功效,治疗水湿证的药物,称为祛湿药。

湿邪为病,具有黏滞、重着、易阻气机、损伤阳气的特点。湿有内湿、外湿之分。外湿郁于皮肤,结滞不散,或湿邪郁久化热,可引发多种损容性疾病,如扁平疣、痤疮、皮癣、黄水疮、湿疹等;内湿困阻脾胃,湿郁化热亦可引发如:黄褐斑、酒渣鼻、脂溢性皮炎、眼睑浮肿、眼睑下垂等损容性疾病;痰湿聚集则可致肥胖症、面色萎黄、皮下脂肪瘤等病证。

根据其性能特点和功效主治的不同,祛湿药可分为祛风湿药、芳香化湿药、利水渗湿药三类,分别治疗风寒湿邪侵袭人体引起的风湿痹痛证、湿阻中焦及水湿内停等病症。祛湿类美容中药可以通过祛除体内湿邪而达到美容目的。其美容功效为祛湿化痰、轻身减肥、驻颜悦色、祛斑增白、香体除臭等。常用于治疗面黑䵟、肥胖症、痤疮、痱子、酒渣鼻及体臭等。

临床应用时,须根据不同病证类型选择祛湿药,如风邪偏盛的行痹,宜选用祛风力强的祛风湿药,佐以活血养血之品;湿邪偏盛的着痹,选用祛湿力强的祛风湿药,佐以燥湿、健脾药,风湿热痹者宜选用祛风湿清热药,佐以清热凉血药;若见寒湿阻滞中焦之脘腹痞满、呕吐便溏者宜选用芳香化湿药配伍温里药,若为湿热蕴结中焦者宜予化湿药配清热燥湿药;若为水湿内停之水肿宜选用利水渗湿药配益肾、健脾药,若湿热蕴结下焦之淋证,宜选用利尿通淋药配清热凉血药;若为湿热蕴结等所致的黄疸、湿疮、湿疹等可选用利湿退黄药伍清热解毒之品。

使用祛湿药应注意:①本类药易耗伤津液,对阴亏津少者慎用;②芳香化湿药多含挥发油,故入煎剂时须后下,不宜久煎;③祛风湿药为了服用方便,可制成酒剂或丸散剂常服,且酒剂还能增强祛风湿药的功效。

第一节 祛 风 湿 药

祛风湿药,是以祛除风寒湿邪为主要功效,常用以治疗风湿痹痛证的药物。本类药物味多辛苦,性温或寒,主入脾、肝、肾三经,能祛风散寒除湿,部分药物还具有清热止痛、舒筋活络、补益肝肾、强筋健骨等作用,适用于风寒湿邪侵袭人体肌肉、经络、筋骨及关节,阻闭气血所引起的风湿痹痛证。症见肢体疼痛、重着、麻木及筋脉拘挛,关节屈伸不利,甚至肿大变形,腰膝酸软无力等。

因本类药物大多具有辛温之性,能祛除留于肌表、经络的风湿之邪。《素问·生气通天论》曰:"汗出见湿,乃生痤痱……劳汗当风,寒薄为皶,郁乃痤",说明痤疮、酒渣鼻、皶子的病因病机为湿邪阻遏阳气所致,故祛风湿药常用在皮肤美容的保健预防及治疗损容性疾病。

独活 Duhuo
《神农本草经》

【来源】 为伞形科植物重齿毛当归 *Angelica pubescens* Maxim. f. *biserrata* Shan et Yuan 的干燥根。主产于湖北、四川、安徽等地。生用。

【性味归经】 辛、苦,微温。归肾、膀胱经。

【功效】 祛风除湿,通痹止痛。

【应用】

1. 风寒湿痹 本品辛散苦燥,温则能通,其性下行,长于治疗下部之风寒湿痹。用治痹证日久,肝肾不足,气血虚弱,腰膝酸软者,多配伍桑寄生、牛膝等,如独活寄生汤。

2. 风寒湿表证 本品能祛风散寒除湿而解表。外感风寒夹湿之恶寒、发热、头痛、身重等,常与羌活、防风等同用,如羌活胜湿汤。

【美容应用】

1. 瘾疹、痒疹 本品具有祛风除湿,通络止痛之功。①治风湿瘾疹,皮肤肿痒时痛者,可与防风、蒺藜等合用,如独活丸;②治风热痒疹,可配伍连翘、防风、当归等合用,如连翘败毒丸。

2. 痈疽 本品芳香走窜可升可降,通经络,止疼痛。治痈疽初起,红肿热痛者,可与黄芩、大黄、赤芍等煎汤洗疮,如独活散。

【用法用量】 煎服,3~10g。外用适量。

【使用注意】 阴虚血燥者慎服。

威灵仙 Weilingxian
《新修本草》

【来源】 为毛茛科植物威灵仙 *Clematis chinensis* Osbeck、棉团铁线莲 *Clematis*

hexapetala Pall. 或东北铁线莲 *Clematis manshurica* Rupr. 的干燥根及根茎。主产于江苏、安徽、浙江等地。生用或酒制用。

【性味归经】　辛、咸,温。归膀胱经。

【功效】　祛风湿,通经络。

【应用】

1. 风湿痹痛　本品辛散温通,性猛善走,祛风湿,通经络,止痹痛力强,凡风湿痹痛,麻木拘挛,无论上下皆可应用,尤宜于风邪较盛,拘挛掣痛者。①治风湿痹痛,可单用为末,温酒调服,如威灵仙散。或与羌活、防风、川芎等配用;②治脚气肿痛,可与木瓜和牛膝同用,如仙灵丸。

2. 阴疮痒疹　本品祛风燥湿止痒,治男女阴部红疹、水疱、瘙痒、疼痛等症,可以本品单用或与苦参、黄柏配伍煎汤外洗患处。

另外,本品浓煎与陈醋混合,用于泡脚,可治疗跟骨骨刺及足跟痛。

【用法用量】　煎服,6~10g。

【使用注意】　气虚血弱者慎用。

木瓜 Mugua
《名医别录》

【来源】　为蔷薇科植物贴梗海棠 *Chaenomeles speciosa*(Sweet)Nakai. 的干燥近成熟果实。主产于安徽、四川、湖北等地。生用或炒用。

【性味归经】　酸,温。归肝、脾经。

【功效】　舒筋活络,和胃化湿。

【应用】

1. 风湿痹痛,筋脉拘挛　本品味酸入肝,善舒筋活络,且能去湿除痹,为治湿痹、筋脉拘急要药。①治湿痹,常与萆薢、薏苡仁等同用;②治筋急项强、不能转侧等,常配乳香、没药等活血伸筋药,如木瓜煎。

2. 脚气肿痛　为脚气水肿常用药。常配吴茱萸、槟榔等,如鸡鸣散。

3. 吐泻转筋　本品芳香化湿,舒筋活络,缓急止痛,为治吐泻转筋要药。①治湿阻中焦之呕吐腹泻、腹痛转筋,常配吴茱萸、小茴香等,如木瓜汤;②治霍乱吐泻,常配蚕砂、黄连等,如蚕矢汤。

此外,本品能消食生津,常用于消化不良、津伤口渴等。

【用法用量】　煎服,6~9g。

【使用注意】　内有郁热、小便短赤者忌服。

知识链接

木瓜的美容研究

木瓜含木瓜酵素,不仅可以分解蛋白质、糖类,更可分解脂肪,去除赘肉,促进新陈代谢,及时把多余脂肪排出体外。木瓜酵素还能促进肌肤代谢,帮助溶解毛孔中堆积的皮脂及老化角质,让肌肤显得更明亮、更清新。木瓜含有胡萝卜素和丰富的维生素C,它们有很强的抗氧化能力,帮助机体修复组织,消除有毒物质,增强人体免疫力。

秦艽 Qinjiao

《神农本草经》

【来源】 为龙胆科植物秦艽 *Gentiana macrophylla* Pall.、麻花秦艽 *Gentiana straminea* Maxim.、粗茎秦艽 *Gentiana crassicaulis* Duthie ex Burk. 或小秦艽 *Gentiana dahurica* Fiseh. 的根。以甘肃、陕西产者,为道地药材。生用。

【性味归经】 辛、苦,平。归胃、肝、胆经。

【功效】 祛风湿,止痹痛,退虚热,清湿热。

【应用】

1. 风湿痹痛 本品质润而不燥,广泛用于各种痹证,被前人誉为"三痹必用之品"。凡风湿痹痛,筋脉拘挛,无论寒热新久均可配伍应用。因其性平偏凉而能清热,故尤宜于热痹。①治关节红肿之热痹,常配忍冬藤、黄柏等;②治风寒湿痹,多与天麻、羌活等同用,如秦艽天麻汤;③治行痹,则配伍防风、当归等。

2. 中风半身不遂 本品能祛风活络,养血舒筋。为"风药中之润剂,散药中之补剂"。治中风半身不遂,单用大量水煎服即效,与升麻、葛根、芍药等配伍,如秦艽升麻汤。

3. 骨蒸潮热 本品能退虚热,除骨蒸,为治阴虚骨蒸潮热的常用药。用治骨蒸潮热,多与知母、鳖甲等同用,如秦艽鳖甲散。

4. 湿热黄疸 本品性微寒,能清热利湿退黄。用治湿热黄疸,常与茵陈、栀子等同用。

【用法用量】 煎服,3~10g。

【使用注意】 脾虚便溏、下元虚寒尿多者慎用。

防己 Fangji

《神农本草经》

【来源】 为防己科植物粉防己 *Stephania tetrandra* S. Moore 的干燥根。主产于浙江、安徽、湖北等地。生用。

【性味归经】 苦,寒。归膀胱、肺经。

【功效】 祛风止痛,利水消肿。

【应用】

1. 风湿痹痛 本品能祛风除湿,因其性寒,善清热止痛,以治疗热痹为佳。①治热痹之关节红肿热痛、屈伸不利,常配薏苡仁、蚕砂等,如宣痹汤;②治风寒湿痹,可配麻黄、茯苓等,如防己饮。

2. 水肿、小便不利、脚气 本品能利水消肿,清下焦湿热,尤善清下焦膀胱湿热。①治风邪外袭,水湿内阻之头面或全身水肿、小便不利之风水证,常配黄芪、白术等,如防己黄芪汤;②治一身肌肤悉肿、小便短少之皮水证,则配茯苓、黄芪等,如防己茯苓汤;③治脚气肿痛,则配木瓜、吴茱萸、槟榔等。

3. 疮毒 本品苦寒,能清热除湿,利水消肿,皮肤科常用其治疗皮肤水肿、四肢肿。①治疮毒,常配苦参、白鲜皮等;②治下肢丹毒,配伍金银花、蒲公英起到清热解毒消肿之功;③结节性红斑,配伍白茅根、紫草同用。

【美容应用】

1. 肥胖　本品可利水消肿减肥。治疗脾虚水停之肥胖,四肢沉重,汗多,易疲劳,常与黄芪、白术配用,如防己黄芪汤。

2. 湿疹　本品有利水除湿之功。治湿疹,配伍黄柏、苍术等。

【用法用量】　煎服,4.5~9g。

【使用注意】　本品苦寒较甚,易伤胃气,脾胃虚弱者慎用。

桑寄生 Sangjisheng
《神农本草经》

【来源】　为桑寄生科植物桑寄生 Taxillus chinensis (DC.) Danser 的干燥带叶茎枝。主产于广东、广西等地。生用。

【性味归经】　苦、甘,平。归肝、肾经。

【功效】　祛风湿,补肝肾,强筋骨,安胎元。

【应用】

1. 风湿痹证　本品祛风湿又长于补肝肾、强筋骨,对痹证日久,伤及肝肾,腰膝酸软,筋骨无力者尤宜,常与独活、杜仲、牛膝、桂心等同用,如独活寄生汤。

2. 胎漏下血,胎动不安　本品能补肝肾而固冲任、安胎。用治肝肾不足、冲任不固所致的胎漏下血、胎动不安,常与菟丝子、续断、阿胶同用,如寿胎丸。

此外,本品还有降血压作用,可用治高血压病。

【用法用量】　煎服,9~15g。

五加皮 Wujiapi
《神农本草经》

【来源】　为五加科植物细柱五加 Acanthopanar gracilistylus W. W. Smith 的干燥根皮,习称"南五加皮"。主产于湖北、云南、安徽等地。生用。

【性味归经】　辛、苦,温。归肝、肾经。

【功效】　祛风除湿,补益肝肾,强筋壮骨,利水消肿。

【应用】

1. 风湿痹痛　本品善于祛风除湿,补益肝肾,用治风湿痹痛兼肾虚不足者最宜。用治风湿痹痛兼肝肾不足,可单用浸酒服,亦可与木瓜、松节等同用,如五加皮散。

2. 腰膝酸软、小儿行迟　本品能补肝肾,强筋骨。①治肝肾不足,腰膝酸软,常配怀牛膝、杜仲、淫羊藿等;②治小儿行迟,常配龟甲、牛膝、续断、木瓜等同用。

3. 阴囊湿痒、脚气浮肿　本品能祛风除湿,利水消肿。①治水肿、小便不利,常配茯苓皮、陈皮、大腹皮等;②治阴囊湿痒可与黄柏、蛇床子、苦参配伍以清热燥湿,杀虫止痒;③治脚气浮肿,则与大腹皮、木瓜等同用。

【用法用量】　煎服,5~10g。或酒浸、入丸、散服。

【使用注意】　阴虚火旺、口苦咽干者忌用。

川乌 Chuanwu
《神农本草经》

【来源】 为毛茛科植物乌头 *Aconitum carmichaeli* Debx. 的干燥母根。主产于四川、云南、湖南、陕西等地。生用或炮制后用。

【性味归经】 辛、苦,热;有大毒。归心、肝、肾、脾经。

【功效】 祛风除湿,温经止痛。

【应用】

1. 风寒湿痹 本品祛风除湿,温经散寒,止痛力强。为治疗风寒湿痹证寒邪偏胜之佳品。①治寒湿之头痛、身痛,常与麻黄、白芍、黄芪等同用,如乌头汤;②若中风后手足麻木、筋脉挛痛,常配伍乳香、没药、地龙等,如小活络丹。

2. 寒凝诸痛 本品性热散寒,毒大力强。用治心腹冷痛、寒疝腹痛等,可单用本品浓煎加蜜服,如大乌头煎。

3. 跌打损伤、阴疽流注 ①治疗跌打损伤,多与自然铜、地龙等同用,如回生续命丹;②若阴疽漫肿,坚硬不痛,皮色不变,久而不溃,或溃后不敛者,可与肉桂、干姜、白芷等相伍,如回阳玉龙膏;治阴疽流注,恶疮肿毒,瘰疬乳岩者,可与麝香、木鳖子、没药等并用,如小金丹。

【用法用量】 煎服,1.5~3g,宜先煎、久煎;入散剂或酒剂服,1~2g;外用适量。生用,毒性大,一般只供外用;炮制后,毒性降低,长于散寒止痛。

【使用注意】 本品有大毒,不宜久服;孕妇忌用;反半夏、瓜蒌、贝母、白蔹、白及。

蕲蛇 Qishe
《雷公炮炙论》

【来源】 为蝰科动物五步蛇 *Agkistrodon acutus*（Günther）的干燥体。主产于江西、福建、湖北、浙江等地。生用或酒炙用。

【性味归经】 甘、咸,温;有毒。归肝经。

【功效】 祛风,通络,止痉。

【应用】

1. 风湿顽痹、中风半身不遂等 本品性善走窜,透骨搜风,能内走脏腑,外达肌表,具有较强的祛风通络作用,尤善治病深日久之风湿顽痹,肢体痛麻拘挛,以及中风半身不遂,常配伍防风、天麻、独活等,如白花蛇酒。

2. 小儿急、慢惊风,破伤风 本品既能祛外风,又能息内风,定惊止痉,为治疗惊风抽搐的要药。用治小儿急、慢惊风,破伤风等痉挛抽搐,常配伍乌梢蛇、蜈蚣等,如定命散。

此外,本品以毒攻毒,还可用治瘰疬、梅毒、恶疮等。

【美容应用】

麻风、疥癣、皮肤瘙痒 本品能外走肌表,祛风止痒,以毒攻毒,常用于风毒之邪壅于肌肤。①治麻风,可与大黄、蝉蜕等同用,如追风散;②治疥癣,常配荆芥、薄荷等;③治皮肤瘙痒,常与刺蒺藜、地肤子等配用。

【用法用量】　煎服,3~9g;研末服,每次 1~1.5g;或入丸散剂,或浸酒服。生品气腥,不利于服用,临床较少应用;酒炙,可增强祛风通络止痉的作用。

【使用注意】　血虚及阴虚内热者禁服。

丝瓜络 Sigualuo
《本草纲目》

【来源】　为葫芦科植物丝瓜 *Luffa cylindrica*(L.)Roem. 的干燥成熟果实的维管束。我国各地均有栽培。生用。

【性味归经】　甘,平。归肺、胃、肝经。

【功效】　祛风,通络,活血,下乳。

【应用】

1. 风湿痹痛　本品善祛风通络,药力平和,多入复方中应用。治风湿痹痛,筋脉拘挛,肢体麻痹,常与秦艽、防风、鸡血藤等配伍。

2. 胸胁胀痛　本品能入肝活血通络,常用于气血瘀滞之胸胁胀痛,多配柴胡、香附、郁金等。

3. 乳汁不通、乳痈　本品体轻通利,善通经下乳。①治产后乳少或乳汁不通者,常与王不留行、路路通、猪蹄等炖服;②治乳痈肿痛,与蒲公英、浙贝母、瓜蒌、青皮等配伍。

此外,本品又能治跌打损伤、胸痹等。

【用法用量】　煎服,5~12g。外用适量。

知识链接

丝瓜汁的美容功用

丝瓜不但是美味菜肴,更是一种天然的美容佳品。据报道,日本有位女作家,虽然已年过八旬,但面容依然红润光滑。其秘密就是每天早上用丝瓜汁擦脸,几十年从不间断。现代研究证实丝瓜中含有 B 族维生素和维生素 C,能防止皮肤老化,增白皮肤,保护皮肤、消除斑块,使皮肤洁白、细嫩,是不可多得的美容佳品,故丝瓜汁有“美人水”之称。

第二节　芳香化湿药

芳香化湿药,是指气味芳香,以化湿运脾为主要功效,常用以治疗湿阻中焦的药物。本类药物辛香温燥,主入脾、胃二经,具有舒畅气机、宣化湿浊、健脾醒胃、促进脾胃运化的功效,适用于脾为湿困,运化失职证。症见肥胖身重、脘腹痞满、呕吐泛酸、食少体倦、口甘多涎、舌苔白腻等,亦可用于湿温、暑湿等证。

由于此类药物气味芳香,在古代各类化妆品配方中被大量选用,用以调和化妆品的气味,使其芳香宜人。因其辛香走窜,用于肌表能开毛窍、通经络、行气血,引药入里,故面脂、手脂等皮肤用化妆品,均配有芳香药。

广藿香 Guanghuoxiang
《名医别录》

【来源】 为唇形科植物广藿香 *Pogostemon cablin*（Blanco）Benth. 的干燥地上部分。主产于广东、海南等地。生用。

【性味归经】 辛，微温。归脾、胃、肺经。

【功效】 芳香化浊，发表解暑，和中止呕。

【应用】

1. 湿阻中焦证 本品气味芳香，辛散化浊，为芳香化湿常用要药。①治湿困脾胃或寒湿困脾之脘腹痞闷、少食作呕、神疲体倦等，常与苍术、厚朴等同用，如不换金正气散；②治湿热内蕴，鼻流浊涕，不闻香臭者，可与猪胆汁、苍耳子同用。

2. 暑湿及湿温初起 本品既能化湿，又可解暑，且辛散发表不峻烈，为夏季常用之药，鲜藿香解暑之力较强，夏季泡汤代茶可作解暑饮料。治暑月外感风寒，内伤生冷之恶寒发热、头痛脘闷、呕吐腹泻等，常与紫苏、半夏等同用，如藿香正气散。

3. 呕吐 本品既能化湿，又能和中止呕。①治湿阻中焦之呕吐疗效最佳，可单用，或与半夏、丁香等同用；②若呕吐属寒湿者，宜配伍丁香、豆蔻等；属湿热者，宜配伍黄连、竹茹等；属脾胃虚弱者，配人参、白术等；③治妊娠呕吐，常配伍砂仁、紫苏梗等。

【美容应用】

1. 口臭、体臭 本品为芳香化湿化浊之品，可令人体香。①治湿热上壅，口中臭秽或酒后、烟后口臭者，可与薄荷、石膏相佐，以清热除秽，或用藿香煎汤，频频漱口；②治体臭秽浊内蕴，可配伍木香、佩兰等，如五香丸加减；治体臭湿热熏蒸，可配伍滑石、茵陈、黄芩等，如甘露消毒丹；外用可配伍藁本、木香、细辛等煎汤外洗，或与佩兰、白芷、辛夷等制成香包佩戴，香体除臭。

2. 面黄不容 本品芳香除垢，可泽面悦色。治湿浊内盛之面色晦暗，可与沉香、丁香、白芷等配伍，研末洗面，如藿香散，以恢复面部白净。

3. 皮疹 本品芳香化湿化浊，皮肤科常用以治疗暑湿引起的皮肤病，如全身红痱、银屑病、日晒疮、脓疱病、丘疹性荨麻疹等，可配伍茵陈、黄芩、滑石等同用，如甘露消毒丹。

4. 须发早白 本品可化湿化浊，清洁头发污垢，可作为洗发药、润发药，养发乌发。

【用法用量】 煎服，3~10g，宜后下。

【使用注意】 阴虚火旺，胃热呕吐者慎用。

苍术 Cangzhu
《神农本草经》

【来源】 为菊科植物茅苍术 *Atractylodes lancea*（Thunb.）DC. 或北苍术 *Atractylodes chinensis*（DC.）Koidz. 的干燥根茎。前者主产于江苏茅山，后者主产于辽宁、内蒙古、山西等地。生用或麸炒用。

【性味归经】 辛、苦，温。归脾、胃、肝经。

【功效】 燥湿健脾，祛风散寒，明目。

【应用】

1. 湿阻中焦证　本品辛苦性温,芳香燥烈,燥湿力强,为治湿阻中焦之要药,尤宜于寒湿较重之证,以舌苔白腻厚浊为选用依据。①治湿阻中焦,脾失健运而致脘腹胀闷、呕恶食少、吐泻乏力、舌苔白腻等,常与厚朴、陈皮等配伍,如平胃散;②治脾虚水湿内停之痰饮、水肿,则同茯苓、猪苓、泽泻等利水渗湿药同用,如胃苓汤。

2. 风湿痹证　本品辛温行散,为祛湿要药,对湿邪为病,不论表里上下皆可应用,且能祛风散寒,蠲痹止痛。①治湿痹,常配伍薏苡仁、芍药、麻黄等合用,如薏苡仁汤;治湿热痹痛,可配石膏、知母等清热药,如白虎加苍术汤;②治湿热下注,足膝肿痛,可与黄柏、薏苡仁等配伍,如四妙散。

【美容应用】

1. 肥胖　本品为燥湿健脾之品,治脾虚湿重,形体肥胖臃肿,体重倦怠,白带多者,可与薏苡仁、半夏、陈皮等同用。

2. 瘾疹、湿疹、面游风等　本品气味芳香,祛湿力强。①治瘾疹风寒夹湿表证,恶寒发热、头身酸楚疼痛、无汗者,常与羌活、白芷等同用,如九味羌活汤;②治急性或慢性湿疹、面游风、手足汗疱疹、阴汗瘙痒等,本品与炒黄柏等分为末,每服5g,姜汁调服;③治白癜风,可与刺蒺藜、女贞子、重楼等相配。

3. 须发早白、眼目昏涩　本品尚有延年抗衰老、明目之功,用于颜面苍老,须发早白,眼目昏涩,腿脚无力,可单用,亦可与地骨皮、桑椹、何首乌、熟地同用。

【用法用量】　煎服,3~9g。生用,长于祛湿发汗;麸炒,长于燥湿健脾。

【使用注意】　阴虚内热及气虚多汗者忌用。

厚朴 Houpo
《神农本草经》

【来源】　为木兰科植物厚朴 *Magnolia officinalis* Rehd. et Wils. 或凹叶厚朴 *Magnolia officinalis* Rehd. et Wils. var. *biloba* Rehd. et Wils. 的干燥干皮、根皮及枝皮。主产于四川、安徽、湖北等地。生用或姜汁炙用。

【性味归经】　苦、辛,温。归脾、胃、肺、大肠经。

【功效】　燥湿消痰,下气除满。

【应用】

1. 湿阻中焦证　本品苦燥辛散,既能燥湿,又能行气,为消除湿滞胀满的要药。用治湿阻中焦,气机不利之脘闷腹胀、腹痛、呕逆等,常与苍术、陈皮等同用,如平胃散。

2. 肠胃积滞　本品能行气,消积,既可除无形之湿满,又可消有形之实满,为治胀满之要药。①治肠胃积滞之大便秘结,常与枳实、大黄同用,如厚朴三物汤;②治热结便秘,配伍大黄、芒硝、枳实,即大承气汤。

3. 痰饮咳喘、梅核气　本品能燥湿消痰,下气平喘。①治痰饮壅肺之咳喘、胸闷,可与紫苏子、陈皮、半夏等同用,如苏子降气汤;②治素有喘病,因外感风寒而发者,可与桂枝、杏仁等同用,如桂枝加厚朴杏子汤;③治因情志不畅,痰凝气滞,咽中如有物阻之梅核气,常配半夏、茯苓等,如半夏厚朴汤。

【用法用量】　煎服,3~10g。生用辛味峻烈,对咽喉有刺激性,故生品一般不作内服;姜炙,可消除对咽喉的刺激性,并长于和胃止呕。

【使用注意】 体虚及孕妇慎用。

石菖蒲 Shichangpu
《神农本草经》

【来源】 为天南星科植物石菖蒲 *Acorus tatarinowii* Schott 的干燥根茎。主产于四川、浙江、江苏等地。生用或鲜用。

【性味归经】 辛、苦,温。归心、胃经。

【功效】 化湿开胃,开窍豁痰,醒神益智。

【应用】

1. 湿阻中焦证 本品能芳香化湿,醒脾开胃。①治湿浊中阻之脘痞、腹胀,可与藿香、苍术、砂仁等同用;②治湿热蕴结胃肠之霍乱吐泻、胸脘痞闷、不思饮食等,常与黄连、厚朴等配伍,如连朴饮。

2. 窍闭神昏证 本品味辛芳香,能开窍醒神,又具化湿辟秽之效,故适用于痰湿、秽浊蒙蔽清窍之窍闭神昏。①治痰热蒙蔽心包所致高热、神昏,常与竹沥、郁金等配伍,如菖蒲郁金汤;②治痰热癫痫抽搐,可与枳实、竹茹等配伍,共奏清热化痰、开窍补虚之功,如清心温胆汤;③治湿浊蒙蔽之头晕、嗜睡、健忘、耳鸣等,常与茯苓、远志等配伍,如安神定志丸。

3. 心神不安证 本品入心经而能宁心神,益心智。①治心神失养之健忘,可与人参、茯苓等同用,如不忘散;②治心神失养之心悸、失眠、多梦,可配伍人参、白术、酸枣仁、茯神等,如安神定志丸。

此外,还可用于声音嘶哑、痈疽疮疡、风湿痹痛、跌打伤痛等。

【用法用量】 煎服,3~10g;鲜品加倍。

【使用注意】 阴虚阳亢者慎服。

砂仁 Sharen
《药性论》

【来源】 为姜科植物阳春砂 *Amomum villosum* Lour.、绿壳砂 *Amomum villosum* Lour. var. *xanthioides* T. L. Wu et Senjen 或海南砂 *Amomum longiligulare* T. L. Wu. 的干燥成熟果实。阳春砂主产于广东、广西等地;绿壳砂主产于越南、泰国、印度尼西亚等地;海南砂主产于广东、海南及湛江地区。打碎生用。

【性味归经】 辛,温。归脾、胃、肾经。

【功效】 化湿开胃,温脾止泻,理气安胎。

【应用】

1. 湿阻中焦及脾胃气滞证 本品辛散温通,气味芬芳,化湿醒脾、行气温中之效均佳,故为湿阻或气滞所致的脘腹胀痛等脾胃不和诸证常用。①治湿阻中焦,常与厚朴、陈皮、枳实等同用;②治脾胃气滞,可与木香、枳实等同用,如香砂枳术丸;③治脾虚兼气滞者,可配益气健脾之人参、白术、茯苓等,如香砂六君子汤。

2. 脾胃虚寒吐泻 本品善能温中而止呕止泻,但重在温脾。用治中焦虚寒之吐泻,可单用研末吞服,或与干姜、附子等同用。

3. 气滞妊娠恶阻及胎动不安 本品能行气和中而止呕安胎。①治妊娠呕逆而不能食,可单用本品炒熟研末服,如缩砂散,或与紫苏梗、白术等同用;②治妊娠气滞胎动不安,可配苏梗、陈皮、香附等;若气血不足之胎动不安,可与人参、白术、熟地等同用,如泰山磐石散。

【用法用量】 煎服,3~6g,宜后下。

【使用注意】 阴虚血燥者慎用。

豆蔻 Doukou
《名医别录》

【来源】 为姜科植物白豆蔻 *Amomun kravanh* Pierre ex Gagnep. 或瓜哇白豆蔻 *Amomun compactum* Soland ex Maton 的干燥成熟果实。主产于泰国、柬埔寨、越南,我国云南、广东、广西等地亦有栽培。捣碎生用。

【性味归经】 辛,温。归肺、脾、胃经。

【功效】 化湿行气,温中止呕,开胃消食。

【应用】

1. 湿阻中焦及脾胃气滞证 本品辛温香燥,可化湿行气。①治脾虚湿阻气滞之胸腹虚胀,食少无力者,常与黄芪、白术等同用,如白豆蔻丸;②治湿温初起,胸闷不饥,本品辛散入肺而宣化湿邪。若湿邪偏重者,每与薏苡仁、杏仁等同用,如三仁汤;若热重于湿者,又常与黄芩、滑石等同用,如黄芩滑石汤。

2. 呕吐 本品能行气宽中,温胃止呕。①尤宜于胃寒湿阻气滞呕吐。可单用为末服,或配藿香、半夏等药,如白豆蔻汤。②治小儿胃寒,吐乳不食者,可与砂仁、甘草等药研细末服之。

3. 食积不消 本品能开胃消食,配消食导滞药可治疗胸腹胀痛,食积不消。

【用法用量】 煎服,3~6g,入汤剂宜后下。

【使用注意】 阴虚血燥者慎用。

案例分析

案例:某女,20岁,主诉:口臭1个月有余。自述每日晨起口苦、口臭,口不渴不喜饮,不思饮食,食后胃部胀满不适,情绪烦躁,入睡困难,近半年月经不定期,或前错1周或延迟1周,经前乳房胀痛,偶见痛经,大便稀溏小便不黄。查体可见:形体正常,面色暗黄,眼眶凹陷,精神不佳。舌脉诊:舌体胖大,舌质紫黯,舌苔白腻,脉弦滑。

讨论:1. 请写出中医诊断和治疗方法。

2. 可以用哪些药物进行治疗?

第三节 利水渗湿药

利水渗湿药,是以通利水道、渗泄水湿为主要功效,常用于治疗水湿内停证的药物。本类药物味多甘淡平或微寒,主归膀胱、小肠、肾经,具有利水消肿、利尿通淋、利湿退黄等功效,适用于小便不利、浮肿、痰饮、淋证、黄疸、带下、湿温等水湿所致的各种病证。

因本类药服后能使尿量增多,小便通畅,使体内蓄积的水湿之邪由小便排出,美容临床常用于治疗水湿内停之肥胖症,湿邪浸淫肌表之扁平疣、痤疮、黄褐斑、湿疮等损容性疾病。

茯苓 Fuling
《神农本草经》

【来源】 为多孔菌科真菌茯苓 *Poria cocos*(Schw.)Wolf 的干燥菌核。主产于云南、安徽、湖北、河南等地。生用。

【性味归经】 甘、淡,平。归心、肺、脾、肾经。

【功效】 利水渗湿,健脾,宁心。

【应用】

1. 水肿,小便不利 本品淡渗利尿,味甘能补,性平和缓,既利又补,凡水湿内停之水肿、小便不利者,无论寒热虚实均宜使用,尤宜于脾虚湿盛。①水湿内停之水肿、小便不利,常与猪苓、白术、泽泻等配伍,如五苓散;②治脾肾阳虚之水肿,可与附子、生姜等同用,如真武汤。

2. 脾虚诸证 本品有健脾利湿之功。①治脾胃虚弱之倦怠乏力、食少便溏者,配伍人参、白术等,如四君子汤;②治疗脾虚湿盛之泄泻,常与人参、山药、白术等同用,如参苓白术散;③治脾虚痰饮,眩晕、胸胁支满等,与桂枝、白术等同用,如苓桂术甘汤;④治痰饮停胃之呕吐,常与半夏、生姜同用,如小半夏加茯苓汤。

3. 失眠、心悸 本品有宁心安神之功。①心脾两虚,气血不足之心悸、失眠、健忘等,多与黄芪、当归等同用,如归脾丸;②治疗水气凌心之心悸,常与桂枝、炙甘草等同用,如茯苓甘草汤。

【美容应用】

1. 面黄、色斑 本品为淡利水湿,补脾健脾之品。①治面黄脾虚湿盛型,因清气不升,面部失荣,面色萎黄,形容憔悴,多与黄芪、人参等同用,如八珍汤;②治疗面部黑斑,多与白芷、白附子等研细末外涂,如七白膏。

2. 肥胖 本品可健脾利湿,轻身减肥。①治肥胖脾虚气虚型,证见肌肉松软,气虚少动,多与泽泻、山楂、薏苡仁、黄芪等配用;亦可配伍怀山药、粳米、荷叶熬制茯苓山药粥服用。②治肥胖痰湿蕴结型,配伍陈皮、半夏、荷叶等,如二陈汤加减。③治肥胖脾肾阳虚型,配伍车前子、熟附片、薏苡仁等,如济生肾气丸加减。

3. 斑秃 本品能生发润肤,以本品烘干,研细末内服,治疗斑秃。

【用法用量】 煎服,10~15g。白茯苓利水渗湿,健脾宁心;茯苓皮长于利水消肿;茯神长于宁心安神;赤茯苓长于渗利湿热。

【使用注意】 虚寒滑精或气虚下陷者慎用。

泽泻 Zexie
《神农本草经》

【来源】 为泽泻科植物泽泻 *Alisma orientalis*(Sam.)Juzep. 的干燥块茎。主产于福建、四川、江西等地。生用,麸炒或盐水炒用。

【性味归经】 甘、淡,寒。归肾、膀胱经。

【功效】　利水渗湿,泄热,化浊降脂。

【应用】

1. 水肿、泄泻、痰饮　本品甘淡,能渗湿热,利水饮。①治水湿内停之水肿、小便不利,常与茯苓、猪苓等同用,如五苓散;②治湿困脾胃之泄泻,常与苍术、陈皮等同用,如胃苓汤;③治痰饮停聚,清阳不升之眩晕,与白术同用,即泽泻汤。

2. 湿热带下、遗精等　本品善泄肾、膀胱之热,尤宜于下焦湿热。①治湿热带下、小便淋浊,常与车前子、龙胆草等同用,如龙胆泻肝汤;②治肾阴不足,相火偏亢之遗精、潮热等,则与熟地黄、牡丹皮等同用,如六味地黄丸。

【美容应用】

1. 面黄、毛发枯槁　本品含有卵磷脂,有颜面生光之效,能营养润泽肌肤、毛发,加入化妆品中,可使皮肤光滑柔嫩,皱纹舒展,头发易于梳理。

2. 肥胖　本品化浊降脂,可治疗肥胖、高脂血症。①治肥胖脾气不足,湿盛肿满,少动懒言,多与黄芪、茯苓、荷叶等配用;②治肥胖脾肾两虚,水湿失运,痰瘀内结,常见于中年以后,尤其是经产妇女或绝经期肥胖,可配伍茯苓、熟附片、巴戟天等,如济生肾气丸加减。

3. 疱疮,湿疹　本品善泄肾、膀胱之热及下焦湿浊。①治疗湿热蕴于肌肤之天疱疮、疱疹样皮炎,可配伍茯苓皮、冬瓜皮、猪苓;②治阴部湿疹,可与薏苡仁、土茯苓等配伍。

【用法用量】　煎服,6～9g。生用,长于利水泄热;盐炙,长于利水渗湿。

【使用注意】　肾虚滑精无湿热者禁用。

薏苡仁 Yiyiren
《神农本草经》

【来源】　为禾本科植物薏苡 Coix lacryma-jobi L. var. ma-yuen (Roman.) Stapf 的干燥成熟种仁。主产于福建、河北、辽宁等地。生用或炒用。

【性味归经】　甘、淡,凉。归脾、胃、肺经。

【功效】　利水渗湿,健脾止泻,除痹,排脓,解毒散结。

【应用】

1. 水肿、小便不利、脚气等　本品甘补淡渗,既利又补,尤宜于脾虚湿盛之水肿、小便不利,脚气肿痛等,多与茯苓、白术、赤小豆等同用。

2. 脾虚泄泻　本品既能健脾益气,又能渗湿止泻,治脾虚湿盛之泄泻,常与人参、茯苓、白术等同用,如参苓白术散。

3. 湿痹拘挛　本品渗湿除痹,能舒筋脉,缓挛急。①治湿痹而筋脉拘挛疼痛者,配伍独活、防风、苍术等,如薏苡仁汤;②治风湿久痹,筋脉挛急者,可配伍独活、木瓜等。

4. 肺痈、肠痈　本品甘淡渗泄,其性微寒,有清热消痈排脓之功,故可用治肺、肠之痈。①治肺痈,胸痛,咳吐脓痰,常与苇茎、冬瓜仁、桃仁同用,即苇茎汤;②治肠痈,可与附子、败酱草等同用,如薏苡附子败酱散。

【美容应用】

1. 扁平疣、寻常疣　本品健脾除湿之效,可解毒治疣。常与大青叶、板蓝根、马齿苋等同用,如紫兰方煎服或外洗;亦可用薏苡仁水煎为粥分用,或用本品研细末,用适量雪花膏调和,早晚洗脸后用此霜搽患处。

2. 痤疮、黄褐斑等　本品能健脾渗湿,药性和缓,尤宜用于皮肤病脾虚湿盛证。①治痤疮脾胃湿热上蒸,皮脂过多,可配伍白术、泽泻、车前子等同煎;亦可配伍茯苓、甘草等打细粉外用于面部,收湿控油;亦可配紫背天葵鲜品作粥,内服,并取热汁擦洗患处。②治黄褐斑,可合苍术、黄柏同用,如祛斑饮。③治唇肿,可配防风、赤小豆,水煎温服。④治脾虚不运,水湿外泛肌肤之湿疹、天疱疮者,可与人参、山药、白扁豆等同用,如参苓白术散,与杏仁、白豆蔻仁、滑石等同用,如三仁汤。

【用法用量】　煎服,9~30g。生用,长于利水渗湿,清热排脓;麦麸炒黄,长于健脾止泻。

【使用注意】　孕妇慎用。

车前子 Cheqianzi
《神农本草经》

【来源】　为车前科植物车前 *Plantago asiatica* L. 或平车前 *Plantago depressa* Willd. 的干燥成熟种子。全国各地均有分布。生用或盐水炙用。

【性味归经】　甘,寒。归肝、肾、肺、小肠经。

【功效】　清热利尿通淋,渗湿止泻,明目,祛痰。

【应用】

1. 热淋、水肿　本品清热利尿通淋。①治湿热下注膀胱之小便淋沥涩痛,多与木通、滑石等同用,如八正散;②治肾气不足之水肿,可与牛膝、肉桂等同用,如济生肾气丸。

2. 水湿泄泻　本品能利小便以实大便。用治湿盛水泻,可单用本品研末,米汤送服;用治脾虚湿盛之泄泻,则与白术同用;用治暑湿泄泻,常与香薷、猪苓等同用。

3. 热痰咳嗽　本品能清肺化痰止咳。用治肺热咳嗽痰多,多与瓜蒌、贝母等清肺化痰之品同用。

【美容应用】

明目　本品能够清肝热而明目。①治肝热之目赤肿痛,多与菊花、决明子等同用;②治肝肾阴亏之两目昏花,则配伍熟地、菟丝子等养肝明目之品,如驻景丸。

【用法用量】　煎服,9~15g,包煎。生用,长于利水通淋,清肺化痰;盐炙后,引药入肾,增强利尿作用。

【使用注意】 凡内伤劳倦,阳气下陷,肾虚精滑及内无湿热者,慎用。

滑石 Huashi
《神农本草经》

【来源】 为硅酸盐类矿物滑石族滑石,主含含水硅酸镁$[Mg_3(Si_4O_{10})(OH)_2]$。主产于山东、江西、山西等地。研粉或水飞用。

【性味归经】 甘、淡,寒。归膀胱、肺、胃经。

【功效】 利尿通淋,清热解暑,外用祛湿敛疮。

【应用】

1. 热淋、石淋 本品性寒滑利,为治疗湿热淋证的常用药。①治热淋,常与木通、车前子等同用,如八正散;②治石淋,常与海金沙、金钱草、鸡内金等同用。

2. 暑湿、湿温 本品既能利小便,又能解暑热,有清暑利湿作用,是治暑湿的常用药。①治暑热烦渴,小便短赤,可与甘草同用,即六一散;②治湿温初起及暑温夹湿,配伍薏苡仁、杏仁等,如三仁汤。

【美容应用】

皮肤湿疮、痱子等 本品外用有清热收湿敛疮作用。①治湿疮,湿疹,可单用或与枯矾、黄柏等共为末,撒敷患处;②治痱子,则可与薄荷、甘草等配合制成痱子粉外用;③治口疮、腋臭,以本品配冰片等研细末涂患处;④治烧伤,以滑石粉为主配制成九华膏外涂,有较好疗效。

【用法用量】 煎服,10~20g,宜包煎;外用适量。

【使用注意】 孕妇禁用。不宜久服久用。

茵陈 Yinchen
《神农本草经》

【来源】 为菊科植物滨蒿 *Artemisia scoparza* Waldst. et Kit. 或茵陈蒿 *Artemisia capillaris* Thunb. 的干燥地上部分。主产于陕西、山西、安徽等地。生用。

【性味归经】 苦、辛,微寒。归脾、胃、肝、胆经。

【功效】 清热利湿,利胆退黄。

【应用】

1. 黄疸 本品能清利脾胃、肝胆湿热,使之从小便而出,为治黄疸要药,尤宜于湿热黄疸。①治湿热黄疸,症见身目发黄、黄色鲜明等,常与栀子、大黄同用,即茵陈蒿汤;②治黄疸湿重于热者,可与茯苓、猪苓等同用,如茵陈五苓散;③治脾胃寒湿之阴黄,多与附子、干姜等同用,如茵陈四逆汤。

2. 湿温 治疗湿温邪在气分,常与滑石、藿香等同用,如甘露消毒丹。

【美容应用】

湿疹、痤疮等 本品苦寒,能清热利湿,解毒疗疮,治皮肤疮疹瘙痒之证。①治湿疹、湿疮,可单味煎汤外洗,也可与黄柏、苦参、冰片、青黛同用;②治疗痤疮偏于湿热,与桑白皮、丹参等煎服,也可用茵陈煎汤内服外洗并用;③治风瘙瘾疹,则与荷叶同施,研末,冷蜜水调服;④黄褐斑属脾胃湿热,可用茵陈蒿汤配伍健脾利湿之品。

【用法用量】 煎服,6~15g;外用适量,煎汤熏洗。

【使用注意】 脾虚血亏所致虚黄、萎黄禁用。

猪苓 Zhuling
《神农本草经》

【来源】 为多孔菌科真菌猪苓 *Polyporus umbellatus*(Pers.) Fries 的干燥菌核。主产于河北、河南、陕西、四川、云南等地。生用。

【性味归经】 甘、淡,平。归肾、膀胱经。

【功效】 利水渗湿。

【应用】

水肿、小便不利、水湿蕴肤证 本品甘、淡,功专渗泄,善利小便,用于水湿停滞证。①治妊娠水肿,小便不利,皆单用一味猪苓为末,热水调服;②治水湿内停所致之水肿、小便不利,与泽泻、茯苓、白术同用,如四苓散;③治天疱疮湿邪浸淫者,可与苍术、茯苓等健脾药同用,如胃苓丸。

【美容应用】

1. 肥胖 本品利水渗湿,可减肥轻身。治形体肥实,痰湿下注,小便白浊者,可与半夏相佐,以化痰利湿。

2. 湿疮、痤疮皮脂过多 本品能利水渗湿,用于治疗皮肤湿盛证。①治湿疮湿热上蒸,可配伍茯苓、苍术、车前子等同煎;②治痤疮皮脂过多,可配伍薏苡仁、白术等同煎,收湿控油。

【用法用量】 煎服,6~12g。

【使用注意】 不宜久服。

冬瓜皮 Dongguapi
《开宝本草》

【来源】 为葫芦科植物冬瓜 *Benincasa his* pida(Thunb.) Cogn. 的干燥外层果皮。全国大部分地区均产。生用。

【性味归经】 甘,凉。归脾、小肠经。

【功效】 利水消肿,轻身减肥。

【应用】

1. 水肿 本品味甘,药性平和,善于利水消肿。治水肿,配五加皮、姜皮,煎服。

2. 暑热证 本品性凉,有清热解暑之功。①治夏日暑热口渴,小便短赤,用冬瓜皮、西瓜皮等量,煎水代茶饮;②治暑湿证,可与生薏苡仁、滑石、扁豆花等同用。

另外,本品还可用于催乳。

【美容应用】

1. 肥胖 本品有轻身减肥之效。治体虚湿盛,体态臃肿,可与赤小豆、薏苡仁等配伍;亦可用薏苡仁、粳米同煮为粥服用。

2. 瘾疹 本品走皮肤,祛湿追风。治瘾疹,可与荆芥、金银花等配伍,煎服,同时配合药汁洗浴。

【用法用量】 煎服,9~30g。

【使用注意】 营养不良性水肿禁用。

案例分析

案例：某女，38岁，主诉：肥胖。自述近几年体重逐渐增加，身高162cm，体重78kg，喜暖恶寒，恶食生冷，口不渴不喜饮，食后常胃部胀满不适，大便稀溏小便正常，嗜睡，近2年月经延迟，常50天一行，经期腰膝冷痛，偶见痛经，白带清稀量多。查体可见：形体肥胖，面色白而虚浮，精神良好。舌脉诊：舌体胖大，边有齿痕，舌苔薄腻，脉沉迟无力。

讨论：1. 请写出中医诊断和治疗方法。
　　　　2. 可以用哪些药物进行治疗？

荷叶 Heye
《滇南本草》

【来源】　为睡莲科植物莲 *Nelumbo nucifera* Gaertn. 的干燥叶。广布于南北各地。晒干生用，夏季亦用鲜叶或初生嫩叶。

【性味归经】　苦，平。归肝、脾、胃经。

【功效】　清暑化湿，升发清阳，凉血止血。

【应用】

1. 暑热烦渴　本品味苦性平，其气芳香，鲜品善清夏季暑邪，治感受暑热，头胀胸闷，口渴，小便短赤，常配伍鲜藿香、鲜佩兰、西瓜翠衣等同用。

2. 泄泻　本品既清热解暑，又健脾升阳。①治夏季暑湿泄泻，配白术、白扁豆等同用；②脾虚泄泻，可配伍健脾止泻药同用。

3. 多种出血证　本品有良好的凉血止血作用，是血热妄行的常用之品。治血热妄行之吐血、衄血、咯血，可配伍生地黄、生艾叶、生侧柏叶同用，如四生丸。

此外，有报道，以荷叶、大枣煎服，可治疗高血压。常用本品沐浴，可治遍身瘙痒，令皮肤光腻。

【美容应用】

肥胖　本品能化湿轻身，治肥胖湿盛之证，单用本品15g，水煎沸5min，或沸水浸泡10min，饮用；亦可用荷叶、车前草制成泡茶剂，每日饭前饮用。

【用法用量】　煎服，3~10g，荷叶炭3~6g，鲜品15~30g。

【使用注意】　体瘦气血虚弱者慎用。

赤小豆 Chixiaodou
《神农本草经》

【来源】　为豆科植物赤小豆 *Vigna umbeuata* Ohwi et Ohashi 或赤豆 *Vigna angularis* Ohwi et Ohashi 的干燥成熟种子。前者产于广东、广西、江西等地，后者全国大部分地区均产。生用。

【性味归经】　甘、酸，平。归心、小肠经。

【功效】　利水消肿，解毒排脓。

【应用】

1. 水肿、小便不利　本品能通水道，利小便。治疮疡内陷所致之水肿，常配伍麻黄、桑白皮等同用，如麻黄连翘赤小豆汤。

2. 痈肿疮毒　本品有清热解毒、消痈排脓之功。故常用于热毒疮肿、疔腮。①治疮疡肿毒初起,单用本品研末,醋调敷患处;若已成脓,配伍当归同用,如赤小豆当归散;②治疔腮腮颊热肿者,可与芙蓉叶末调涂。

此外,本品煎煮取汁饮,有催乳作用。

【美容应用】

1. 肥胖　本品能化湿轻身,治单纯性肥胖,用本品120g,粳米适量,煮粥,早晚服用,能利水消肿,轻身减肥,健脾益胃,亦可配伍山楂同服。

2. 痤疮、瘾疹　本品可解毒排脓。①治痤疮,本品配红花、金银花、茯苓、车前子等煎汤代茶饮,并用煎液外洗患部;②治风瘙瘾疹,可与荆芥等分,研细末,鸡子清调涂患处。

【用法用量】　煎服,9~30g;外用适量。

【使用注意】　阴虚津伤者慎用。

川木通 Chuanmutong
《神农本草经》

【来源】　为毛茛科植物小木通 *Clematis armandii* Franch. 或绣球藤 *Clematis Montana* Buch. -Ham. 的干燥藤茎。主产于四川、湖北、湖南等地。生用。

【性味归经】　苦,寒。归心、小肠、膀胱经。

【功效】　利尿通淋,清心除烦,通经下乳。

【应用】

1. 热淋、水肿脚气　本品具有清热利尿通淋之功,能导湿热之邪下行从小便排出。①治热淋,常与滑石、车前子等同用,如八正散;②治水肿脚气,常配猪苓、槟榔等,如木通散。

2. 心烦尿赤　本品能上清心火,下泻小肠之热。心烦尿赤,常与生地黄、竹叶、甘草同用,如导赤散。

3. 闭经、乳少　本品有通经下乳之功。①治血瘀经闭,常配红花、丹参等;②治产后乳少,常与穿山甲、王不留行等同用。

4. 湿热痹痛　本品清湿热,利血脉,通关节。治湿热痹痛,可与秦艽、防己等同用。

【美容应用】

口疮　本品能清心火,泄心热。治口舌生疮,常与凉血清热之品配伍,如生地黄、甘草,如导赤散。

【用法用量】　煎服,3~6g。

【使用注意】　精滑遗尿者及孕妇忌用。

地肤子 Difuzi
《神农本草经》

【来源】　为藜科植物地肤 *Kochia scoparia*（L.）Schrad. 的成熟果实。全国大部分地区有产。生用。

【性味归经】　辛、苦,寒。归肾、膀胱经。

【功效】　清热利湿,祛风止痒。

【应用】

1. 淋证　本品苦寒降泄,能清利湿热而通淋,故用于膀胱湿热,小便不利,淋沥涩痛,常与木通、瞿麦、冬葵子等同用,如地肤子汤。

2. 阴痒、带下　本品质轻浮散,善走皮肤,能去皮肤中积热,除皮肤外湿痒。①若下焦湿热,外阴湿痒者,可与苦参、龙胆草、白矾等煎汤外洗患处;②治湿热带下,可配黄柏、苍术等煎服;③治风热疮,可与防风、黄芩、猪胆汁配伍外用,如三圣地肤汤。

本品尚有祛风明目之功,治疗眼疾可与生地黄、枸杞子等相伍内服,亦可与菊花、蝉蜕等煎水外洗。

【美容应用】

风疹、湿疹瘙痒　本品可祛风止痒。治风湿热邪蕴结皮肤,症见风疹,湿疹皮肤瘙痒,常与白鲜皮、蝉蜕、黄柏等同用。

【用法用量】　煎服,9~15g。外用适量。

【使用注意】　内无湿热者慎用。

金钱草 Jinqiancao
《本草纲目拾遗》

【来源】　为报春花科植物过路黄 *Lysimachia christinae* Hance 的干燥全草。习称大金钱草。主产于四川。生用。

【性味归经】　甘、咸,微寒。归肝、胆、肾、膀胱经。

【功效】　利湿退黄,利尿通淋,解毒消肿。

【应用】

1. 湿热黄疸　本品能清肝胆湿热,消肝胆结石,为治湿热黄疸、肝胆结石常用药,常与茵陈、栀子、郁金、大黄等同用。

2. 石淋、热淋　本品有较强的利尿通淋、排除结石之功,为治石淋要药。①治石淋,可单用大剂量金钱草煎汤代茶饮,或与海金沙、滑石、鸡内金等同用,如二金排石汤;②治热淋,常与车前子、萹蓄等同用。

3. 痈肿疔疮、毒蛇咬伤　本品有解毒消肿之效。用治恶疮肿毒,毒蛇咬伤等,可用鲜品捣汁内服或捣烂外敷,或与蒲公英、紫花地丁、白花蛇舌草等同用。

此外,鲜品捣汁涂患处,可治疗烧、烫伤;鲜品捣烂,加入清凉油调匀外敷,可治疗带状疱疹;以本品配紫草,制成浓缩液外用,治疗瘢痕疙瘩。

【用法用量】　煎服,15~60g;鲜品加倍。

【使用注意】　无湿热者忌用。

虎杖 Huzhang
《名医别录》

【来源】　为蓼科植物虎杖 *Polygonum cuspidatum* Sieb. et Zucc. 的干燥根茎和根。主产于江苏、浙江、江西、山东等地。生用。

【性味归经】　微苦,微寒。归肝、胆、肺经。

【功效】　利湿退黄,清热解毒,散瘀止痛,止咳化痰。

【应用】

1. 湿热黄疸、淋证、带下　本品清热利湿,治湿热黄疸,可与茵陈、栀子等配伍;湿热淋证、带下等,单用即效,亦可与车前子、木通、滑石等同用。

2. 水火烫伤、痈肿疮毒、毒蛇咬伤　本品凉血清热解毒。①治水火烫伤,可单用研末,香油调敷,亦可与地榆、冰片共研末,调敷患处;②治痈疮疮毒,可配伍金银花、紫花地丁、蒲公英等或单用煎汤洗;③治毒蛇咬伤,可取鲜品捣烂敷患处,同时煎浓汤内服。

3. 瘀血证 本品能活血化瘀止痛。①治血瘀经闭、痛经,常与桃仁、延胡索、红花等同用;②治癥瘕,可配伍三棱、莪术等破血消癥之品;③治跌打损伤疼痛,可与当归、三七等配伍。

4. 肺热咳嗽、热结便秘 本品既能清肺热化痰止咳,又能泻下通便。①治肺热咳嗽,可单味煎服,也可配伍贝母、枇杷叶等;②治热结便秘,常与枳实、莱菔子等同煎。

【用法用量】 煎服,9~15g;外用适量,制成煎剂或油膏涂敷。

【使用注意】 孕妇慎用。

本章了解药见表1-8-1。

表1-8-1 本章了解药要览

分类	药名	性味归经	功效应用	用法用量
祛风湿药	狗脊	苦、甘、温;归肝、肾经	祛风湿,补肝肾,强腰膝。用于风湿痹证,腰膝酸软,下肢无力,遗尿,带下	6~12g
	豨莶草	辛、苦,寒;归肝、肾经	祛风湿,利关节,解毒。用于风湿痹痛,中风偏瘫,风疹,湿疮,疮痈	9~12g;外用适量
	桑枝	微苦,平;归肝经	祛风湿,利关节。用于风湿痹痛,水肿、脚气浮肿、皮肤瘙痒等	9~15g
	络石藤	苦、微寒;归心、肝、肾经	祛风通络,凉血消肿。用于风湿热痹,喉痹,痈肿,跌仆损伤	6~12g;外用适量,鲜品捣敷
芳香化湿药	佩兰	辛,平。归脾、胃、肺经	芳香化湿,醒脾开胃,发表解暑。用于中焦湿阻证,脾瘅症,暑湿、湿温	3~10g,鲜品加倍
	草豆蔻	辛,温;归脾、胃经	燥湿行气,温中止呕。用于寒湿中阻证,寒湿内盛之呕吐、腹痛泻痢	3~6g,宜后下;入散剂较佳
利水渗湿药	车前草	甘,寒;归肝、肾、肺、小肠经	清热利尿通淋,清热解毒,渗湿止泻,明目,止血。用于痈疮肿毒,热痢,血热出血证等	0~30g,鲜品加倍
	石韦	甘、苦,微寒;归肺、膀胱经	利尿通淋,清肺止咳,凉血止血。用于淋证,肺热咳喘,血热出血	6~12g
	萆薢	苦,平;归肾、胃经	利湿去浊,祛风除痹。用于膏淋,白浊,风湿痹痛	9~15g
	海金沙	甘、咸,寒;归膀胱、小肠经	清利湿热,通淋止痛。用于淋证	6~15g,宜包煎

扫一扫
测一测

复习思考题

1. 叙述祛湿药的定义、作用、适应证、分类及使用注意。
2. 试述独活、广藿香、厚朴、茯苓、泽泻、薏苡仁、茵陈的药性、功用及美容应用。
3. 试述独活与羌活、茯苓与猪苓功用之异同。

(武琴琴)

第九章

温 里 药

学习要点

【知识要点】

1. 掌握温里药的定义、功效、主治证及使用注意。
2. 掌握附子、干姜、肉桂的性能、功效、应用、用量用法及使用注意。
3. 熟悉吴茱萸、花椒的性能、功效及应用。

【技能要点】

利用温里药的性能和功效辨证治疗损容性疾病。

凡以温里祛寒为主要功效，用以治疗里寒证的药物，称为温里药，又称祛寒药。

本类药物多味辛而性温热，辛散温通、偏走脏腑而能温里散寒、温经止痛，个别药物还能助阳、回阳，故用以治疗里寒证。

温里药因其主要归经之不同而具有多种功用。主入脾胃经者，能温中散寒止痛，可用治脾胃受寒或脾胃虚寒证，症见脘腹冷痛、呕吐泄泻、舌淡苔白等；主入肺经者，能温肺化饮而治肺寒痰饮证，症见痰鸣咳喘、痰白清稀、舌淡苔白滑等；主入肝经者，能暖肝散寒止痛，治疗肝经受寒少腹痛、寒疝作痛或厥阴头痛等；主入肾经者，能温肾助阳而治肾阳不足证，症见阳痿宫冷、腰膝冷痛、夜尿频多、滑精遗尿等；主入心肾两经者，能温阳通脉而治心肾阳虚证，症见心悸怔忡、畏寒肢冷、小便不利、肢体浮肿等，或能回阳救逆而治亡阳厥逆证，症见畏寒蜷卧、汗出神疲、四肢厥逆、脉微欲绝等。

本类药物能鼓舞阳气，促进颜面气血运行，以保持颜面肌肤的白泽、红润，美容临床用于治疗脾肾阳虚型黄褐斑、肥胖症、胞虚如球等损容性疾病；个别药物气味芳香，能避秽抑菌，可治疗湿疹、体癣等。

使用本类药物应根据不同证候适当配伍：外寒内侵，表邪未解者，须配辛温解表药用；寒凝经脉，气滞血瘀者，须配行气活血药用；寒湿内阻者，宜配芳香化湿药或温燥去湿药用；脾肾阳虚者，常配温补脾肾之药；亡阳气脱者，须配伍大补元气之品。

本类药物性多辛热燥烈，易耗阴助火，凡实热证、阴虚火旺、精血亏虚者忌用；孕妇慎用或忌用。

附子 Fuzi
《神农本草经》

【来源】 为毛茛科植物乌头 *Aconitum carmichaeli* Debx. 的子根的加工品。主产于四川、湖北、湖南等地。经过加工炮制后入药。

【性味归经】 辛、甘,大热。有毒。归心、肾、脾经。

【功效】 回阳救逆,补火助阳,散寒止痛。

【应用】

1. 亡阳虚脱,肢冷脉微　本品辛甘大热,纯阳之品,能上助心阳以复脉,下补肾阳以益火,力挽散失之元阳,且散阴寒,为回阳救逆之要药。①治疗阳气衰微,阴寒内盛,或大汗、大吐、大泻所致四肢厥冷、脉微欲绝之亡阳虚脱,常与干姜、甘草同用,以回阳救逆,如四逆汤;②治亡阳兼气脱者,可与人参配伍,如参附汤。

2. 阳虚诸证　本品辛甘温煦,有峻补元阳、益火消阴之效,能上助心阳、中温脾阳、下补肾阳,凡肾、脾、心诸脏阳气衰弱者均可应用。①治疗肾阳不足,命门火衰所致阳痿滑精、宫寒不孕等,配肉桂、山茱萸、熟地等,如肾气丸;②治疗脾肾阳虚之脘腹冷痛、呕吐泄泻等,配党参、白术、干姜等,如附子理中丸;③治疗脾肾阳虚之水肿,尿少,与茯苓、白术等同用,如真武汤;④治心阳衰弱,心悸气短、胸痹心痛者,可与人参、桂枝等同用;⑤治阳虚兼外感风寒者,常与麻黄、细辛同用,如麻黄附子细辛汤。

3. 寒湿痹痛　本品辛散温通,气雄性悍,走而不守,有较强的散寒止痛作用,善治寒痹疼痛。凡风寒湿痹周身骨节疼痛者均可用之,尤善治寒痹痛剧者,常与桂枝、白术、甘草同用,如甘草附子汤。

【美容应用】

1. 面容憔悴　本品辛甘大热,补火助阳,温经散寒。治疗下元肾阳衰微,真火失煦之面色晦暗、颜面枯槁,配伍肉桂、菟丝子等同用,如十补丸。

2. 雀斑、酒渣鼻、冻疮　本品有温经活血,能改善头面部血液循环,且祛风止痒。①治雀斑,与茯苓、白芷等为末,蜜调搽面,次日洗去;②治鼻面酒渣疮及恶疮,以本品配川椒、野葛等醋浸,去滓时时涂之;③治冻疮,本品用白酒浸泡 0.5h 后,文火慢煎,外涂;④现代皮肤科配肉桂、车前子、菟丝子治疗红斑狼疮肾炎。

3. 脱发　本品能温养生发,治疗脱发,配侧柏叶、猪胰为丸,洗发时内一丸入水中,久之发不落。

【用法用量】 煎服,3～15g,本品有毒,宜先煎 30～60min,至口尝无麻辣感为度。

【使用注意】 ①本品辛热燥烈,易伤阴助火,故热证、阴虚阳亢者及孕妇忌用;②不宜与半夏、瓜蒌、天花粉、贝母、白蔹、白及同用;③生品仅供外用,内服须炮制;④若内服过量,或炮制、煎煮方法不当,可引起中毒。

案例分析

案例:某患者,胃脘冷痛,不思饮食,大便溏薄,面色晦暗,舌淡苔白滑,脉沉细。医生诊断为脾胃虚寒,处方中有附子15g,嘱咐患者先煎附子30min后再放余药同煎。但患者忘记将医嘱告家人,将1剂药煎煮30min后,滤出汤药喝下,患者最初略微感到咽喉麻痹。2小时后,出现呼吸困难,皮肤发冷,四肢抽搐,心悸乏力。急往医院测得体温及血压下降,心电图表现为一过性心率减慢,房性、室性期外收缩和心动过速。

讨论:1. 请写出患者出现这种状况的原因及诊断。

2. 可以采取哪些措施进行救治?

干姜 Ganjiang
《神农本草经》

【**来源**】 为姜科多年生草本植物姜 *Zingiber officinale* Rosc. 的干燥根茎。主产于四川、广东、广西、湖北、贵州、福建等地。生用。

【**性味归经**】 辛,热。归脾、胃、肾、心、肺经。

【**功效**】 温中散寒,回阳通脉,温肺化饮。

【**应用**】

1. 脾胃寒证 本品辛热燥烈,主入脾胃而长于温散中焦寒邪,健运脾阳,为温暖中焦之要药。故凡脾胃寒证,无论外寒内侵之实寒,还是阳气不足的虚寒证皆宜选用。①治胃寒呕吐,可单用,或与半夏、吴茱萸等温中降逆止呕药配伍;②治脾胃虚寒,脘腹冷痛,食欲不振,饮食减少,呕吐泄泻,常与补气健脾的党参、白术等同用,如理中丸。

2. 亡阳证 本品辛热,能温心回阳以通脉。治心肾阳虚,阴寒内盛所致的亡阳厥逆,脉微欲绝,每与附子相须为用,以增强回阳救逆之功,并可降低附子的毒性。古有"附子无姜不热"之说,谓附子助阳,走而不守,干姜助阳,守而不走,两者配伍,回阳立效,如四逆汤。

3. 寒饮喘咳 本品辛热,入肺、脾经,上能温肺散寒以化饮,中能温脾运水以绝痰。常与细辛、五味子、麻黄等同用,治寒饮喘咳,形寒背冷,痰多清稀之证,如小青龙汤。

【**美容应用**】

褥疮、手足皲裂 本品性热温通,外用可治疗褥疮、手足皲裂。①治褥疮,以干姜粉(高压灭菌),与新鲜蛋清调敷;②治手足皲裂,以 20%干姜酊 30ml,干姜粉 5g,氯化钠 0.5g,甘油 30ml,香精 3 滴,加水至 100ml,摇匀,局部涂抹。

【**用法用量**】 煎服,3~10g。

【**使用注意**】 本品辛热燥烈,阴虚内热、血热妄行及孕妇慎用。

肉桂 Rougui
《神农本草经》

【来源】 为樟科常绿乔木植物肉桂 *Cinnamomum cassia* Presl 的干燥树皮。主产于广东、广西、海南、云南等地。生用。

【性味归经】 辛、甘,大热。归肾、脾、心、肝经。

【功效】 补火助阳,引火归原,散寒止痛,温经通脉。

【应用】

1. 肾阳虚证 本品辛甘大热,能补火助阳,益阳消阴,作用温和持久,为治命门火衰之要药。治疗肾阳不足,命门火衰的阳痿宫冷,腰膝冷痛,夜尿频多,滑精遗尿等,常配附子、熟地黄、山茱萸等,如肾气丸、右归饮。

2. 虚阳上浮 本品大热入肝肾经,能使因下元虚衰而上浮之虚阳回归故里。故下元虚冷,虚阳上浮之眩晕目赤、心悸失眠、虚喘、汗出、脉微弱者,常与山茱萸、五味子、牡蛎等滋阴补肾药同用,以引火归原。

3. 寒凝诸痛证 本品辛热散寒以止痛,善去痼冷沉寒。①治寒邪内侵或脾胃虚寒之脘腹冷痛,可单用研末,或与干姜、高良姜、荜茇等同用;②治疗寒疝腹痛,多与吴茱萸、小茴香等同用;③治胸阳不振,寒邪内侵的胸痹心痛,配伍附子、干姜等,如桂附丸;④治风寒湿痹,或寒邪偏甚的痛痹,常与独活、桑寄生、杜仲等同用,如独活寄生汤。

4. 寒凝血瘀证 本品辛散温通,能温经通脉,散寒止痛。①治冲任虚寒,寒凝血滞的闭经、痛经及产后瘀滞腹痛等证,与当归、川芎、小茴香等同用,如少腹逐瘀汤;②治阳虚寒凝,血滞痰阻的阴疽,配伍鹿角胶、白芥子等,如阳和汤。

久病体虚气血不足者,在补益气血方中加入少量肉桂,有鼓舞气血生长之效,如十全大补汤、人参养营汤。

【美容应用】

1. 面斑、风疹、髭发枯槁 本品具有温通经脉,促进血行,驻颜悦色祛皯的功效。《本草乘雅半偈》记载:"久服轻身不老,面生光华,媚好如童子。"①治肾虚面色不华,皮肤干涩,配伍泽泻、茯苓、枸杞等炼蜜为丸,如延龄固本丸;②治黧黑面斑,可与生姜末、蜂蜜调敷;③治疗风疹伴胃脘疼痛,泛吐清水,风团色白,配白术、枳壳、吴茱萸等;④治疗髭发枯槁,配墨旱莲、白芷、菊花等,如桂心丸。

2. 冻疮 本品能温煦鼓舞气血,温经散寒而利血脉。治疗冻疮,配伍樟脑、山莨菪碱研细末,加凡士林调匀外敷。

【用法用量】　煎服,1~5g,宜后下或开水泡服;研末冲服,每次 1~2g。

【使用注意】　本品辛热,耗阴动血,故阴虚火旺,里有实热,血热出血者忌用;孕妇慎用。畏赤石脂。

吴茱萸 Wuzhuyu
《神农本草经》

【来源】　为芸香科落叶灌木或小灌木植物吴茱萸 *Euodia rutaecarpa*（Juss.）Benth.、石虎 *Euodia rutaecarpa*（Juss.）Benth. Var. *officinalis*（Dode）Huang 或疏毛吴茱萸 *Euodia rutaecarpa*（Juss.）Benth. Var. *bodinieri*（Dode）Huang 接近成熟的果实。主产于贵州、广西、湖南、浙江、四川等地。生用,或甘草汤制过用。

【性味归经】　辛、苦,热。有小毒。归肝、脾、胃、肾经。

【功效】　散寒止痛,降逆止呕,助阳止泻。

【应用】

1. 寒凝诸痛证　本品辛散苦泄,性热祛寒,主入肝经,既散肝经之寒邪,又疏肝气之郁滞,且有良好的止痛作用,为治肝寒气滞诸痛证之要药。①治疗厥阴头痛,症见巅顶头痛、干呕吐涎沫,苔白脉迟等,每与生姜、人参等同用,如吴茱萸汤;②治疗寒凝肝经,寒疝腹痛,常与小茴香、川楝子、木香等温经散寒、行气止痛药配伍;③治疗冲任虚寒,瘀血阻滞之经行腹痛,常与与桂枝、当归、川芎等温经散寒、活血养血药同用,如温经汤;④治疗寒湿脚气肿痛,或上冲入腹,配木瓜、紫苏、槟榔等宣散寒湿药同用,如鸡鸣散。

2. 脘腹胀痛、呕吐吞酸　本品具有温中散寒止痛,疏肝降逆止呕,兼制胃酸之功。①治疗胃寒腹痛,呕吐不止,常与人参、生姜等同用,如吴茱萸汤;②治疗肝郁化火,肝胃不和的胁痛口苦,呕吐吞酸,配伍大量黄连,如左金丸。

3. 虚寒泄泻　本品性味辛热,能温脾益肾,助阳止泻,为治脾肾阳虚,五更泄泻之常用药,多与补骨脂、肉豆蔻、五味子同用,如四神丸。

【美容应用】

湿疹、口疮　本品燥湿力强,能燥湿止痒、敛疮。①治疗湿疹、湿疮,单用或配伍乌贼骨、硫黄研末,干粉散布患处;②治疗口疮、高血压,单用研末,米醋调敷足心(涌泉穴)。

【用法用量】　煎服,2~5g,外用适量。

【使用注意】　本品辛热燥烈,易耗气动火,故不宜多用、久服。阴虚有热者忌用。

知识链接

湿疹的基本概念

湿疹是由多种复杂的内、外因素引起的一种具有多形性皮损和易有渗出倾向的过敏性炎症性皮肤病。主要特征是瘙痒剧烈,病情易反复,可发于身体任何部位,属于中医的"浸淫疮""血风疮""奶癣"等范畴。目前病因尚不清楚,可能与过敏体质和第Ⅳ型变态反应有关。《外科正宗·论血风疮》云:"乃风热、湿热、血热三者交剙而发"。治疗时根据证型可以选择龙胆泻肝汤、草薢渗湿汤、除湿胃苓汤、当归饮子、消风散等方剂辨证施治。

花椒 Huajiao
《神农本草经》

为芸香科植物青椒 *Zanthoxylum schinifolium* Sieb. et Zucc. 或花椒 *Zanthoxylum bungeanum* Maxim. 的干燥成熟果皮。我国大部分地区有分布,但以四川产者为佳,故又名川椒、蜀椒。生用或炒用。

【性味归经】 辛,温。归脾、胃、肾经。

【功效】 温中止痛,杀虫止痒。

【应用】

1. 脘腹冷痛、呕吐泄泻 本品辛散温燥,入脾胃经,长于温中燥湿、散寒止痛、止呕止泻。①治外寒内侵,胃寒腹痛、呕吐,常与生姜、白豆蔻等同用;②治脾胃虚寒,脘腹冷痛、呕吐、不思饮食等,与干姜、人参等配伍,如大建中汤;③治夏伤湿冷,泄泻不止,与肉豆蔻同用,如川椒丸。

2. 虫积腹痛 本品有杀虫止痒之功。①治虫积腹痛,手足厥逆,烦闷吐蛔,常与乌梅、干姜、黄柏等同用,如乌梅丸;②小儿蛲虫病,肛周瘙痒,单用煎液作保留灌肠。

【美容应用】

1. 湿疹、顽癣、冻疮 本品辛热祛风,杀虫止痒。①治湿疹瘙痒,单用或与苦参、蛇床子、地肤子、黄柏等同用,煎汤外洗;或用花椒油涂覆患处;②治顽癣,配紫皮大蒜研成泥,每日揉搓患处;③治脱疽、冻疮,配伍肉桂、当归、干姜、樟脑浸酒,揉擦患部,如红灵酒。

2. 口臭、齿痛 本品气香除臭,固齿护齿,《名医别录》云其"开腠理,通血脉,坚齿发,调关节。"①治口臭,可配肉桂,研末服;②治齿痛,配伍蜂房、细辛、白芷等。

3. 须发早白 本品驻颜乌发,《神农本草经》云其"久服之头不白"。治面色欠华,须发早白,配伍生地、牛膝、肉桂同用。

【用法用量】 煎服,3~6g。外用适量,煎汤熏洗。

知识链接

花 椒 轶 事

花椒以其独特的麻香味,成为人们日常饮食生活的重要调料。早在 2 600 多年前,人们就已食用花椒。椒入酒,是荆楚风尚。汉代诗歌云:"过腊一日,谓之小岁,拜贺君亲,进椒酒。"汉代的汉室后官用花椒涂四壁,大修"椒房",取其气香性温也,亦取花椒多子之意也,花椒作调料能与生姜、肉桂媲美,且有去除异味的作用。现代药理研究表明:花椒所含挥发油对皮肤癣菌和深部真菌均有一定的抑制和杀灭作用,其中对羊毛样小孢子菌和红色毛癣菌最敏感,实验证实其挥发油进入真菌细胞内能加速细胞死亡。

本章了解药见表 1-9-1。

表1-9-1　本章了解药要览

药名	性味归经	功效应用	用法用量
小茴香	辛,温;肝、肾、脾、胃经	散寒止痛,理气和中。用于寒疝腹痛,睾丸偏坠胀痛,少腹冷痛,痛经;脘腹胀痛,食少吐泻	3~6g
丁香	辛,温;脾、胃、肺、肾经	温中降逆,温肾助阳。用于胃寒脾胃虚寒,呃逆呕吐,食少吐泻,心腹冷痛,肾虚阳痿	1~3g
高良姜	辛,热;脾、胃经	温胃止呕,散寒止痛。用于脘腹冷痛,胃寒呕吐	3~6g

复习思考题

1. 叙述温里药的定义、性能特点、功效、适应证及使用注意。
2. 叙述附子、干姜、肉桂的性能、功效,临床应用及美容应用。
3. 试述附子与干姜功用之异同。
4. 试述附子回阳救逆的机制。

（姜　醒）

第十章

理 气 药

![学习要点]

【知识要点】

1. 掌握理气药的定义、功效、主治证及使用注意。

2. 掌握陈皮、枳实、木香、香附的性能、功效、应用、用量用法及使用注意。

3. 熟悉青皮、川楝子、乌药、玫瑰花、佛手的性能、功效及应用。

4. 鉴别陈皮与青皮、木香与香附功用之异同。

【技能要点】

利用理气药的性能和功效辨证治疗损容性疾病。

凡以疏理气机、消除气滞或气逆证为主要作用的药物,称理气药,又谓行气药。其中行气作用较强者,又称破气药。

理气药性味多辛香苦温,主归脾、肝、肺经。具有理气健脾、疏肝解郁、理气宽胸、行气止痛、破气散结等功效。主要适用于气机不畅导致的气滞、气逆证。部分药物能燥湿化痰、降逆止呕、破气散结。

气机不畅多与脾、肝、肺等脏腑有关。①脾胃气滞,气机升降失司,则见脘腹胀痛、呕恶泛酸、便秘或腹泻、浮肿虚胖、粉刺;②肝气郁滞,症见胸胁闷痛、乳房胀痛、疝气疼痛、月经不调、鼍黑斑、睑魇;③肺气壅滞,症见胸闷不畅、咳嗽气喘、粉刺、痘疮;因肺与大肠相表里,肺失宣降,大肠传导失司则引发便秘,皮肤晦暗,诱发加重一系列损容性疾病。

使用本类药物,需根据具体的病证、病因选择相应的药物配伍应用。①脾胃气滞,用理气健脾药;兼食积者,配消食药;因湿阻者,配化湿药;因气虚者,配补气药。②肝郁气滞,用疏肝理气药;肝血不足者,配养血柔肝药;兼血瘀者,配活血化瘀药。③肺气壅滞,配理气宽胸药;痰饮阻肺,配伍化痰药。

使用注意:①本类药物性多辛香温燥,易耗气伤阴,故阴亏气虚者慎用;②作用峻猛的破气药则孕妇慎用;③理气药多含挥发油成分,入汤剂一般不宜久煎,以免影响疗效。

陈皮 chenpi
《神农本草经》

【来源】 为芸香科植物橘 *Citrus reticulata* Blanco 及其栽培变种的成熟干燥果皮。

主产于广东、福建、四川、浙江、江西等地,以广东新会所产者为佳,奉为道地药材。生用。

【性味归经】 苦、辛,温。归肺、脾经。

【功效】 理气健脾,燥湿化痰。

【应用】

1. 脘腹胀满 本品辛行温通,长于行脾胃之气,作用温和,因其苦温而燥,故寒湿中阻之气滞最宜。①治脾胃气滞,脘腹胀满,痞闷疼痛,可单用研末,温酒调服,亦可配伍木香等药,如宽中丸;②治中焦寒湿,脾胃气滞,脘腹胀痛、恶心呕吐、泄泻等,可配苍术、厚朴等同用,如平胃散;③治食积气滞,脘腹胀痛,食欲不振,常与山楂、神曲等同用,如保和丸;④治脾虚气滞,腹痛喜按、不思饮食、食后腹胀、便溏舌淡者,可与党参、白术、茯苓等同用,如异功散。

2. 呕吐、呃逆证 本品辛香而行,善疏理气机、调畅中焦而使气机升降有序,又有一定的止呕之功。①治外感风寒,内伤湿滞之腹痛、呕吐、泄泻,可配藿香、紫苏等用,如藿香正气散;②治胃虚有热,气机不降呕吐、呃逆,常配伍生姜、竹茹、大枣如橘皮竹茹汤;③治脾胃寒冷,呕吐不止,可配生姜、甘草同用,如姜橘汤。

3. 咳嗽痰多 本品既能燥湿化痰,又能温化寒痰,且辛行苦泄而能宣降肺气,为治痰之要药,善治湿痰、寒痰咳嗽。①治湿痰咳嗽,多与半夏、茯苓等同用,如二陈汤;②治寒痰咳嗽,多与干姜、细辛、五味子等同用,如苓甘五味姜辛汤;③治脾虚失运而致痰湿犯肺者,可配党参、白术同用,如六君子汤。

【美容应用】

湿疹、皮肤瘙痒 本品为治疗脾虚湿盛皮肤诸症常用之品,有抗炎、抗过敏、滋养皮肤的作用。①治疗湿疹、神经性皮炎、皮肤瘙痒、银屑病以及其他疱疹性和渗出性皮肤病,常配伍苍术、泽泻、白术等同用,如除湿胃苓汤加减。②治疗皮肤瘙痒、色素性紫癜性苔藓样皮炎,配伍白鲜皮、地肤子、苦参等同用;橘皮汁外搽可治癣。

【用法用量】 煎服,3~10g。

知识链接

陈皮的美容研究

陈皮提取物的功效:①具有强烈广谱的抗菌性,对痤疮杆菌、铜绿假单胞菌有抑制效果;②有消除自由基作用,对表皮成纤维细胞有增殖之功,故能抗衰老;③有减少光过敏和光损害的作用,可制化妆品防晒剂。但其所含香豆素类衍生物浓度高时亦会发生皮肤过敏反应。

枳实 Zhishi
《神农本草经》

【来源】 为芸香科植物酸橙 *Citrus aurantium* L. 及其栽培变种或甜橙 *Citrus sinensis* Osbeck 的干燥幼果。主产于四川、江西、福建、浙江、江苏、湖南等地。生用或麸炒用。

【性味归经】 苦、辛、酸,微寒。归脾、胃经。

【功效】 破气消积,化痰散痞。

【应用】

1. 积滞内停,痞满胀痛 本品辛行苦降,气锐性猛,作用力强,善行中焦之气,能破气除痞、消积导滞,为破气消痞之要药。凡气滞脘腹痞满,不论寒热虚实均可配伍应用。①治疗饮食积滞,脘腹痞满胀痛,常与山楂、麦芽、神曲等同用,如曲麦枳术丸;②治疗胃肠积滞,热结便秘,腹部胀满痞痛,则与大黄、芒硝、厚朴等同用,如大承气汤;③治疗湿热积滞,腹部痞满,大便不通或泻痢后重,多与黄芩、黄连同用,如枳实导滞丸。

2. 痰滞气阻,胸痹结胸 本品辛散苦泄,善化痰浊而消积滞,破气结以通痹塞。①治疗胸阳不振、气滞痰阻胸痹,胸中满闷、疼痛,多与薤白、桂枝、瓜蒌等同用,如枳实薤白桂枝汤;②治疗痰热结胸,可与黄连、瓜蒌、半夏同用,如小陷胸加枳实汤;③治疗脾虚痰滞,寒热互结,心下痞满,食欲不振,可与半夏曲、厚朴等同用,如枳实消痞丸;④治疗痰涎壅盛,胸痛痞塞,咳嗽痰多,配伍半夏、天南星、陈皮等,如导痰汤。

此外,本品尚可用治胃扩张、胃下垂、子宫脱垂、脱肛等脏器下垂病症,可单用本品,或配伍补中益气之品黄芪、白术等以增强疗效。

【用法用量】 煎服,3~10g。炒后性较平和。

【使用注意】 孕妇慎用。

知识链接

枳 壳

为芸香科植物酸橙及其栽培变种的接近成熟的果实(去瓤),生用或麸炒用。性味、归经、功用与枳实同,但作用较缓和,长于行气开胸,宽中除胀。用法用量同枳实,孕妇慎用。

青皮 Qingpi
《本草图经》

【来源】 为芸香科植物橘 *Citrus reticulata* Blanco 及其栽培变种的幼果或未成熟果实的干燥果皮。主产于广东、福建、四川、浙江、江西等地,生用或醋炙用。

【性味归经】 苦、辛,温。归肝、胆、胃经。

【功效】 疏肝破气,消积化滞。

【应用】

1. 肝郁气滞证 本品药性峻猛,沉降下行,长于疏肝胆、破气结。尤宜于治肝郁气滞之胸胁胀痛、疝气疼痛、乳房肿痛。①治疗肝郁气滞,胸胁胀痛,常配柴胡、郁金、香附等;②治疗乳房胀痛或结块,常配柴胡、浙贝母、橘叶等;③治疗乳痈肿痛,常配瓜蒌皮、金银花、蒲公英等;④治疗寒疝疼痛,多与乌药、小茴香、木香等同用,如天台乌药散。

2. 食积气滞证 本品辛行温通,入胃而行气消积,和胃止痛。用于气滞或食积气滞之脘腹胀痛。①治疗气滞之脘腹胀痛,可配大腹皮同用,如青皮散;②治疗寒凝气滞,脘腹冷痛,可配桂枝、陈皮同用,如三皮汤;③治疗食积气滞,脘腹胀痛,常与山楂、神曲、麦芽等同用,如青皮丸;④治疗气滞甚者,可配木香、槟榔或枳实、大黄等同用。

3. 癥瘕痞块　本品气味峻烈,苦泄力大,辛散温通力强,能破气散结。用治气滞血瘀之癥瘕积聚、久疟痞块等,多与三棱、莪术、丹参等同用,如大七气汤。

【用法用量】　煎服,3~10g。醋炙疏肝止痛力强。

木香 Muxiang
《神农本草经》

【来源】　为菊科植物木香 *Aucklandia lappa* Decne. 的干燥根。主产于云南、四川、湖南、广东等地。生用或煨用。

【性味归经】　辛、苦,温。归脾、胃、大肠、胆、三焦经。

【功效】　行气止痛,健脾消食。

【应用】

1. 脾胃气滞证　本品辛行苦泄温通,芳香气烈而味厚,善行脾胃之气,既为行气止痛之要药,又为健脾消食之佳品。①治疗脾胃气滞,脘腹胀痛,可单用本品或配砂仁、藿香等同用,如木香调气散;②若治疗脾虚气滞,脘腹胀满、食少便溏,可与人参、白术、陈皮等同用,如香砂六君子汤、健脾丸;③治疗脾虚食少,兼食积气滞,可配砂仁、枳实、白术等同用,如香砂枳术丸。

2. 泻痢里急后重　本品辛行苦降,善行大肠之气,可使肠道气机通调,后重自除,故为治湿热泻痢里急后重之要药。①治疗湿热壅滞,肠中气机不畅,泻痢,里急后重,常与黄连配伍,如香连丸;②治疗湿热互结,食积气滞之脘腹胀满、大便秘结或泻而不爽,可与槟榔、青皮、大黄等同用,如木香槟榔丸。

3. 肝胆气滞证　本品气香醒脾,味辛能行,味苦主泄,走三焦和胆经,故既能行气健脾又能疏肝利胆。①治疗湿热郁蒸、脾失运化、肝失疏泄,气机阻滞之脘腹胀痛、胁痛、黄疸,可与郁金、大黄、茵陈等配伍;②治疗肝寒气滞,寒疝腹痛及睾丸偏坠疼痛,可与川楝子、小茴香等同用,如导气汤。

此外,气味芳香能醒脾开胃,故在补益方剂中用之,能减轻补益药的腻胃和滞气之弊,有助于消化吸收,如归脾汤。

【美容应用】

1. 面斑　本品有祛斑增白、悦泽面容之效,治疗黑斑,配伍白附子、香附、白芷等制膏,敷面作妆,令面光悦,却老去皱。

2. 狐臭、口臭　本品气味芳香,能香身除臭。①治疗腋臭,醋浸木香,置腋下夹之,或与沉香、檀香同用;②治疗口臭,与公丁香、藿香、葛根、白芷每日一剂,煎汤代水漱口。

【用法用量】　煎服,3~6g。生用行气力强,煨用行气力缓,多用于止泻。

香附 Xiangfu
《名医别录》

【来源】　为莎草科植物莎草 *Cyperus rotundus* L. 的干燥根茎。全国大部分地区均产。生用,或醋炙用。

【性味归经】 辛、微苦、微甘,平。归肝、脾、三焦经。

【功效】 疏肝解郁,理气宽中,调经止痛。

【应用】

1. 肝郁气滞诸痛证 本品主入肝经气分,芳香辛行,善散肝气之郁结,味苦疏泄以平肝气之横逆,故为疏肝解郁,行气止痛之要药。肝郁气滞证,无论寒热虚实均可使用。①治肝气郁结之胁肋胀痛,乳房胀痛,多与柴胡、川芎、枳壳等同用,如柴胡疏肝散;②治寒凝气滞、肝气犯胃之胃脘疼痛,可配高良姜用,如良附丸;③治寒疝腹痛,时作时止,或阴囊偏坠硬痛,多与小茴香、乌药、吴茱萸等同用;④治气、血、痰、火、湿、食六郁所致胸膈痞满、脘腹胀痛、呕吐吞酸、饮食不化等,可配川芎、苍术、栀子等同用,如越鞠丸。

2. 月经不调诸证 本品辛行苦泄,入肝经,善散肝气之郁,肝为藏血之脏,气为血之帅,肝气调和则血行通畅,故为妇科调经止痛之要药,李时珍称其为"气病之总司,女科之主帅"。①治肝郁气滞,月经不调、痛经,可单用,或与柴胡、川芎、当归等同用,如香附归芎汤;②治胞宫虚寒,月经不调,常与艾叶、肉桂、吴茱萸等同用,如艾附暖宫丸;③治肝郁气滞,乳房胀痛或结块,多与柴胡、青皮、瓜蒌皮等同用。

【美容应用】

1. 面部皱皱、黑斑、疣 本品芳香性平,能驻颜悦色、祛斑白面。①治疗面部皱皱、黑斑,配白芷、茯苓、麝香等制成面脂,每晚涂之;②治气滞血瘀型黄褐斑,配伍柴胡、薄荷、赤芍等同用;③治寻常疣、扁平疣,配乌梅、木贼水煎浸泡或湿敷。

2. 牙齿松动、口臭 本品有洁牙固齿、香口除臭之功。①治牙齿松动,与蒲公英、食盐研末,早晚揩牙,有固齿之功,如还少丹;②治口臭,香附炒去毛为末,早晚揩少许牙上。

【用法用量】 煎服,6~10g。醋炙止痛力增强。

川楝子 Chuanlianzi
《神农本草经》

【来源】 为楝科植物川楝树 *Melia toosendan* Sieb. et Zucc. 的干燥成熟果实。主产于四川。生用或炒用。

【性味归经】 苦,寒;有小毒。归肝、小肠、膀胱经。

【功效】 疏肝泄热,行气止痛,杀虫。

【应用】

1. 肝郁化火诸痛证 本品苦寒降泄,能疏肝泄热、行气止痛,尤宜于气滞兼肝热者。①治疗肝郁气滞或肝郁化火胸腹诸痛,每与延胡索配伍,如金铃子散;②治疗肝胃不和,胸胁脘腹作痛,与柴胡、白芍等合用;③治疗疝气痛,尤宜热疝,可配延胡索、香附、橘核等同用;④治疗肝经寒凝气滞之睾丸偏坠,寒疝腹痛,则宜配暖肝散寒之品小茴香、木香、吴茱萸等,如导气汤。

2. 虫积腹痛 本品苦寒有毒,能驱杀肠道寄生虫,味苦又能降泄气机而行气止痛。可用治蛔虫等引起的虫积腹痛,每与槟榔、使君子等同用。

【美容应用】

头癣、秃疮　本品苦寒有毒,能清热燥湿,杀虫而疗癣。治头癣、秃疮,可用本品焙黄研末,以油调膏,外涂患处。

【用法用量】　煎服,5～10g。外用适量。炒用寒性减低。

【使用注意】　本品有毒,不宜过量或持续服用,以免中毒。又因性寒,脾胃虚寒者慎用。

知识链接

川楝子的毒性反应

川楝子有小毒,内服过量可出现中毒反应,主要为肝脏损伤、中毒性肝炎、精神失常、视力障碍,还可出现胃及小肠炎症、内脏出血、血压下降、呼吸循环衰竭,甚至死亡。

乌药 Wuyao
《本草拾遗》

【来源】　为樟科植物乌药 *Lindera aggregata*（Sims）Kosterm. 的块根。主产于浙江、安徽、江西、陕西等地。生用或麸炒用。

【性味归经】　辛,温。归肺、脾、肾、膀胱经。

【功效】　行气止痛,温肾散寒。

【应用】

1. 寒凝气滞之胸腹诸痛证　本品味辛行散,性温祛寒,具有宣畅气机、温散寒邪、行气止痛之功,凡寒凝气滞疼痛证皆可应用。长于入肝肾经,故肝经寒凝气滞之疝气腹痛尤宜。①治疗肝经寒凝气滞之寒疝腹痛,多与小茴香、青皮、高良姜等同用,如天台乌药散;②治疗寒凝气滞,脘腹胀痛,可配伍木香、沉香、枳实等,如五磨饮子;③治疗胸腹胁肋闷痛,常配香附、甘草等同用,如小乌沉汤;④若治疗寒凝气滞痛经,可与当归、香附、木香等同用,如乌药汤。

2. 尿频、遗尿　本品辛散温通,入肾与膀胱而温肾散寒,除膀胱冷气,缩尿止遗。治肾阳不足、膀胱虚冷之小便频数、小儿遗尿,常与益智仁、山药等同用,如缩泉丸。

【用法用量】　煎服,6～10g。

案例分析

案例:某患儿,男,7个月,1988年4月20日初诊。患者系母乳喂养,未加辅食,发育营养一般。因疝气哭闹4天就诊。查体:右侧腹股沟处有一光滑、整齐、稍带弹性的可复性肿物,同侧阴囊偏大而坠。舌苔薄白,指纹紫滞。

讨论:1. 请写出中医诊断及治法治则。
　　　2. 可以选用哪些药物治疗?

玫瑰花 Meiguihua
《食物本草》

为蔷薇科植物玫瑰 *Rosa rugosa* Thunb. 的干燥花蕾。主产于江苏、浙江、福建、山东、四川等地。生用。

【性味归经】 甘、微苦,温。归肝、脾经。

【功效】 行气解郁,和血,止痛。

【应用】

1. 肝胃气痛,食少呕恶 本品芳香行气,味苦疏泄,有疏肝解郁、醒脾和胃、行气止痛之功。治疗肝郁犯胃之胸胁脘腹胀痛,不思饮食,呕恶食少,可与香附、佛手、砂仁等配伍,亦可单用玫瑰花泡水。

2. 气滞血瘀证 本品既入气分,又入血分,具有行气和血,散瘀止痛之功。治疗肝气郁滞之月经不调,经前乳房胀痛,可单用本品熬膏服,可与当归、川芎、白芍等配伍。

3. 跌仆伤痛 本品味苦疏泄,性温通行,故能疏通气血,散瘀止痛。治疗跌打损伤,瘀肿疼痛,可与当归、川芎、赤芍等配伍。

【美容应用】

头面红斑、色斑 本品入肝经,能和血调气,平肝开郁。因其疏肝气以利血行,常用于肝郁气滞,经脉阻滞之病证。①治肝郁不舒,胃火炽盛,经脉阻滞引起的头部红斑,配伍凌霄花、野菊花、鸡冠花同用;②治疗肝郁气滞,经血不调之黄褐斑,配伍柴胡、香附、丹参、当归同用。

【用法用量】 煎服,3~6g。

知识链接

玫瑰花的美容保健功能

玫瑰花所含挥发油,对实验性动物心肌缺血有一定的保护作用。用本品配伍柴胡、枳壳、川芎、香附、白芍等可有效缓解气滞血瘀型冠心病心绞痛;现代用于配制香精和化妆品,加入洗剂、乳剂中,以矫正气味和止痒。可制成洗发护发用化妆品,增加头发光泽。

《本草正义》曰:"玫瑰花,香气最浓,清而不浊,和而不猛,柔肝醒胃,流气活血,宣通窒滞而绝无辛温刚燥之弊,断推气分药之中,最有捷效而最为驯良者,芳香诸品,殆无其匹。"

绿萼梅 lüemei
《本草纲目》

为芸香蔷薇科植物梅 *Prunus mume* (Sieb.) Sieb. et Zucc. 的花蕾。主产于江苏、浙江、四川、湖北等地。生用。

【性味归经】 微酸、涩,平。归 肝、胃、肺经。

【功效】 疏肝解郁,和中,化痰。

【应用】

1. 肝胃气痛 本品气味芳香,善疏肝解郁、醒脾和中。治肝胃气滞之胸胁胀痛,脘腹痞满等,可与柴胡、香附、佛手等同用。

2. 梅核气 本品能行气化痰散结。治痰气郁结之梅核气,多与半夏、茯苓、厚朴等同用。

【用法用量】 煎服,3~5g。

佛手 Foshou
《滇南本草》

为芸香科植物佛手 *Citrus medica* L. Var. *Sarcodactylis* Swingle 的干燥果实。主产于广东、福建、云南、四川等地。生用。

【性味归经】 辛、苦、酸、温。归肝、脾、胃、肺经。

【功效】 疏肝理气,和胃止痛,燥湿化痰。

【应用】

1. 肝郁气滞证 本品辛行苦泄,善疏肝解郁、行气止痛。治肝郁气滞及肝胃不和之胸胁胀痛,脘腹痞满等,可与柴胡、香附、郁金等同用。

2. 脾胃气滞证 本品辛行苦泄,气味芳香,能醒脾理气,和中导滞。治脾胃气滞之脘腹胀痛、呕恶食少等,多与木香、陈皮、砂仁等同用。

3. 痰湿壅肺,咳嗽痰多 本品辛行苦泄入肺经,又芳香醒脾,苦温燥湿而善健脾化痰,治痰湿壅肺,咳嗽日久痰多,胸闷作痛者,可与半夏、瓜蒌皮、陈皮等配伍。

【用法用量】 煎服,3~10g。

本章了解药见表1-10-1。

表 1-10-1 本章了解药要览

药名	性味归经	功效应用	用法用量
薤白	辛、苦,温;归心、肺、胃、大肠经	通阳散结,行气导滞。用于胸痹心痛;脘腹痞满胀痛,泻痢后重	5~10g
沉香	辛、苦,微温;归脾、胃、肾经	行气止痛,温中止呕,纳气平喘。用于胸腹胀闷疼痛;胃寒呕吐呃逆;肾虚气逆喘急	1~5g 后下
柿蒂	苦、涩,平;归胃经	降逆止呃。用于呃逆证	5~10g

复习思考题

扫一扫
测一测

1. 试述理气药的定义、功能、适应证及使用注意。
2. 试述陈皮、枳实、木香、香附的性能、功效,临床应用及美容应用。
3. 试述陈皮与青皮、木香与香附的功用异同。
4. 理气药中,善于理脾胃气滞、疏肝理气、治疝气疼痛的药物各有哪些?

(姜 醒)

第十一章

消 食 药

【知识要点】
1. 掌握消食药的定义、功效、主治证及使用注意。
2. 掌握山楂、莱菔子、鸡内金的性能、功效、应用、用量用法及使用注意。
3. 熟悉神曲、麦芽的性能、功效及应用。
4. 鉴别山楂、神曲、麦芽功用之异同。

【技能要点】
利用消食药的性能和功效辨证治疗损容性疾病。

　　凡以消食化积、治疗饮食积滞为主要作用的药物,称为消食药,又称消食导滞药。

　　消食药多味甘性平,主归脾、胃二经。具有消食化积导滞、健脾开胃和中之功,主治宿食停留、饮食不消所致食积证。症见脘腹胀满、嗳气吞酸、恶心呕吐、不思饮食、大便失常,以及脾胃虚弱,消化不良等证。

　　本类药属渐消缓散之品,《医学心悟》云:"消者,去其壅也,脏腑、经络、肌肉之间,本无此物而忽有之,必为消散,乃得其平"。部分消食药具有化浊降脂之功,常用于治疗肥胖症及皮脂腺分泌过盛的痤疮等症。

　　使用本类药物,当根据不同的病情做适当的配伍。①宿食停滞,脾胃气滞,配伍行气导滞药;②湿浊中阻,当配伍芳香化湿药;③积滞化热,配伍清热药或轻下之品;④中焦虚寒,配伍温中健脾药;⑤脾虚食停,配伍健脾益胃药。

　　本类药多属渐消缓散之品,适用于病情较缓,积滞不甚者,但仍不乏有耗气之弊,故气虚无积滞者慎用。

山楂 Shanzha
《新修本草》

　　【来源】 为蔷薇科植物山里红 *Crataegus pinnatifida* Bge. var. *major* N. E. Br. 或山楂 *Crataegus pinnatifida* Bge. 的干燥成熟果实。主产于中国山东、河南、河北等地,以山东产量最大,质佳。生用或炒用。

【**性味归经**】 酸、甘,微温。归脾、胃、肝经。

【**功效**】 消食健胃,行气散瘀,化浊降脂。

【**应用**】

1. 肉食积滞、胃脘胀满 本品酸甘,微温而不热,善消食化积,能治各种食积证,尤为消化油腻肉食积滞之要药。①治疗肉食积滞之脘腹胀满,嗳腐吞酸,腹痛便溏,单用煎服,或配神曲、麦芽共奏消食导滞和胃之功,如大山楂丸;②治疗食积气滞,脘腹胀痛,配木香、青皮等同用。

2. 瘀阻诸痛 本品性温,归肝经,入血分,能通行气血,有活血祛瘀止痛之功。①治疗气滞血瘀引起胸胁痛,配伍桃仁、红花、川芎等;②治疗产后瘀阻腹痛,恶露不尽或痛经,单用本品加糖水煎服,或与益母草、当归等同用。

3. 泻痢腹痛、疝痛 本品酸甘,酸敛止泻,甘缓止痛,入脾胃经,能健脾消食,入肝经,能行气散结止痛。①治疗泻痢腹痛,可单用焦山楂水煎服,或用山楂炭研末服,亦可配木香、槟榔等同用;②治疗疝痛,配伍橘核、荔枝核同用。

4. 痰浊壅滞、胸痹心痛 本品能降脂化浊,临床多用于治疗高脂血症、高血压、冠心病、心绞痛,配伍神曲、麦芽、丹参等,如复方降脂片;或单用本品制成片剂,可治疗中老年人高脂血症,并改善食欲不振、神疲乏力、血压偏高等症状。

【**美容应用**】

1. 肥胖症 本品善于消积化滞,消脂减肥。治疗肥胖症,配伍金银花、菊花各10g,水煎代茶饮;或配伍决明子、荷叶、何首乌等同用。

2. 痤疮 本品有降脂作用,将其配入治痤疮方中,以减少皮脂分泌量。治脾胃湿热型痤疮,常配伍大黄、栀子、生薏苡仁等同用。

3. 冻疮 本品性善活血,功以消疮。治疗冻疮,以细辛为末,和山楂泥中,捣敷患处,每日换药 1 次。

【**用法用量**】 煎服 9~12g。生山楂消食散瘀,焦山楂止泻止痢。

知识链接

山楂的美容保健功效

山楂及其提取物广泛用于化妆品及保健食品中。①其提取物对酪氨酸酶有很好的抑制作用,可用皮肤的美白剂;②其提取物对荧光素酶有强烈的激活作用,若荧光素酶活性低,则易发生特异性皮炎,故可预防皮肤炎症;③因其能改变分泌的皮脂组成,故可改变皮肤的柔韧程度和油性程度。④其能增加胃中消化酶的分泌而促进消化,所含脂肪酸可促进脂肪消化,有肯定的降血脂作用,对胃肠功能有一定调整作用;⑤其提取物具有强心、降压、扩张血管、增加冠状动脉血流量、抗心律失常作用。

莱菔子 Laifuzi
《日华子本草》

【**来源**】 为十字花科植物萝卜 *Raphanus sativus* L. 的干燥成熟种子。全国各地均产。生用或炒用。

【**性味归经**】 辛、甘,平。归肺、脾、胃经。

【功效】　消食除胀,降气化痰。

【应用】

1. 食积气滞　本品味辛行散,消食化积之中,尤善行气消胀,适用于食积气滞证。①治疗食积气滞所致的脘腹胀满疼痛,嗳气吞酸,常与山楂、神曲、陈皮同用,如保和丸;②治疗食积气滞兼脾虚,可配伍白术攻补兼施,如大安丸。

2. 痰壅喘咳　本品既能消食化积,又能降气化痰,止咳平喘,尤宜治咳喘痰壅证。痰涎壅盛,喘闷上气,胸闷兼食少者,常与紫苏子、白芥子相伍,如三子养亲汤。

【美容应用】

1. 湿疹　本品治痰,消疮疹,单用炒黄,研细末外敷,或与适量棉籽油调成糊状外敷湿疹患处。

2. 小儿口疮　本品炒后,配伍白芥子、地肤子各 10g,研细末,放入煮过的食醋中,调成膏状,贴双足涌泉穴,每日换药 1 次,3～5 次即愈。

【用法用量】　煎服,5～12g。生用吐风痰,炒用消食下气化痰。

【使用注意】　本品辛散耗气,故气虚及无食积、痰滞者慎用。不宜与人参同用。

鸡内金 Jineijin
《神农本草经》

【来源】　为雉科动物家鸡 *Gallus gallus domesticus* Brisson 的干燥砂囊内壁。全国各地均产。生用、炒用或醋制入药。

【性味归经】　甘、平。归脾、胃、小肠、膀胱经。

【功效】　健胃消食,涩精止遗,通淋化石。

【应用】

1. 饮食积滞、小儿疳积　本品味甘性平,既有较强的消食化积之功,又能健运脾胃,故可用于米面薯芋乳肉等各种饮食积滞证,为治疗饮食积滞之要药。①治饮食积滞,轻者,单味研末服用即可;重者,配伍山楂、麦芽等可增强消食导滞作用。②治疗脾胃不和所致的食滞疳积,小儿腹胀便秘,常与白术、山药、使君子等共奏健脾和胃,消食化滞之功。

2. 肾虚遗精、遗尿　本品可固精缩尿止遗。①治疗肾虚遗精,可单用本品炒焦研末,温酒送服,也可与芡实、菟丝子等同用;②治疗肾虚遗尿,常与桑螵蛸、覆盆子等同用。

3. 石淋涩痛、胆胀胁痛　本品入膀胱经,有化坚消石之功。治疗小便淋沥涩痛,尿中有砂石,常与金钱草、海金沙、车前子等同用;治疗胆结石,常配伍金钱草、郁金、茵陈等。

【用法用量】　煎服,3～10g;研末服,每次 1.5～3g。研末用效果比煎剂好。

神曲 Shenqǔ
《药性论》

【来源】　为面粉和其他药物混合后经发酵而成的加工品。全国各地均产。生用或炒用。

【性味归经】　甘、辛,温。归脾、胃经。

【功效】 消食和胃。

【应用】

饮食积滞证 本品辛以行散消食,甘温健脾开胃,和中止泻,尤善消化谷麦酒食积滞。治疗脾胃不和,宿食不消引起的不思饮食,脘腹胀满,嗳气恶心等,常配山楂、木香、砂仁等药行气化滞,健脾和胃。又因本品略能解表退热,故尤适宜治疗外感表证兼食滞者。

此外,凡丸剂中如有金石、贝壳类药物而难以消化吸收者,前人用本品糊丸以助消化,如磁朱丸。

【用法用量】 煎服,6~15g。生用专于消食,炒焦气香,健脾暖胃。

案例分析

案例:李某,男,32岁。2001年3月4日初诊。2年前酒后全身瘙痒,搔之红斑隆起,堆累成片,忽隐忽显,曾多次用中西药治疗,未见痊愈。日前饮酒,瘾疹复发,瘙痒难忍,寝食难安。舌红,苔黄腻,脉弦滑。

讨论:1. 请写出中医诊断和治疗方法。
　　　2. 可以用哪些药物进行治疗?

麦芽 Maiya
《药性论》

【来源】 为禾本科植物大麦 *Hordeum vulgare* L. 的成熟果实经发芽干燥而成。全国各地均产。生用、炒黄或炒焦用。

【性味归经】 甘,平。归脾、胃经。

【功效】 行气消食,健脾开胃,回乳消胀。

【应用】

1. 米面薯芋食滞证 本品味甘性平,能健胃消食,尤能促进淀粉性食物的消化。①治疗米面薯芋类积滞不化,单用或配伍山楂、神曲、鸡内金等同用;②治疗脾胃虚弱,运化无力之食积不消,食后腹胀,常配党参、白术、陈皮等健脾行气药同用。

2. 断乳、乳房胀痛 本品对乳汁分泌有双向调节作用。小剂量催乳,大剂量回乳。用于哺乳期妇女断乳,或乳汁郁积之乳房胀痛,需用大剂量以回乳消胀,减少乳汁分泌。单用生麦芽或炒麦芽120g,或生、炒麦芽各60g,煎服。

此外,本品具升发之性,有一定疏肝之功,可用治肝气郁滞胁痛、脘腹胀痛等症,配柴胡、郁金、白芍等药疏肝理气,但其疏肝力较弱,仅作辅助药应用。

现代多用于厌食症、小儿腹泻、慢性胰腺炎、乙型肝炎、浅表真菌性皮肤病、乳腺炎、乳腺增生症、糖尿病。

【用法用量】 煎服,10~15g,大剂量30~120g。生麦芽健脾和胃,疏肝行气,用于脾虚食少,乳汁郁积;炒麦芽行气消食回乳,用于食积不消,妇女断乳;焦麦芽消食化滞,用于食积不消,脘腹胀痛。

【使用注意】 哺乳期妇女忌用。

知识链接

谷　芽

　　为禾本科植物粟 Setaria italica(L.)Beauv. 的成熟果实经发芽干燥而得。甘,温。归脾、胃经。消食和中,健脾开胃。用于食积不消,腹胀口臭,脾胃虚弱,不饥食少。功似麦芽而力缓,每与之相须。煎服,9~15g。炒谷芽偏于消食,焦谷芽善化积滞。

扫一扫
测一测

复习思考题

1. 试述消食药的定义、功能及适应证。
2. 山楂、莱菔子、鸡内金各善于消化何种饮食积滞?
3. 试述山楂、神曲与麦芽功用之异同。

（姜　醒）

第十二章

理 血 药

学习要点

【知识要点】

1. 掌握理血药的含义、分类、功效、主治证及使用注意。

2. 掌握小蓟、地榆、白茅根、三七、白及、艾叶、川芎、延胡索、郁金、姜黄、丹参、牛膝、桃仁、红花的性能、功效、应用、用量用法及使用注意。

3. 熟悉槐花、侧柏叶、茜草、蒲黄、仙鹤草、益母草、鸡血藤、乳香、麝香、莪术、沙棘的性能、功效及应用。

4. 鉴别地榆与槐花、白茅根与芦根、桃仁与红花功用之异同。

【技能要点】

利用理血药的性能和功效辨证治疗损容性疾病。

凡能制止体内外出血或能通畅血脉,促进血行,消散瘀血,治疗出血或瘀血病证的药物,称理血药。

心主血,肝藏血,本类药物多归心、肝二经,药性或寒或温或平,具有活血化瘀或止血的功效。主要治疗血行不畅、瘀血阻滞之证或各种原因导致的出血之证。血是构成人体和维持人体生命活动的基本物质之一,周流不息地循行于脉中,灌溉五脏六腑,濡养四肢百骸,全身无不受其营养。一旦瘀血阻滞,血行不畅,或血不循经而外溢,或亏损不足,均可造成血瘀、出血或血虚之证。因此,血病治法主要概括为活血祛瘀、止血、补血三个方面。补血将在补益药中讲述,故理血药分为止血药和活血祛瘀药两类。

中医认为女子以血为本,血液濡养肌肤、毛发、五官,更是美丽之本。调血是女性美容的重要方法。而理血药可用于治疗因瘀血、出血等所致皮肤色斑、丹毒、痤疮、皮疹、脱发、肌肤甲错等证。

使用理血药时应注意:①治疗血证,应分清标本缓急,正确运用急则治其标,缓则治其本,或标本兼治的原则;②部分止血易留瘀,应配合活血之品;③活血药易耗血动血,妇女月经过多、血虚经闭等证不宜使用;④某些药能催产下胎,孕妇宜慎用或忌用;⑤要做到"祛瘀不伤正",可酌情配伍补虚药;⑥作用强烈的活血药不宜久服。

第一节 止 血 药

止血药其味苦涩或甘,均入血分,以归心、肝、脾经为主。具有止血之功,有的还能消除血不循经的病因。主治咯血、咳血、衄血、吐血、便血、尿血、崩漏、紫癜以及外伤出血等体内外各种出血病证。亦可治疗斑疹、紫癜、瘢痕、脱发等损容性疾病。

止血药根据药性的寒、温、敛、散之不同,分别具有凉血止血、化瘀止血、收敛止血和温经止血的功效。

使用止血药时应注意:①多炒炭用,因炒炭后药性变苦涩,可增强止血之效,但并非所有的止血药均宜炒炭用,有些止血药炒炭后,止血作用并不增强,反而降低,故仍以生品或鲜品为佳;②凉血止血药和收敛止血药有留瘀之弊,出血兼瘀滞者,宜配伍活血之品;③出血过多,气随血脱,须投大补元气之药以益气固脱。

小蓟 Xiaoji
《名医别录》

【来源】 为菊科植物刺儿菜 *Cirsium setosum*(Willd.)MB. 的干燥地上部分或根。全国大部分地区均产。生用或炒炭用。

【性能】 甘、苦,凉。归心、肝经。

【功效】 凉血止血,散瘀解毒消痈。

【应用】

1. 血热出血证 本品性寒凉,入心、肝二经,善清血分之热而凉血止血,凡血热妄行所致出血者皆可选用。兼能利尿通淋,故尤善治尿血、血淋。①治尿血、血淋,可单味应用,也可配伍白茅根、大蓟等,如小蓟饮子;②治血热妄行之咯血、吐血、衄血、尿血、崩漏、外伤出血,可单用鲜品捣汁服用,或配伍大蓟、侧柏叶等,如十灰散。

2. 痈肿疮毒 本品又散瘀解毒消肿,为治疮痈肿毒之常用药,用治热毒疮疡初起肿痛之证。可单用鲜品捣烂敷患处,也可与乳香、没药同用。

【美容应用】

防晒 本品所含黄酮类化合物对紫外线和可见光有强烈的吸收性,在 UVB 和 UVA 段均有强烈的吸收,可作为防晒霜的主要成分。

【用法用量】 煎服,5~12g。鲜品可用至 30~60g。外用适量。

地榆 Diyu
《神农本草经》

【来源】 为蔷薇科植物地榆 *Sanguisorba officinalis* L. 或长叶地榆 *Sanguisorba officinalis* L. var. *longifolia*(Bert.)Yu et Li 的干燥根。前者产于我国南北各地,后者习称"绵地榆",主要产于安徽、浙江、江苏、江西等地。生用,或炒炭用。

【性能】 苦、酸、涩,微寒。归肝、大肠经。

【功效】 凉血止血,解毒敛疮。

【应用】

1. 血热出血证 本品苦寒,入血分,长于泄热而凉血止血;味兼酸涩,又能收敛止血,可用治多种血热出血之证,尤宜于下焦血热所致便血、痔血、崩漏等出血病证。

①治便血、痔血,常与槐花、栀子同用;②治崩漏下血,常配生地、蒲黄等同用;③治下痢脓血、里急后重者,多配伍黄连、木香等同用。

2. 烫伤、湿疹、疮疡痈肿　本品苦寒,泻火解毒,味涩能敛疮,为治水火烫伤之要药。①治烧烫伤,单用研末,或配大黄粉,亦可配黄连、冰片研末调敷;②治湿疹及皮肤溃烂,多配苦参、大黄,以药汁湿敷,或配煅石膏、枯矾研末加凡士林调涂患处;③治疮疡痈肿,无论成脓与否均可运用。若初起未成脓者,可单用地榆煎汁浸洗,或湿敷患处;若已成脓者,可用单味鲜地榆叶,或配伍其他清热解毒药,捣烂外敷。

【美容应用】
酒渣鼻、粉刺　本品有解毒敛疮之功,配伍田基黄、三七,调入凡士林制成软膏外用。

【用法用量】　煎服,9~15g。外用适量。止血多炒炭用,解毒敛疮多生用。

【使用注意】　①本品性寒,味苦、酸、涩,凡虚寒性便血、下痢、崩漏及出血有瘀者慎用;②对于大面积烧伤病人,不宜使用地榆制剂外涂,以防其所含鞣质被大量吸收而引起中毒性肝炎。

知识链接

酒渣鼻的基本概念

　　酒渣鼻是发生于鼻部和面中部的以红斑、丘疹、毛细血管扩张为主要特征的慢性皮肤病,多发于中年以后的男女或嗜酒之人。病因尚不明确,认为与嗜食辛辣刺激食物、内分泌失调、毛囊虫感染、胃肠功能障碍、他处病灶感染累及等因素有关。中医学认为,肺经阳气偏盛,郁而化热,热与血搏,血热入肺,使鼻渐红而生病;或脾胃素有积热,复食辛辣,生热化火,湿热蕴结,循经熏蒸,使面部潮红,络脉冲盈;热灼血瘀,湿聚成痰,湿热痰瘀互结,凝滞肌肤而致。治疗时可根据证型选用枇杷清肺饮、五味消毒饮、黄连解毒汤、桃红四物汤等辨证论治。

槐花 Huaihua
《日华子本草》

【来源】　为豆科植物槐 Sophora japonica L. 的干燥花及花蕾。全国各地区产,以黄土高原和华北平原为多。生用、炒用或炒炭用。

【性能】　苦,微寒。归肝、大肠经。

【功效】　凉血止血,清肝泻火。

【应用】

1. 血热出血证　本品性微寒,能凉血止血,可用治血热妄行所致的各种出血之证。因其苦降下行,善清泄大肠之火热而止血,故对下部血热所致的痔血、便血等最为适宜。①治血热所致便血、痔血,常与地榆相须为用,如榆槐脏连丸;②治便血属血热甚者,常与山栀配伍,如槐花散。

2. 目赤、头痛　本品味苦性寒,长于清泄肝火,凡肝火上炎所导致的目赤、头胀头痛及眩晕等证,可用单味煎汤代茶饮,或配伍夏枯草、菊花等同用。

【美容应用】

1. 白疕、皮肤瘙痒　本品苦寒,具有凉血止痒之功。①治白疕(银屑病),用本品炒黄研成细粉内服,或配伍防风、白蒺藜等同用;②治皮肤瘙痒、毛囊炎,与核桃仁、白酒配伍。

2. 面斑　本品能清肝、凉血、祛斑,可配伍桃仁、当归、赤芍等同用。

【用法用量】　煎服,5~10g。外用适量。止血多炒炭用,清热泻火宜生用。

【使用注意】　脾胃虚寒及阴虚发热而无实火者慎用。

知识链接

槐花的美容保健作用

　　现代研究证实,槐花在美容方面具有杀菌、清火、洁肤等作用,其水提物可用于多种类型的化妆品中,如制成面霜是很好的防晒、防紫外线的化妆品,也可制成祛斑及治疗粉刺、腋臭的膏、露等。

　　文献记载槐角亦有益肾乌发明目之功,《本草纲目》曰:"常服槐实,年七十余发鬓皆黑,目看细字。古方以子入冬月牛胆中渍之,阴干百日,每食后吞一枚,则久服明目,白发还黑,有痔及下血者尤宜服之。"《本经逢原》曰:"其角中核子,专主明目,久服须发不白,益肾之功可知"。现代在美发护发产品中广泛应用。

侧柏叶 Cebaiye
《名医别录》

【来源】　为柏科植物侧柏 *Platycladus orientalis*(L.) Franco 的干燥枝梢和叶。全国各地均有产。多生用或炒炭用。

【性能】　苦、涩,寒。归肺、肝、脾经。

【功效】　凉血止血,化痰止咳,生发乌发。

【应用】

1. 血热出血证　本品苦涩性寒,善清血热,兼能收敛止血,为治各种出血病证之要药,尤以血热者为宜。①治血热妄行之吐血、衄血,常配鲜生地、鲜艾叶等同用,如四生丸;②治肠风、痔血或血痢,可配槐花、地榆等同用;③治虚寒性出血,血色紫黯者,则与艾叶、炮姜等温经止血药同用。

2. 肺热咳嗽　本品苦能泄降,寒能清热,长于清肺热,化痰止咳。适用于肺热咳喘,痰稠难咯者,可单用,或配黄芩、瓜蒌等同用。

【美容应用】

须发早白、血热脱发　本品寒凉入血而祛风,有生发乌发之效。①治须发早白,以本品为末,以麻油调和涂之。②治血热脱发,可配伍当归、熟地黄、女贞子等,如生发丸;或生侧柏叶、附子研末,猪脂为丸。

此外,本品可作化妆品防腐剂,其醇浸液和煎剂,制成的防裂霜有良好的防裂、防冻作用,经常使用可使皮肤细腻。

【用法用量】　煎服,6~12g。外用适量。止血多炒炭用,化痰止咳宜生用。

案例分析

　　案例:某男,30岁,前额对称性脱发1年。查体可见:皮损处头皮油腻发亮,瘙痒如虫行,头皮屑呈灰白色碎小糠秕状,量多。伴心烦、口渴,舌红苔黄,脉数。

　　讨论:1. 请写出中医诊断和治疗方法。

　　　　　2. 可以用哪些药物进行治疗?

白茅根 Baimaogen
《神农本草经》

【来源】　为禾本科植物白茅 *Imperata cylindrica* Beauv. var. *major*（Nees）C. E. Hubb. 的根茎。全国各地均有产，但以华北地区较多。生用或炒炭用。

【性能】　甘，寒。归肺、胃、膀胱经。

【功效】　凉血止血，清热利尿。

【应用】

1. 血热出血证　本品味甘性寒入血分，能清血分之热而凉血止血，可治多种血热出血之证。兼能清热利尿，故对膀胱湿热蕴结所致尿血、血淋之证尤为适宜。①治尿血、血淋，可单味大剂量煎服，或配大蓟、小蓟等同用，如十灰散；②治鼻衄，鲜品捣汁服用；③治咯血，多与藕同，取鲜品煮汁服。

2. 水肿、热淋、黄疸　本品能清热利尿，有利水不伤阴的特点。①治热淋、水肿、小便不利，单用或配车前子、赤小豆等同用；②治湿热黄疸，多配茵陈、栀子等同用。

3. 胃热呕吐、肺热咳喘　本品既能清胃热而止呕，又能清肺热而止咳。①治胃热呕吐，常与芦根、竹茹同用；②治肺热咳喘，常配桑白皮同用。

【美容应用】

1. 银屑病、斑疹　本品甘寒，具有凉血消斑止痒之功。①治银屑病，常与生地黄、鸡血藤、赤芍等同用；②治血热瘀斑或斑疹，配伍大青叶、紫草、茜草等同用。

2. 肥胖症　本品具有减肥之功。①治单纯性肥胖症，配栀子、荷叶、陈皮等，如栀茅饮；②治过度肥胖症，配淫羊藿代茶常饮之，能调阴阳，利脂膏，如淫阳茅根饮。

【用法用量】　煎服，9~30g；鲜品可用30~60g，以鲜品为佳，可捣汁服。多生用，止血亦可炒炭用。

三七 Sanqi
《本草纲目》

【来源】　为五加科植物三七 *Panax notoginseng*（Burk.）F. H. Chen 的干燥根及根茎。主产于云南、广西等地。生用或研细粉用。

【性能】　甘、微苦，温。归肝、胃经。

【功效】　散瘀止血，消肿定痛。

【应用】

1. 出血证　本品味甘微苦性温，入肝经血分，功善止血，又能化瘀生新，有止血不留瘀、化瘀不伤正的特点，对人体内外各种出血，无论有无瘀滞，均可应用，尤以有瘀滞者为宜。单味内服外用均有良效。①治吐血、衄血、崩漏，可单用本品；②治咳血、吐血、衄血及二便下血，可与花蕊石、血余炭合用。

2. 瘀血证　本品活血化瘀而消肿定痛，为治瘀血诸证之佳品，亦为伤科之要药。①治胸腹刺痛，可单用，或与薤白、瓜蒌、桂枝配伍；②治跌打损伤或筋骨折伤，瘀血肿痛，本品可单味应用，以三七为末，黄酒或白开水送服；③治痈疽肿痛，本品具有散瘀止痛、活血消肿之功，以本品研末，米醋调涂；治痈疽溃烂，常与乳香、没药、儿茶等同用，如腐尽生肌散。

【美容应用】

1. 面皯、面斑、早衰　本品具有活血,美白祛斑之功,用于治疗肾虚血瘀之面皯、面斑或早衰,配伍菟丝子、女贞子、枸杞子等同用;治皮肤色斑,亦可用本品磨成粉,和蜂蜜拌匀后做面膜,长期使用祛除色斑效果明显。

2. 寻常疣,瘢痕疙瘩　本品苦泄,能活血化瘀,祛除瘢痕,单品内服,或配伍丹参、红花、桃仁。

3. 脱发、断发　本品抗衰老,配伍人参、当归等制成护发品,能减少断发、脱发,延缓白发生成。

此外,本品具有补虚强壮的作用,民间用治虚损劳伤,常与猪肉炖服。

【用法用量】　多研末吞服,1~1.5g;煎服,3~10g,亦入丸、散。外用适量,研末外掺或调敷。

【使用注意】　孕妇慎用。

> **知识链接**
>
> **三七的现代研究**
>
> 三七中含有五加皂苷 A 和五加皂苷 B。另外还含有黄酮苷、氨基酸等,现代药理证实,三七能缩短凝血酶原时间,扩张血管,降低毛细血管通透性,增加毛细血管张力,抑制血小板聚集,对各种药物诱发的心律失常有保护作用;三七对皮肤真菌有抑制作用。此外,还有增强肾上腺皮质功能、调节糖代谢、保肝、延缓衰老、抗肿瘤的作用,并能滋润和清洁皮肤,对面部黄褐斑有一定的疗效。

茜草 Qiancao

《神农本草经》

【来源】　为茜草科植物茜草 *Rubia cordifolia* L. 的干燥根及根茎。主产于安徽、江苏、山东、河南、陕西等地。生用或炒用。

【性能】　苦,寒。归肝经。

【功效】　凉血,祛瘀,止血,通经。

【应用】

1. 血热夹瘀出血证　本品味苦性寒,善走血分,既能凉血止血,又能活血行血,有止血不留瘀的特点,尤宜于血热夹瘀之出血证。①治血热妄行之吐血、衄血、便血、尿血,可单用或与大蓟、侧柏叶等同用,如十灰散;②治大肠蕴热之肠风便血,多配黄芩、槐角等同用;③治血热崩漏,多与生地黄、生蒲黄等同用。

2. 血瘀经闭、跌打损伤、风湿痹痛　本品能通经络,行瘀滞,故可治经闭、跌打损伤、风湿痹痛等血瘀经络闭阻之证,尤为妇科调经之要药。①治血瘀经闭,单用本品酒煎服,或配当归、红花等同用;②治跌打损伤,可泡酒服,或配三七、乳香等同用;③治风湿痹痛,可单用浸酒服,或配鸡血藤、延胡索等同用。

【美容应用】

疗疮、荨麻疹　本品具有凉血通经以行瘀滞之功。①治疗疮,用本品阴干研细为末,酒煎服;②治荨麻疹,配伍阴地蕨水煎,黄酒冲服。

此外,茜草有延缓衰老之效,还可制成粉刺露、脚气露等。

【用法用量】 煎服,6～10g。止血炒炭用,活血通经生用或酒炒用。

蒲黄 Puhuang
《神农本草经》

【来源】 为香蒲科植物水烛香蒲 *Typha angustifolia* L.、东方香蒲 *Typha orientalis* Presl 或同属植物的干燥花粉。主产于浙江、江苏、安徽、山东等地。生用或炒用。

【性能】 甘,平。归肝、心包经。

【功效】 止血,化瘀,通淋。

【应用】

1. 出血证 本品甘平,长于收敛止血,兼有活血行瘀之功,为止血行瘀之良药,有止血不留瘀的特点,对出血证无论寒热,有无瘀滞,均可应用,但以属实夹瘀者尤宜。①治吐血、衄血、咯血、尿血、崩漏等,可单用冲服,亦可配伍其他止血药同用;②治月经过多,漏下不止,可配合龙骨、艾叶同用,如蒲黄丸;③治尿血不已,可与郁金同用;④治外伤出血,可单用外掺伤口。

2. 瘀血痛证 本品能行血通经,消瘀止痛,凡跌打损伤、痛经、产后疼痛、心腹疼痛等瘀血作痛者均可运用,尤为妇科所常用。①治跌打损伤,单用蒲黄末,温酒服;②治心腹疼痛、产后瘀痛、痛经等,常与五灵脂同用,如失笑散。

3. 血淋尿血 本品既能止血,又能利尿通淋,故用于血淋尿血,常配生地、冬葵子同用,如蒲黄散。

【用法用量】 煎服,5～10g,包煎。外用适量,研末外掺或调敷。止血多炒用,化瘀、利尿多生用。

【使用注意】 孕妇慎用。

白及 Baiji
《神农本草经》

【来源】 为兰科植物白及 *Bletilla striata*（Thunb.）Reichb. f. 的块茎。主产于贵州、湖南、湖北、安徽、河南、浙江等地。生用。

【性能】 苦、甘、涩,微寒。归肺、胃、肝经。

【功效】 收敛止血,消肿生肌。

【应用】

1. 出血证 本品质黏味涩,为收敛止血之要药,可用治内外诸出血证。因其主入肺、胃经,故临床尤宜于肺胃出血之证。①治体内外出血证,单用研末,糯米汤调服;②治肺阴不足之咯血,多配枇杷叶、阿胶等同用,如白及枇杷丸;③治吐血、便血,常配乌贼骨同用,如乌及散;④治外伤出血,研末外掺或水调外敷。

2. 痈肿疮疡、手足皲裂、水火烫伤 本品寒凉苦泄,能消散血热之痈肿;味涩质黏,能敛疮生肌,为外疡消肿生肌的常用药。对于疮疡,无论未溃或已溃均可应用。①治痈肿初起,单用或与金银花、乳香等同用,如内消散;②治痈肿已溃,久不收口,多与黄连、贝母等研粉外敷,如生肌干脓散;③治烫伤、肛裂、手足皲裂,多研末外用,麻油调敷。

【美容应用】

1. 面䵟、面斑 本品外用具有祛䵟泽面,美白祛斑之效,可单用本品研末洗面。治疗面部皮肤粗黑、黑斑,亦可配白丁香、砂仁、升麻等,如莹肌如玉散。

2. 粉刺 本品能消肿生肌,配白芷各等分,研成极细粉末,用蜂蜜调成糊状外敷于面治粉刺。

【用法用量】 煎服,6~15g;研末吞服,3~6g;外用适量。

【使用注意】 不宜与乌头类药材同用。

仙鹤草 Xianhecao
《神农本草经》

【来源】 为蔷薇科植物龙牙草 *Agrimonia pilosa* Ledeb. 的干燥地上部分。主产于浙江、江苏、湖南、湖北等地。生用或炒炭用。

【性能】 苦、涩,平。归心、肝经。

【功效】 收敛止血,截疟,止痢,解毒,补虚。

【应用】

1. 出血证 本品味涩收敛,功能收敛止血,广泛用于全身各部的出血之证。因其药性平和,大凡出血病证,无论寒热虚实,皆可应用。①治血热妄行之出血证,常配鲜生地、牡丹皮等同用;②治虚寒出血证,配艾叶、党参等同用。

2. 疟疾寒热 本品有解毒截疟之功,治疗疟疾寒热,可单以本品研末,于疟疾发作前 2h 吞服,或水煎服。

3. 腹泻、痢疾 本品涩敛之性,能涩肠止泻止痢,因本品药性平和,兼能补虚,又能止血,故对于血痢及久病泻痢尤为适宜。

4. 痈肿疮毒、阴痒带下 本品具有解毒杀虫之功,治痈肿疮毒、阴痒带下,可配蛇床子、苦参、枯矾等煎汤外用。

5. 脱力劳伤 本品有补虚、强壮之效。①治劳力过度所致的脱力劳伤,症见神疲乏力、面色萎黄而纳食正常者,常与大枣同煮,食枣饮汁;②治气血亏虚之神疲乏力、头晕目眩者,可与党参、熟地黄、龙眼肉等同用。

【美容应用】

红斑、痤疮 本品有解毒之功,治阴虚内热所致皮肤红斑、痤疮、各种皮疹,配地榆、龟甲、枸杞子等水煎服。

【用法用量】 煎服,6~12g。外用适量。

艾叶 Aiye
《名医别录》

【来源】 为菊科植物艾 *Artemisia argyi* Levl. et Vant. 的干燥叶。全国大部分地区均产。以湖北蕲州产者为佳,称"蕲艾"。生用、捣绒或制炭用。

【性能】 辛、苦,温。有小毒。归肝、脾、肾经。

【功效】 温经止血,散寒止痛。外用祛湿止痒。

【应用】

1. 出血证　本品气香味辛,温可散寒,能暖气血而温经脉,为温经止血之要药,适用于虚寒性出血病证,尤宜于崩漏。①治下元虚冷,冲任不固,崩漏下血,可单用水煎服,或配阿胶、地黄等同用,如胶艾汤;②治脾阳亏虚,统摄无权之吐衄、便血,多配党参、干姜等同用;③治血热出血,可用鲜品配生地黄、生荷叶等同用,如四生丸。

2. 月经不调、痛经　本品能温经脉,逐寒湿,止冷痛,尤善调经,为治妇科下焦虚寒或寒客胞宫之要药。①治妇女宫寒不孕、经行腹痛,常配香附、吴茱萸等,如艾附暖宫丸;②治脾胃虚寒引起的腹中冷痛,多配干姜、陈皮等同用,或单味煎服,或炒热后熨敷脐部。

3. 胎动不安　本品为妇科安胎之要药,多与阿胶、桑寄生等同用。

4. 泻痢、带下　本品苦温燥湿,能祛湿止痒。治寒湿泻痢、带下,单用即效,或配干姜、苍术等同用。

【美容应用】

1. 湿疹、疥癣　本品辛苦温燥,功善祛湿止痒。①治皮肤湿疹、疥癣,单用或配黄柏、花椒等水煎外洗,或配枯矾研末外敷;②治烧伤瘢痕增生,疮面瘙痒,配伍威灵仙、老松皮、红花等煎汤外洗。

2. 赘疣　本品有敛疮除疣之功,治寻常疣、扁平疣,用鲜艾叶揉汁,在疣表面摩擦至皮肤微热或微红,每日数次,直至脱落。

【用法用量】　煎服,3~10g。外用适量。温经止血宜炒炭用,余生用。

知识链接

艾叶的现代药理研究

本品主含挥发油、倍半萜类、环木菠烷型三萜及黄酮类化合物等。现代药理作用研究如下:①本品能明显缩短出血和凝血时间;②艾叶油对多种过敏性哮喘有对抗作用,具有明显的平喘、镇咳、祛痰作用,其平喘作用与异丙肾上腺素相近;③艾叶油对肺炎球菌,甲、乙溶血型链球菌、奈瑟氏球菌有抑制作用,艾叶水浸剂或煎剂对炭疽杆菌、α-溶血性链球菌、β-溶血性链球菌、白喉杆菌、肺炎双球菌、金黄色葡萄球菌及多种致病真菌均有不同程度的抑制作用;④对腺病毒、鼻病毒、疱疹病毒、流感病毒、腮腺炎病毒等亦有抑制作用。

第二节　活血化瘀药

活血祛瘀药性味多辛苦而温,少数寒凉,入心、肝血分,故具有活血祛瘀之功,从而起到止痛、调经、消肿、疗伤,消痈、消癥等作用。适用于血瘀所致的头痛、胸胁痛、心腹痛、风湿痹痛、痛经、产后腹痛、跌打损伤、金疮出血、疮疡肿毒及瘀血较重的癥瘕积聚等证。

活血化瘀药在美容临床使用的频率非常高,如用于治疗黄褐斑,古有"无瘀不成斑"之说。另外许多损容性疾病均存在瘀血的病机,如:皮肤色黯、紫红、青紫、色素沉着、瘀斑、血丝、肥厚、结节、肿块、新生物、苔藓样变、皮肤粗糙及肌肤甲错,均可用本类药物治疗。

根据活血祛瘀药作用的强弱及主治特点的不同,分别具有活血止痛、活血调经、活血疗伤及破血消癥等作用。

使用活血祛瘀药时应注意:①本类药物多耗血动血,不宜用于妇女月经过多、血虚经闭等证;②某些药物能催产下胎,故孕妇慎用或忌用;③要做到"祛瘀不伤正",可酌情配伍补虚药;④破血逐瘀之品易伤正气,不宜久服。

川芎 Chuanxiong
《神农本草经》

【来源】　为伞形科多年生草本植物川芎 *Ligusticum chuanxiong* Hort. 的干燥根茎。主产于四川。生用、酒炒或麸炒用。

【性味归经】　辛,温。归肝、胆、心包经。

【功效】　活血行气,祛风止痛。

【应用】

1. 血瘀气滞诸证　本品辛散温通,既能活血,又能行气,被称为"血中气药"。①治血瘀痛经、经闭,常配桃仁、红花、赤芍等,如血府逐瘀汤;寒凝血滞者,与肉桂、当归等合用,如温经汤;②治产后恶露不尽,常配当归、桃仁等,如生化汤;③肝郁胁痛,常配柴胡、香附等,如柴胡疏肝散;④治中风偏瘫,肢体麻木,与黄芪、地龙等同用,如补阳还五汤;⑤治跌仆损伤,瘀血肿痛,常与乳香、没药、三七等同用;⑥治疮疡痈肿,脓成难溃者,配当归、皂角刺等,如透脓散。

2. 头痛、风湿痹痛　本品辛温升散,能"上行头目",为治头痛之要药。①治风寒头痛,常配白芷、细辛等,如川芎茶调散;②治风热头痛,与菊花、石膏等同用,如川芎散;③治风湿头痛,与羌活、藁本等配伍,如羌活胜湿汤;④治血虚头痛,与熟地黄、芍药等同用;⑤治血瘀头痛,与桃仁、麝香等配伍,如通窍活血汤;⑥治风湿痹痛、肢体麻木,常配伍羌活、独活等,如蠲痹汤。

【美容应用】

1. 面斑　本品活血行气,为"血中气药"。治血瘀型黄褐斑,配伍桃仁、红花、当归等,如桃红四物汤;治气滞血瘀型面斑,配伍丹参、柴胡等同用。

2. 粉刺齄疱　本品活血祛风,治瘀热互结之粉刺齄疱,多与生地、赤芍、黄芩、山栀等同用。

3. 齿痛　本品能香口洁齿,治口臭齿痛,可单用,亦可配伍白芷、细辛、石膏、升麻等药。

4. 单纯性肥胖　本品能活血化瘀,配伍荷叶、玫瑰花、玳玳花、茉莉花研末开水冲服代茶饮,每服5g,日2~3次,起到活血降脂、利水消肿之功。

【用法用量】　煎服,3~10g。研末吞服,每次1~1.5g,酒炒后能增强活血行气、止痛之功。

【使用注意】　本品辛温升散,凡阴虚火旺,舌红口干,月经过多及出血性疾病,均不宜应用。

川芎的美容保健功效

川芎主要含川芎嗪等多种生物碱,对中枢神经系统有镇静作用,对血栓形成有明显的抑制作用,可明显改善微循环障碍,通过改善皮肤血液循环和抑制皮肤组织细胞内衰老代谢产物而达到活化皮肤细胞及延缓皮肤老化的目的,所含维生素 A 样物质具有滋养作用,还有抗维生素 E 缺乏作用,内服、外用均可润肤、除皱、增白。川芎还能抑制酪氨酸酶的活性,从而对黑斑、雀斑、老年斑能起到治疗作用;并对多种病菌和皮肤真菌有抑制作用,可以治疗痤疮;通过促进头部血液循环而增加头发营养,用于洗发液、生发露中可提高头发的抗拉强度和延伸性,亦能延缓白发生长,减轻头痛。同时其气香烈,内含挥发油,除可用作生发助剂,亦可以洁肤香身。

延胡索 Yanhusuo
《雷公炮炙论》

【来源】　为罂粟科植物延胡索 *Corydalis yanhusuo* W. T. Wang 的干燥块茎。主产于浙江、江苏、湖北等地。生用或醋炙用。

【性味归经】　辛、苦,温。归肝、脾经。

【功效】　活血,行气,止痛。

【应用】

血瘀气滞诸痛　本品辛散温通,能行血中之气滞、气中之血滞,专治一身上下诸痛。因其止痛作用优良,无论何种痛证,均可配伍应用。①治胸痹心痛,常与当归、蒲黄等配伍,如延胡索散。②治胃寒冷痛,常配桂枝、高良姜等;治胃热灼痛,常配栀子、川楝子等;治胃痛偏气滞胀痛者,常配木香、砂仁、香附等;治胃痛偏血瘀刺痛者,常配五灵脂、丹参等。③治肝郁气滞,胁肋胀痛,可与柴胡、郁金等配伍。④治痛经、产后瘀滞腹痛,与当归、红花等同用。⑤治疝气痛,配橘核、川楝子等。⑥治跌打损伤,与乳香、没药等配伍。⑦治风湿痹痛,与秦艽、桂枝等同用。

【用法用量】　煎服,3～10g;研末吞服,1.5～3g。止痛多醋炙;活血多酒炙。

郁金 Yujin
《药性论》

【来源】　为姜科植物温郁金 *Curcuma wenyujin* Y. H. Chen et C. Ling、姜黄 *Curcuma longa* L.、广西莪术 *Curcuma kwangsiensis* S. G. Lee et C. F. Liang 或蓬莪术 *Curcuma phaeocaulis* Val. 的干燥块根。主产于浙江、四川、广西等地。生用或醋炙用。

【性味归经】　辛、苦,寒。归肝、心、肺经。

【功效】　活血止痛,行气解郁,清心凉血,利胆退黄。

【应用】

1. 血瘀气滞诸痛证　本品味辛,能行能散,既能疏肝行气以解郁,又能活血祛瘀以止痛。①治胸胁腹痛,常与木香同用,如颠倒木金散;②治痛经肝郁有热者,常配伍柴胡、当归、栀子等,如宣郁通经汤;③胁下癥块,可与丹参、鳖甲、泽兰等同用。

2. 热闭神昏、癫痫　本品能清心、解郁以开窍。①治湿温病,湿浊蒙蔽心窍者,常与石菖蒲、栀子等同用,如菖蒲郁金汤;②治痰火蒙心之癫痫、癫狂证,可与白矾同用,即白金丸。

3. 肝胆湿热证　本品性寒,入肝胆经,能清热利胆退黄。①治湿热黄疸,常与茵陈、栀子同用;②治胆石症,常配金钱草、海金沙等同用。

4. 血热出血　本品寒能清热,苦能降泄,能顺气降火而凉血止血。①治吐血、衄血及妇女倒经,常配生地、山栀子等同用,如生地黄汤;②治尿血、血淋,常配小蓟、生地等同用,如郁金散。

【美容应用】
面斑、粉刺　本品活血行气,祛瘀凉血。①治瘀热互结或气滞血瘀之面斑,常配伍柴胡、白芍等同用;②治粉刺,配伍黄芩、赤芍、丹皮同用。

【用法用量】　煎服,3~10g。生用擅长疏肝行气;醋炙增强解郁止痛之功。

【使用注意】　不宜与丁香、母丁香同用。

姜黄 Jianghuang
《新修本草》

【来源】　为姜科多年生草本姜黄 *Curcuma longa*. L. 的干燥根茎。主产于四川、福建、广东等地。生用。

【性味归经】　辛、苦,温。归肝、脾经。

【功效】　破血行气,通经止痛。

【应用】

1. 血瘀气滞诸痛证　本品辛散温通,活血之力强,能破血行气。①治心腹痛者,常配当归、木香、乌药等,如姜黄散;②治经闭、痛经、产后腹痛,常配当归、川芎、莪术等,如姜黄丸;③治跌打损伤,常配苏木、乳香等同用,如姜黄汤。

2. 风湿痹痛　本品外散风寒湿邪,内行气血,通经止痛,尤善于行上肢痹痛,多配羌活、防风等,如蠲痹汤。

【美容应用】

1. 疮疡痈肿、皮癣、痤疮　本品活血通经,消肿止痛之功,亦为上肢皮肤病的引经药。①疮疡痈肿,用本品与大黄、白芷、天花粉等外敷,如如意金黄散;②皮癣痛痒,单用本品外敷;③痤疮,常配地榆等外用。

2. 牙痛　本品活血行气,止痛。治牙龈肿胀,痛不可忍,以本品配白芷、细辛为末外用。

【用法用量】　煎服,3~10g。外用适量,以麻油或菜油调匀成膏,外敷。

丹参 Danshen
《神农本草经》

【来源】　为唇形科多年生植物丹参 *Salvia miltiorrhiza* Bge. 的干燥根和根茎。主产于江苏、安徽、四川等地。生用或酒炒用。

【性味归经】　苦,微寒。归心、肝经。

【功效】　活血祛瘀,通经止痛,清心除烦,凉血消痈。

【应用】

1. 妇科瘀滞诸证　本品性微寒而缓和,功擅活血化瘀,调经止痛,尤适血热瘀滞。古有"一味丹参散,功同四物汤"之说,故为妇科调经要药。①治月经不调,单用即效,亦常配当归、益母草等同用,如宁坤至宝丹;②血瘀经闭、产后恶露不尽,常配当归、赤芍等同用,即红花桃仁煎。

2. 其他瘀血阻滞证　本品能活血祛瘀、消癥散结,为活血化瘀之要药。①治心腹刺痛,常配砂仁、檀香等,如丹参饮;②癥瘕积聚,多与莪术、三棱等同用;③风湿热痹,常配当归、没药等药;④跌打损伤瘀痛,常配当归、乳香等同用,如活络效灵丹。

3. 疮疡肿毒　本品性寒,凉血消痈。治疮疡肿毒,与蒲公英、金银花、连翘等同用。

4. 心烦不眠　本品能凉血清心、除烦安神。①治温热病热入心营,烦躁不安,配生地、玄参、黄连等同用,如清营汤;②治阴血不足,虚热内扰之心悸失眠,常配生地、酸枣仁等同用,如天王补心丹。

【美容应用】

1. 痤疮、面斑、瘢痕疙瘩　本品既能凉血,又能散瘀,与清热解毒药相配,有助于消除痈肿。①治酒渣鼻及囊肿型痤疮,用丹参酮片(0.25g/片),每日3次,每次3~5片;痤疮较重者,常配姜半夏、连翘、茯苓、贝母等同用。②治面部瘢痕及黄褐斑,常与羊脂合用;陈旧性增生性瘢痕,可用丹参注射液在皮损周围做封闭。

2. 肥胖症　本品还具有瘦身减肥之功效,用于肥胖症,常配山楂、陈皮等水煎服,每日2次。

【用法用量】　煎服,10~15g,或入丸散剂。酒炒可增强活血之力。

【使用注意】　反藜芦。孕妇慎用。

案例分析

案例:某男,28岁。主诉:面部丘疹、脓疱伴瘙痒,反复发作10年余。查体可见:颜面皮肤油腻,间有脓疱、结节,皮疹色黯、坚硬,伴有口臭、纳呆腹胀,便秘溲赤,舌质红,苔黄腻,脉滑数。

讨论:1. 请写出中医诊断和治疗方法。

2. 可以用哪些药物进行治疗?

牛膝 Niuxi

《神农本草经》

【来源】　为苋科植物牛膝 *Achyranthes bidentata* BL. 的干燥根。主产于河南、河北、山西等地。生用或酒炙用。

【性味归经】　苦、甘、酸,平。归肝、肾经。

【功效】　逐瘀通经,补肝肾,强筋骨,利尿通淋,引火(血)下行。

【应用】

1. 瘀血阻滞证　本品性善下行,活血通经力强,尤多用于妇科经产瘀血诸证及跌打损伤。①治经闭、痛经、月经不调、产后腹痛等,常配桃仁、红花、当归等同用;

②胞衣不下,常配当归、冬葵子等同用,如牛膝汤;③跌打损伤,常配续断、当归、乳香、没药等。

2. 肝肾不足,腰膝酸软无力　本品既活血通经,又补益肝肾,强筋健骨,尤以怀牛膝效优。①治肝肾亏虚之腰痛,常配杜仲、续断、龟板、锁阳等同用;②久痹者,常配独活、桑寄生、杜仲等同用,如独活寄生汤;③湿热痿证,常配苍术、黄柏等同用,如三妙丸。

3. 淋证、水肿、小便不利　本品性善下行,能利尿通淋。①治热淋、石淋、血淋等,常配瞿麦、滑石、冬葵子等同用,如牛膝汤;②治水肿、小便不利,常配泽泻、生地、车前子等,如济生肾气丸。

4. 上部火热证　本品味苦降泄,有引血下行之功。①治火热上炎之吐血、衄血,常配栀子、代赭石、白茅根、藕节等同用;②治胃火上炎之齿龈肿痛、口舌生疮,常配地黄、石膏、知母等,如玉女煎;③治肝阳上亢之头痛眩晕,常配代赭石、牡蛎、龙骨等同用,如镇肝熄风汤。

【美容应用】

1. 面皯、面容枯槁无华　本品活血通经,补益肝肾,养颜驻颜。①治面皯,与大豆浸酒同用;②面容枯槁,配伍巴戟天、石斛、肉苁蓉等为丸。

2. 脱发、须发早白　本品补肝肾、强筋骨,乌发生发,治肝肾亏虚所致须发早白,头发脱落,常配杜仲、何首乌、熟地、黑芝麻、当归、枸杞等同用。

【用法用量】　煎服,5~12g。补肝肾,强筋骨多酒炙后用。川牛膝偏于活血通经;怀牛膝偏于补肝肾,强筋骨。还可浸酒、熬膏或入丸散。

【使用注意】　孕妇及月经过多者慎用;中气下陷,脾虚泄泻,下元不固遗精者慎用。

桃仁 Taoren
《神农本草经》

【来源】　为蔷薇科植物桃 *Prunus persica*（L.）Batsch. 或山桃 *Prunus davidiana*（Carr.）Franch. 的干燥成熟种子。前者中国各地均产,多为栽培;后者主产于辽宁、河北、河南等地,野生。生用或炒用。

【性味归经】　苦、甘,平。归心、肝、大肠经。

【功效】　活血祛瘀,润肠通便,止咳平喘。

【应用】

1. 多种瘀血证　本品祛瘀力力强,有破血之功。①治血瘀经闭、痛经,常与红花、当归等合用,如桃红四物汤;②产后恶露不尽,小腹冷痛,可与炮姜、川芎等合用,如生化汤;③治癥瘕痞块,常配桂枝、茯苓、三棱、莪术等;④气滞血瘀型黄褐斑,配伍柴胡、当归、香附、红花等同用;⑤治跌打损伤瘀痛者,常配红花、大黄、穿山甲等,如复原活血汤;⑥治肠痈、肺痈常配伍大黄、丹皮、苇茎、冬瓜仁等。

2. 肠燥便秘　本品为种仁,富含油脂,能滑肠润燥,与当归、火麻仁等同用,如润肠丸。

3. 咳嗽气喘　本品味苦,能降肺气,有止咳平喘之功,常与杏仁同用,称双仁丸。

【美容应用】

1. 面斑、面皱　本品具有活血祛斑,润肤悦颜之功,用于面皱及黄褐斑,常配黑芝麻、白芷、白附子等,亦可制成药膳粥服用。

2. 粉刺　本品活血润燥,治痰瘀凝结型痤疮,配伍山楂、贝母、荷叶煎汤,去渣后入粳米煮粥,日1剂。

【用法用量】　煎服,5~10g。用时捣碎。生用,行血祛瘀力强;炒用,偏于润燥和血。亦可入丸散。

【使用注意】　孕妇慎用。有小毒,不可过量。

知识链接

桃仁的美容研究

　　桃仁含苦杏仁苷、挥发油、脂肪油,油中主含油酸甘油酯和少量亚油酸甘油酯等。能改善血液流动的性质,解除血液浓黏凝聚的状态,从而达到抗血栓形成,抗炎、抗过敏等作用,对荨麻疹、过敏性皮炎均有较好的疗效。本品中的维生素E和亚油酸,能增强肌肤的抗氧化能力,抑制黄褐斑生成。

　　利用常温超微萃取技术制成的桃仁提取液,能较好地被皮肤吸收,具有美白、滋润和淡斑的作用。同时提取液仍保存了桃仁中特有的清香,是无添加化妆品的良好选择功能性原料。可添加于各种化妆品中,改善皮肤微循环,补充皮肤表皮层含水量,如加入中药面膜、面霜中,起润肤美白、去皱淡斑的作用。

红花 Honghua

《新修本草》

【来源】　为菊科植物红花 *Carthamus tinctorius* L. 的干燥花。主产于河南、浙江、四川等地。阴干或晒干入药。

【性味归经】　辛,温。归心、肝经。

【功效】　活血通经,散瘀止痛。

【应用】

1. 妇科瘀滞证　本品辛散温通,专入血分,能活血祛瘀,通经调脉,为妇产科血瘀诸证的常用药,多与桃仁相须为用。①治痛经,可单用本品加酒煎服,如红蓝花酒,或与当归、肉桂等同用,如膈下逐瘀汤;②血瘀经闭,常配当归、赤芍等同用,如桃红四物汤;③产后瘀血腹痛,常配荷叶、蒲黄等药,如红花散。

2. 血瘀诸痛证　本品能活血祛瘀消癥,通畅血脉,消肿止痛。①治胸痹心痛,常与桂枝、丹参等同用;②治癥瘕积聚,常与三棱、莪术同用;③治跌打损伤,配苏木、乳香、没药等。

【美容应用】

1. 面斑　本品有活血化斑之功。①治血瘀型黄褐斑,可配伍桃仁、当归等,如桃红四物汤;②治血瘀气滞型黄褐斑、女子颜面黑皮病,可与柴胡、薄荷、栀子、当归等合用;③治瘀热郁滞之斑疹色黯者,常配伍清热凉血透疹的紫草、大青叶等用,如当归红花饮;④治多种体表色斑,可与白芷、补骨脂同用。

2. 粉刺、扁平疣　本品有活血祛疣之功。①治粉刺,配伍金银花、黄芩等同用;②治扁平疣,与桃仁、苦参、板蓝根等煎煮擦于患处,15min 后再把冰片和玄明粉调成糊状,外敷;③治荨麻疹,可与乌梅、山楂浸酒调服。

3. 脱发、斑秃,本品能生发乌发,配当归、赤芍、白芷、丹参等同用,煎煮内服。

【用法用量】　煎服,3~10g,外用适量。

【使用注意】　孕妇及月经过多者忌服。

知识链接

西 红 花

　　为鸢尾科多年生草本植物番红花 *Crocus sativus* L. 的花柱头。又称"藏红花""番红花"。甘,平。归心、肝经。功效活血化瘀,凉血解毒,解郁安神。用于经闭癥瘕,产后瘀阻,温毒发斑,忧郁痞闷,惊悸发狂。因本品货少价贵,故临床上应用不多。煎服或沸水泡服,1~3g。孕妇忌用。

益母草 Yimucao
《神农本草经》

【来源】　为唇形科植物益母草 *Leonurus japonicus* Houtt. 的新鲜或干燥的地上部分。全国大部分地区均产。生用或酒炙用。

【性味归经】　苦、辛,微寒。归肝、心包、膀胱经。

【功效】　活血调经,利水消肿,清热解毒。

【应用】

1. 妇科瘀滞证　本品辛散苦泄,善于活血祛瘀而调经,为妇科经产要药。治血瘀经闭、痛经、月经不调、产后瘀滞腹痛,可单用熬膏服,或与当归、川芎等同用,如益母丸。

2. 水肿、小便不利　本品既能利水,又能活血,故对水瘀互结的水肿尤为适宜,可单用或与白茅根、车前子、鱼腥草、泽兰等同用。

3. 跌打损伤　本品活血化瘀,清热解毒。治跌打损伤,瘀血作痛,常配乳香、没药同用。

【美容应用】

1. 面斑　本品具有洁面白肤,润肤去皱之效。①治血虚或失血之面色萎黄,可配黄芪、当归、熟地等;②治黄褐斑,以本品与醋调和,再用碳火煅,蜜调后均匀涂于面部。

2. 痤疮、疮疡肿毒、皮肤痒疹　本品味苦性微寒,善活血清热,解毒利湿。①治痤疮,本品烧灰30g,和肥皂30g 捣为丸,日洗3 次,忌姜酒;②疮疡肿毒、皮肤痒疹,单用鲜品捣敷或煎汤外洗,或配苦参、黄柏等煎汤内服。

【用法用量】　煎服,9~30g,鲜品可用至12~40g。生用或鲜用活血调经、利水消肿之功强;酒炙活血祛瘀、止痛之功优。亦可熬膏用。外用适量,捣敷或煎汤外洗。

【使用注意】　孕妇慎用。

益母草的美容保健功效

本品又称"坤草",含益母草碱、水苏碱、益母草定等生物碱,还含少量亚麻酸、油酸等。有强心、增加冠脉流量的作用,对血栓形成有抑制作用。常用可护肤养颜,具有养颜润肤去皱之功效。①可将其熬膏、煮粥、制蜜,或者和其他天然药物合用煎汤,达到除痘消斑、润肤去皱、美白瘦身之功;②外用可将其添加于中药面膜、面霜、眼霜中,或者直接捣碎外敷或煎汤外洗等,达到解毒消痈、祛痘、利水消肿之功。

现代研究:益母草因含有硒和锰等微量元素,可抗氧化、美白去皱、防衰老、抗疲劳及抑制癌细胞增生。

鸡血藤 Jixueteng
《本草纲目拾遗》

【来源】 为豆科植物密花豆 *Spatholobus suberectus* Dunn 的干燥藤茎。主产于广西、云南等地。生用或熬膏用。

【性能】 苦、甘,温。归肝、肾经。

【功效】 活血补血,调经止痛,舒筋活络。

【应用】

1. 月经不调、痛经、闭经 本品苦而不燥,温而不烈,行血散瘀,调经止痛,性质和缓,同时又兼补血作用,凡妇人血瘀及血虚之月经病证均可应用。①治血瘀之月经不调、痛经、闭经,可配伍当归、川芎、香附等同用;②治血虚月经不调、痛经、闭经,则配当归、熟地、白芍等同用。

2. 风湿痹痛、手足麻木、肢体瘫痪及血虚萎黄 本品行血养血,舒筋活络,为治疗经脉不畅,络脉不和病证的常用药。①治风湿痹痛,肢体麻木,可配伍祛风湿药,如独活、威灵仙、桑寄生等;②治中风手足麻木,肢体瘫痪,常配伍益气活血通络药,如黄芪、丹参、地龙等;③治血虚不养筋之肢体麻木及血虚萎黄,多配益气补血药之黄芪、当归等同用。

【用法用量】 煎服,9~15g。或浸酒服,或熬膏服。

乳香 Ruxiang
《名医别录》

【来源】 为橄榄科植物乳香树 *Boswellia carterii* Birdw. 及其同属植物 *Boswellia bhaw-dajiana* Birdw. 皮部渗出的树脂。主产于非洲索马里、埃塞俄比亚等地。入药多炒用。

【性味归经】 辛、苦,温。归心、肝、脾经。

【功效】 活血定痛,消肿生肌。

【应用】

1. 瘀血阻滞诸痛证 本品辛散苦泄,既能活血化瘀,又可行气散滞。①治胸痹心痛,常配川芎、丹参、当归等;②治风寒湿痹,肢体麻木疼痛,多与独活、秦艽等同用,如蠲痹汤。③治跌打损伤瘀痛,配血竭、红花等,如七厘散。

2. 疮疡痈肿、瘰疬　本品能活血消肿,去腐生肌,为外伤科要药。①治疮疡肿毒初起,常配金银花、没药、白芷等,如仙方活命饮;②用于疮疡溃后久不收口,常配没药研末外用,即海浮散;③治瘰疬、痈疽、痰核,与雄黄、麝香、没药等同用,如醒消丸;④配没药、冰片共研末,用蜂蜜调成糊状,外涂治Ⅰ～Ⅱ度烧烫伤。

【用法用量】　煎汤或入丸、散,3～5g;外用适量,研末调敷。生用活血消肿之力强,对胃的刺激大;醋制,减缓刺激性,利于服用。

【使用注意】　孕妇及无瘀滞者忌用,胃弱者慎用。

知识链接

乳香的现代研究

乳香含挥发油、树脂、树胶等。有较明显的镇痛作用,消炎、抗菌作用。古籍记载可治风瘾疹、疮疡肿毒、齿虫痛等,具有祛风益颜、香口辟臭之功。

现代研究表明:①具有防腐功能,能抗氧化、防止组织退化,提高细胞活性,从而达到收缩毛孔,除皱驻颜之功。②具有修复功能,修复痤疮痘印及瘢痕;对于晒后色斑,化妆品造成的红血丝亦有良好的修复作用。③乳香最好的使用方法是调配在按摩油、乳液面霜和精油中。

麝香 Shexiang
《神农本草经》

【来源】　为鹿科动物林麝 *Moschus berezovskii* Flerov、马麝 *Moschus sifanicus* Przewalski 或原麝 *Moschus moschiferus* Linnaeus 的成熟雄体香囊中的干燥分泌物。阴干或用干燥器密闭干燥。本品应密闭、避光贮存。

【性味归经】　辛,温。归心、脾经。

【功效】　开窍醒神,活血通经,消肿止痛。

【应用】

1. 闭证神昏　本品辛温,气极香,走窜之性甚烈,为醒神回苏之要药,无论寒闭、热闭均可应用。①治热闭神昏,常配牛黄、朱砂等同用,如安宫牛黄丸、至宝丹等;②治寒闭神昏,常配丁香、荜茇等祛寒药组成温开剂,如苏合香丸。

2. 血瘀诸证　本品辛香温通,可行血中之瘀滞,开经络之壅遏,以通经散结止痛。①治跌打损伤、骨折扭伤,可与乳香、没药、红花等同用,如七厘散;②治心腹暴痛,常配木香、桃仁等同用,如麝香汤;③治血瘀经闭、癥瘕者,常与红花、桃仁、莪术、三棱等同用;④治顽痹,常与独活、威灵仙等配伍。

3. 疮疡肿毒、咽喉肿痛　本品有良好的活血散结,消肿止痛的作用,内外用均可。①治疮疡肿毒,常配雄黄、乳香、没药为丸,如醒消丸;②治咽喉肿痛,常配牛黄、蟾酥等配伍,如六神丸。

4. 难产、死胎、胞衣不下　本品能催产下胎,常与肉桂为散,如香桂散;或直接外用。

【美容应用】

面𪒟、体臭、痤疮　本品有活血通络之功,可用于经络不通所致的面黯、痤疮、目赤肿痛、口臭、体臭(腋臭)等,内服外用均可配伍使用。①面枯不容,配猪胰、蔓荆子、桃仁等,酒浸涂面;②面黯疱,配当归、附子、川芎等制膏涂患处,如麝香膏。

【用法用量】 入丸散,每次 0.03~0.1g。不入煎剂。外用适量。

【使用注意】 孕妇忌用。

案例分析

案例:某女,25 岁。主诉:面部出现对称性深褐色斑 6 个月。查体可见:色斑呈褐色略青,轮廓易辨,对称分布于眼周、颜面,并伴有胁肋刺痛,情志抑郁,月经延期伴痛经,有血块,色黯红,舌质黯,脉弦细涩。

讨论:1. 请写出中医诊断和治疗方法。

  2. 可以用哪些药物进行治疗?

莪术 Ezhu
《药性论》

【来源】 为姜科植物蓬莪术 *Curcuma phaeocaulis* Val.、广西莪术 *Curcuma kwangsiensis* S. G. Lee et C. F. Liang 或温郁金 *Curcuma wenyujin* Y. H. Chen et C. Ling 的干燥根茎。蓬莪术主产于四川、福建、广东等地;广西莪术主产于广西;温郁金主产于浙江、四川等地。生用或醋炙用。

【性味归经】 辛、苦,温。归肝、脾经。

【功效】 行气破血,消积止痛。

【应用】

1. 经闭腹痛及癥瘕积聚等证 本品辛散苦泄,温通行滞,既能破血祛瘀,又能行气止痛。①治经闭腹痛,常与三棱相须为用,如莪术散;②胁下痞块,常配柴胡、鳖甲等同用,如鳖甲煎丸;③心腹刺痛,常配丹参、川芎等同用;④跌打损伤瘀肿痛,常配三七、没药等同用;⑤若体虚瘀血久留不去者,常配党参、黄芪等同用。

2. 食积气滞、脘腹胀痛 常配槟榔、青皮等,如莪术丸。

【美容应用】

瘢痕疙瘩 本品破血祛瘀,行气止痛。治气滞血瘀型皮肤硬块、瘢痕疙瘩,配伍三棱、桃仁、红花、陈皮等同用。

【用法用量】 煎服,6~9g。外用适量。生用行气止痛、破血祛瘀力强;醋炙散瘀止痛作用增强。

【使用注意】 月经过多及孕妇忌用。

沙棘 Shaji
《晶珠本草》

【来源】 为胡颓子科植物沙棘 *Hippophae rhamnoides* L. 的成熟果实。主产于华北、西北、四川等地。干燥或蒸后干燥,备用。

【性味归经】 酸、涩,温。归脾、胃、肺、心经。

【功效】 活血散瘀,祛痰止咳,健脾消食。

【应用】

1. 胸痹心痛、瘀血经闭、跌仆瘀肿 本品较强的活血化瘀之功,用于多种瘀血证。①治胸痹心痛,可口服浓缩沙棘果汁适量;②治疗瘀血经闭,单用或配伍大黄、全蝎等;③跌仆瘀肿,单用或配伍活血疗伤药同用。

2. 咳嗽痰多 本品为藏族、蒙古族治疗咳喘痰嗽的常用药,具有较强的止咳祛痰之功。单用沙棘果浓缩成膏或配伍栀子、甘草等同用。

3. 脾虚食少、食积腹痛 本品能消食化滞,单用或配伍健脾消食之药同用。

【美容应用】

面斑、皮肤粗糙 本品有活血祛斑、润肤养阴之功,可单用制成水剂、面脂外用;或与白芷、白及、红花等配伍。

【用法用量】 煎服,3~10g。

知识链接

沙棘的美容保健功效

沙棘的果肉、果皮和种子含有多种维生素类、黄酮类、蛋白质、多种氨基酸、糖类、萜类等。①沙棘黄酮、沙棘油能增强巨噬细胞吞噬功能,促进体液免疫及细胞免疫,实验证明对多种恶性肿瘤有明显的抗癌活性;②其所含总黄酮类能增加心肌血流量,改善微循环,降低心肌耗氧量,能抗心律失常及扩张血管;③沙棘油有明显的抗放射、抗炎、抗过敏、疗伤的作用;④沙棘油和沙棘黄酮对人体皮肤有较好的滋养作用,制成面脂、化妆水、护肤膏,可增加皮肤光泽,恢复柔软,具有补养、滋润、抗敏之功。

本章了解药见表1-12-1。

表1-12-1 本章了解药要览

药名	性味归经	功效应用	用法用量
槐角	苦,寒。归肝、大肠经	清热泻火,凉血止血。用于肠热便血、痔肿出血,肝热头痛,眩晕目赤	6~9g
大蓟	甘,苦,凉。归心、肝经	凉血止血,散瘀解毒消痈。用于衄血、吐血、尿血、便血、崩漏、外伤出血,痈肿疮毒	9~15g
棕榈炭	苦,涩,平。归肝、肺、大肠经	收敛止血。用于各种出血之证	3~10g
炮姜	辛,热。归脾、胃、肾经	温经止血,温中止痛。用于阳虚失血,吐衄崩漏;脾胃虚寒,腹痛吐泻	3~9g
穿山甲	咸,微寒。归肝、胃经	活血消癥,通经下乳,消肿排脓,搜风通络。用于经闭癥瘕,乳汁不通,痈肿疮毒,风湿痹痛,中风偏瘫,麻木拘挛	5~10g 孕妇慎用
骨碎补	苦,温。归肝、肾经	疗伤止痛,补肾强骨,消风祛斑。用于跌打损伤,瘀肿疼痛;肾虚诸证;斑秃、白癜风	10~15g

续表

药名	性味归经	功效应用	用法用量
没药	辛、苦,平。归心、肝、脾经	散瘀定痛,消肿生肌。用于胸痹心痛,胃脘疼痛,痛经经闭,产后瘀阻,癥瘕腹疼,风湿痹痛,跌打损伤,痈肿疮疡	3~5g
三棱	苦、辛,平。归肝、脾经	破血行气,消积止痛。用于癥瘕痞块,痛经,瘀血经闭,胸痹心痛,食积胀痛	5~10g
水蛭	咸、苦,平;有小毒。归肝经	破血通经,逐瘀消癥。用于癥瘕痞块,血瘀经闭,中风偏瘫,跌打损伤	1~3g;研末0.3~0.5g/次 孕妇禁用

复习思考题

1. 叙述理血药的定义、分类、功效、适应证及使用注意。

2. 叙述白小蓟、三七、艾叶、川芎、郁金、丹参、牛膝、桃仁、红花的性能、功效,临床应用及美容应用。

3. 试述地榆与槐花、白茅根与芦根、桃仁与红花功用之异同。

4. 艾叶、苎麻根、砂仁、桑寄生、紫苏、黄芩均能安胎,如何区别使用?

5. 仙鹤草、黄连、葛根、车前子、木香均能止泻,如何区别使用?

(姜 醒)

扫一扫
测一测

第十三章

化痰止咳平喘药

🔍 学习要点

【知识要点】
1. 掌握化痰止咳平喘药的含义、功效、分类、主治证及使用注意。
2. 掌握半夏、桔梗、川贝母、苦杏仁、紫苏子、百部的性能、功效、应用、用量用法及使用注意。
3. 熟悉天南星、旋覆花、芥子、白附子、浙贝母、瓜蒌、海藻、昆布、竹茹、皂荚、紫菀、桑白皮、白果、枇杷叶的性能、功效及应用。
4. 鉴别半夏与天南星、川贝母与浙贝母的功用异同。

【技能要点】
利用药物的性能和功效辨证治疗损容性疾病。

凡以祛痰或消痰为主要作用，治疗痰证的药物称为化痰药；以减轻或制止咳嗽、喘息为主要作用，治疗咳喘证的药物，称为止咳平喘药。一般咳喘每多夹痰，痰多亦必致咳喘。两类药化痰、止咳平喘功效兼具，故总称为化痰止咳平喘药。

痰既是病理产物，又是致病因素，能"随气升降，无处不到"，古人有云："百病皆由痰作祟"，故痰证的表现繁多，如咳嗽气喘、眩晕、惊厥、瘰疬、瘿瘤、中风、肢体麻木等。本章药大多味辛、苦或甘，药性寒、温、润、燥皆有。主入肺、脾、肝经。在美容方面，由于痰湿内停易导致肥胖、面色黧黄、痤疮、黧黑斑等损容性疾病，故通过本类药物的合理配伍应用，具有减肥瘦身、美白消斑、抗衰老等功用。

使用化痰止咳平喘药时要根据病证的不同和各药的性能特点加以选择并正确配伍。①根据痰的生成来源以及其病症特点，多配伍健脾化湿药和行气药；②要注意"无形之痰"，如瘿瘤、瘰疬、癫痫、惊厥、中风等；③咳嗽兼咳血者，不宜使用作用强烈而有刺激的化痰药；④有毒性的药物，应注意其炮制、用法、用量及不良反应的防治。

第一节 化 痰 药

由于痰有寒痰、湿痰、热痰、燥痰之分，化痰药也因药性有温燥与凉润之别。

半夏 Banxia
《神农本草经》

【来源】 为天南星科植物半夏 *Pinellia ternate*（Thunb.）*Breit.* 的干燥块茎。生用

或制用。

【性味归经】 辛,温;有毒。归脾、胃、肺经。

【功效】 燥湿化痰,降逆止呕,消痞散结;外用消肿止痛。

【应用】

1. 湿痰、寒痰证 本品辛温而燥,为燥湿化痰、温化寒痰之要药。①治湿痰咳嗽,常与陈皮、茯苓同用,如二陈汤;②治寒痰咳嗽,常配干姜、细辛等,如小青龙汤;③治湿痰上扰,头痛眩晕者,则配天麻、白术等同用,如半夏白术天麻汤。

2. 多种呕吐 本品为止呕之要药,经配伍用于多种呕吐。①痰饮或胃寒呕吐,常与生姜相须为用,如小半夏汤;②胃热呕吐,常配伍黄连、竹茹等同用,如黄连橘皮竹茹半夏汤;③治胃气虚呕吐,则配伍人参、白蜜等,如大半夏汤;④妊娠呕吐,多与苏梗、砂仁等同用;⑤胃阴虚呕吐,常配石斛、麦冬等同用。

知识链接

半夏现代研究

半夏古今皆有妊娠忌用之说,但亦有不少用半夏治妊娠呕吐的记载。半夏止呕作用确切,但妊娠呕吐以小量、暂用为宜。实验研究显示:半夏对动物遗传物质有损害作用,生半夏、姜半夏、法半夏均有致畸作用,其中以生半夏为严重。

3. 胸痹、结胸、心下痞、梅核气 ①治痰热互结的小结胸证,常配黄连、瓜蒌,如小陷胸汤;②治寒热互结之心下痞证,常配干姜、黄连、黄芩等,如半夏泻心汤;③治痰浊阻滞,胸阳不振之胸痹,则配伍瓜蒌、薤白等,如瓜蒌薤白半夏汤;④治气郁痰结之梅核气,常配厚朴、紫苏等同用,如半夏厚朴汤。

4. 瘿瘤、痰核、痈疽肿毒及毒蛇咬伤 本品内服能消痰散结,外用能消肿止痛。①治瘰疬、痰核,常配伍昆布、海藻等,如海藻玉壶汤;②治痈疽肿毒、毒蛇咬伤,常以生品研末调敷或鲜品捣烂外敷。

【美容应用】

结节型痤疮 本品内服能消痰散结,外用能消肿止痛。

【用法用量】 煎服,3~10g;外用适量。内服一般宜制用,法半夏长于燥湿且温性较弱,姜半夏长于降逆止呕,清半夏长于化痰,半夏曲长于消食化痰。

【使用注意】 反乌头。阴虚燥咳、热痰、燥痰、血证应慎用。

案例分析

案例:张某,男,58岁,咳喘10余年,冬重夏轻,医院诊断为慢性支气管炎。近日患者咳喘加重,不能平卧,背部恶寒,中医诊断为:咳喘(寒饮内伏,上射于肺)。给予小青龙汤(麻黄、桂枝、半夏、白芍、五味子、干姜等)治疗,患者服药后不久出现口麻,继而呕吐、腹泻、失音等症状,遂去医院救治,诊断为药物中毒,经抢救症状解除。

讨论:1. 张某为何药中毒?

2. 应如何防范此药中毒?如果已发生中毒,应如何解救?

桔梗 Jiegeng
《神农本草经》

【来源】 为桔梗科植物桔梗 *Platycodon grandiflorum*（Jacq.）A. DC. 的干燥根。主产于东北、华北地区。生用或炒用。

【性味归经】 苦、辛,平。归肺经。

【功效】 宣肺,利咽,祛痰,排脓。

【应用】

1. 肺气不宣之咳嗽痰多,胸闷不畅　本品善于开宣肺气,祛痰止咳之力较强,性平不论外感内伤,寒热虚实之咳嗽皆可应用。①属风寒者,常配紫苏、杏仁等,如杏苏散;②属风热者,常与桑叶、菊花等同用,如桑菊饮;③痰阻气滞,胸膈痞闷者,常与枳壳同用。

2. 咽喉肿痛,失音　本品能宣肺而利咽开音。①治风热犯肺,咽痛失音,常配牛蒡子、甘草等同用,如桔梗汤;②治热毒之咽喉肿痛,常配伍马勃、板蓝根等同用。

3. 肺痈　本品长于利肺气以祛痰排脓。治肺痈胸痛咳嗽,咯吐腥臭脓血痰,可配甘草用之,如桔梗汤;亦可加鱼腥草、冬瓜仁等以加强清肺排脓之效。

4. 癃闭、便秘　本品开宣肺气而通二便,如《黄帝内经》载:"病在下,取之上"。

【美容应用】

粉刺、面斑、白癜风、寻常疣　因本品专走肺经,载药上行,为"舟楫之药",故可使诸药之力上达于头面,常作为治疗上部病变的引经药。①治肺经郁热所致的粉刺、面斑等,常与黄芩、天花粉等合用;②治白癜风,常与防风、郁金等配伍;③治寻常疣,多与地榆、葶苈子合用,患处在上肢加桑枝,在下肢者加牛膝。还可与其他天然植物合用制成药膳、茶饮等,具有美白润肤之效。

【用法用量】 煎服,3~10g。

【使用注意】 本品性升散,凡气机上逆、呕吐、呛咳、眩晕、阴虚火旺咳血等不宜用,也不可过量,以免致恶心呕吐。

知识链接

桔梗现代研究

桔梗含多种皂苷,主要为桔梗皂苷,多种混合皂苷经完全水解所产生的皂苷元有桔梗皂苷元、远志酸,以及少量的桔梗酸。另外还含菊糖、植物甾醇等。具有抗炎、祛痰、镇咳、抗溃疡、降血压、扩张血管、解热、镇痛、镇静、降血糖、抗胆碱、促进胆酸分泌、抗过敏等广泛的药理作用。现代研究证实,桔梗皂苷-D 具有皮肤美白和改善色斑和雀斑的作用,已被广泛应用于皮肤美白用化妆品和药学组合物中。可作单用作为皮肤增白剂。桔梗根的水浸出物对皮肤表皮癣菌有抑制作用,可治疗癣疾和脚气。

川贝母 Chuanbeimu
《神农本草经》

【来源】 为百合科植物川贝母 *Fritillaria cirrhosa* D. Don、暗紫贝母 *Fritillaria uni-bracteata* Hsiao et K. C. Hsia、甘肃贝母 *Fritillaria przewalskii* Maxim. 或梭砂贝母 *Fritil-*

laria delavayi Franch. 的干燥鳞茎。生用。

【性味归经】　苦、甘，微寒。归肺、心经。

【功效】　清热化痰，润肺止咳，散结消肿。

【应用】

1. 肺热、肺燥及阴虚咳嗽　本品甘寒质润微苦，能清泄肺热而化痰，又能润肺止咳，可用于多种原因之咳嗽，尤宜于肺虚、肺热燥咳之证。①治肺热肺燥咳嗽，每与知母相配，即二母丸；②治阴虚久咳、肺痨久咳，常配沙参、麦冬、熟地等同用。

2. 瘰疬及乳痈、肺痈，疮疡　本品有开郁散结，消肿之功。①治痰火郁结之瘰疬，配伍玄参、牡蛎等同用；②治热毒郁结之痈疡，多配伍蒲公英、鱼腥草等。

【美容应用】

痰湿结节型痤疮　多配以软坚散结之昆布、海藻，以及活血化瘀之桃仁、红花等。同时还可配以桃仁、山楂、荷叶、粳米等，熬成祛痤疮粥。

【用法用量】　煎服，3~10g；研末服，每次1~2g。

【使用注意】　反乌头。寒痰、湿痰不宜用。

天南星 Tiannanxing
《神农本草经》

【来源】　为天南星科植物天南星 *Arisaema erubescens*（Wall.）Schott、异叶天南星 *Arisaema heterophyllum* Bl. 或东北天南星 *Arisaema amurense* Maxim. 的干燥块茎。主产于河南、河北、四川等地。生用或制用。

【性味归经】　苦、辛，温；有毒。归肺、肝、脾经。

【功效】　燥湿化痰，祛风止痉，散结消肿。

【应用】

1. 湿痰、寒痰证　本品燥湿化痰功似半夏而温燥之性更甚，祛痰较强。①治湿痰、顽痰，常与半夏、枳实等配伍，如导痰汤；②治痰热咳嗽，则配伍黄芩、瓜蒌等同用。

2. 风痰眩晕、中风、癫痫、破伤风　本品长于走经络，善祛风痰而止痉。①治风痰眩晕，多配伍天麻、半夏等；②治风痰留滞经络之半身不遂，常配伍半夏、川乌等；③治癫痫抽搐，可与全蝎、僵蚕等同用，如五痫丸；④治破伤风之角弓反张，多用天麻、防风等同用，如玉真散。

3. 痈疽肿毒、瘰疬痰核、毒蛇咬伤　本品外用能消肿散结止痛。①治痈疽肿毒、痰核，研末以醋调敷；②治毒蛇咬伤，配雄黄为末涂敷患处。

【美容应用】

疮疡肿毒、瘢痕及痤疮　本品具有解毒消肿，消瘢去疮之功，内服外用均可。

【用法用量】　煎服，3~10g。多制用。外用生品适量。生天南星长于祛风止痉；制天南星毒性降低，长于燥湿化痰。

【使用注意】　孕妇及阴虚燥咳忌用。

旋覆花 Xuanfuhua
《神农本草经》

【来源】　为菊科植物旋覆花 *Inula japonica* Thunb. 或欧亚旋覆花 *Inula britannica*

L. 的干燥头状花序。主产于河南、河北、江苏、浙江、安徽等地。生用或蜜制用。

【性味归经】 苦、辛、咸,微温。归肺、脾、胃、大肠经。

【功效】 降气,消痰,行水,止呕。

【应用】

1. 咳喘痰多、痰饮蓄结、胸膈痞满 本品苦降辛开,有降气化痰而平喘之功。①治寒痰喘咳,常与苏子、半夏等同用;②治热痰喘咳,常配瓜蒌、桑白皮以清热化痰;③治痰饮蓄积,胸膈痞满者,常配海浮石、海蛤壳等以化痰软坚。

2. 噫气、呕吐 本品又善降胃气而止呕噫。常与代赭石、生姜等配伍,如旋覆代赭汤。

【美容应用】

1. 小儿眉癣、耳后生疮 小儿眉毛睫毛因生过癣后不能复生及耳后生疮,可与天麻苗、防风等研末,以油调敷于患处。

2. 雀斑、口臭、体臭 本品具有美白消斑、香口香体之效。①治雀斑,可单用本品煎汤外洗;②治口臭、体臭,可与白芷、葛根等同用,煎汤内服或外洗。

【用法用量】 煎服,3～10g。宜包煎。生用长于降气化痰止呕;蜜制长于润肺止咳。

【使用注意】 阴虚劳嗽,津伤燥咳者忌用。因本品有绒毛,能刺激咽喉作痒引起呛咳呕吐,故须布包入煎。

知识链接

旋覆花现代研究

旋覆花含大花旋覆花内酯、单乙酰基大花旋覆花内酯、二乙酰基大花旋覆花内酯等。旋覆花另含旋覆花佛术内酯、杜鹃黄素、胡萝卜苷、肉豆蔻酸等。欧亚旋覆花另含天人菊内酯、异槲皮苷、咖啡酸、绿原酸等。具有镇咳、祛痰、抗菌、保肝、杀原虫等作用。此外,实验证实旋覆花提取物可提高皮肤角质层含水量,具有保湿作用,并可有效减轻或改善皮肤的干燥、粗糙、皲裂、瘙痒。同时能抑制黑色素细胞的增殖及酪氨酸酶的活性,从而对黄褐斑、雀斑等具有治疗作用。

芥子 Jiezi

《名医别录》

【来源】 为十字花科 1～2 年生草本白芥 *Sinapis alba* L. 或芥 *Brassica*（L.）Czern. et COSS. 的干燥成熟种子。前者惯称"白芥子",后者惯称"黄芥子"。晒干,生用或炒用。

【性味归经】 辛,温。归肺经。

【功效】 温肺化痰,利气散结,通络止痛。

【应用】

1. 寒痰喘咳、悬饮 本品能化寒痰,逐水饮,利气机,尤善治"皮里膜外"之痰。①治寒痰喘咳,常配伍紫苏子、莱菔子,如三子养亲汤;②悬饮喘咳,常配伍甘遂、大戟等,如控涎丹;③冷哮日久者,可配伍细辛等为末,敷于肺俞等穴位。

2. 肢体麻木、关节肿痛及阴疽流注 本品兼祛经络之痰,消肿散结,通络止痛。

①治痰湿阻滞经络之肢体麻木,关节肿痛,常配马钱子、没药等,如白芥子散;②治痰湿流注之阴疽流注,常配肉桂、鹿角胶等,如阳和汤。

3. 各种疮痈肿毒初起者 以本品为末醋调涂之消肿效果显著。

【美容应用】

肥胖症 本品有消痰减肥作用,在美体界作为按摩油应用能通经活络,减肥瘦身。

【用法用量】 煎服,3~10g。外用适量,研末入散剂或膏剂外敷。

【使用注意】 久咳肺虚、阴虚火旺者忌用。对皮肤、黏膜有刺激性,内服用量不宜过大,有消化道溃疡、出血及皮肤过敏者忌用。

知识链接

肥胖症基本知识

肥胖症是一组常见的代谢症群。肥胖系指人体内脂肪积聚过多,超过标准体重20%以上,尤其腰部和臀部的肥胖,不仅影响体型美,而且还会伴发高脂血症、糖尿病、高血压、冠心病等疾病。古人在40岁以后以"轻身"为美,这"轻身"包含现代所说的"减肥"。古代学者对轻身的药食物研究十分重视,发现了许多药食物具有轻身作用。中医认为,肥胖症多与痰湿有关,治宜化痰利湿、消脂减肥。以芥子、紫苏子和莱菔子组成的三子养亲汤配伍其他化湿药(如苍术、厚朴等)、利湿药(如车前子、泽泻等)、活血药(如山楂、酒大黄等)、行气药(如香附、槟榔等)或健脾药(如黄芪、白术等)对各类肥胖症均有显效。

白附子 Baifuzi
《中药志》

【来源】 为天南星科植物独角莲 *Typhonium giganteum* Engl. 的干燥块茎。主产于河南、甘肃、湖北等地。晒干或用白矾、生姜制后切片。

【性味归经】 辛、甘,温。有毒。归胃、肝经。

【功效】 祛风痰,定惊搐,解毒散结,止痛。

【应用】

1. 中风痰壅、口眼㖞斜、惊风癫痫、破伤风 本品辛温,善祛风痰而解痉止痛,故适用于上述诸证。①治中风口眼㖞斜,常配全蝎、僵蚕,如牵正散;②治风痰壅盛之惊风、癫痫,多与天南星、半夏等同用;③治破伤风,配天麻、防风等药用。

2. 瘰疬痰核、毒蛇咬伤 有解毒散结之功,可鲜品捣烂外敷,亦可配其他解毒药外敷或内服。

3. 痰厥头痛、眩晕 本品祛风痰止痛,其性上行,尤擅治头面诸疾。①治痰厥头痛、眩晕,配半夏、天南星等;②治偏头痛,可与白芷、川芎等配伍。

【美容应用】

面皯、雀斑、酒渣鼻 本品具有润肤白面、祛斑除黑之效,因其性热主升,为阳明之要药,故能荣于面,外用预防和治疗面部皮肤病。①治颜面无光、面皯,配白芷、杏仁等研末,以鲜奶调匀涂面;②治雀斑,配白及、白芷、白茯苓等以蛋清调和涂面,如七白丸;③治酒渣鼻,常配青木香、细辛等外用。

【用法用量】 煎服,3~5g;研末服0.5~1g,宜炮制后用。外用适量。

【使用注意】　①本品辛温燥烈,阴虚血虚动风或热盛动风者、孕妇均不宜用;②生品一般不内服。

浙贝母 Zhebeimu
《本草正》

【来源】　为百合科植物浙贝母 *Fritillaria thunbergii* Miq. 的鳞茎。原产于浙江象山,现主产于浙江鄞县。晒干,生用。

【性味归经】　苦,寒。归肺、心经。

【功效】　清热化痰止咳,解毒散结消痈。

【应用】

1. 风热、痰热咳嗽　本品功似川贝母而偏苦泄,长于清热化痰止咳。①治风热咳嗽,常配桑叶、牛蒡子同用;②治痰热郁肺之咳嗽,多配瓜蒌、知母等。

2. 瘰疬、瘿瘤、乳痈疮毒、肺痈　本品苦泄清解热毒,化痰散结消痈。①治瘰疬痰核,常配玄参、牡蛎等,如消瘰丸;②治瘿瘤,配海藻、昆布;③治疮毒乳痈,配伍连翘、蒲公英等,内服外用均可;④治肺痈咳吐脓血,常与鱼腥草、芦根等同用。

【用法用量】　煎服,5～10g。

【使用注意】　同川贝母。

瓜蒌 Gualou
《神农本草经》

【来源】　为葫芦科植物栝楼 *Trichosanthes kirilowii* Maxim. 或双边栝楼 *Trichosanthes rosthornii* Harms 的干燥成熟果实。主产于河北、河南、安徽、浙江、山东、江苏等地。生用。

【性味归经】　甘、微苦,寒。归肺、胃、大肠经。

【功效】　清热涤痰,宽胸散结,润燥滑肠。

【应用】

1. 痰热咳喘　本品甘寒质润,能清肺化痰,润肺止咳。①治痰热咳嗽,常与黄芩、枳实等同用,如清气化痰丸;②治燥热伤肺,咯痰不爽,常与川贝母、桔梗等同用,如贝母瓜蒌散。

2. 胸痹、结胸　瓜蒌皮长于宽胸利气以开痹。①治痰浊阻滞之胸痹,常与薤白相须为用,如瓜蒌薤白白酒汤;②治痰热互结之结胸,常与黄连、半夏等同用,如小陷胸汤。现代配以丹参等活血化瘀药用于治疗冠心病。

3. 肺痈、肠痈、乳痈等　本品能消肿散结。①治肺痈,常配鱼腥草、芦根等同用;②治肠痈,常配败酱草、大血藤等同用;③治乳痈初起,红肿热痛,配当归、乳香、没药等,如神效瓜蒌散。

4. 肠燥便秘　瓜蒌仁质润,长于润肠通便,常配伍火麻仁、郁李仁等药。

【美容应用】

面黑、面皱、肥胖症　本品还具有美白去皱,减肥瘦身之功。①治面黑,可配杏仁、白芷、皂荚等煎汤外洗;②治面皱,可配杏仁等同研为膏,令皮肤光润;③治肥胖症,常配荷叶、薏苡仁等,亦可将与其他药物合用制成各种药膳,或者养颜茶、减肥茶等。

【用量用法】　煎服,全瓜蒌 10~20g,瓜蒌皮 6~12g,瓜蒌仁 10~15g,打碎入煎。瓜蒌皮长于宽胸散结;瓜蒌仁长于润肺滑肠。蜜制长于润燥,炒用寒滑性减。

【使用注意】　反乌头。本品甘寒而滑,故脾虚便溏及湿痰、寒痰者忌用。

海藻 Haizao
《神农本草经》

【来源】　为马尾藻科植物海蒿子 *Sargassum pallidum* (Turn)C Ag. 或羊栖莱 *Sargasum fusiforme*(Harv.)Setch. 的干燥藻体。主产于辽宁、山东、福建、浙江、广东等沿海地区。生用。

【性味归经】　咸,寒。归肝、胃、肾经。

【功效】　消痰软坚散结,利水消肿。

【应用】

1. 瘿瘤、瘰疬、睾丸肿痛　本品性味咸寒,有软坚消痰散结之功。①治瘿瘤瘰疬,常配伍昆布、贝母等,如海藻玉壶汤;②瘰疬,常与夏枯草、玄参等同用,如内消瘰疬丸;③治睾丸肿痛,常配橘核、昆布等同用,如橘核丸。

2. 脚气浮肿及水肿　本品能利水消肿,常配伍泽泻、茯苓等利湿药。

【用法用量】　煎服,10~15g。

【使用注意】　反甘草。

知识链接

海藻现代研究

海藻的主要成分为藻胶酸、蛋白质、矿物质(碘、钾)等。自古以来,就认识到海藻有美发洁肤美容作用。现今沿用更为广泛,其提取液可用于营养物、柔软剂、洗发水、沐浴乳、面膜、按摩膏等不同类型的化妆品中,发挥其护发护肤作用。其中控油与保湿功效,则是海藻最受关注、也是在护肤品中利用率最高的一种关键功能。美容学家发现,海藻中蓄含糖醛酸衍生物、岩藻糖聚合物、山梨醇、甘聚露醇等物质具有明显的保湿作用,它们可与皮肤及毛发的外层蛋白结合,形成膜状的保湿性复合物,以防止皮肤及毛发中水分的过度蒸发,使皮肤水分充足,润泽柔嫩。还具有促进肌肤新陈代谢、增强皮肤免疫力、维护肌肤弹性、对抗老化等多种功效。

昆布 Kunbu
《名医别录》

【来源】　为海带科植物海带 *Laminaria japonica* Aresch. 或翅藻科植物昆布 *Ecklonia kurome* Okam. 的叶状体。主产于山东、辽宁、浙江等地。生用。

【性味归经】　咸,寒。归肝、胃、肾经。

【功效】　消痰软坚散结,利水消肿。

【应用】　同海藻,常与海藻相须而用。

此外,本品还具有美容养颜、利尿消肿之功。本品含有大量的不饱和脂肪酸和食物纤维,能清除附着在血管壁上的胆固醇,调顺肠胃,促进胆固醇的排泄,可以起到降脂减肥的功效。昆布含碘量极高,是体内合成甲状腺素的主要原料,常食可令秀发润泽乌黑。

【用法用量】　煎服,6~12g。

竹茹 Zhuru
《本草经集注》

【来源】　为禾本科植物青杆竹 *Bambusa tuldoides* Munro、大头典竹 *Sinocalamus beecheyanus*（Munro）McClure var. *pubescens* P. F. Li 或淡竹 *Phyllostachys nigra*（Lodd.）Munro var. *henonis*（Mitf.）Stapf ex Rendle 的茎杆的干燥中间层。主产于长江流域和南方各省。生用、炒用或姜汁炙用。

【性味归经】　甘,微寒。归肺、胃、心、胆经。

【功效】　清热化痰,除烦,止呕。

【应用】

1. 痰热、肺热咳嗽,心烦不寐　本品甘寒性润,善清化热痰。①治肺热咳嗽,痰黄稠者,常与瓜蒌、桑白皮等配伍;②治痰火内扰,心烦不寐者,常配半夏、茯苓等,如温胆汤。

2. 胃热呕吐、妊娠恶阻　本品能清热降逆止呕,为治热性呕逆之要药。①治胃热呕吐,常与黄连、黄芩等配伍,如竹茹饮;②治胃虚有热之呕吐,配人参、陈皮等,如橘皮竹茹汤;③治胎热之恶阻呕逆,常与枇杷叶、陈皮等同用。

3. 吐血、衄血、崩漏　本品能凉血止血,治吐血、衄血、崩漏,常配伍侧柏叶、地榆等。

【美容应用】

酒渣鼻、面皱　本品具有清肺热、护肤去皱之功。①治酒渣鼻红斑期,配鲜芦根、粳米等;②治面皱,配白茯苓、竹叶等研末,蔓荆油搅拌成糊状后敷面。

【用法用量】　煎服,5~10g。生用清化痰热,姜汁炙用止呕。

皂荚 Zaojia
《神农本草经》

【来源】　为豆科植物皂荚 *Gleditsia sinensis* Lam. 的干燥棘刺。全年均可采收,干燥,或趁鲜切片,干燥。

【性味归经】　辛、咸,温;有小毒。归肺、大肠经。

【功效】　祛痰开窍,散结消肿。

【应用】

顽痰阻肺,咳喘痰多,甚则痰涎壅盛之闭证　本品辛散走窜之性强,能通利气道,软化胶结之顽痰。①治痰饮阻肺之胸闷咳喘、咯痰不爽,可用本品研末,以蜜为丸,枣汤送服,即皂荚丸;②治中风、痰厥、癫痫等窍闭证,常配细辛共研为散,吹鼻取嚏而开窍,如通关散。

【美容应用】

1. 疮癣　本品辛苦性温而有小毒,功能祛风止痒、杀虫散结。治疗疮癣诸证,可用陈醋浸泡后研末调涂;或与雄黄、蛇床子等配伍制成膏剂外用。

2. 面䵑黯黑、粉刺 本品功能去垢泽面润肤。治面䵑黯黑、粉刺,可与白及、甘松、升麻等共为细末,外用洗面。

【用法用量】 入丸、散,1.5~5g。外用适量,煎汤洗,或研末外敷。

【使用注意】 内服剂量不宜过大,以免引起呕吐、腹泻。辛散走窜之性强,非顽疾证实体壮者慎用。孕妇、气虚阴亏及有出血倾向者忌用。

第二节　止咳平喘药

止咳平喘药味多辛散、苦泄,或甘润,药性寒、温或平,主入肺经。除具有止咳平喘之功外,根据其药性不同,其作用有宣肺、清肺、润肺、降肺、敛肺及化痰之别,适用于各类咳喘之证。

苦杏仁 Kuxingren
《神农本草经》

【来源】 为蔷薇科植物山杏 *Prunus armeniaca* L. var *ansu* Maxim.、西伯利亚杏 *Prunus sibirica* L.、东北杏 *Prunus mandshurica*(Maxim.)Koehne 或杏 *Prunus armeniaca* L. 的干燥成熟种子。主产于东北、华北、西北等地区。生用或炒用。

【性味归经】 苦,微温;有小毒。归肺、大肠经。

【功效】 降气止咳平喘,润肠通便。

【应用】

1. 咳嗽诸证 本品主入肺经,既苦降肺气,又略宣肺气而止咳平喘,为治咳喘之要药,无论寒热、虚实、新久咳喘均可随证配伍。①治风寒喘咳,常配伍麻黄、苏子、桔梗等;②治风热咳嗽,常与桑叶、菊花等同用,如桑菊饮;③治燥热咳嗽,常配川贝母、沙参、桑叶等同用,如桑杏汤;④治肺热咳喘,常与石膏等药用,如麻杏石甘汤。

2. 肠燥便秘 本品味苦质润,有降气润肠通便之功。常配伍火麻仁、当归等同用,如润肠丸。

【美容应用】

皮肤枯涩无华、雀斑、头面疖疮、粉刺 本品还具有润肤养颜,消斑祛疮之效。①治皮肤枯涩无华,可与杏仁粉、杏花末、红枣等药同研外敷;②治雀斑,可与云母粉、黄牛乳同用;③治头面疖疮、粉刺,可与荆芥穗、枳壳、甘草等药同用。同时还可以作为化妆品添加剂以及与其他天然药物合用制成各种药膳、养颜粥等。

【用法用量】 煎服,5~10g。宜打碎入煎,或入丸、散。生品入煎剂宜后下。生用有小毒,可焯后用,长于润肺止咳,润肠通便;炒后能增强温肺散寒之力。外用适量捣敷。

【使用注意】 阴虚咳喘,大便溏泄者忌用。本品有小毒,内服不宜过量,婴儿慎用。

杏仁的美容研究

杏仁自古即是美容之佳品,《本草纲目》载:"服杏仁,富油脂,故润泽皮毛"。《太平惠民和剂局方》有桦皮散一方。可治面上风刺及妇女粉刺。现代研究表明,本品主要含苦杏仁苷及脂肪油、多种氨基酸等。能镇静呼吸中枢而有平喘、镇咳作用,还能降压、防癌、抗多种病菌等作用。同时,苦杏仁中所含的脂肪油可使皮肤角质层软化,润燥护肤,有保护神经末梢血管和组织器官的作用,并可抑杀细菌。此外,被酶水解所生成的 HCN 能够抑制体内的活性酪氨酸酶,消除色素沉着、雀斑、黑斑等,从而达到美容的效果。

紫苏子 Zisuzi
《名医别录》

【来源】　为唇形科植物紫苏 Perilla frutescens（L.）Britt. 的干燥成熟果实。主产于江苏、安徽、河南等地。生用或微炒,用时捣碎。

【性味归经】　辛、温。归肺、大肠经。

【功效】　降气化痰,止咳平喘,润肠通便。

【应用】

1. 咳喘痰多　本品辛散温降,为治咳喘之良药。①治痰壅气逆,咳喘痰多,甚至不能平卧,与莱菔子、白芥子同用,如三子养亲汤;②治外感风寒之咳喘,常与杏仁相须为用;③治上盛下虚之久咳痰喘,常配伍肉桂、厚朴等,如苏子降气汤。

2. 肠燥便秘　本品含油脂,润燥滑肠,又能降肺气以助大肠传导。常配伍杏仁、火麻仁等。

【用法用量】　煎服,5~10g;或入丸散。生用善于降气化痰;炒用药性缓和,长于降气平喘。

【使用注意】　阴虚咳喘及脾虚便溏者慎用。

紫苏子的现代研究

紫苏子主含脂肪油,其主要成分为亚油酸、亚麻酸等,尚含蛋白质、挥发油等。具有润肺、润肠及祛痰作用。因其良好的润肠作用,成为减肥瘦身之良药,可添加于瘦身素、能量平衡素、排毒胶囊中,同时亦可消斑除痘。另外,紫苏子油也是美容保健佳品,常食有改善记忆力、护肝养颜、延缓衰老、抗血栓、降血脂等作用,还可将其作为按摩油、精油的基础油。紫苏子油所含的 α-亚麻酸,用其衍生物配制成各种化妆品和护发品,可改善皮肤干燥、粗糙和预防皮肤衰老,亦可止头痒,防止脱发和促进毛发的生长。

百部 Baibu
《名医别录》

【来源】　为百部科植物直立百部 Stemona sessilifolia（Miq.）Miq.、蔓生百部 Ste-

mona japonica（Bl.）Miq. 或对叶百部 *Stemona tuberosa* Lour. 的干燥块根。主产于华东、中南、华南等地区。生用或蜜炙用。

【性味归经】 甘、苦，微温。归肺经。

【功效】 润肺下气止咳，杀虫灭虱。

【应用】

1. 多种咳嗽 本品甘润苦降，功专润肺止咳。无论外感内伤，寒热虚实之新久咳嗽皆可配伍使用。尤适于久咳、肺痨咳嗽、顿咳。①治风寒咳嗽，常配伍荆芥、紫菀等，如止嗽散；②治风热咳嗽，常与桑叶、菊花等药用；③治久咳不已，气阴两虚者，常配伍黄芪、麦冬等，如百部汤；④治肺虚痨嗽，常与阿胶、川贝母等同用，如月华丸；⑤治顿咳，多与贝母、紫菀等配伍。

2. 蛲虫、阴道滴虫、头虱及疥癣等 本品外用可杀虫灭虱。①治蛲虫病，以本品浓煎，睡前保留灌肠；②治阴道滴虫，可单用，亦可配苦参、蛇床子等煎汤坐浴外洗；③治头虱及疥癣，可制成20%乙醇液，或50%水煎剂外用；④治疣疮，多与雄黄合用外洗。

【美容应用】

面枯不荣 本品蜜炙既可润肺止咳，又可美白润肤，与木瓜、冰糖同炖，用于治疗面枯不荣。

【用法用量】 煎服，5~15g；外用适量。生用，善于止咳化痰；蜜炙用，长于润肺止咳。

紫菀 Ziwan
《神农本草经》

【来源】 为菊科植物紫菀 *Aster tataricus* L.f. 的干燥根及根茎。主产于东北、华北、西北及河南、安徽等地。生用或蜜炙用。

【性味归经】 辛、苦、甘，温。归肺经。

【功效】 润肺下气，消痰止咳。

【应用】

咳嗽有痰 本品甘润苦泄，微温不燥，润而不寒，长于润肺下气，化痰浊而止咳。无论外感内伤、寒热、虚实、新久之咳嗽痰多皆可用之。①治风寒犯肺，咳嗽咽痒，咯痰不爽，配桔梗、百部等，如止嗽散；②治阴虚劳嗽，痰中带血，则配阿胶、贝母等，如王海藏紫菀汤。

此外，本品还可用于肺痈、胸痹及小便不通等证，取其开宣肺气之力。

【用法用量】 煎服，5~10g。外感暴咳宜生用，肺虚久咳宜蜜炙用。

桑白皮 Sangbaipi
《神农本草经》

【来源】 为桑科植物桑 *Marus alba* L. 的干燥根皮。主产于安徽、河南、浙江、江苏、湖南等地。生用或蜜炙用。

【性味归经】 甘，寒。归肺经。

【功效】 泻肺平喘，利水消肿。

【应用】

1. 肺热喘咳　本品甘寒入肺经,能清泻肺热兼泻肺中水气而平喘。①治肺热咳喘,配伍地骨皮、甘草等,即泻白散;②治肺虚有热之咳喘,可与人参、五味子、熟地等配伍,如补肺汤;③治水饮停肺,喘急不得卧者,常与麻黄、葶苈子等同用;④治肺热粉刺,可配伍枇杷叶、黄芩、栀子等药同用。还可与其他药物合用制作成各种药膳,达到清肺祛痘、美白驻颜之功。

2. 水肿　本品能泻降肺气,通调水道而利水消肿。尤宜用于风水、皮水等阳水实证。常与大腹皮、茯苓皮、生姜皮等配伍,如五皮饮。

此外,本品能清肝降压止血,可治衄血、咯血及肝阳肝火偏旺之高血压症。

【美容应用】

瘢痕,发枯不泽,头屑、头痒　本品还具有修复瘢痕,护发止痒之功。①治增生肥厚性瘢痕和瘢痕疙瘩,配大黄、藏红花、白蒺藜等制成膏剂外用;②治发枯不泽,配侧柏叶、木瓜、地骨皮、制首乌、麻子仁等药以润发、乌发;③治头屑、头痒,配甘菊花、附子、藁本、蔓荆子等同用。

【用法用量】　煎服,5～15g。泻肺利水,平肝清火宜生用;肺虚咳嗽宜蜜炙用。

【使用注意】　肺寒咳喘,小便量多者慎用。

| 知识链接 |

桑白皮现代研究

研究发现桑白皮水提物能够激活并促进肌肤对瘢痕的自我修复功能,淡化瘢痕愈合后所留下的色素组织,除修复瘢痕之外,桑白皮还具有美白功效,桑白皮水提物的抗超氧阴离子和抑制酪氨酸酶的能力,已综合评定了其美白效果。

白果 Baiguo
《日用本草》

【来源】　为银杏科植物银杏 *Ginkgo biloba* L. 的干燥成熟种子。主产于广西、四川、河南等地。生用或炒用。

【性味归经】　甘、苦、涩,平。有毒。归肺、肾经。

【功效】　敛肺定喘,止带缩尿。

【应用】

1. 哮喘痰嗽　本品性涩而收,能化痰敛肺定喘,为治喘咳痰多之常用药。①治寒喘者,配麻黄,如鸭掌散;②肺肾两虚之虚喘,配五味子、胡桃肉等以补肾纳气,敛肺平喘;③外感风寒而内有蕴热之喘者,常与麻黄、黄芩等同用,如定喘汤;④治肺热燥咳,喘咳无痰者,宜配款冬花、麦冬等以润肺止咳。

2. 带下、白浊、尿频、遗尿　本品收涩而固下焦,为治妇女带下白浊之常用药。①治脾肾亏虚之带下,量多质稀,常配山药、莲子等健脾益肾之品;②治湿热带下,色黄腥臭,配黄柏、车前子等,如易黄汤;③治小便白浊,可单用或与萆薢、益智仁等同用;④治遗精、尿频、遗尿,常配山茱肉、覆盆子等。

【用法用量】　煎服,5~10g,捣碎。炒白果长于收敛固涩。

【使用注意】　本品有毒,忌生食。不可多用,小儿尤当注意。

枇杷叶 Pipaye
《名医别录》

【来源】　为蔷薇科植物枇杷 *Eriobotrya japonica*（Thunb.）Lindl. 的干燥叶。主产于广东、江苏、浙江、福建、湖北等地。生用或蜜炙用。

【性味归经】　苦,微寒。归肺、胃经。

【功效】　清肺止咳,降逆止呕。

【应用】

1. 肺热咳喘　本品长于清降肺气而止咳。①治风热燥火等引起的多种咳嗽,单用制膏,亦可与桑白皮、黄芩等配伍;②治燥热伤肺,咯痰不爽,常配桑叶、麦冬等,如清燥救肺汤;③治肺虚久咳,常与阿胶、百合等同用。

2. 胃热呕吐、呃逆　本品能清胃热,降胃气而止呕呃,常配竹茹、陈皮等同用。

【美容应用】

酒渣鼻、毛囊虫皮炎、粉刺　本品还具有润肺抗炎、美白驻颜之效。①治酒渣鼻、毛囊虫皮炎,可与生地、丹皮、甘草等同用;②治肺热粉刺,单用煎汤外洗患处,亦可配伍桑白皮、黄芩、苦参等,如枇杷清肺饮加减。

【用法用量】　煎服,5~10g。鲜品加倍。止咳宜炙用,止呕宜生用。

【使用注意】　本品苦寒,胃寒呕吐及风寒咳嗽者忌用。

本章了解药见表1-13-1。

表 1-13-1　本章了解药要览

分类	药名	性味归经	功效应用	用法用量
化痰药	胖大海	甘,寒。归肺、大肠经	清肺化痰,利咽开音,润肠通便。用于肺热声嘶、咽喉肿痛、痰热咳嗽及燥热便秘、头痛目赤等证	2~4枚,沸水泡服或煎服
	猫爪草	甘,辛,温。归肝、肺经	化痰散结,解毒消肿。用于瘰疬痰核、疔疮肿毒、蛇虫咬伤	煎服,15~30g,单味药可用至120g
	竹沥	甘,寒。归心、肺、肝经	清热豁痰,定惊利窍。用于痰热咳喘及中风痰迷、惊痫癫狂等证	冲服,15~30g
	天竺黄	甘,寒。归心、肝经	清热化痰,清心定惊。用于小儿痰热惊风、痰热癫痫、中风痰壅、热病神昏等证	煎服,3~6g;研末冲服,每次0.6~1g;或入丸散
	前胡	苦,辛,微寒。归肺经	降气化痰,宣散风热。用于咳喘痰多黄稠及风热外感、咳嗽痰多	煎服,6~10g;或入丸、散剂

续表

分类	药名	性味归经	功效应用	用法用量
止咳平喘药	葶苈子	苦、辛,大寒。归肺、膀胱经	泻肺平喘,利水消肿。用于痰涎壅盛咳喘实证及胸腹积水实证	煎服,5~10g;研末服,每次3~6g
	款冬花	辛,温。归肺经	润肺下气,止咳化痰。用于多种咳嗽证	煎服,5~10g

复习思考题

1. 试述化痰止咳平喘药的定义、功效及适应证。
2. 试述半夏、芥子、桔梗、川贝母、苦杏仁、桑白皮等的药性、功用及美容应用。
3. 试比较半夏与天南星、川贝母与浙贝母的功效异同。

扫一扫
测一测

(孟　萍)

安 神 药

学习要点

【知识要点】

1. 掌握安神药的含义、功效、应用、分类及使用注意。

2. 掌握朱砂、龙骨、酸枣仁的性能、功效、应用、用量用法及使用注意。

3. 熟悉珍珠、远志、柏子仁的性能、功效及应用。

4. 鉴别酸枣仁与柏子仁的功用异同。

【技能要点】

利用药物的性能和功效辨证治疗损容性疾病。

凡以安神定志为主要作用,治疗神志不安证的药物,称为安神药。

神志不安主要表现为心悸怔忡,失眠多梦,健忘,烦躁易怒,以及惊风、癫痫、狂妄等。人的神志变化与心、肝二脏的生理功能有着密切联系,心藏神,肝藏魂,心、肝二脏主宰着人的精神、意识、思维活动。因此本类药物多入心、肝二经,有安神定志的作用。药性大多味甘,性寒凉或平。从药材质地分析,安神药较多应用矿物药、化石药、介壳类药或植物种子入药。前者质重性降,功以重镇安神为主;后者质润滋养,功以养心安神为主,因此本类药分为重镇安神和养心安神两类。

在美容方面,经常失眠多梦会导致脂肪和糖代谢紊乱,容易形成肥胖综合征,而且还易诱发痤疮、各种色斑、黑眼圈、毛发容颜枯槁等损容性疾病。故通过本类药物的合理配伍应用,具有美白润肤、解毒消痈、抗皱驻颜之功。

使用安神药时应注意:①应根据不同的病因病机选择适宜的药物,并作相应的配伍;②矿石、介壳类安神药易伤胃气,不宜久服,可酌情配伍养胃健脾药同用,入煎剂时,应先打碎先煎、久煎;③部分药物具有毒性,更须慎用,不宜过量,以防中毒;④至于癫痫、惊狂等证,多以化痰开窍或平肝息风药为主,本类药只作辅助之品。

第一节　重镇安神药

重镇安神药多为矿石、化石和介壳类药物,质重而性降,大多寒凉,主入心、肝二经,具有重镇安神,平惊定志的功效。适用于心火炽盛、痰火扰心、惊吓等引起的心神不宁、心悸失眠及惊痫、癫狂等证以及肝阳上亢，头晕目眩等证。

朱砂 Zhusha
《神农本草经》

【来源】　为硫化物类矿物辰砂族辰砂，主含硫化汞（HgS）。主产于湖南、贵州、四川、云南等地。水飞用。

【性味归经】　甘，微寒；有毒。归心经。

【功效】　清心镇惊，安神，明目，解毒。

【应用】

1. 癫痫、惊风　本品质重而镇，有清心镇惊，安神止痉之功。①治癫痫卒昏抽搐，常与磁石、神曲同用，如磁朱丸；②治小儿癫痫，可与雄黄、珍珠等药研细末为丸服，如五色丸；③治高热神昏、惊厥，常配牛黄、麝香等同用，如安宫牛黄丸；④治小儿急惊风，常与牛黄、全蝎、钩藤等同用，如牛黄散。

2. 心神不宁、心悸、失眠等　本品甘寒质重，专入心经，既重镇安神，又清心安神。①善治心火亢盛之心神不宁、烦躁不眠，常与黄连、莲子心等配伍使用；②兼心血虚者，可与当归、生地等同用，如朱砂安神丸；③阴虚血少者，多配酸枣仁、柏子仁等养心安神药。

3. 疮疡肿毒、咽喉肿痛、口舌生疮　本品有较强的清热解毒作用，内服外用均可。①治疮疡肿毒，常与雄黄、山慈菇、大戟等同用，如紫金锭；②治咽喉肿痛、口舌生疮，可与冰片、硼砂等制成散剂外用，如冰硼散。

【美容应用】

面枯不荣、粉刺　本品有润肤红颜，祛除粉刺之功。①治面枯不荣，可与白蜜调敷于面，亦可配乌梅肉、川芎等共为细末涂于面；②治粉刺，常与桃花、雄黄、麝香等配伍，薄敷于面。

【用法用量】　多入丸散服，0.1~0.5g，不宜入煎剂；外用适量。

【使用注意】　本品有毒，内服不宜过量及久服。忌用火煅，火煅会析出水银，有剧毒。孕妇及肝肾功能不全者禁用。

知识链接

朱砂的毒性机制

朱砂主含硫化汞，汞与蛋白质中巯基有特别的亲和力，高浓度时，可抑制多种酶的活性。进入体内的汞，主要分布在肝和肾，而引起肝肾损害，并可透过血脑屏障，直接损害中枢神经系统。另外，朱砂尚含有硅、铁、锑、锌、钡、砷、钙等微量元素，其治疗作用与所含微量元素有关，但汞、钡、锑、砷等微量元素对人体均有毒害作用。因此，朱砂内服不可过量或持续服用。

龙骨 Longgu
《神农本草经》

【来源】　为古代哺乳动物三趾马、犀类、鹿类、牛类、象类等的骨骼化石或象类门齿的化石。生用或煅用。

【性味归经】 甘、涩,平。归心、肝、肾经。

【功效】 镇惊安神,平肝潜阳,收敛固涩;外用吸湿敛疮。

【应用】

1. 心神不宁、心悸失眠、惊痫癫狂证 本品质重,有较好的镇惊安神作用,为重镇安神之要药。①治心神不宁、心悸怔忡、失眠多梦,常配朱砂、酸枣仁等同用;②治惊痫抽搐、癫狂发作,常与牛黄、胆南星等配伍。

2. 肝阳上亢之眩晕 本品有较好的平肝潜阳作用,常配伍怀牛膝、代赭石、牡蛎等,如镇肝熄风汤。

3. 滑脱诸证 本品味涩,煅用有较好的收敛固涩之功。①治肾虚遗精滑精,常与牡蛎、芡实等同用,如金锁固精丸;②治心肾两虚,小便频数,常与桑螵蛸、龟甲等同用,如桑螵蛸散;③治气虚不摄,冲任不固之白带、崩漏,常配黄芪、五味子等同用,如固冲汤;④治表虚自汗、阴虚盗汗,常配伍牡蛎、黄芪等。

【美容应用】

湿疹疮疡久溃不愈、痤疮 煅后外用,有吸湿敛疮、生肌之效,常与枯矾等分,共研细末,掺敷患处。

【用法用量】 煎服,15～30g,宜先煎;外用适量。收敛固涩宜煅用。

珍珠 Zhenzhu

《药性论》

【来源】 为珍珠贝科动物马氏珍珠贝 *Pteria martensii*（Dunker）、蚌科动物三角帆蚌 *Hyriopsis cumingii*（Lea）或褶纹冠蚌 *Cristaria plicata*（Leach）等双壳类动物受刺激形成的珍珠。天然珍珠主产于广东、广西、台湾等地;淡水养殖珍珠主产于江苏、黑龙江等地。水飞或研成极细粉用。

【性味归经】 甘、咸,寒。归心、肝经。

【功效】 安神定惊,明目消翳,解毒生肌,润肤祛斑。

【应用】

1. 心神不宁、心悸失眠 本品质重,能镇惊安神。①治心神不宁、心悸怔忡,单用即可,亦可研末与蜜调和服用,日3次;②治心虚有热之心神不宁、虚烦不眠者,常与酸枣仁、柏子仁等配伍使用。

2. 惊风、癫痫 本品能清心、肝之热而定惊止痉。①治小儿惊痫,吐舌抽搐等,常配伍朱砂、牛黄等,如镇惊丸;②治小儿痰热急惊风,须与牛黄、胆南星等同用,如金箔镇心丸;③治小儿惊啼及夜啼不止,可与朱砂、麝香等同用,如珍珠丸。

3. 目赤翳障、视物不清 本品有清肝明目退翳之效。①治肝经风热或肝火上炎之目赤涩痛、目生翳膜,常与青葙子、菊花、石决明等配伍使用,如珍珠散;②治眼中生赤脉,与冰片、琥珀等同研细末,点眼;③治眼目翳障初起,常与琥珀、熊胆等同用,研极细末,点眼。

4. 口舌生疮、咽喉溃烂、疮疡久溃不愈 本品善清热解毒,收敛生肌。①治口舌生疮,须配伍硼砂、黄连等;②治咽喉肿痛溃烂,与牛黄同用,如珠黄散;③治疮疡溃烂,久不收口,常与炉甘石、黄连、血竭等配伍,研极细末外敷,如珍珠散。

【美容应用】

皮肤色斑 本品具有美白润肤、抗皱驻颜、消斑除痘之功。《开宝本草》言:"珍珠净面,令人润泽好颜色"。本品内服外用皆可。将其研细粉直接服用,或与蜂蜜、茶叶等合服。亦可添加于各类化妆品中,如面霜、眼霜、防晒霜、营养水、洗发水、洗面奶、沐浴乳及面膜等。

【用法用量】 入丸散,每次 0.1~0.3g;外用研末适量。

知识链接

珍珠的美容保健功效

珍珠含 20 多种氨基酸、大量碳酸钙以及多种微量元素。具有镇静、镇痛、明目、增强免疫功能、抗衰老、抗肿瘤、抗辐射等作用。①本品所富含的硒、锗元素是世界上公认难得的防癌抗衰老物质。②珍珠粉有良好的抗辐射作用,可保护皮肤免于日晒的损伤。③珍珠所含的水解蛋白质,与正常人体皮肤的蛋白质结构十分相近,分子量较低,所以易被皮肤吸收。同时又是一种天然调理因子,能吸附于干燥的皮肤上形成保水性较好的薄膜,具有良好的营养和保护肌肤的作用。加之其促进局部血液循环和抗感染的功能,可以有效地减少皱纹和色斑的发生,为常用养颜护肤之品。

第二节 养心安神药

养心安神药多为植物种子、种仁类药物,大多甘平质润,主入心、肝二经,具有滋养心肝、养阴补血、交通心肾等作用。适用于阴血不足、心脾两虚、心肾不交等所致的心悸怔忡、虚烦不眠、健忘多梦等证。

酸枣仁 Suanzaoren
《神农本草经》

【来源】 为鼠李科植物酸枣 Ziziphus jujuba Mill. var. spinosa (Bunge) Hu ex H. F. Chou 的干燥成熟种子。主产于河北、陕西、山西、山东等地。生用或炒用,用时捣碎。

【性味归经】 甘、酸,平。归心、肝、胆经。

【功效】 养心补肝,宁心安神,敛汗,生津。

【应用】

1. 心悸失眠 本品味甘,归心肝经,能养心阴,益心肝之血,为养心安神之要药。①治心肝血虚,心失所养之心悸失眠,多与当归、龙眼肉等同用;②治心脾两亏之心悸失眠,须发早白,常与黄芪、当归、人参等配伍,如归脾丸;③治心肾不足之心悸失眠,可与生地黄、远志等同用,如天王补心丹;④治肝虚有热之虚烦失眠,常配伍知母、茯苓等,如酸枣仁汤。

2. 自汗、盗汗 本品味酸,具有收敛止汗之功。常与黄芪、五味子等同用。

3. 伤津口渴咽干 本品有敛阴生津止渴之功,可与生地、麦冬、天花粉等养阴生津药同用。

【美容应用】

面色黯黄、黑眼圈　酸枣仁具有良好的养心益肝及安神之功,可与冰糖、粳米等熬成养颜粥,常食可安神明目、美白肌肤、消除黑眼圈等。

【用法用量】　煎服,10~15g;研末冲服,每次 1.5~3g。炒后养心安神之力增强。

知识链接

酸枣仁的现代研究

酸枣仁含酸枣仁皂苷 A 及 B、三萜类化合物、黄酮类化合物、大量脂肪油、多种氨基酸、维生素 C、多糖及植物甾醇等。具有抗惊厥、镇痛、降体温、降压、降血脂、抗缺氧、抗肿瘤、抑制血小板聚集,增强免疫功能及兴奋子宫等作用,为美容养颜之佳品。

对于本药,《神农本草经》载:“久服安五脏,轻身延年”。现代研究也证实其有延缓衰老、润泽肌肤的作用。含有酸枣仁成分的化妆品可使皮肤细腻有光泽,并可用于防晒、祛斑、除腋臭、去粉刺等,同时还可以作为霜、膏等化妆品的添加剂。

远志 Yuanzhi
《神农本草经》

【来源】　为远志科植物远志 *Polygala tenuifolia* Willd. 或卵叶远志 *Polygala sibirica* L. 的干燥根。主产于山西、陕西、吉林、河南、河北等地。生用或制用。

【性味归经】　苦、辛,温。归心、肾、肺经。

【功效】　安神益智,交通心肾,祛痰,消肿。

【应用】

1. 惊悸、失眠、健忘　本品为交通心肾,安定神志之佳品。多用于心肾不交之惊悸、失眠、健忘等,常与人参、龙齿、茯神等同用,如安神定志丸。

2. 痰阻心窍、癫痫发狂、咳嗽痰多　本品味辛通利,既能祛痰,又利心窍。①治痰阻心窍,癫痫发狂者,常配伍半夏、天麻、菖蒲、郁金等同用;②治痰多黏稠、咳吐不爽或外感风寒、咳嗽痰多者,常与杏仁、桔梗等同用。

3. 痈疽疮毒、乳痈肿痛　本品能疏通气血之壅滞而消痈散肿,可用治一切痈疽,不论寒热虚实均可应用。可单用研末,黄酒送服。外用可隔水蒸软,加少量黄酒捣烂敷患处。

【美容应用】

雀斑、黄褐斑、须发早白　本品具有祛斑驻颜,益精乌发之效。①治雀斑、黄褐斑等损容性疾病,常与附子、白芷等配伍以淡化色斑;②治须发早白,配以熟地黄、麦门冬等药合枣肉为丸。

【用法用量】　煎服,5~10g。外用适量。

【使用注意】　过量可致恶心、呕吐。胃炎及胃溃疡者慎用。

柏子仁 Baiziren
《神农本草经》

【来源】　为柏科植物侧柏 *Platycladus orientalis* (L.) Franco 的干燥成熟种仁。生

用或制霜用。

【性味归经】　甘,平。归心、肾、大肠经。

【功效】　养心安神,润肠通便。

【应用】

1. 心悸失眠证　本品具有养心安神之功,常用于阴血不足,神失所养之心悸怔忡、虚烦不眠等证。①治心阴不足,虚烦不眠,盗汗者,常配伍人参、牡蛎、五味子等,如柏子仁丸;②治心肾不交,心悸,梦遗者,常与熟地黄、麦冬等同用,如柏子养心丸。

2. 肠燥便秘　本品质润滑肠以通便,常配伍郁李仁、杏仁等,如五仁丸。多用治习惯性便秘。

【美容应用】

面齇疱、面枯不泽、脱发　本品能润肤泽面,润发生发。①治面齇疱,可与冬瓜子、白茯苓共研为散,以温酒调服;②治面枯不泽,可与何首乌、肉苁蓉、牛膝等共研为丸,或与粳米、白蜜合用熬粥;③阴虚血燥脱发者,可与全当归、蜂蜜合用。亦可与多味天然药物合用,制成各种药膳或茶饮,共奏美容保健养生之功。

【用法用量】　煎服,10~20g。

【使用注意】　便溏及痰多者当慎用。

本章了解药见表1-14-1。

表 1-14-1　其他安神药要览

分类	药名	性味归经	功效应用	用法用量
重镇安神药	琥珀	甘,平。归心、肝、膀胱经	镇惊安神,活血散瘀,利尿通淋。用于心神不宁,心悸失眠,惊风癫痫;多种瘀血阻滞证;癃闭、淋证	研末冲服,或入丸散,每次1.5~3g。不入煎剂
	磁石	咸,寒。归心、肝、肾经	镇惊安神,平肝潜阳,聪耳明目,纳气定喘。用于心神不宁之惊悸、失眠、癫痫;肝阳上亢之眩晕、烦躁易怒;肝肾亏虚诸证以及肾虚喘促等证	煎服,15~30g,宜打碎先煎;入丸散,每次1~3g
养心安神药	合欢皮	甘,平。归心、肝、肺经	解郁安神,活血消肿。用于心神不安,忧郁失眠,肺痈,疮肿,跌仆伤痛等证	煎服,6~12g
	首乌藤	甘,平。归心、肝经	养心安神,祛风通络。用于虚烦失眠、多梦及血虚身痛,风湿痹痛	煎服,9~15g

170

复习思考题

1. 试述安神药的定义、分类、性能特点、作用及适应证。
2. 在朱砂的用法用量及使用过程中应注意什么问题?
3. 试述朱砂、龙骨、珍珠、酸枣仁、远志、柏子仁的药性、功用及美容应用。
4. 比较酸枣仁与柏子仁的功用异同。

（李春巧）

第十五章

平肝息风药

学习要点

【知识要点】

1. 掌握平肝息风药的含义、功效、分类、应用范围及使用注意。
2. 掌握石决明、牡蛎、赭石、蒺藜、羚羊角、牛黄、天麻、钩藤、僵蚕的性能及美容应用。
3. 熟悉龙骨与牡蛎,羚羊角、天麻与钩藤的功用异同。

【技能要点】

利用药物的性能和功效辨证治疗损容性疾病。

凡以平肝潜阳、息风止痉为主要作用,治疗肝阳上亢或肝风内动证的药物,称平肝息风药。

本类药物主入肝经,性多寒凉,多为介类、昆虫等动物药物及矿石药物,"介类潜阳,虫类搜风"。此类药物具有平肝潜阳、息风止痉的主要功效。部分平肝息风药物以其质重,性寒沉降而兼有镇惊安神、清肝明目、降逆凉血等功效;某些息风止痉药物兼有祛风通络之功用。在美容方面,本类药可用以治疗肝阳上亢、风痰阻络所致之目赤头痛、面瘫、手足震颤及火热上炎所致之口疮、面斑、粉刺、酒渣鼻等。

此类药物依性能特点和功效、主治分为平肝潜阳药、息风止痉药两类。应用时,应根据病因、病机及兼证的不同,进行适当的选择和相应的配伍。

使用本章药物应注意:本章药物有性偏寒凉或偏温燥之不同,故当区别使用。若脾虚慢惊者,不宜用寒凉之品;阴虚血亏者,当忌用温燥之品。平肝息风药中的矿物及介类药物,入汤剂有效成分不易煎出,故应打碎先煎或久煎;入丸、散则有碍胃之弊,故应适当配伍开胃益脾药物。

第一节　平肝潜阳药

本类药多为介类或矿石药物,性寒味咸,质重潜镇,具有平抑肝阳的作用。适用于肝阳上亢之头晕目眩,头痛、耳鸣等症;肝火上炎之面红目赤,烦躁易怒,头痛头昏等症。亦用于肝风内动等病证。

石决明 Shijueming
《名医别录》

【来源】　为鲍科动物杂色鲍 *Haliotis diversicolor* Reeve、皱纹盘鲍 *Haliotis discus hannai* Ino、羊鲍 *Haliotis ovina* Gmelin、澳洲鲍 *Haliotis ruber*（Leach）、耳鲍 *Haliotis asinina* Linnaeus 或白鲍 *Haliotis laevigata*（Donovan）的贝壳。分布于广东、福建、辽宁、山东等地。生用或煅用。

【性味归经】　咸,寒。归肝经。

【功效】　平肝潜阳,清肝明目。

【应用】

1. 肝阳上亢、头晕目眩　本品咸寒清热,质重潜阳,专入肝经,而有潜肝阳、清肝热之功,为凉肝、镇肝之要药。适宜于肝阳上亢并肝火上炎头晕头痛等症。①治肝阳偏亢,肝风上扰所致头痛、目眩、失眠,常与天麻、钩藤等同用;②治肝肾阴虚,肝阳上亢之头晕目眩者,常与白芍、牡蛎等药配伍,如阿胶鸡子黄汤。

2. 收敛制酸、止血　煅石决明可收敛制酸,用于胃酸过多之胃脘痛;研末外敷,可用于外伤出血。

【美容应用】

目赤、翳障、视物昏花　本品性寒善清肝火而明目退翳,为治目疾之常用药。无论肝热、肝虚所致均可应用。①治肝火目赤肿痛,羞明流泪,胬肉攀睛可与黄连、决明子等同用;②治风热目赤、翳膜遮睛,迎风流泪,常与蝉蜕、菊花等配伍;③若肝虚血少,目涩昏暗,视物不清,迎风流泪,每与熟地黄、枸杞相伍,如明目地黄丸。

【用法用量】　煎服,6~20g。应打碎先煎。平肝、清肝宜生用,外用点眼宜煅用水飞。

【使用注意】　本品咸寒伤脾胃,故脾胃虚寒、食少便溏者慎用。

牡蛎 Muli
《神农本草经》

【来源】　为牡蛎科动物长牡蛎 *Ostrea gigas* Thnuberg、大连湾牡蛎 *Ostrea. talienwhanensis* Crosse 或近江牡蛎 *Ostrea. rivularis* Gould 的贝壳。我国沿海一带均有分布。生用或煅用。

【性味归经】　咸、微寒。归肝、胆、肾经。

【功效】　重镇安神,潜阳补阴,软坚散结,收敛固涩。

【应用】

1. 心神不安、惊悸失眠　本品质重潜镇,能安神定惊。治心神不安、惊悸怔忡、多梦失眠等症,常与龙骨相须,如桂枝甘草龙骨牡蛎汤。亦常与柏子仁、五味子、人参等同用,如柏子仁丸。

2. 肝阳上亢、头晕目眩　本品咸寒质重沉降,入肝肾经,有平肝潜阳、益阴之功。适用于水不涵木,阴虚阳亢,头晕目眩、烦躁耳鸣者,常与龙骨、牛膝等同用,如镇肝熄风汤。若治热病日久,灼烁真阴,虚风内动,四肢抽搐,常与生地黄、龟甲等同用,如大定风珠。

3. 痰核、瘰疬、癥瘕积聚 本品味咸,能软坚散结。①治痰火郁结之痰核、瘰疬等,常与浙贝母、玄参等相伍,如消瘰丸;②治气滞血瘀癥瘕积聚,常配伍鳖甲、丹参、莪术等。

4. 滑脱诸证 本品煅后味涩,长于收敛固涩。常与煅龙骨相须,治疗多种正虚不固的滑脱之症。①治肾虚腰膝酸软、遗精、滑精等,常配沙苑子、龙骨、芡实等,如金锁固精丸;②治自汗、盗汗,常与麻黄根、浮小麦等同用,如牡蛎散。亦可用牡蛎粉扑撒汗处,有止汗作用;③治崩漏、带下证,常配伍山药、芡实等,如乌鸡白凤丸。

5. 制酸止痛 本品煅后味涩,有制酸止痛作用,如治疗脾胃虚弱,寒凝胃痛的中成药仲景胃灵丸中,与高良姜、延胡索相伍温中散寒,健胃止痛。

【美容应用】

黯默面皯 《太平圣惠方》记载本品具有去黯泽面的作用。①用于面色黧黑,单用牡蛎研末内服即效,或以牡蛎配伍土瓜根,共研细末,白蜜和之,夜涂晨洗,有祛斑增白作用;②治疗汗斑,以牡蛎配以胆矾、冰片共研末醋调糊状涂患处;③治疗痤疮,以牡蛎配以黄连等量共研细末,水调糊状上膜;④治疗湿疮痒疹、接触性皮炎、脂溢性皮炎、足癣等,以牡蛎配以龙骨、海螵蛸、雄黄、滑石粉共研细末,外敷或麻油调涂患处。

【用法用量】 煎服,9～30g,宜打碎先煎。生用能平肝潜阳,重镇安神,软坚散结;煅用能收敛固涩。

蒺藜 Jili
《神农本草经》

【来源】 为蒺藜科植物蒺藜 Tribulus terrestris L. 的成熟果实。主产于东北、华北及西北等地。生用或炒用。

【性味归经】 辛、苦,微温;有小毒。归肝经。

【功效】 平肝解郁,活血祛风,明目,止痒。

【应用】

1. 肝阳上亢,头晕目眩 本品味苦降泄,入肝经,能平抑肝阳,常配钩藤、珍珠母、菊花等,治疗肝阳眩晕。

2. 肝郁气滞证 本品有疏肝解郁,调理气机之功。①治肝气郁结之胸胁胀痛、乳房胀痛、面部黑斑等,常配柴胡、香附、青皮等同用;②治产后肝郁乳汁不通,单用研末服,或配青皮、穿山甲、王不留行等。

3. 风热目赤翳障 本品疏散风热而明目,为祛风明目常用之品。治疗风热上攻之目赤肿痛、多泪多眵、翳膜遮睛等,常配菊花、决明子、蔓荆子等同用,如白蒺藜散。

4. 风疹瘙痒、白癜风、酒渣鼻 本品长于祛风止痒。①治风疹瘙痒,常配防风、荆芥、地肤子等同用;②治白癜风,可单用本品研末冲服;③治酒渣鼻,常配赤芍、黄芩、薄荷等同用。

【美容应用】

色斑、雀斑、瘢痕 临床应用发现本品有祛斑消瘢、增白润肤等美容作用。①治面上瘢痕,以本品配以栀子共研细末,醋调泥状,夜涂晨洗;②治色斑、雀斑,常配白茯苓、白僵蚕等同用。

【用法用量】 煎服,6～10g。生用,辛散有毒,长于祛风明目;炒用,缓其辛散,降低毒性,长于平肝疏肝。

蒺藜的现代研究

白蒺藜含有多种生物碱和苷类,以及含有多种丰富的过氧化物分解酶,有明显抗衰老作用,可去除面上瘢痕,治疗白癜风。现代研究认为,色素代谢障碍性疾病的发病机制主要是各种原因引起酪氨酸酶活性的改变而导致表皮黑色素含量的改变。白蒺藜对酪氨酸酶活性的影响与给药剂量有关,有低浓度抑制、高浓度激活的双向调节作用,临床应用白蒺藜治疗色素障碍性疾病时,除应辨证用药外,色素沉着性疾病宜用低浓度,色素脱失性疾病宜用较大剂量。

此外,本品有清除超氧自由基和抑制脂质过氧化能力,抑制色素生成;又可刺激下丘脑释放促性腺激素释放因子,有抗衰老和强壮等作用,可用于预防更年期综合征等。

赭石 Zheshi
《神农本草经》

【来源】　为氧化物类矿物刚玉族赤铁矿,主含三氧化二铁(Fe_2O_3)。主产于山西、河北、河南、山东等地。生用或煅淬用。

【性味归经】　苦,寒。归肝、心经。

【功效】　平肝潜阳,重镇降逆,凉血止血。

【应用】

1. 肝阳上亢,头晕目眩　本品质重沉降,镇潜肝阳,苦寒又能清降肝火。①用治肝阳上亢兼肝火偏盛者,常配石决明、夏枯草等同用;②治疗肝肾阴虚,肝阳上亢者,配龟甲、牡蛎、白芍等同用,如镇肝熄风汤。

2. 胃气上逆及气逆喘息　本品质重降气,善降上逆之胃气、肺气。①治胃气上逆之呕吐、呃逆、噫气,常配旋覆花、生姜、半夏等同用,如旋覆代赭汤;②治肺肾不足,阴阳两虚之气逆喘息,配人参、山茱萸、核桃仁等同用,如参赭镇气汤。

3. 血热出血证　本品性寒,入心肝血分而凉血止血,质重降逆,善降气、降火,尤宜于气火上逆之出血证。①用治血热妄行之吐血、衄血,常配白芍、竹茹等同用,如寒降汤;②用治血热崩漏,可配伍禹余粮、赤石脂、五灵脂等同用,如震灵丹。

【用法用量】　煎服,9～30g,宜打碎先煎。生用能平肝潜阳,降逆;煅用增强平肝止血作用。

【使用注意】　孕妇慎用。因含微量砷,故不宜长期服用。

案例分析

案例:某男,73岁,9月15日入院。主诉:突然口眼歪斜,左半身不遂1天。病史:自述1989年开始发现血压升高,平素常感眩晕头痛,耳鸣面赤,腰腿酸软,突然发生口眼歪斜,口角流涎,语言謇涩,左半身不遂,舌体歪斜颤动。舌质红,舌苔黄腻,脉弦细数。

讨论:1. 请写出中医诊断和治疗方法。

　　　2. 可以用哪些药物进行治疗?

第二节 息风止痉药

本类药多为虫类、动物类药材,具有息风止痉的功效,适用于温热病热极动风,肝阳化风,血虚生风等所致的眩晕欲仆、项强肢颤、痉挛抽搐等;或用于风阳夹痰,痰热上扰之癫痫、惊风抽搐;或用于破伤风之风毒侵袭引动内风所致肢体痉挛抽搐、角弓反张;或用于风中经络所致口眼喎斜等。另外,部分药物兼有平肝、清肝、祛风、化痰等作用,可用于肝阳上亢所致头晕目眩,肝火目赤肿痛以及风疹瘙痒、痹痛、瘰疬、痰核等。

羚羊角 Lingyangjiao
《神农本草经》

【来源】 为牛科动物赛加羚羊 *Saiga tatarica* Linnaeus 的角。主产于新疆、青海等地。镑片或研粉用。

【性味归经】 咸,寒。归肝、心经。

【功效】 平肝息风,清肝明目,散血解毒。

【应用】

1. 肝风内动,惊痫抽搐 本品既能清肝热,又能息肝风,为治惊痫抽搐之要药,尤宜热极生风。①治温病热热极生风,常配钩藤、菊花、白芍等,如羚角钩藤汤;②治癫痫发狂,可与钩藤、郁金、天竺黄等同用。

2. 肝阳上亢,头晕目眩 本品平肝潜阳之功显著,用治肝阳上亢之头痛眩晕、烦躁失眠等,常配伍石决明、菊花、天麻等同用。

3. 肝火上炎之目赤头痛 治疗肝火上炎头痛,目赤肿痛、羞明流泪、目生翳障,常配决明子、龙胆草、黄芩等同用,如羚羊角散。

4. 温毒发斑、壮热神昏 本品入心肝经,能泻火解毒散血,使气血两清。①治温病气血两燔之壮热躁狂、神昏谵语,常配石膏、麝香等制成丸或散,如紫雪丹;②治温病热毒炽盛之壮热、神昏、发斑等,则配入白虎汤中,如羚犀石膏知母汤。

【用法用量】 煎服,1~3g,单煎2h以上;磨汁或研粉服,每次0.3~0.6g。

牛黄 Niuhuang
《神农本草经》

【来源】 为牛科动物牛 *Bos taurus domesticus* Gmelin 的胆结石,又称天然牛黄。主产于我国西北、西南、东北等地。由牛胆汁或猪胆汁经提取加工制成的产物,称人工牛黄。生用。

【性味归经】 苦,凉。归心、肝经。

【功效】 清心,豁痰,开窍,凉肝,息风,解毒。

【应用】

1. 热极生风 本品归心、肝经,能清心凉肝,息风止痉。用治温病热极生风或小儿急惊风,高热神昏,惊厥抽搐,可单用本品为末,淡竹沥冲服,或配朱砂、钩藤、全蝎等同用,如牛黄散。

2. 窍闭神昏 本品能清心化痰开窍。用治温病热入心包、中风、惊风、癫痫等痰热阻闭心窍所致的高热神昏、谵语、口噤等,常与麝香、冰片等同用,如安宫牛黄丸。

3. 热毒证　本品清热解毒力强,治咽喉肿痛、口舌生疮、疮疡肿毒等热毒证,内服、外用均有良效。①用治热毒咽痛、口舌生疮,配黄芩、雄黄等,如牛黄解毒丸;②治疗咽喉肿痛溃烂,或乳蛾、喉痧,可与珍珠共为末,吹喉,如珠黄散;③治热毒疮疡,乳岩、痰核、流注、瘰疬等,常与麝香、乳香、没药等同用,如犀黄丸。

【美容应用】

皮肤疮疡、痤疮　本品为清热解毒要药,对热毒引起的皮肤疮疡、痤疮均可应用,常配冰片、青黛等同用。

【用法用量】　入丸、散剂,每次 0.15~0.35g;外用适量,研末敷患处。

【使用注意】　孕妇慎用。

天麻 Tianma
《神农本草经》

【来源】　为兰科植物天麻 *Gastrodia elata* Bl. 的块茎。主产于贵州、云南、四川等地。冬季茎枯时采挖者名"冬麻",春季发芽时采挖者名"春麻"。生用。

【性味归经】　甘,平。归肝经。

【功效】　息风止痉,平抑肝阳,祛风通络。

【应用】

1. 肝风内动,惊痫抽搐　本品甘平质润,作用平和,凡肝风内动,无论寒热虚实,皆可配用,为治风圣药。①治小儿急惊风,可配钩藤、羚羊角、全蝎等,入钩藤饮;②治疗小儿脾虚慢惊,则配人参、白术、僵蚕等,如醒脾丸;③治疗破伤风,常配天南星、白附子等,如玉真散;④治疗癫痫发作,可用以天麻提取有效成分制得的香荚兰醛片。

2. 肝阳上亢,头痛眩晕　本品能息肝风,平肝阳,为治眩晕头痛之要药。①治肝阳上亢之头痛、眩晕,常配伍钩藤、石决明、怀牛膝等,如天麻钩藤饮;②治风痰上扰之眩晕、头痛,常与半夏、白术、茯苓等配伍,如半夏白术天麻汤。

3. 肢体麻木、手足不遂,风湿痹痛　本品能祛风通络止痛。①治风中经络之手足不遂,肢体麻木,或筋骨疼痛等,常配没药、制乌头等,如天麻丸;②治疗风湿痹痛,与秦艽、桑寄生等同用,如秦艽天麻汤。

现临床用 20% 天麻针剂,肌内注射,治疗坐骨神经痛、三叉神经痛及眶上神经痛等症,止痛颇效。

【用法用量】　煎服,3~10g。研末冲服,每次 1~1.5g。

钩藤 Gouteng
《名医别录》

【来源】　为茜草科植物钩藤 *Uncaria rhynchophylla* (Miq.) Jacks ex Havil、大叶钩藤 *Uncaria macrophylla* Wall. 毛钩藤 *Uncaria hirsuta* Havil.、华钩藤 *Uncaria sinensis* (Oliv.) Havil. 或无柄果钩藤 *Uncaria sessilifructus* Roxb. 的带钩茎枝。主产于长江以南各地。生用。

【性味归经】　甘,凉。归肝、心包经。

【功效】　息风定惊,清热平肝。

【应用】

1. 肝风内动,惊痫抽搐　本品息风止痉力和缓,又能清泄肝热,尤宜于热极生风,小儿急惊风多用。①治疗温热病热极生风,常配伍羚羊角、白芍、菊花等,如羚角钩藤汤;②治疗小儿急惊风,与天麻、全蝎、蝉蜕等配伍,如钩藤饮;③治疗各种惊痫抽搐、妊娠子痫,常配天竺黄、蝉蜕、黄连等;④治疗中风之半身不遂、口眼㖞斜等,可与桑枝、地龙等同用。

2. 肝阳上亢,头痛眩晕　本品性凉入肝经,既能清泄肝热,又能平抑肝阳。用治肝阳上亢之头晕目眩、烦躁不眠等,常配伍天麻、石决明、菊花等,如天麻钩藤饮。

3. 小儿惊啼、夜啼　本品有凉肝止惊之效,常与蝉蜕、薄荷等同用。

【用法用量】　煎服,3~12g,后下,其有效成分钩藤碱加热后易破坏,故不宜久煎,一般不超过20min。

僵蚕 Jiangcan
《神农本草经》

【来源】　为蚕蛾科昆虫家蚕 *Bombyx mori* Linnaeus 4~5 龄的幼虫感染或人工接种白僵菌 *Beauveria bassiana*(Bals.) Vuillant 而致死的僵化虫体。主产于浙江、江苏、四川等养蚕区。生用或炒用。

【性味归经】　咸、辛,平。归肝、肺、胃经。

【功效】　息风止痉,祛风止痛,化痰散结。

【应用】

1. 惊痫抽搐　本品能息肝风,止痉搐,兼化痰。对惊风、癫痫夹痰热者尤为适宜。①治小儿痰热急惊风,配伍胆南星、牛黄、全蝎等,如千金散;②治小儿脾虚慢惊风,则配伍人参、白术、天麻等,如醒脾散;③治破伤风,常配伍全蝎、蜈蚣、钩藤等,如撮风散。

2. 风中经络,口眼㖞斜　本品能辛散祛风止痉。用治风中经络口眼㖞斜,常与全蝎、白附子同用,如牵正散。

3. 风热头痛、目赤、咽肿、风疹瘙痒　本品能疏散风热以止痛、止痒。①用治风热上犯之头痛、目赤,常配桑叶、荆芥、木贼等,如白僵蚕散;②治疗风热上攻之咽喉肿痛、声音嘶哑,配伍桔梗、甘草、薄荷等;③用治风疹瘙痒,可配伍薄荷、蝉蜕等以增强祛风止痒之功。

4. 瘰疬、痰核　本品味咸,能软坚散结,并有化痰之功。用治痰热互结之瘰疬、痰核等,常配浙贝母、夏枯草、玄参等。

【美容应用】

黄褐斑、粉刺、酒渣鼻　本品有润肤增白消斑作用。①面上黑斑,以本品配伍黑牵牛、细辛各等分,为末,敷面;或配伍白丁香、白附子、白芷、白茯苓、白蒺藜、白牵牛、白蔹,即八白散,以洗面增白。②治疗粉刺、酒渣鼻,以本品配伍白附子、冰片等,研极细末,洗脸擦面。本品中含有蛋白质、脂肪,与营养丰富的山药搭配做成面膜,能加强滋润保湿作用,有增白肌肤的功效。

【用法用量】　煎服,5~10g。生用辛散之力较强,长于祛风定惊;炒用疏风解表之力减缓,长于化痰散结。

地龙 Dilong
《神农本草经》

【来源】 为钜蚓科动物参环毛蚓 *Pheretima aspergillum*（E. Perrier）、通俗环毛蚓 *Pheretima vulgaris* Chen、威廉环毛蚓 *Pheretima guillelmi*（Michaelsen）或栉盲环毛蚓 *Pheretima pectinifera* Michaelsen 的干燥体。前一种习称"广地龙"，主产于广东、广西、福建等地；后三种习称"沪地龙"，主产于上海一带。生用或鲜用。

【性味归经】 咸，寒。归肝、脾、膀胱经。

【功效】 清热定惊，通络，平喘，利尿。

【应用】

1. 高热惊痫、癫狂　本品性寒，既能息风止痉，又善于清热定惊，适用于热极生风所致的神昏谵语、痉挛抽搐及小儿惊风、癫狂等症。①治狂热癫痫，本品同盐化为水，饮服；②治小儿急、慢惊风，本品研烂，同朱砂为丸服；③治高热抽搐惊痫，多与钩藤、牛黄、全蝎等息风止痉药同用。

2. 气虚血滞，半身不遂　本品性善走窜，通行经络，治疗中风后气虚血滞，半身不遂，口眼㖞斜等症，常与黄芪、当归、川芎等补气活血药配伍，如补阳还五汤。

3. 痹证　本品长于通络止痛，因其性寒清热，尤适用于热痹。①关节红肿疼痛、屈伸不利之热痹，常与防己、秦艽等除湿热、通经络药物配伍；②治风寒湿痹，肢体关节麻木、疼痛尤甚、屈伸不利等症，则应配伍川乌、草乌、乳香等祛风散寒，通络止痛药，如小活络丹。

4. 肺热哮喘　本品性寒降泄，长于清肺平喘。治邪热壅肺之喘息，喉中哮鸣有声者，单用研末内服即效；或用鲜地龙水煎，加白糖收膏用。亦可与麻黄、杏仁、黄芩、葶苈子等同用，以加强清肺化痰、止咳平喘之功。

5. 小便不利、尿闭不通　本品咸寒走下入肾，能清热结而利水道。用于热结膀胱，小便不通，可单用，或配伍车前子、木通等同用。

6. 疮疡肿毒、下肢溃疡、烫伤　本品清热软坚，通络止痛。阴证疮疡，配麝香、川芎等止痛和阳，活血通络；脱疽，配丹参、赤芍、鸡血藤等，如活血通脉汤；或大黄、土鳖虫、金银花等，如溶栓丸。

【美容应用】

急性腮腺炎、慢性下肢溃疡　本品清热解毒，活血通络，去腐生肌。用于急性腮腺炎、慢性皮肤溃疡，可用鲜地龙加白糖化水或捣烂局部涂敷。

【用法用量】 煎服，5~10g。鲜品 10~20g。研末吞服，每次 1~2g。外用适量。

全蝎 Quanxie
《蜀本草》

为钳蝎科动物东亚钳蝎 *Buthus martensii* Karsch 的干燥体。主产于河南、山东、湖北、安徽等地。生用。

【性能】 辛，平。有毒。归肝经。

【功效】 息风镇痉，攻毒散结，通络止痛。

【应用】

1. 痉挛抽搐　本品入肝经，既平息肝风，又搜风通络，有良好的息风止痉之效，为治痉挛抽搐之要药。常与蜈蚣同用,治各种原因之惊风、痉挛抽搐。①治小儿急惊风高热,神昏、抽搐,常与羚羊角、钩藤、天麻等清热、息风药配伍;②治小儿慢惊风,常与党参、白术、天麻等益气健脾药同用;③治破伤风痉挛抽搐、角弓反张,配伍蜈蚣、天南星、蝉蜕等,如五虎追风散;或与蜈蚣、钩藤、朱砂等配伍,如摄风散;④治疗风中经络,口眼㖞斜,可配伍白僵蚕、白附子等,如牵正散。

2. 疮疡肿毒、瘰疬结核　本品味辛有毒,故有以毒攻毒之功,多作外敷用。①治疗诸疮肿毒,用全蝎、栀子,麻油煎黑去渣,入黄蜡为膏外敷;②颌下肿硬,以本品焙焦,黄酒下;③治流痰、瘰疬、瘿瘤,本品配马钱子、半夏、五灵脂等,共为细末,制成片剂用,如小金散;④治淋巴结核、骨与关节结核,用本品配伍蜈蚣、地龙、土鳖虫各等份,研末或水泛为丸服。亦有单用全蝎,香油炸黄内服,治疗流行性腮腺炎。

3. 风湿顽痹　本品善于通络止痛,用治风寒湿痹久治不愈,筋脉拘挛,关节变形之顽痹,作用颇佳。可用全蝎配麝香少许,共为细末,温酒送服,对减轻疼痛有效,如全蝎末方;临床亦常配伍川乌、白花蛇、没药等祛风、活血、舒筋活络之品同用。

4. 顽固性偏正头痛　本品搜风通络止痛之效较强,用治偏正头痛,单味研末吞服即可;或与天麻、蜈蚣、川芎等同用,则疗效更佳。

【用法用量】　煎服,3~6g。研末吞服,每次0.6~1g。外用适量。

【使用注意】　本品有毒,用量不宜过大。孕妇慎用。

知识链接

全蝎的毒性机理

全蝎含蝎毒,一类似蛇毒神经毒的蛋白质。现研究最多的有镇痛活性最强的蝎毒素Ⅲ、抗癫痫肽(AEP)等。东亚钳蝎毒和从粗毒中纯化得到的抗癫痫肽(AEP)有明显的抗癫痫作用;全蝎对士的宁、烟碱、戊四氮等引起的惊厥有对抗作用;全蝎提取液有抑制动物血栓形成和抗凝作用;蝎身及蝎尾制剂对动物躯体痛或内脏痛均有明显镇痛作用;蝎尾镇痛作用比蝎身强约5倍;全蝎水、醇提取物分别对人体肝癌和结肠癌细胞有抑制作用。

本章了解药见表1-15-1。

表1-15-1　本章了解药要览

分类	药名	性味归经	功效应用	用法用量
平肝潜阳药	罗布麻	甘、苦,凉。归肝经	平肝,清热,利尿。治疗肝阳上亢之头晕目眩,肝火上炎之头晕目眩、烦躁失眠;浮肿、尿少	煎服3~15g
息风止痉药	蜈蚣	辛、温;有毒。归肝经	息风止痉,攻毒散结,通络止痛。较全蝎力强。主治痉挛抽搐;疮疡、瘰疬、毒蛇咬伤;顽固性头痛、风湿顽痹。外用可治疗鸡眼、疥疮和带状疱疹等	煎服1~3g;研末每次0.6~1g;外用适量

复习思考题

1. 试述平肝息风药的定义、适应证、分类及使用注意。

2. 试述石决明、牡蛎、蒺藜、赭石、羚羊角、牛黄、天麻、钩藤、僵蚕、地龙、全蝎的功效、应用及美容应用。

3. 比较龙骨与牡蛎、天麻与钩藤的功用异同。

（尤元梅）

第十六章

补 益 药

学习要点

【知识要点】

1. 掌握补益药的含义、分类、功效、主治证及使用注意。

2. 掌握人参、党参、黄芪、白术、山药、甘草、鹿茸、杜仲、续断、肉苁蓉、当归、熟地黄、何首乌、白芍、阿胶、北沙参、麦冬、枸杞子、百合、鳖甲的性能、功效、应用、用量用法及使用注意。

3. 熟悉西洋参、大枣、蜂蜜、红景天、灵芝、补骨脂、淫羊藿、菟丝子、巴戟天、核桃仁、益智、女贞子、石斛、黄精、桑椹、旱莲草、黑芝麻的性能、功效及应用。

4. 鉴别人参与西洋参、白术与苍术、北沙参与南沙参、麦冬与天冬、鳖甲与龟甲的功用异同。

【技能要点】

利用补益药的性能和功效辨证治疗损容性疾病。

凡以补益人体正气,消除虚弱证候,改善脏腑功能,增强体质,提高抗病能力为主要功效,用于治疗各种虚证的药物,称为补虚药,亦称为补益药或补养药。

补益药多具甘味,能补益人体阴阳气血之不足,增强机体的活动功能。各类补益药的药性、归经各有差异,其具体内容将分述于各节概述中。而补益类美容药主要是通过中药的传统功效达到美容治疗和美容保健的目的。尤其在美容保健、抗衰延年方面运用颇广,如驻颜、防皱、润肤、悦色、明目、固齿、乌发、生发、轻身健体等。

根据补益药的性能特点和功效主治的不同,可将其分为补气药、补阳药、补血药、补阴药四大类。

使用补益药时,应注意:①本类药物多味甘质腻,易于滋腻碍胃,影响脾胃运化功能,故脾胃虚弱、大便溏泄者或有积滞者忌服;②补益药味厚者居多,如以汤剂服用,宜文火久煎,使药味尽出;③补益药原为虚证而设,凡身体健康,并无虚弱表现者,不宜滥用;实证、热证、正气未虚者,以祛邪为主,不宜用本类药,以免"闭门留寇";④虚弱证一般病程较长,常需久服,故补益药可制成蜜丸剂、膏滋剂、片剂、口服液、颗粒剂或酒剂等,少量服用,以发挥持续而缓和的药效作用。

第一节 补 气 药

补气药,凡能补益人体脏腑之气,以纠正人体脏气虚衰,治疗各种气虚病证的药物,称为补气药。

本类药性味多甘温或甘平,主入脾、肺经。主要具有补脾益气作用,以治脾气虚弱所致体倦神疲、面色萎黄、湿盛体胖、虚羸消瘦,甚或脏器下垂(如胃下垂、脱肛、子宫脱垂等)、血失统摄(如便血、崩漏)等;或具补肺固表作用,治疗肺气虚弱所致少气懒言、语音低怯,甚或动辄气喘、易出虚汗等;或补心气、补元气,以治心气亏虚和元气虚脱之证。在美容方面,补气药可以驻颜防皱、抗衰延年,消脂减肥、轻身健体,乌发生发;并可用于黄褐斑、粉刺、脂溢性皮炎、乳房发育不良或下垂、白发脱发,肥胖等,既能内服,也可以成膜外用,使皮损得以改善修复。

使用时应根据不同病情,配伍其他药物,若气血两虚,配伍补血药;兼气阴两虚,配伍养阴药;若兼湿邪内盛,可配伍燥湿利水药;兼血虚便秘,则配伍养血药。

本类药多味甘,能壅滞中气,故中焦满闷者不宜服。

人参 renshen
《神农本草经》

【来源】 为五加科植物人参 *Panax ginseng* C. A. Mey. 的干燥根和根茎。鲜参洗净后干燥者称"生晒参";蒸制后干燥者称"红参";加工断下的细根称"参须"。主产于吉林、辽宁、黑龙江等地。切片或粉碎用。

【性味归经】 甘、微苦,微温。归肺、脾、心、肾经。

【功效】 大补元气,复脉固脱,补脾益肺,生津养血,安神益智。

【应用】

1. 元气虚脱之休克、晕厥、手足逆冷等　本品大补元气,为补气救脱之要药。①治元气虚极欲脱,脉微欲绝,可单用本品大量浓煎服,如独参汤;②治气虚欲脱,兼见汗出、手足逆冷等阳气衰微之象者,可配附子同用,如参附注射液;③治气虚欲脱兼见汗出身暖,渴喜冷饮,舌红干燥者,常与麦冬、五味子同用,如生脉饮。

2. 五脏气虚证　本品入脾、肺、心经,善补脾、肺、心气。①治脾气虚弱之纳呆便溏、倦怠乏力、面色萎黄者,常与白术、茯苓等健脾利湿药同用,如四君子汤;治脾不统血之崩漏,常与黄芪、白术等同用,如固本止崩汤;②治肺肾气虚所致久咳、短气、虚喘证,常与胡桃肉、蛤蚧等同用,如人参胡桃汤;③治心气不足之心悸怔忡、失眠健忘等症,常与柏子仁、酸枣仁等配伍,如天王补心丹。

3. 热病气津两伤及消渴证　本品有益气生津之效,使气旺津生,善治气津两伤证。①治热伤气津,身热汗多、口渴、脉虚大无力者,常配伍石膏、知母等,如白虎加人参汤;②消渴证,常与天花粉、黄芪等配伍,如玉泉丸。

4. 气血亏虚之心悸、失眠、健忘　本品能补益心气,改善心悸怔忡、胸闷气短、脉虚等心气虚衰症状,以安神益智。治疗失眠多梦、健忘,常与酸枣仁、柏子仁等配伍,如天王补心丹、归脾丸。

【美容应用】

虚羸消瘦、面容憔悴、白发脱发、乳房发育不良　本品常与白术、当归、川芎等配伍治疗因气血亏虚,容颜、毛发、机体失养所致面容憔悴、面色苍白、干燥粗糙、皱纹增多、虚羸消瘦、须发早白、毛发干枯稀疏脱落、乳房发育不良等症,如人参养荣丸。

【用法用量】 内服,煎汤常用 3~9g,文火另煎分次兑服;也可研粉吞服,每次 2g,

每日 2 次。挽救虚脱可用 15~30g。

【使用注意】　实证、热证、正气不虚者禁服;本品不宜与藜芦、五灵脂同用;服人参不宜喝茶,以免影响药力。

知识链接

人参的美容保健功效

　　人参自古被称为"百草之王",更为中医学界推崇为"固本回元,护命强身,延年益寿"之极品。所含人参皂苷、人参多糖等成分,作用于皮肤,可扩张表皮血管,增加血流量,增加皮肤营养,激活皮肤细胞再生。可防止面部皮肤脱水、硬化、起皱,从而起到抗皱、去皱功效;作用于头皮,可增加头发的营养,提高头发的韧性,减少脱发、断发,使白发变青丝。人参浸出液还可抑制黑色素的还原性能,使皮肤光滑、柔软、白嫩。人参制剂已经被添加到许多护肤品、洗发剂中。日常亦可将适量人参浸泡入甘油中,用之搽脸,或直接用人参煮水,搽面,均有美白抗皱作用。

党参 Dangshen

《增定本草备要》

【来源】　为桔梗科植物党参 *Codonopsis pilosula*（Franch.）Nannf.、素花党参 *Codonopsis pilosula* Nannf. var. *modesta*（Nannf.）L. T. Shen 或川党参 *Codonopsis tangshen* Oliv. 的干燥根。主产于山西、陕西、甘肃等地。生用。

【性味归经】　甘,平。归脾、肺经。

【功效】　健脾益肺,养血生津。

【应用】

　　脾肺气虚诸证　本品以补脾肺之气为主。①治脾胃虚弱,食少便溏,或日久泄泻,面色萎黄,四肢倦怠乏力等,常与白术、山药、薏苡仁等同用,如参苓白术散;②治脾虚中气不足,清阳下陷,肌肉松弛,面生皱纹、眼袋、乳房下垂,甚者脱肛、子宫脱垂等,常与黄芪、白术、升麻等补气健脾药同用,如补中益气汤;③治肺气亏虚,气短咳喘、言语无力、易于感冒等症,常与黄芪、五味子等同用,如补肺汤。

【美容应用】

　　黄褐斑、白发、脱发、失眠健忘等　本品有补气养血的功效。①治气血两虚,面色苍白、四肢不温、毛发干枯易于脱落、白发等,常与白术、当归、肉桂等同用,如十全大补丸;②治气血亏虚,肌肤失养之面色萎黄或生黄褐斑等,常与当归、熟地、赤芍等同用,如八珍汤;③治失眠健忘、头晕心悸等症,常与当归、龙眼、远志等同用,如归脾丸。

【用法用量】　煎服,9~30g。

【使用注意】　气滞火盛无虚者慎服;本品不宜与藜芦同用。

黄芪 huangqi

《神农本草经》

【来源】　为豆科草本植物蒙古黄芪 *Astragalus membranaceus*（Fisch.）Bge. var. *mongholicus*（Bge.）Hsiao 或膜荚黄芪 *Astragalus membranaceus*（Fisch.）Bge. 的干燥

根。主产于内蒙古、山西、甘肃、黑龙江等地。生用或蜜炙用。

【性味归经】 甘,微温。归肺、脾经。

【功效】 补气升阳,固表止汗,利水消肿,生津养血,行滞通痹,托毒排脓,敛疮生肌。

【应用】

1. 脾气虚及中气下陷证 本品既善补中益气,又善升阳举陷,为补气升阳之要药。治脾肺虚弱,中气下陷之肌肉松弛、面生皱纹、眼袋、乳房下垂,甚者脱肛、内脏下垂者,常与人参、升麻、柴胡等同用,如补中益气汤。

2. 肺气虚及表虚自汗证 本品能补肺益卫以固表止汗。①治肺气亏虚,气短咳喘、言语无力、语声低微等症,常与黄芪、五味子等同用,如补肺汤;②治表虚卫阳不固之自汗,且易外感,皮毛枯槁者,常与白术、防风同用,如玉屏风散。

3. 水肿及脾虚体胖 本品既能补脾益气,又能利尿消肿,标本兼治。为治脾虚水肿之要药。治脾虚水肿、肥胖等,常与防己、白术等同用,如防己黄芪汤。

4. 疮疡难溃难腐,或溃久不敛 本品有良好的补气而托毒生肌之效。①治脓成不溃,常配当归、穿山甲等,如托里透脓散;②治气血不足,疮口久溃难敛者,常配当归、人参、肉桂等,如十全大补丸。

【美容应用】

皮毛枯槁、头发脱落 本品能补益中气,养血行滞。治皮毛枯槁,头发脱落,常配桂枝、制首乌、大枣、墨旱莲等。

【用法用量】 煎服,9~30g;大剂量可用至 30~60g。益气补中宜蜜炙用;其他方面多生用。

【使用注意】 凡表实邪盛、内有积滞、阴虚阳亢、疮疡阳证等均不宜服用。

白术 Baizhu
《神农本草经》

【来源】 为菊科草本植物白术 *Atractylodes macrocephala* Koidz. 的干燥根茎。主产于浙江、湖北、湖南、江西等地,以产于浙江于潜者质量最佳。生用或土炒、麸炒用。

【性味归经】 苦、甘,温。归脾、胃经。

【功效】 健脾益气,燥湿利水,止汗,安胎。

【应用】

1. 脾胃气虚证 本品能和中益气,健运脾胃,为治脾虚诸证之要药。主治脾胃虚弱,神疲肢软、脘腹胀满、食少便溏或泄泻等证,常配人参、茯苓、炙甘草同用,如四君子汤。

2. 痰饮、水肿 本品既可补气健脾,又能燥湿利水。①治疗脾虚痰饮,常配伍茯苓、桂枝等,如苓桂术甘汤;②治脾虚水肿,常配伍茯苓、泽泻等,如四苓汤。

3. 表虚自汗证 本品有补脾益气而固表止汗之效。可治脾虚气弱,肌表不固之自汗。可单用,或与黄芪、防风等同用,如玉屏风散。

4. 胎动不安证 本品有健脾补气而安胎之功。可治脾虚胎儿失养,胎动不安,常与杜仲、续断、菟丝子等合用。

【美容应用】

1. 形体羸瘦、面色萎黄　本品能健脾益气，主治脾胃虚弱之形体羸瘦、面色萎黄等，常配伍人参、茯苓、炙甘草同用，如四君子汤。

2. 形体肥胖、水肿、面油风、湿疮　本品既可补气健脾，又能燥湿利水。①治形体肥胖，肌肉松软，常与防己、黄芪等同用，如防己黄芪汤；②治水肿，常与茯苓、泽泻等同用，如四苓散；③治面油风、湿疮，常与赤茯苓、苍术同用，如除湿胃苓汤。

【用法用量】　煎服，6~12g。生用健脾燥湿利水力强；炒用健脾补气力强。

【使用注意】　热病伤阴及阴虚燥渴者慎用。

山药 Shanyao
《神农本草经》

【来源】　为薯蓣科缠绕性藤本植物薯蓣 *Dioscorea opposita* Thunb. 的干燥根茎。主产于河南、江苏、广西、湖南等地。生用或麸炒用。

【性味归经】　甘，平。归脾、肺、肾经。

【功效】　补脾养胃，生津益肺，补肾涩精。

【应用】

1. 脾胃虚弱证　本品既补脾气，又益脾阴，且性兼涩而止泻。①治脾虚食少，面黄肌瘦，皮肤干燥，毛发干枯，便溏泄泻，常配人参、白术、茯苓等同用，如参苓白术散；②治脾虚不运，水湿下注之妇女带下，常与白术、苍术等同用，如完带汤。

2. 肺虚证　本品补肺气，养肺阴。①治肺虚，与太子参、南沙参等品同用；②治肺肾气阴两虚者，可与熟地黄、山茱萸、紫苏子等配伍，如薯蓣纳气汤。

3. 肾虚证　本品能补肾固精、缩尿、止带。①治肾气亏虚，腰膝酸软，夜尿频数、遗精带下等，常与附子、肉桂等同用，如肾气丸；若肾阳不足，气化失司之肥胖浮肿，可与车前子、牛膝等配伍，如济生肾气丸。②治肾阴亏虚，骨蒸潮热等，常与熟地黄、山茱萸等同用，如六味地黄丸。

4. 消渴　本品平补肺、脾、肾之气阴，不热不燥，补而不腻。治气阴两虚所致之口渴多饮，小便频数的消渴证，常与黄芪、知母、五味子等益气生津药配伍，以益气养阴、生津止渴，如玉液汤。

【美容应用】

1. 黑眼圈、面生䵟黑斑　本品能补肾固精、缩尿、止带。①治肾气亏虚之腰膝酸软、黑眼圈等，常与附子、肉桂等同用，如肾气丸；②治肾阴亏虚之面生䵟黑斑等，常与熟地黄、山茱萸等同用，如六味地黄丸。

2. 形体肥胖、肌肉松弛、眼袋　本品甘平，善补脾气，治脾虚湿盛之形体肥胖、肌肉松弛、眼袋等，常与薏苡仁、苍术、茯苓等同用。

【用法用量】　煎服，15~30g，大剂量可用至60~250g；补阴生津宜生用；健脾止泻宜炒用。

【使用注意】　湿盛中满或有积滞者忌服。

山药的美容保健功效

古籍记载,山药有"聪耳明目""不饥延年"的功能,有"神仙之食"的美誉。《本草求真》言其"能润皮毛、长肌肉",《本草纲目》言其"益肾气,健脾胃,润皮毛"。现代研究发现,山药重要的营养成分薯蓣皂是合成女性荷尔蒙的先驱物质,有滋阴补阳、增强新陈代谢、滋养皮肤、润泽毛发的功效。山药含有大量的黏液多糖蛋白,对人体有特殊的保健作用,能预防心血管系统的脂肪沉积,保持血管的弹性,防止动脉粥样硬化过早发生,减少皮下脂肪沉积,避免出现肥胖。山药中含锰等多种微量元素,可提高人体过氧化物及歧化物的活性,增强抗氧化作用,除去自由基对机体的损伤,延缓衰老。

甘草 Gancao
《神农本草经》

【来源】 为豆科植物甘草 *Glycyrrhiza uralensis* Fisch. 、胀果甘草 *Glycyrrhiza inflata* Bat. 或光果甘草 *Glycyrrhiza glabra* L. 的干燥根及根茎。主产于内蒙古、山西、甘肃、新疆等地。生用或蜜炙用。

【性味归经】 甘,平。归心、肺、脾、胃经。

【功效】 补脾益气,清热解毒,祛痰止咳,缓急止痛,调和诸药。

【应用】

1. 心气不足之心动悸、脉结代证　本品能补益心气,益气复脉。①治心气不足之心动悸、脉结代,常配伍人参、阿胶等同用,如炙甘草汤;②治脾气虚弱的神疲倦怠,食少便溏,腹胀纳呆等,常与人参、白术等同用,如四君子汤。

2. 热毒疮疡及药物、食物中毒　本品有良好的清热解毒功效。①治咽喉肿痛,常与板蓝根、牛蒡子、薄荷等同用,如六神丸;②治药物、食物中毒,在无特殊解毒药时,可用生甘草 30~60g 煎水服,解毒救急。

3. 痰多咳喘　本品既能祛痰镇咳,又能益气润肺,且性平而药力和缓。①治风寒咳嗽,常与麻黄、杏仁同用,如三拗汤;②治湿痰咳嗽,常与半夏、茯苓等同用,如二陈汤。

4. 缓急止痛　本品味甘能缓,善于缓急止痛,对于脾虚肝旺的脘腹挛急作痛或阴血不足的四肢挛急作痛,常与白芍同用,如芍药甘草汤。

5. 调和药性　本品能缓和烈性或减轻毒副作用,在许多方剂中都可发挥调和药性的作用。如调胃承气汤用甘草以缓和芒硝、大黄峻下之性,使泻下不致太猛,并避免其刺激胃肠而产生腹痛。本品药味甘甜浓郁,也可矫正方中药物的滋味。

【美容应用】

热毒疮疡、口臭、腋臭等　本品有良好的清热解毒功效。①治热毒疮疡、粉刺、疖病等,常与金银花、蒲公英等清热解毒药同用,如五味消毒饮;②治脾虚湿热内蕴所致的口臭、腋臭、酒渣鼻,常与杏仁、薏苡仁、黄柏等同用。

【用法用量】 煎服,2~10g,或入丸、散;外用,适量,煎水洗、浸泡或研末敷。生用清热解毒力强;蜜炙用则补益心脾之气和润肺止咳之力大增。

【使用注意】 湿盛而胸腹胀满及呕吐者忌服。反海藻、京大戟、红大戟、甘遂、芫花。长期大量服用,可引起水肿、高血压等。

西洋参 Xiyangshen
《本草备要》

【来源】 为五加科植物西洋参 *Panax quinquefolium* L. 的干燥根。主产于东北、华北、西北等地。生用。

【性味归经】 甘、微苦,凉。归肺、心、肾经。

【功效】 补气养阴,清热生津。

【应用】

1. 津伤口渴及消渴证　本品补气养阴,兼能清热。适用于热病气虚津伤所致身热汗多,口渴心烦,体倦少气者,常与西瓜翠衣、竹叶、麦冬等同用,如清暑益气汤。临床亦常配伍养阴、生津之品,用于消渴病气阴两伤之证。

2. 阴虚火旺之喘咳痰血证　本品能补肺气,兼能养肺阴、清肺火。适用于火热耗伤气阴所致之短气喘促、咳嗽痰少或痰中带血等,常与玉竹、麦冬等同用。

【美容应用】

形容憔悴、早衰等　本品补气之力较峻,药性偏凉,兼能清热养阴生津。用于气阴两伤所致神疲乏力、形容憔悴、早衰、心烦口渴等症,常与麦冬、五味子等同用。

【用法用量】 另煎兑服,3~6g。

【使用注意】 中阳虚衰者慎用。不宜与藜芦同用。

大枣 Dazao
《神农本草经》

【来源】 为鼠李科植物枣 *Ziziphus jujuba* Mill. 的干燥成熟果实。主产于河北、河南、山东、陕西等地。生用。

【性味归经】 甘,温。归脾、胃、心经。

【功效】 补中益气,养血安神。

【应用】

1. 脾虚证　味甘性温,入脾胃经,能益气健脾,治脾虚气弱,倦怠乏力、便溏等症,宜与人参、白术等配伍。

2. 脏躁及失眠　本品能益气养血而安神,为治疗心失充养,心神无主之脏躁的要药。单用,以红枣烧存性,米饮调下,也可与小麦、甘草配伍,如甘麦大枣汤。

【美容应用】

面色无华　本品能补中益气,治气血不足,面色苍白或萎黄,爪甲苍白等,常与党参、当归等同用。

【用法用量】 劈破煎服,6~15g。

知识链接

大枣的美容保健功效

大枣含有蛋白质、脂肪、糖、有机酸、钙、多种氨基酸及多种维生素,特别是维生素含量之高,有天然维生素之称,民间有"一日吃三枣,终生不显老"的说法,就是对大枣的美颜功效的称赞。大枣能使血中含氧量增加、促进气血生化,气血充足便可面色红润,皮肤润泽,肌肉结实,故可以治疗面色不荣、皮肤干枯、形体消瘦。大枣含丰富的维生素C,有很强的抗氧化活性及促进胶原蛋白合成的作用,对雀斑、粉刺、口角炎、脂溢性皮炎等损美性疾病有一定的治疗作用。大枣所含的维生素E和环磷酸腺苷,可促进皮内血液循环和肉芽细胞增生,防止黑色素沉积,使皮肤滋润美白、毛发光泽、皱纹平展。

【使用注意】 湿盛、痰凝、食滞、虫积者慎用或禁用。

蜂蜜 Fengmi
《神农本草经》

【来源】 为蜜蜂科昆虫中华蜜蜂 *Apis cerana* Fabricius 或意大利蜂 *Apis Mellifera* Linnaeus 所酿的蜜。我国各地均产。过滤后用。

【性味归经】 甘,平。归肺、脾、大肠经。

【功效】 补中,润燥,止痛,解毒;外用生肌敛疮。

【应用】

1. 脘腹疼痛 本品既能补中益气,又能缓急止痛。治脾胃虚寒,腹中拘急疼痛,喜温喜按等,可与芍药、甘草等同用,如小建中汤。现代多作为补脾益气丸剂、膏剂的赋型剂,或作为炮炙补脾益气药的辅料。

2. 便秘 本品能润肠通便,治肠燥便秘,可单用大量冲服,或与生地黄、当归、火麻仁等配伍。

3. 肺虚久咳及燥咳证 本品既能补肺,又能润肺。①治虚劳咳嗽,气阴耗伤,气短乏力,咽燥痰少者,可与人参、生地黄等品同用,如琼玉膏;②治燥邪伤肺,干咳无痰或痰少而黏者,可与阿胶、桑叶、川贝母等配伍。本品更多作为炮炙止咳药的辅料,或作为润肺止咳类丸剂或膏剂的赋型剂。

【美容应用】

1. 肌肉松弛、面部皱纹 治脾气虚弱,肌肉松弛、面生皱纹者,常与人参、白术等同用,如补中益气汤。

2. 黄褐斑 本品有润肤除皱、消斑之功。可与蛋清调匀涂于面部,或与酸奶、或与橄榄油、蛋黄调匀,做成面膜,外敷面部,均可使肌肤细嫩。

【用法用量】 煎服或冲服,15~30g。外用适量。本品作栓剂肛内给药,通便效果较口服更捷。

【使用注意】 本品助湿壅中,又能润肠,故湿阻中满及便溏泄泻者慎用。

红景天 Hongjingtian
《神农本草经》

【来源】 为景天科植物大花红景天 *Rhodiola crenulata*（Hook. f. etThoms.）H.

Ohba 的干燥根和根茎。秋季花茎凋枯后采挖,除去粗皮,洗净,晒干。

【性味归经】　甘、苦,平。归肺、心经。

【功效】　益气活血,通脉平喘。

【应用】

1. 脾气虚证　本品能健脾益气,擅治脾气虚衰,倦怠乏力等症,单用即有一定的疗效。

2. 瘀血所致之胸痹心痛、中风偏瘫等证　本品具有活血化瘀之力,可配伍丹参、红花等活血药,用于瘀血所致之胸痹心痛证。

3. 肺虚咳嗽、倦怠气喘　本品味甘,能补肺气,养肺阴,适用于肺气阴两虚,咳嗽痰黏,或倦怠气喘者。可单用,或配伍南沙参、百合等滋肺止咳药物。

【美容应用】

气虚之面色无华,血瘀之肤色紫黯　本品具有益气活血之功,用治气虚之面色无华,可与党参、黄芪等药物同用;用治血瘀之肤色紫黯,可与当归、红花等活血之品同用。

【用法用量】　煎服,3~6g。

灵芝 Lingzhi
《名医别录》

【来源】　本品为多孔菌科真菌赤芝 *Ganoderma lucidum*（Leyss. Ex Fr.）Karst. 或紫芝 *Ganoderma sinense* Zhao, Xu et Zhang 的干燥子实体。全年采收,除去杂质,剪除附有朽木、泥沙或培养基质的下端菌柄,阴干或在 40~50℃烘干。

【性味归经】　甘,平。归心、肺、肝、肾经。

【功效】　补气安神,止咳平喘。

【应用】

1. 心神不宁、失眠、惊悸　本品味甘性平,入心经,能补心气,益心血,安心神,用治气血不足、心神失养所致心神不宁、失眠、惊悸、多梦、健忘、神疲体倦、食少等症。可单用研末服,或配伍当归、白芍、酸枣仁、柏子仁、龙眼肉等同用。

2. 肺虚咳喘,咳嗽痰多　本品入肺经,能补益肺气,温肺化痰,止咳平喘,常用于治痰饮证,见形寒咳嗽、痰多气喘者,尤对虚寒型或痰湿型效佳。可单用或与干姜、半夏、党参、五味子等温阳化饮、益气敛肺之品同用。

3. 虚劳证　本品有补养气血的作用,可用治虚劳短气、不思饮食、烦躁口干等症,常与山茱萸、人参、干地黄等补益药配伍。

【美容应用】

虚劳之面色无华、手足逆冷　本品能保神益精,补养气血,治疗虚劳所致之面色无华、手足逆冷等症,常与山茱萸、人参、干地黄等配伍。

【用法用量】　煎服,6~12g。

第二节 补 阳 药

补阳药,重在补助肾阳,又称助阳药。本类药物味多甘温、咸温,具辛热之性,主入肾、肝、脾、心经。能温肾助阳,适用于肾阳不足所致畏寒肢冷、性欲淡漠、阳痿遗精或宫寒不孕、血滞经闭、带下清稀;肾精不足之头晕耳鸣、腰膝酸软、不孕不育、须发早白;筋骨不健之手足萎弱、小儿行迟、齿迟、囟门不合;脾肾阳虚之水肿、五更泻以及肾不纳气之虚喘等。有的药还兼具托毒生肌、祛风除湿、润肠通便、固肾安胎、续骨疗伤之功效,治疗阴疽内陷、风寒湿痹、肠燥便秘、胎动不安、跌打损伤、骨折肿痛等。美容方面,补阳药可驻颜悦色、养发生发、减肥消脂、健身美体、延缓衰老;并可内服或外用治疗粉刺,黄褐斑,皮肤粗糙、皲裂、松弛,黑眼圈,面游风,发枯,发白,脱发,斑秃,酒渣鼻,白癜风,油风等损美性疾病。

本类药物性多温燥,易伤阴助火,阴虚火旺或湿热内盛者禁用。

鹿茸 Lurong
《神农本草经》

【来源】 为鹿科动物梅花鹿 *Cervus nippon* Temminck 或马鹿 *Cervus elaphus* Linnaeus 的雄鹿未骨化密生茸毛的幼角。主产于黑龙江、吉林、新疆、青海等地,用时炮制成"鹿茸片",或劈成碎块,研成细粉用。

【性味归经】 甘、咸、温。归肾、肝经。

【功效】 壮肾阳,益精血,强筋骨,调冲任,托疮毒。

【应用】

1. 阳痿早泄、宫寒不孕、形容憔悴　本品峻补肾阳,益精血。①治肾阳不足,阳痿早泄,精冷不育,宫寒不孕,足冷足肿,腰脊疼痛等,可单用研末服;或与龟板、枸杞子、人参等同用,如龟鹿二仙胶;②治肾亏精血不足,面容憔悴或面色黧黑,皮肤松弛,耳聋目昏,牙齿松动,须发稀疏或毛发干枯等,常与人参、熟地等为丸服,如参茸固本丸;③治年老肾虚,精血俱亏,潮热自汗,怔忡惊悸、足膝软弱,常与附子配伍,如茸附汤。

2. 崩漏及带下　本品有补肝肾,调冲任,固带脉的功效。①治冲任虚寒,崩漏不止,虚损羸瘦,常与当归、阿胶、蒲黄等同用,如鹿茸散;②治冲任虚寒,白带清稀,绵绵不绝,伴腰骶冷痛,常与肉苁蓉、黄芪、附子等同用,如妇科内补丸。

3. 小儿发育不良　本品有良好的补肝肾,益精血而强筋骨之效。用于肝肾不足的小儿发育不良,形体消瘦,筋骨萎软,囟门迟闭、齿迟、行迟等。常与山茱萸、熟地黄等滋养阴血药同用,如加味地黄丸。

【美容应用】

疮疡久溃不敛、阴疽内陷不起　本品有温补精血,托毒外出和生肌敛疮之效,常与黄芪、当归、肉桂等同用,如阳和汤。

【用法用量】 1~2g,研细末;或入丸、散,亦可浸酒服。

【使用注意】 ①服用本品应从小量开始,缓缓增加,不可骤用大量,以免阳升风动,出现头晕目赤或伤阴动血;②凡发热者均应忌服。

知识链接

服用鹿茸的注意事项

鹿茸本身不具毒性,但其性大温大热,近代著名医学家曹炳章言其"服食不善,易发生吐血、衄血、尿血、目赤、头晕、中风昏厥等"伤阴动血及阳升风动之证。健康小儿服用后可出现内热,流鼻血,机体异常亢奋,甚则躁狂症。故服用本品应辨证施补,合理用药。本品含有的激素类物质,会刺激胃肠道黏膜,引起胃肠道反应,多服久服后还易引发面部痤疮、肥胖及小儿性早熟。故对于健康人,尤其是儿童,不可妄施滥投。此外,患有高血压、冠心病、肝肾疾病、各种发热性疾病、出血性疾病的患者也不宜服用鹿茸。

杜仲 Duzhong
《神农本草经》

【来源】　为杜仲科植物杜仲 *Eucommia ulmoides* Oliv. 的干燥树皮。主产于四川、云南、贵州、湖北等地。生用或盐水炙用。

【性味归经】　甘,温。归肝、肾经。

【功效】　补肝肾,强筋骨,安胎。

【应用】

1. 腰膝酸痛、筋骨痿弱、耳鸣眩晕　本品甘温,为滋补肝肾,强筋壮骨之要药。①治肾虚腰痛,筋骨痿软,下肢无力,夜尿频数或小便余沥不尽,单用浸酒服,或与补骨脂、胡桃肉等同用,如青娥丸;②治风湿腰痛,不可俯仰屈伸,肢体疼痛,常与独活、桑寄生、细辛等同用,如独活寄生汤;③治肝肾亏虚,耳鸣眩晕,常与桑寄生各适量,研粉,沸水泡茶饮。

2. 胎动不安或滑胎　本品善补肝肾,固冲安胎。用于肝肾亏虚,冲任不固之胎动不安、滑胎等,常与续断、山药、大枣等同用,如杜仲丸。

【美容应用】

须发早白,颜面无华　本品善补肝肾,治疗因肝肾不足所致之面色晦暗、须发早白、牙齿松动等,常与山茱萸、续断等配伍,如长寿保命丹。

【用法用量】　煎服,6~10g。酒浸或入丸散,炒用疗效较佳。

【使用注意】　阴虚火旺者慎用。

续断 Xuduan
《神农本草经》

【来源】　为川续断科草本植物川续断 *Dipsacus asper* wall. ex Henry 的干燥根。主产于四川、湖北、湖南等地。生用或酒炙或盐炙用。

【性味归经】　苦、辛,微温。归肝、肾经。

【功效】　补肝肾,强筋骨,续折伤,止崩漏。

【应用】

1. 腰膝酸痛、风湿痹痛　本品善补肝肾,强筋骨,通血脉。①治肝肾不足,腰膝酸痛,足膝软弱无力,常与杜仲、桑寄生同用,如续断丹;②治肝肾不足兼感受寒湿所致风湿痹痛、关节疼痛,常与杜仲等配伍,如续断丸。

2. 胎漏、胎动不安　本品有补肝肾,调冲任,止血安胎之效。治胎漏下血、胎动欲坠或滑胎,常配桑寄生、菟丝子、阿胶等,如寿胎丸。

3. 阳痿、遗精、带下　本品补肝肾,甘温助阳,辛温散寒。善治因肾阳不足,命门火衰所致遗精、阳痿、宫寒不孕、寒湿带下、遗尿尿频等症,常与鹿茸、肉苁蓉等同用,如鹿茸散。

4. 筋伤骨折　本品既善补肝肾,强筋骨,又长于通血脉,消肿痛,续折疗伤。治疗跌仆创伤、筋伤骨折肿痛、腰肌劳损等症,常与当归、泽兰等同用,如续断散。

【美容应用】

肢体关节屈伸不利、肤色晦暗　本品既能补肝肾,强筋骨,又能续折伤,治疗肝肾不足之风湿痹痛、肢体关节屈伸不利、肤色晦暗等,常与杜仲、薏苡仁、牛膝等配伍,如续断丸。

【用法用量】　煎服,10~15g。或入丸、散。外用适量研末敷。治崩漏下血宜用续断炭。

【使用注意】　风湿热痹者忌服。

肉苁蓉 Roucongrong
《神农本草经》

【来源】　为列当科肉质寄生草本植物肉苁蓉 *Cistanche deserticola* Y. C. Ma 或管花肉苁蓉 *Cistanche tubulosa*(Schenk)Wight 的干燥带鳞叶的肉质茎。主产于内蒙古、甘肃、新疆、青海等地。生用或酒炙用。

【性味归经】　甘、咸、温,归肾、大肠经。

【功效】　补肾阳,益精血,润肠通便。

【应用】

1. 肾阳不足证　本品有补肾阳,益精血,暖腰膝之效。①治肾阳不足,精血亏虚所致的阳痿早泄、须发早白、黑眼圈等,常配熟地、菟丝子、五味子等,如肉苁蓉丸;②治肾阳不足之白带清稀、宫寒不孕,常配鹿茸、沙苑子等同用,如妇科内补丸;③治腰膝酸软、筋骨无力,常配巴戟天、紫河车、杜仲等,如金刚丸。

2. 肠燥便秘　本品性温质润,可润燥滑肠。尤善治肾阳不足,精血亏虚所致大便秘结,小便清长,腰酸背冷,单用大剂量煎服即效,亦常配当归、枳壳等同用,如济川煎。

【美容应用】

面色晦暗　本品能润肠通便,尤善治肾阳不足,精血亏虚所致大便秘结,伴面色晦暗或生粉刺等症,单用大剂量煎服即效,亦常配当归、枳壳等同用,如济川煎。

【用法用量】　煎服,6~10g。单用大剂量煎服,可用至60g。

【使用注意】　阴虚火旺者、脾胃虚弱便溏者慎用。

补骨脂 Buguzhi
《雷公炮炙论》

【来源】　为豆科一年生草本植物补骨脂 *Psoralea corylifolia* L. 的干燥成熟果实。主产于河南、四川、陕西等地。生用或盐水炙用。

【性味归经】 辛、苦、温。归肾、脾经。

【功效】 补肾助阳,纳气平喘,温脾止泻;外用消风祛斑。

【应用】

1. 肾阳虚诸证 本品有温补命门,补肾壮阳,固精缩尿之功。①治肾虚阳痿、遗精、早泄,腰膝酸软,耳鸣等,常配菟丝子、胡桃肉等,如补骨脂丸;②治肾阳不足之老人夜尿频多、小儿遗尿,常与茴香配伍,如破故纸丸;③治肾虚兼寒湿痹阻之腰痛如折,腰间似有物重坠,起坐艰难者,常与杜仲、核桃仁等同用,如青娥丸。

2. 五更泄泻 本品能补肾阳以温脾止泻,可治脾肾阳虚所致五更泄泻,常与五味子、肉豆蔻、吴茱萸同用,如四神丸。

3. 虚喘 本品能补肾阳而纳气平喘,常与胡桃肉配伍,如治喘方;或配伍人参、罂粟壳、木香等,治劳嗽虚喘,如劳嗽方。

【美容应用】

白癜风、银屑病、甲癣、斑秃 本品外用能促使皮肤色素新生,促进毛发生长,还能抑制多种霉菌的生长。①以本品制成注射液,肌内注射,治疗白癜风,银屑病,趾、指甲癣;②以本品研末浸酒制成20%～30%的酊剂,外涂患处,可治白癜风;用生姜蘸取此酊剂外搽斑秃处,可助生发。

【用法用量】 煎服,6～10g;外用20%～30%的酊剂涂患处。

【使用注意】 阴虚火旺及大便秘结者忌服。

知识链接

补骨脂的美容研究

补骨脂所含补骨脂素、异补骨脂素等为光敏性化合物,注射或内服或外涂皮肤后,在日光或紫外线照射下,可激活表皮内的黑色素细胞中的谷氨酸酶,促进局部皮肤黑色素合成,并扩张局部血管,改善组织营养,使白斑部位皮肤恢复正常。临床已经开发出了注射液、外用溶液剂、胶囊剂等,用于治疗白癜风、外阴白色病变、牛皮癣、斑秃、脚气等。

淫羊藿 Yinyanghuo

《神农本草经》

【来源】 为小檗科植物淫羊藿 *Epimedium brevicornu* Maxim.、箭叶淫羊藿 *Epimedium sagittatum*(Sieb. et Zucc.)Maxim.、柔毛淫羊藿 *Epimedium Pubescens* Maxim. 或朝鲜淫羊藿 *Epimedium koreanum* 的干燥叶。又名仙灵脾。主产于陕西、辽宁、山西、四川等地。生用或羊脂油炙用。

【性味归经】 辛、甘,温。归肾、肝经。

【功效】 补肾阳,强筋骨,祛风湿。

【应用】

1. 阳痿早泄、腰膝无力 本品性温燥烈,长于补肾壮阳。①治阳痿不举、遗精早泄、虚冷不育,可单用浸酒服,或与巴戟天、熟地等配伍,如赞育丹;②治妇女绝经前后眩晕耳鸣、腰酸乏力、两足欠温、焦虑抑郁等,常与仙茅、黄柏、知母等同用,如二仙汤。

2. 风寒湿痹、肢体麻木　本品辛温散寒,祛风胜湿,入肝肾,强筋骨,可用于风湿痹痛、筋骨不利及肢体麻木、半身不遂等,常与威灵仙、川芎、肉桂等同用,如仙灵脾散。

【美容应用】

肢体屈伸不利、肤色晦暗　本品既能补肾阳,强筋骨,又能祛风湿,治疗风湿痹痛,肢体屈伸不利,肤色晦暗,可单用浸酒服,或与杜仲、桑寄生等同用。

【用法用量】　煎服,3~10g。

【使用注意】　阴虚火旺者不宜服用。

菟丝子 Tusizi
《神农本草经》

【来源】　为旋花科植物南方菟丝子 *Cuscuta australis* R. Br. 或菟丝子 *Cuscuta chinensis* Lam. 的干燥成熟种子。我国大部分地区均有分布。生用或盐水炙用。

【性味归经】　辛,甘,平。归肾、肝、脾经。

【功效】　补益肝肾,固精缩尿,安胎,明目,止泻;外用消风祛斑。

【应用】

1. 肾虚诸证　本品能平补阴阳,有补肾阳,益肾精之功。①治肾精亏虚之阳痿早泄、遗精滑泄、少精弱精所致不育,常与枸杞子、覆盆子、车前子同用,如五子衍宗丸;②治女子下元虚冷,白带量多稀薄,腰酸冷痛,常与鹿茸、沙苑子、肉苁蓉等同用,如妇科内补丸。

2. 肝肾不足诸证　本品滋补肝肾之阴精。①治肝肾不足,目失所养之目暗目昏,视物不清,常与熟地、车前子等同用,如驻景丸;②治肝肾不足,冲任不固之胎动不安,常与续断、桑寄生等同用,如寿胎丸。

3. 脾肾阳虚、便溏泄泻　常与枸杞子、山药等同用,如菟丝子丸。

【美容应用】

1. 早衰、须发早白、脱发等　本品能补益肝肾,平补阴阳,用治肾精亏虚之早衰、须发早白、脱发等,常与肉苁蓉、黑芝麻等同用,如菟丝子丸。

2. 黄褐斑、面容憔悴、皮肤不荣　本品能平补肝肾,用治气滞血瘀之面部黄褐斑,或面容憔悴、皮肤不荣等,常与当归、桃仁等同用,如补肾化斑汤。

3. 白癜风　本品外用能消风祛斑,用于白癜风,可与补骨脂配伍;或酒浸外涂,对白癜风亦有一定疗效。

知识链接

白癜风的基本概念

白癜风是一种常见的后天性局限性或泛发性皮肤色素脱失病。由皮肤的黑素细胞功能消失引起,但机制尚不清楚,目前多认为与遗传、自身免疫力低下、精神、微量元素缺乏等因素有关。全身各部位可发生,常见于指背、腕、前臂、颜面、颈项及生殖器周围等。女性外阴部亦可发生,青年妇女居多。中医认为白癜风发病总由外感六淫、内伤七情、脏腑功能失调所致。初起多为风邪外袭、气血不和、情志内伤、肝郁气滞所致。日久常致脾胃虚弱、肝肾不足、经络瘀阻等。治疗以扶正祛邪、标本兼治、内外治结合为原则。白斑发展迅速以祛邪为主,白斑静止不变以扶正为主,并结合患者体质、伴随症状及舌脉选用适宜的治疗方法。

【用法用量】　煎服,6~12g。外用适量。

【使用注意】　本品为平补之药,但偏补阳,阴虚火旺,大便燥结、小便短赤者不宜服。

巴戟天 Bajitian
《神农本草经》

【来源】　为茜草科植物巴戟天 *Morinda officinalis* How 的干燥根。主产于广东、广西、福建等地。生用或制用。

【性味归经】　甘、辛,微温。归肾、肝经。

【功效】　补肾阳,强筋骨,祛风湿。

【应用】

1. 肾阳虚证　本品甘润不燥,长于补肾助阳。①治肾虚阳痿、遗精早泄,虚寒不育,常与淫羊藿、仙茅等同用,如赞育丸;②治遗尿尿频,与桑螵蛸、菟丝子等同用;③治下元虚冷,月经不调、带下清稀等,常与肉桂、高良姜、吴茱萸等同用,如巴戟丸。

2. 腰膝疼痛、风湿痹痛　治肾精亏虚,复感风湿致腰膝酸软疼痛,筋骨痿弱,行走不利等证,常与萆薢、杜仲、菟丝子等同用,如金刚丸。

【美容应用】

肝肾不足之筋骨痿软、肤色晦暗　本品能补肝肾,祛风湿,用治痹证日久,肝肾不足之筋骨痿软、肤色晦暗,可与羌活、杜仲、五加皮等同用,如巴戟天丸。

【用法用量】　煎服,3~10g。

【使用注意】　阴虚火旺者不宜单用,有湿热者禁用。

核桃仁 Hetaoren
《备急千金要方》

【来源】　为胡桃科植物胡桃 *Juglans regia* L. 的干燥成熟种子。主产于河北、山西、山东等地。生用。

【性味归经】　甘、温。归肾、肺、大肠经。

【功效】　补肾,温肺,润肠。

【应用】

1. 阳痿滑精、腰痛　本品甘温,有补肾益精之效。①用于肾虚之阳痿滑精、耳鸣耳聋者,常与五味子、蜂蜜一同嚼服;②治肾气亏虚,腰痛如折,常与杜仲、补骨脂等同用,如青娥丸。

2. 肺肾虚喘　本品敛肺益肾,摄纳元气,治肺肾虚喘,常与人参配伍,如人参胡桃汤。

3. 肠燥便秘　本品质润多油,能濡润肠道而通便,用于气虚及津血亏耗之肠燥便秘,可单用,或与火麻仁、肉苁蓉等同用。

【美容应用】

须发早白　本品能补肾益精,治肾气亏虚,须发早白、牙齿松动者,常与杜仲、补骨脂等同用,如青娥丸。

【用法用量】　煎服,6~9g;单味嚼服,10~30g;或入丸、散。

【使用注意】 痰火积热、阴虚火旺以及便溏者禁用。不可与浓茶同服。

第三节 补 血 药

补血药,重在补心血、肝血,又称养血药。本类药性味甘温或甘平,质地滋润,主入心、肝、脾、肾经。能补血养血,适用于心、肝血虚,面色苍白、心悸怔忡、失眠多梦、健忘、头晕目眩、唇爪苍白或干枯脆薄、视力减退甚或雀盲等;还善和血调经止痛,能治妇人月经不调、崩中漏下、痛经、闭经等。部分药物兼能滋养肝肾,生精填髓,用治肝肾精血亏虚之眩晕耳鸣、腰膝酸软等证。在美容方面,补血药具有防皱驻颜、润肤悦色、生发乌发、明目固齿、抗衰延年等功效。

使用时应根据不同病情,配伍其他药物,若气血两虚,配健脾补气药;兼气滞血瘀者,配伍行气活血药;兼肝肾不足者,可配伍滋肾养肝药。

本类药质地滋润,性多黏滞,易致胃呆气滞,中焦痞满,故湿盛中满或有停饮、痰、火及腹胀溏泄者慎用。

当归 Danggui
《神农本草经》

【来源】 为伞形科草本植物当归 *Angelica sinensis*(Oliv)Diels. 的干燥根。主产于甘肃、陕西、四川、云南等地。生用或酒炙用。

【性味归经】 甘、辛、温。归肝、心、脾经。

【功效】 补血活血,调经止痛,润肠通便。

【应用】

1. 血虚诸证 本品甘温质润,既补血,又活血,为补血要药。治眩晕心悸、面色萎黄等,常与熟地黄相须为用,如四物汤。

2. 月经不调、痛经、闭经 本品既能补血、活血,又善止痛,为妇科调经要药。凡血虚、血滞、气血不和、冲任失调之月经不调、崩中漏下、痛经、闭经等证,并伴有经血瘀黯、面色不华、肌肤干燥或易生黄褐斑者皆可应用,常与熟地、白芍、川芎配伍,如四物汤,此为妇科调经的基本方剂;因气滞血瘀所致,常配香附、桃仁、红花等,如桃红四物汤;兼寒凝者,常配肉桂、艾叶等;兼血热者,则常配赤芍、丹皮等。

3. 便秘 本品能养血润肠通便。用于血虚肠燥便秘,常配牛膝、火麻仁、肉苁蓉等,如济川煎。

4. 各种痛证 本品既善补血活血止痛,又能散寒,故可随证配伍应用。常用于因血虚、血滞或寒凝、跌打损伤、风湿痹阻的疼痛证。①治虚寒腹痛,常配桂枝、白芍、生姜等,如当归生姜羊肉汤、当归建中汤;②治跌打损伤,常配乳香、没药等,如活络效灵丹。

【美容应用】

1. 血虚诸证 本品甘温质润,功善补血养血,为补血要药。①治血虚引起的头晕眼花、面色萎黄、爪甲薄脆、头发稀疏黄软或易于脱发、斑秃、须发早白、记忆力下降等,常配熟地、川芎、白芍等,如四物汤、八珍汤;②治血虚风燥所致皮肤干燥、粗糙、瘙痒、脱屑等,常与生地、何首乌、白蒺藜等配伍,如当归饮子;③若气血两虚,面色苍白者,常与黄芪、人参等同用，如当归补血汤、人参养营汤等。

2. 痈疽疮疡、粉刺、慢性湿疹、酒渣鼻、冻疮等　本品既能活血行滞、消肿止痛，又能补血生肌，为皮肤外科常用药物。①治痈疽疮疡、粉刺、蛇串疮初期，常配金银花、连翘、炮山甲等，如仙方活命饮；②治成脓不溃或溃后久不收口，常与黄芪、金银花等配伍，如神效托里散；③治慢性湿疹、酒渣鼻，常与生地、赤芍等同用，如凉血四物汤；④治血虚寒厥冻疮、四肢逆冷、麻木疼痛，常配桂枝、细辛等，如当归四逆汤。

【用法用量】　煎服，6~12g。入丸散或熬膏，研末外敷。一般生用，为加强活血则酒炒用。补血用当归身，活血用当归尾，和血（补血活血）用全当归。

【使用注意】　湿盛中满、大便溏泄者慎用。

知识链接

当归的美容研究

当归内服外敷，均有护肤美容作用，其机制主要为能扩张皮肤毛细血管，加快血液循环。当归含有挥发油及多种人体必需的微量元素，能营养皮肤，防止粗糙。当归内服可活血补血调经，使皮肤光泽红润；敷面可活血淡斑，促进皮肤新陈代谢，使皮肤细嫩有光泽；当归还能扩张头皮毛细血管、促进血液循环，并含有丰富的微量元素，能防治脱发和白发，使头发乌黑光亮。我国唐代长寿医家孙思邈在《千金翼方》中详细阐述了当归抗老、消斑、美容、健肤的功效，并将其称为"妇人面药"。

熟地黄 Shudihuang
《本草图经》

【来源】　为玄参科植物地黄 *Rehmannia glutinosa* Iibosch. 块根的炮制加工品（酒炖或酒蒸法）。主产于河南。切厚片或切块用。

【性味归经】　甘，微温。归肝、肾经。

【功效】　补血滋阴，益精填髓。

【应用】

1. 血虚诸证　本品为补血要药。常用于血虚诸证，如妇女月经不调、崩中漏下、形体消瘦、皮肤干燥、毛发干枯稀疏、面色萎黄等，常与当归、川芎、白芍同用，如四物汤，此方为补血调经基本方剂，用于治上述证候，均可随证加减应用。

2. 肾阴不足证　本品质润，善滋补肾阴，益精填髓，为补肾阴之要药。治肾阴虚之潮热骨蒸、盗汗、遗精、消渴等证，常与山茱萸、山药等同用，如六味地黄丸。

【美容应用】

须发早白、黄褐斑、皮肤皲裂、黑眼圈等　本品有养血滋阴，益精填髓之效。①治肝肾精血亏虚之须发早白、形容早衰、视物不清、牙齿松动等，常与制何首乌、枸杞子、菟丝子等同用，如七宝美髯丹；②治肝肾阴虚之黄褐斑、肤色晦暗不泽、皮肤皱褶、黑眼圈等，常与山药、山茱萸等同用，如六味地黄丸；③治诸虚百损，腰膝酸软，失血少气，步履乏力，常与人参、鹿茸等同用，如参茸固本丸。

【用法用量】　煎服，9~15g；大剂量可用至 30~60g。

【使用注意】　脾胃虚弱、中满痰盛及食少便溏者忌用。

何首乌 Heshouwu

《日华子本草》

【来源】 为寥科缠绕草本植物何首乌 *Polygonum multiflorum* Thunb. 的干燥块根。主产于河南、湖北、广西、广东等地。生用或制用。

【性味归经】 苦、甘、涩,微温。归肝、心、肾经。

【功效】 制首乌补肝肾,益精血,乌须发,强筋骨,化浊降脂;生首乌解毒,消痈,截疟,润肠通便。

【应用】

1. 精血亏虚诸证 制首乌能补肝肾,益精血,乌须发,强筋骨,为滋补良药。①治血虚所致头晕眼花、肢体麻木、失眠健忘等,常与党参、熟地黄、当归等配伍;②治肝肾精血亏虚所致之眩晕耳鸣、腰膝酸软、遗精带下、不孕不育、耳鸣耳聋等,单用泡酒服即效;或配伍枸杞子、菟丝子等药。

2. 肠燥便秘 生首乌有润肠通便作用,治血虚津亏,肠燥便秘,常配当归、火麻仁、黑芝麻等同用。

3. 痈疽、瘰疬 生首乌有解毒作用。①治遍身疮肿痒痛,与防风、薄荷、苦参等同用;②治瘰疬结核,与夏枯草、土贝母、香附等同用。

【美容应用】

精血亏虚诸证 制首乌能补肝肾,益精血,乌须发,强筋骨,不寒,不燥,不腻,为滋补良药。①治血虚所致面色萎黄、脱发,常与党参、熟地黄、当归等配伍;②治血虚风燥所致皮肤干燥、脱屑、瘙痒、皮肤皲裂等,常与生地、当归、白蒺藜等配伍,如当归饮子;③治肝肾精血亏虚之须发早白、脱发等,常与当归、枸杞子、菟丝子等同用,如七宝美髯丹。也可单用制首乌泡酒,常服,有养血益精,延年益寿之效。

【用法用量】 煎服,3~12g。补益精血宜用制首乌;截疟,润肠,解毒宜用生首乌。

【使用注意】 大便溏泄及湿痰较重者慎用。

案例解析

何首乌中毒

案例:重庆一市民为有一头青丝,每天用何首乌泡水喝,最终因何首乌中毒导致肝功能衰竭。无独有偶,泰州的一位何女士也因为服用何首乌与黑芝麻粉 1 个月,出现了中毒症状,而被送医。

解析:随着养生观念的普及,中药何首乌的乌须发、降脂减肥、抗衰老的功效得到广泛的推广应用。但是因食用何首乌及何首乌制剂而中毒的病例时有报道。何首乌有生熟之分,两者的功效主治差异很大。生何首乌里含有一种蒽醌衍生物大黄酚,使用不当可造成肝脏损害和刺激肠道充血。制首乌则是由生首乌炮制而成,炮制后毒性减小。故应在专业人员指导下使用何首乌,切不可自作主张长期配制食用。一般而言,何首乌经过煎熬,其毒性能够被去除,但泡水喝就容易中毒。

白芍 Baishao

《神农本草经》

【来源】 为毛茛科草本植物芍药 *Paeonia lactiflora* pall. 的干燥根。主产于浙江、安徽、四川等地。生用、炒用或酒炙用。

【性味归经】　苦、酸,微寒。归肝、脾经。

【功效】　养血调经,敛阴止汗,柔肝止痛,平抑肝阳。

【应用】

1. 月经不调、崩漏、痛经　本品有养血柔肝,调经止痛之效。可用于肝血虚所致月经不调、崩漏、痛经等,常配伍当归、熟地黄等,如四物汤。

2. 手足拘挛　本品有养血柔肝,缓急止痛之效。治肝脾不和,血虚筋脉失养所致脘腹手足拘挛疼痛,常配甘草同用,如芍药甘草汤。

3. 自汗、盗汗　本品能敛阴和营而止汗。①治阴虚盗汗,可与生地黄、牡蛎、浮小麦等同用;②治营卫不和、表虚自汗,常配桂枝等,如桂枝汤;③治虚劳自汗不止,常配黄芪、白术等,如芍药黄芪汤。

4. 头痛眩晕　本品有养肝阴、平肝阳之效。治肝阳上亢的头痛眩晕,常配生地、牛膝、石决明等,如建瓴汤。

【美容应用】

黄褐斑　治肝郁血虚脾弱所致面色萎黄,无光泽,或生黄褐斑,常与当归、白术、柴胡等同用,如逍遥散;或配伍白术、白茯苓同用,如三白汤。

【用法用量】　煎服,6~15g。大剂量可用至15~30g。

【使用注意】　阳衰虚寒之证不宜用。

阿胶 Ejiao
《神农本草经》

【来源】　为马科动物驴 *Equus asinus* L. 的皮,经漂泡去毛后煎煮浓缩而成的胶块。以山东东阿县的产品最著名,为道地药材。捣成碎块或炒成珠用。

【性味归经】　甘,平。归肺、肝、肾经。

【功效】　补血滋阴,润燥,止血。

【应用】

1. 血虚诸证　本品补血兼能止血,多用治血虚诸证,而尤以治疗出血而致血虚为佳。治气虚血少之心动悸、脉结代,可与桂枝、甘草、人参等同用,如炙甘草汤。

2. 出血证　本品为止血要药,可用于多种出血证。①治吐血、便血,配白术、灶心土、附子等同用,如黄土汤;②治崩中漏下,与熟地、当归、芍药等同用,如胶艾汤。

3. 阴虚燥咳及咳血　本品能滋阴润肺,治肺热阴虚,燥咳痰少,痰中带血,与马兜铃、牛蒡子、杏仁等同用,如补肺阿胶汤。

【美容应用】

面色不华、皮肤干燥　本品能补血滋阴润燥,用治血虚所致面色不华、皮肤干燥、唇甲色淡等,可单用,或配伍熟地黄、当归等,如阿胶四物汤。

【用法用量】　3~9g。入汤剂宜烊化兑服。

【使用注意】　本品黏腻,有碍消化。脾胃虚弱者慎用。

第四节　补　阴　药

补阴药,重在滋补阴液,纠正人体阴精不足,又称养阴药或滋阴药。本类药性味甘寒或甘凉,质地滋润,主入肺、胃、肝、肾、心等经,具有养阴润肺、益胃生津或滋补肝肾的作用,用于肺燥阴虚、胃阴不足或肝肾阴虚等证。肺燥阴虚常见干咳少痰,或痨嗽久咳、咯血,或口鼻干燥、声音嘶哑,内热消渴等;热伤胃阴,胃阴不足常见唇干皲裂、牙龈肿痛、口舌生疮、胃脘隐痛、饥不欲食、肠燥便秘、形体消瘦等;肝肾阴虚常见腰膝酸软、耳鸣耳聋、两目干涩、目暗不明、遗精滑泄、牙齿松动、记忆力减退等。有的补阴药兼具养心安神作用,用于心阴虚之心悸怔忡、失眠多梦等症。此外,对面生粉刺、热疮、黧黑斑、未老先衰、面容憔悴、须发早白、斑秃、脱发等损美性疾病,可配用本类药物,以调补气血阴阳,达到治疗作用。

使用补阴药时还应根据不同病情,配伍其他药物,如补气药、补血药、退虚热药等。本类药性多黏滞,易妨碍消化功能,故湿滞中阻,腹胀便溏者均应慎用。

北沙参 Beishashen
《本草汇言》

【来源】 为伞形科草本植物珊瑚菜 *Glehnia littoralis* Fr. Schmidt ex Miq. 的干燥根。主产于山东、河北、辽宁、江苏等地。生用。

【性味归经】 甘、微苦,微寒。归肺、胃经。

【功效】 养阴清肺,益胃生津。

【应用】

1. 咽干暗哑、痨嗽久咳 本品能养肺阴而兼清燥热。用于阴虚肺燥有热之干咳少痰,或痨嗽久咳,咽干暗哑等,常与麦冬、玉竹、冬桑叶等同用,如沙参麦冬汤。

2. 胃脘嘈杂 本品有养胃阴、清胃热、生津液之功。①治胃阴亏虚,饥不欲食,口渴咽干,舌苔光剥,常与麦冬、玉竹等同用,如益胃汤;②治热伤胃阴,胃脘隐痛、嘈杂、干呕等,单用本品水煎服即效,亦常配麦冬、石斛等养胃生津之品。

【美容应用】

皮肤干燥、唇干皲裂 本品有养肺阴滋胃阴之功。治肺胃阴虚,皮肤干燥、唇干皲裂,舌苔光剥,常与麦冬、玉竹等同用,如益胃汤。

【用法用量】 煎服,5~12g。鲜品15~30g。

【使用注意】 感受风寒而致咳嗽及肺胃虚寒者忌服。反藜芦。

知识链接

南 沙 参

南沙参为桔梗科植物轮叶沙参或沙参的干燥根。甘,微寒。归肺、胃经。功能养阴清肺,益胃生津,祛痰,益气。用于肺热燥咳,阴虚痨嗽,干咳痰黏,胃阴不足,食少呕吐,气阴不足,烦热口干等。煎服,9~15g。不宜与藜芦同用。

麦冬 Maidong
《神农本草经》

【来源】 为百合科植物麦冬 *Ophiopogon japonicus* (L. f) Ker-Gawl. 的干燥块根。主产于四川、浙江、江苏、湖北等地。生用。

【性味归经】 甘、微苦,微寒。归心、肺、胃经。

【功效】 养阴生津,润肺清心。

【应用】

1. 肺阴虚诸证 本品有养肺阴、清肺热、润肺燥之效。常用于阴虚肺燥之证。①治燥咳痰黏、鼻燥咽干及皮肤干燥等,常与桑叶、杏仁、阿胶等配伍,如清燥救肺汤;②治热疮,伴体倦少气、舌干苔少,常与麦冬、知母等同用,如王氏清暑益气汤;③治肺肾阴虚火旺之痨嗽咳血、午后热甚、形体消瘦,常与天冬同用,如二冬膏。

2. 失眠、健忘 本品有养阴清心、除烦安神之效。用于阴虚有热之心烦不眠,健忘、心悸怔忡等,常与生地黄、酸枣仁等同用,如天王补心丹。

【美容应用】

唇干皴裂、粉刺、黧黑斑 本品善能益胃生津、清热润燥,为治胃阴不足诸证之佳品。①治唇干皴裂、结痂脱屑、口干渴等,常与麦冬、玉竹等同用,如益胃汤;②治热病津伤之肠燥便秘、面生粉刺或黧黑斑、形体消瘦等,常与玄参、生地黄等配伍,如增液汤。

【用法用量】 煎服,6~12g。

【使用注意】 外感风寒或痰饮湿浊的咳嗽,以及脾胃虚寒泄泻者均忌服。

百合 Baihe
《神农本草经》

【来源】 为百合科植物卷丹 *Lilium Lancifolium* Thunb.、百合 *Lilium brownii* F. E. Brown var. *Viridulium* Baker 或细叶百合 *Lilium Pumilum* DC. 的干燥肉质鳞叶。主产于浙江、湖南等地。生用或蜜炙用。

【性味归经】 甘,微寒。归肺、心经。

【功效】 养阴润肺,清心安神。

【应用】

1. 干咳、喑哑 本品作用平和,能养阴清肺,润肺止咳。用于阴虚肺燥有热之干咳少痰、咳血或咽干喑哑、咽喉燥疼等症,常与生地、玄参等同用,如百合固金汤。

2. 失眠、心悸 本品甘、微寒,能清心安神。治阴虚有热,虚热上扰之失眠,心悸,可与知母、生地等同用,如百合知母汤、百合生地汤等。

【美容应用】

面部扁平疣、痤疮 本品甘、微寒,能清心润肺。治面部扁平疣、痤疮,可与薏苡仁、红豆熬粥,久服有效。

知识链接

百合的美容保健功效

百合花素有"云裳仙子"之称,其花姿雅致,芳香馥郁,叶片青翠娟秀,茎干亭亭玉立,是名贵的观赏花,被赋予了"心心相印,百年好合"的寓意,且具有极高的食用和药用价值。百合清心润肺,安神定志,适合被失眠困扰的人食用;百合含多种生物碱,能升高血细胞,提高机体免疫力,抑制癌细胞生长,缓解放疗的不良反应,是抗癌良药;百合鲜品富含黏液质及维生素,能加速皮肤细胞的新陈代谢,减少油脂的分泌,故常食百合,有一定美容作用。百合粉加入适量蜂蜜、牛奶,调和均匀做面膜,能使肌肤白嫩光滑。

【用法用量】 煎服,6~12g。蜜炙可增加润肺作用。

枸杞子 Gouqizi
《神农本草经》

【来源】 为茄科植物宁夏枸杞 *Lycium barbarum* L. 的干燥成熟果实。主产于宁夏、新疆、青海、甘肃等地。生用。

【性味归经】 甘,平。归肝、肾经。

【功效】 滋补肝肾,益精明目。

【应用】

肝肾阴虚证 本品甘平质润,入肝肾经,长于补肝血,养肾精。肝肾阴虚、精血不足诸证,均可应用。①治肝肾阴虚,头晕目眩,常配伍菊花、熟地黄等,如杞菊地黄丸;②治肾虚遗精,常与熟地黄、沙苑子等同用;③治男女真元虚损、久不孕育、腰膝酸软、遗精滑泄、耳鸣耳聋、牙齿松动等,常与鹿角胶、龟板等同用,如龟鹿二仙胶;④治内热消渴,可配生地、麦冬等药物。

【美容应用】

早衰证 本品为平补肝肾、养血补精之良药。常单用,或入复方治疗衰老症。①治肝肾不足之未老先衰、头晕目眩、面生憔斑、面容憔悴、须发早白等,常与怀牛膝、菟丝子等同用,如七宝美髯丹;②治内障目昏、肤色沉黯、黄褐斑等,常配菊花、地黄等,如杞菊地黄丸。

【用法用量】 煎服,6~12g。亦可熬膏、浸酒或入丸、散。

【使用注意】 外邪实热,脾虚泄泻者不宜服。

知识链接

枸杞子的美容保健功效

枸杞子的药用有 3 000 余年的历史。枸杞子中所含枸杞多糖和甜菜碱具有调节血脂和血糖、抗脂肪肝作用;能促进和调节免疫功能,抑制肿瘤的生长和细胞突变;所含丰富的维生素 C、β-胡萝卜素及叶黄素,为眼睛提供了营养,也为养肝明目提供了依据,对用眼过度和老人的视物昏花以及夜盲症都有很好的疗效;枸杞子还能激发性功能,长期食用,对性功能减退有治疗作用。枸杞子作为药食两用的抗衰老养生佳品,既可入药、嚼服、泡酒,又可加工成各种食品、饮料、保健酒、保健品等,具有广泛的市场前景。

鳖甲 Biejia
《神农本草经》

【来源】 为鳖科动物鳖 *Trionyx sinensis* Wiegmann 的背甲。主产于河北、湖南、安徽、浙江等地。生用或砂炒后醋淬用。

【性味归经】 咸,微寒。归肝、肾经。

【功效】 滋阴潜阳,退热除蒸,软坚散结。

【应用】

1. 阴虚发热、阴虚阳亢、阴虚风动证 本品能滋阴清热、潜阳息风。为治阴虚发热的要药。①治热病伤阴,骨蒸潮热、夜热早凉,常与秦艽、地骨皮等同用,如青蒿鳖甲汤;②治阴虚阳亢、头晕目眩,常与生地黄、牡蛎、菊花等同用;③治热病伤阴,阴虚风动,手足蠕动,甚则痉厥,常与生地黄、龟甲、牡蛎等同用,如二甲复脉汤。

2. 癥瘕积聚、闭经　本品具有行气化瘀、软坚散结之功。①治肝脾肿大、癥瘕积聚、胁下疼痛,常与柴胡、牡丹皮等同用,如鳖甲煎丸;②治妇人腹中痞硬,经水不通,常与水蛭、大黄等同用,如鳖甲丸。

【美容应用】
阴虚之形体消瘦、手足蠕动　本品有滋阴清热的作用。①治热病伤阴之形体消瘦伴骨蒸潮热、夜热早凉,可配伍青蒿等药物,如青蒿鳖甲汤;②治阴虚风动之舌干齿黑、手足蠕动,常与生地黄、龟甲、牡蛎等同用,如二甲复脉汤。

【用法用量】　煎服,9~24g,打碎先煎。滋阴潜阳宜生用;软坚散结宜醋炙用。
【使用注意】　脾胃虚寒,食少便溏及孕妇均不宜服用。

女贞子 Nüzhenzi
《神农本草经》

【来源】　为木犀科植物女贞 *Ligustrum lucidum* Ait. 的干燥成熟果实。主产于浙江、江苏、湖南等地。生用或酒炙用。
【性味归经】　甘、苦,凉。归肝、肾经。
【功效】　滋补肝肾,明目乌发。
【应用】
肝肾阴虚诸证　本品甘凉,入肝、肾经,既能滋补肝肾,又能清虚热,补中有清,滋而不腻,唯药力平和,须缓慢取效。①治肝肾阴虚,目失所养之视力减退、目暗不明等,常配伍熟地黄、枸杞子、菟丝子等药物;②阴虚发热,常与地骨皮、生地黄等配伍。

【美容应用】
须发早白、黄褐斑　本品善补肝肾,又能清虚热。治肝肾阴虚所致须发早白,毛发干枯稀疏易于脱落、黄褐斑等,常与墨旱莲同用,如二至丸。

【用法用量】　煎服,6~12g。
【使用注意】　脾胃虚寒泄泻或阳虚者慎用。

黄精 huangjing
《名医别录》

【来源】　为百合科植物滇黄精 *Polygonatum kingianum* Coll. et Hemsl.、黄精 *Polygonatum sibiricum* Red. 或多花黄精 *Polygonatum cyrtonema* Hua 的干燥根茎。主产于云南、贵州、广西、河北、内蒙古、陕西、湖南等地。生用、蒸用或酒制用。
【性味归经】　甘,平。归脾、肺、肾经。
【功效】　补气养阴,健脾,润肺,益肾。
【应用】
1. 阳痿遗精、消渴证　本品具有滋阴补肾功效。①治肾精亏虚之阳痿遗精、耳鸣耳聋,可单用,如黄精膏方,亦可与枸杞子、何首乌等同用,如二精丸;②治消渴证,常与生地、黄芪、麦冬等同用。

2. 脾胃虚弱证　本品补肺、脾、肾三脏气阴,其性滋腻而缓和。①治脾胃气虚之倦怠乏力、脉象虚软等,常配党参、白术等药物;②脾胃阴虚之口干食少、舌红少苔等,可与石斛、山药等同用。

3. 干咳少痰、痨嗽久咳　本品能养肺阴,益肺气。①治气阴两伤之干咳少痰,多与沙参、川贝母等药同用;②治肺肾阴虚之痨嗽久咳,可与熟地、百部、天冬等同用。

【美容应用】

1. 早衰发白　本品具有滋阴补肾功效。治肾精亏虚之早衰发白、牙齿松动等,可单用,如黄精膏方;亦可与枸杞子、何首乌等同用,如二精丸。

2. 面色萎黄、体虚羸瘦　本品能补益脾气,又养脾阴。主治脾脏气阴两虚之面色萎黄、体虚羸瘦或肥胖、口干食少、大便干燥等,可单用或与补气健脾药同用。

【用法用量】　煎服,9~15g。

知识链接

黄精抗衰老的文献记载

黄精的抗衰老美容作用,古人论述颇多。明代李时珍《本草纲目》言其:"为服食要药……仙家以为芝草之类,以其得坤土之精粹,故谓之黄精。"唐代大诗人杜甫亦留下了"扫除白发黄精在,君看他年冰雪容"的赞美佳句;《日华诸家本草》说:"黄精单服,九蒸九曝,食之驻颜断谷"。《神仙灵草经》对黄精的延年美容作用的评价更为全面:"黄精宽中益气,使五脏调良,骨髓坚强,其力倍增,多年不老,颜色鲜明,发白更黑,齿落更生。"现代用黄精的水-醇浸剂浓缩液,作为化妆品色素;用黄精配合其他药物制成的乌发宝、乌发发乳、乌发头油,有黑发作用,且有一定的生发效果。

【使用注意】　脾虚有湿、咳嗽痰多者慎用。

石斛 Shihu
《神农本草经》

【来源】　为兰科植物金钗石斛 *Dendrobium nobile* Lindl.、鼓槌石斛 *Dendrobium Chrysotoxum* Lindl. 或流苏石斛 *Dendrobium fimbriatum* Hook. 的栽培品及其同属植物近似种的新鲜或干燥茎。主产于四川、贵州、云南、广东、安徽等地。生用。

【性味归经】　甘,微寒。归胃、肾经。

【功效】　益胃生津,滋阴清热。

【应用】

1. 用于胃阴虚及热病伤津证　本品长于滋养胃阴,其生津止渴、清胃热之效优于麦冬。①治胃热阴虚之胃脘隐痛、牙龈肿痛、口舌生疮,常与生地、麦冬、黄芩等品同用;②治暑热伤津之热疮,与麦冬、知母等同用,如王氏清暑益气汤;③治热病伤津,烦渴、体倦少气、舌干苔少,常与麦冬、天花粉等同用,如清热保津汤。

2. 目暗不明、筋骨痿软、骨蒸痨热　本品能滋肾阴,降虚火。①治肾阴亏虚、目暗不明,常与枸杞子、菟丝子等同用,如石斛夜光丸;②治筋骨痿软者,常与杜仲、牛膝等同用;③治骨蒸劳热,虚热不退,常与地骨皮、黄柏等同用,如石斛汤。

3. 喑哑　本品滋阴清热生津,可清咽润喉,单用本品煎汤饮用,对喑哑有很好的疗效。

【美容应用】

面部热疮　本品具滋阴清热之功。治暑热伤津,皮肤生红色斑丘疹,瘙痒难忍等症,常与麦冬、知母等同用,如王氏清暑益气汤。

【用法用量】　煎服,6~12g。鲜用,15~30g。

【使用注意】　温热病早期阴未伤、湿温病未化燥、脾胃虚寒者忌用。

桑椹 Sangshen
《新修本草》

【来源】　为桑科植物桑 Morus alba L. 的干燥成熟果穗。主产于江苏、浙江、湖南等地。生用或熬膏用。

【性味归经】　甘、酸,寒。归心、肝、肾经。

【功效】　滋阴补血,生津润肠。

【应用】

肝肾阴虚证　本品甘寒,能滋补肝肾之阴,并能养血润燥通便。①治肝肾不足,阴血亏虚所致头昏目眩,可与炙何首乌、墨旱莲等同用;②治阴亏血虚之肠燥便秘,常与何首乌、当归、黑芝麻等同用。

【美容应用】

须发早白　本品酸甘,滋补肝肾阴血,治肝肾不足,阴血亏虚所致须发早白、目暗不明、眼圈发黑等,可单用熬膏,或与炙首乌、女贞子、墨旱莲等配伍应用。

【用法用量】　煎服,9~15g。熬膏、生食、或浸酒服。鲜者加倍。

【使用注意】　脾胃虚寒,大便溏泄者忌用。

墨旱莲 Mohanlian
《新修本草》

【来源】　为菊科植物鳢肠 Eclipta prostrata L. 的干燥地上部分。主产于江苏、江西、浙江、广东等地。生用。

【性味归经】　甘、酸,寒。归肾、肝经。

【功效】　滋补肝肾,凉血止血。

【应用】

1. 肝肾阴虚之头晕目眩　本品甘寒,入肝肾经,能补肝、肾之阴,功似女贞子而养阴之力略强,治肝肾阴虚,头晕目眩,两者常相须为用,如二至丸。

2. 各种出血证　本品性凉,入血分,可清热凉血而止血,用于阴虚血热之吐血、咳血、衄血、尿血、便血等,常与生地黄、阿胶、白茅根等同用。

【美容应用】

须发早白、牙齿松动　本品酸甘性凉,善补肝肾之阴,又能清虚热。①用于肝肾阴虚之视物昏花、须发早白等,常与女贞子同用,如二至丸;或加何首乌、桑椹等,如首乌延寿丹;②治肾虚之牙齿松动,以本品适量,焙干研末,搽于齿龈上,连口水吞下;③治风火牙痛,本品研末,与盐混合涂搽牙齿。

【用法用量】　煎服,6~12g。

【使用注意】　脾胃虚寒,大便泄泻者忌用。

黑芝麻 Heizhima

《本草纲目》

【来源】 为脂麻科植物脂麻 *Sesamum indicum* L. 的干燥成熟种子。主产于浙江、江苏、湖南等地。生用或炒用。

【性味归经】 甘,平。归肝、肾、大肠经。

【功效】 补肝肾,益精血,润肠燥。

【应用】

1. 肝肾精血不足证 本品甘平,有补肝肾,益精血之力。治肝肾阴虚,目失所养之视力减退、目暗不明等,常与熟地、菟丝子、枸杞子等配伍。

2. 肠燥便秘 本品质润,可润肠通便,用于血虚津亏所致便秘,常与当归、肉苁蓉、柏子仁等同用。

本品生用,不拘量,不拘时,口中慢嚼,可治口舌生疮。

【美容应用】

须发早白、肤燥发枯 本品补肝肾,益精血,尤能乌须发,明目,且药性平和,味香可口,为食疗佳品。治肝肾精血不足之须发早白,毛发干枯,皮肤燥涩,可单用本品蒸用或炒香研末服用,或与大枣、蜂蜜为丸。

【用法用量】 煎服,9~15g。

【使用注意】 脾胃虚弱,大便溏泄者忌用。

其他补虚药要览见表1-16-1。

表 1-16-1 其他补虚药要览

分类	药名	性味归经	功效应用	用法用量
补气药	太子参	甘、微苦,平。归脾、肺经	益气健脾,生津润肺。用于脾虚体倦,食欲不振,病后虚弱,气阴不足,自汗口渴,肺燥干咳等	煎服,9~30g
	白扁豆	甘,微温。归脾、胃经	健脾化湿,和中消暑。用于脾胃虚弱,食欲不振,大便溏泻,白带过多,暑湿吐泻,胸闷腹胀。炒白扁豆健脾化湿。用于脾虚泄泻,白带过多	煎服,9~15g
	绞股蓝	苦、微甘,凉。归肺、脾、肾经	健脾补肾,清热解毒,化痰止咳。用于劳伤虚损,面容憔悴,形体肥胖,阳痿精少、精冷不育、早衰白发,热毒肿瘤,肺热咳嗽。外用还可治腋臭	煎服,15~30g;研末泡茶,3~6g;外用,适量,捣烂涂搽
补阳药	益智仁	辛,温。归脾、肾经	暖肾固精缩尿,温脾止泻摄唾。用于肾虚遗尿,小便频数,遗精白浊,脾寒泄泻,腹中冷痛,口多唾涎	煎服,3~10g

续表

分类	药名	性味归经	功效应用	用法用量
	冬虫夏草	甘,平。归肺、肾经	补肾益肺,止血化痰。用于肾虚精亏,阳痿遗精,腰膝酸痛,久咳虚喘,痨嗽咯血	煎服,3~9g
	紫河车	甘、咸,温。归心、肺、肾经	温肾补精,纳气平喘,益气养血。用于虚劳羸瘦,阳痿遗精,不孕少乳,久咳虚喘,骨蒸劳嗽,面色萎黄,食少气短	研末吞服,2~3g
	蛤蚧	咸,平。归肺、肾经	补肾益肺,纳气平喘,助阳益精。为治疗各种虚喘要药。用于肺肾不足,虚喘气促,痨嗽咳血,阳痿,遗精	煎服,3~6g;研末,每次1~2g,每日3次;浸酒服用,1~2对
	锁阳	甘,温。归肝、肾、大肠经	补肾阳,益精血,润肠通便。用于肾阳不足,精血亏虚,腰膝痿软,阳痿遗精,肠燥便秘	煎服,5~10g
	沙苑子	甘,温。归肝、肾经	补肾助阳,固精缩尿,养肝明目。用于肾虚腰痛,遗精早泄,遗尿尿频,白浊带下,眩晕,目暗昏花	煎服,9~15g
	仙茅	辛,热;有毒。归肾、肝、脾经	补肾阳,强筋骨,祛寒湿。用于阳痿精冷,筋骨痿软,腰膝冷痛,阳虚冷泻	煎服,3~10g;或入丸、散;或浸酒
	海马	甘、咸,温。归肝、肾经	温肾壮阳,散结消肿。温肾壮阳之性较平和。用于阳痿,遗尿,肾虚作喘,癥瘕积聚,跌仆损伤。外治痈肿疔疮	煎服,3~9g。外用适量,研末敷患处
	鹿角胶	甘、咸,温。归肾、肝经	温补肝肾,益精养血。用于肝肾不足所致的腰膝酸冷,阳痿遗精,虚劳羸瘦,崩漏下血,便血尿血,阴疽肿痛	3~6g,用开水或黄酒加温烊化兑服;或入丸、散、膏剂
补血药	龙眼肉	甘,温。归心、脾经	补益心脾,养血安神。用于气血不足,心悸怔忡,健忘失眠,血虚萎黄	煎服,9~15g
补阴药	天冬	甘、苦,寒。归肺、肾经	养阴润燥,清肺生津。用于肺燥干咳,顿咳痰黏,腰膝酸痛,骨蒸潮热,内热消渴,热病伤津,咽干口渴,肠燥便秘	煎服,6~12g
	玉竹	甘,微寒。归肺、胃经	养阴润肺,生津止渴。用于肺胃阴伤,燥热咳嗽,咽干口渴,内热消渴	煎服,6~12g

续表

分类	药名	性味归经	功效应用	用法用量
	龟甲	咸、甘,微寒。归肝、肾、心经	滋阴潜阳,益肾强骨,养血补心,固经止崩。用于阴虚潮热,骨蒸盗汗,头晕目眩,虚风内动,筋骨痿软,心虚健忘,崩漏经多等	煎服,9~24g,宜先煎;熬膏或入丸、散;外用,烧灰研末敷,或油调敷

复习思考题

1. 何谓补益药?其功效及美容适应证有哪些?

2. 叙述党参、白术、山药、甘草、杜仲、肉苁蓉、淫羊藿、菟丝子、当归、熟地、何首乌、白芍、麦冬、枸杞子、百合、黄精、黑芝麻的功效、适应证及美容应用。

3. 人参、黄芪、鹿茸、阿胶、鳖甲的功用及美容应用有哪些?并说出其用法用量及使用时注意。

4. 试比较人参与党参、白术与苍术、杜仲与续断、生地黄与熟地黄、白芍与赤芍、龟甲与鳖甲功用之异同。

(李春巧)

第十七章

收 涩 药

学习要点

【知识要点】

1. 掌握收涩药的含义、功效、适应证及使用注意。

2. 掌握五味子、乌梅、山茱萸、莲子的性能、功效、应用、用量用法及使用注意。

3. 熟悉浮小麦、肉豆蔻、诃子、海螵蛸、芡实的性能、功效及应用。

4. 鉴别五味子与乌梅、莲子与芡实的功用异同。

【技能要点】

利用药物的性能和功效辨证治疗损容性疾病。

凡以收敛固涩为主要作用,治疗各种滑脱病证的药物,称为收涩药,又称固涩药。

本类药物多酸涩,性温或平,主入肺、肾、大肠、脾、胃经。酸主收敛固涩,有敛耗散、固滑脱之功效。主要具有固表止汗作用,以治气虚自汗、阴虚盗汗等;或能敛肺止咳,以治肺虚久咳虚喘、失音等;或能涩肠止泻,以治脾胃虚寒之久泻久痢;或能固肾涩精,缩尿止带,以治肾虚精关不固之遗精滑精,膀胱失约之遗尿、尿频,脾肾两虚之带下,肝肾亏虚,冲任不固之崩漏等。在美容方面,收涩药用于阴津亏虚,肌肤失养所致粉刺、黄褐斑、皮肤粗糙、疮疡久溃不愈或水湿浸淫性皮肤疾病,以达到润洁肌肤、收湿敛疮功效。此外,一些收涩药如五味子、乌梅、山茱萸、金樱子等,含有果酸等成分,外用有轻微的剥脱作用,可去除皮肤上角质层,临床常与其他药配伍制成面膜,用以治疗色素性皮肤病或改善皮肤粗糙状况。

本类药需根据其性能特点及功效主治而选择运用,并依据病情做相应的配伍。如气虚自汗者,应选用有固表止汗功效的药物,配伍补气药;脾肾阳虚之久泻久痢,应选用有涩肠止泻功效的药物,配伍温补脾肾药;肾虚所致遗精滑泄,遗尿尿频,应选用有涩精缩尿功效的药物,配伍补肾药等。

使用本类药物时,应注意:①本类药多属治标之品,临床应用时须注意治病求本,合理配伍补虚药,以期标本兼顾;②收涩药药性酸涩,易于敛邪,凡表邪未解,咳嗽初起、痰多壅肺之咳喘,湿热内蕴所致之泻痢、带下,血热出血,以及郁热未清者,均不宜使用,以免"闭门留寇"。

五味子 Wuweizi

《神农本草经》

【来源】 为木兰科植物五味子 *Schisandra chinensis*（Turcz.）Baill. 的干燥成熟果实。习称"北五味子"。生用或醋、蜜炙用。

【性味归经】 酸、甘，温。归肺、心、肾经。

【功效】 收敛固涩，益气生津，补肾宁心。

【应用】

1. 汗多、口渴、消渴　本品有益气生津，敛汗止渴作用。①治热伤气阴，体倦多汗，口渴多饮，常与人参、麦冬同用，如生脉散；②治消渴证，常与黄芪、葛根等同用，如玉液汤；③治自汗、盗汗，常与黄芪、麻黄根、牡蛎等同用，如柏子仁丸。

2. 久咳虚喘　本品味酸收敛，甘温而润，上敛肺气，下滋肾阴，为治疗久病虚喘之要药。①治肺虚久咳，常与罂粟壳同用，如五味子丸；②治肺肾两虚之咳喘，常配伍山茱萸、熟地黄、山药等，如七味都气丸。

3. 遗精滑泄、阳痿不育、五更泄泻　本品能补肾益精，涩精止遗，涩肠止泻。①治阳痿、遗精、早泄、不育，常与枸杞子、菟丝子、覆盆子等同用，如五子衍宗丸；②治脾肾虚寒之五更泄泻，常与吴茱萸、补骨脂、肉豆蔻同用，如四神丸。

4. 心悸、失眠、多梦　本品既能益心气、安心神，又能滋肾阴。治阴血亏虚、心神失养或心肾不交所致的虚烦心悸、失眠多梦，常与酸枣仁、麦冬、当归等同用，如天王补心丹。

【美容应用】

1. 须发早白、耳鸣耳聋　本品能补肾益精，治须发早白，耳鸣耳聋，可与枸杞子、菟丝子等同用，如五子衍宗丸。

2. 黄褐斑、疮疡、烂弦风眼　本品味酸收敛固涩，甘温益气生津。①治阴精亏虚，肌肤失养所致黄褐斑，常与麦冬、人参、女贞子、旱莲草等配伍；②治疮疡溃烂、皮肉欲脱，以五味子炒焦，研末，外敷；③治烂弦风眼，以蔓荆子煎汤洗之。

【用法用量】 煎服，2~6g。研末服，1~3g。

【使用注意】 表邪未解、内有实热，咳嗽初起，麻疹初起，痰多壅肺之咳喘均不宜用。

知识链接

五味子的文献记载

五味子五味俱全，五行相生，既能收敛，又补精、气、神，是一种多功能、多用途的药食兼用型经济植物。唐代《新修本草》记载其"五味皮肉甘酸，核中辛苦，都有咸味"，指出了其具有辛、甘、酸、苦、咸五种药味，故有五味子之名。《神农本草经》曰其："主益气，咳逆上气，劳伤羸瘦，补不足，强阴，益男子精"。《唐本草》中论述其："凡气虚喘急，咳逆劳损，精神不足，脉势空虚，或劳损阳气，肢体羸瘦，或虚气上乘，自汗频来，或精元耗竭，阴虚火炎，或亡阴亡阳，神散脉脱，以五味子治之，咸用其酸敛生津，保固元气而无遗泄也"。唐孙思邈更赞其：五月常服五味子以补五脏气，解困乏无力，遇夏月季夏之间，困乏无力，无气以动，与黄芪、人参、麦门冬，少加黄檗煎汤服，使人精神顿加，两足筋力涌出。六月常服五味子，以益肺金之气，在上则滋源，在下则补肾。

乌梅 Wumei
《神农本草经》

【来源】 为蔷薇科植物梅 *Prunus mume*(Sieb.)Sieb. et Zucc. 的干燥近成熟果实。夏季果实近成熟时采收,低温烘干后闷至色变黑。主产于浙江、福建、云南等地。去核生用或炒炭用。

【性味归经】 酸、涩,平。归肝、脾、肺、大肠经。

【功效】 敛肺,涩肠,生津,安蛔。

【应用】

1. 久泻久痢 本品能涩肠止泻,治久泻久痢,可单用乌梅煎水或炒炭研粉服;或配伍肉豆蔻、人参、丁香等,如固肠丸。

2. 肺虚久咳 本品味酸入肺经,有敛肺止咳作用。适用于肺虚久咳少痰或干咳无痰之证,常与罂粟壳、杏仁、阿胶等同用,如一服散。

3. 蛔厥腹痛 因蛔虫得酸则静,本品味极酸,故有安蛔止痛、和胃止呕作用。治蛔虫所致腹痛阵作,呕吐,手足厥冷的蛔厥证,常配伍花椒、干姜、黄连等,如乌梅丸。

4. 虚热消渴 本品生津止渴,治虚热烦渴或暑天伤津口渴,可单用本品煎服,或配伍人参、天花粉、麦冬同用,如玉泉丸。

5. 崩漏下血、痢下脓血 单味炒炭研粉调服或与炮姜、棕榈炭同用,如如圣散。

此外,本品加糖煮成酸梅汤,能清凉解暑,生津止渴,是炎夏解暑佳饮。外用能消疮毒,治胬肉外突、头疮等。

【美容应用】

黑痣、雀斑、白癜风、疣等 本品外敷能消疮毒。①治黑痣、雀斑、老年斑,本品捣烂局部涂敷,或和盐水、米醋研烂涂敷;②治白癜风,用95%酒精浸泡乌梅50g,1周后,取出乌梅蘸药用力搽患处,每次5min,每日4次;③治寻常疣、扁平疣、胼胝、鸡眼,乌梅烧灰,研末敷患处,或与香附、木贼草煎水浸泡,或湿热敷皮损处。

【用法用量】 煎服,6~12g;外用适量,捣烂或炒炭研末外敷。

【使用注意】 外有表邪、痰热壅肺或内有实热积滞者均不宜服。

山茱萸 Shanzhuyu
《神农本草经》

【来源】 为山茱萸科植物山茱萸 *Cornus officinalis* Sieb. et Zucc. 的干燥成熟果肉。主产于河南、浙江、安徽、陕西等地。秋末冬初果皮变红时采收果实,用文火烘或置沸水中略烫后,及时除去果核,干燥。生用。

【性味归经】 酸、涩,微温。归肝、肾经。

【功效】 补益肝肾,收敛固涩。

【应用】

1. 肝肾不足诸证 本品既能润养肝肾之阴,又能温补肾阳,为平补阴阳之要药。①治肝肾阴虚之腰膝酸软、头晕耳鸣,常配伍熟地黄、山药等,如六味地黄丸;②治命门火衰,腰膝酸软,形寒肢冷,小便不利,常配伍附子、肉桂等同用,如济生肾气丸;③治阴虚内热消渴,常与生地、天花粉等同用。

2. 阳痿早泄、遗精遗尿、虚汗不止 本品酸涩,能收敛固脱,既补肾益精,又可固精缩尿止汗。①治肾虚阳痿早泄、遗精遗尿、常配伍熟地黄、枸杞子等同用,如右归丸、肾气丸;②治久病虚脱或大汗、误汗之大汗淋漓、肢冷、脉微者,常与人参、附子、龙骨等同用。

3. 崩漏下血、月经过多　本品有补肝肾、固冲任、收敛止血之功。①治肝肾亏虚,冲任不固之崩漏下血、月经过多、心悸气短、面色不华,常与熟地黄、白芍、当归等同用,如加味四物汤。

【美容应用】

毛发焦枯、视力下降、黑眼圈、黧黑斑　本品平补阴阳,治肝肾阴虚之毛发焦枯、视力下降、黑眼圈、黧黑斑等,常配伍熟地黄、山药等,如六味地黄丸。

【用法用量】　煎服,6~12g;急救固脱 20~30g。

【使用注意】　素有湿热而致小便淋涩者不宜使用。

莲子 Lianzi
《神农本草经》

【来源】　为睡莲科植物莲 *Nelumbo nucifera* Gaertn. 的干燥成熟种子。主产于湖南、福建、江苏、浙江等地。秋季果实成熟时采摘莲房,取出果实,除去果皮,干燥。生用。

【性味归经】　甘、涩,平。归脾、肾、心经。

【功效】　补脾止泻,养心安神,益肾涩精。

【应用】

1. 脾虚泄泻　本品甘可补脾,涩能止泻。治脾虚久泻,食欲不振者,常与党参、茯苓等同用,如参苓白术散。

2. 遗精、带下　本品入脾、肾经,能健脾益肾,固精止带。①治肾虚之遗精早泄、须发早白,常与芡实、龙骨等同用,如金锁固精丸;②治脾肾两虚,带下清稀,腰膝酸软者,可与山茱萸、山药、芡实等药同用;③治心火妄动,湿热下注之遗精白浊,妇人赤白带下,常与黄芩、地骨皮同用,如清心莲子饮。

3. 心悸、失眠　本品甘平,入心肾,能交通心肾而有安神之功。治心肾不交之虚烦、心悸、失眠者,常与酸枣仁、茯神、远志等同用。

【美容应用】

面色萎黄不华　本品能补脾益肾,用治脾气亏虚,肾元不足之面色萎黄不华、食欲不振者,常与党参、茯苓等同用,如参苓白术散。

【用法用量】　煎服,6~15g。去心打碎用。

【使用注意】　中满痞胀、大便燥结者忌用。

肉豆蔻 Roudoukou
《药性论》

【来源】　为肉豆蔻科植物肉豆蔻 *Myristica fragrans* Houtt 的干燥种仁。主产于马来西亚、印度尼西亚及我国广东、广西、云南等地。生用或煨用。

【性味归经】　辛,温。归脾、胃、大肠经。

【功效】　温中行气,涩肠止泻。

【应用】

1. 虚泻、冷痢　本品辛温而涩,入中焦,能暖脾胃,固大肠,止泻痢,为治疗虚寒性泻痢之要药。①治脾胃虚寒之久泻、久痢,甚至脱肛坠下,面色萎黄者,常与肉桂、白术、芍药等同用,如真人养脏汤;②治脾肾阳虚,五更泄泻者,可配补骨脂、五味子,吴茱萸,如四神丸。

2. 胃寒胀痛、食少呕吐　本品辛香温燥,能温中散寒理脾、行气消胀止痛。治胃寒气滞、脘腹胀痛、食少呕吐等证,常与木香、干姜、半夏等同用。

【美容应用】
面色萎黄　本品味辛性温,能暖脾胃,可治疗脾胃虚寒,中焦不固之面色萎黄,常与肉桂、白术、芍药等同用,如真人养脏汤。

【用法用量】　煎服,3~10g;入丸、散服,每次0.5~1g。内服须煨熟去油用。

【使用注意】　①湿热泻痢或食积泄泻者忌用;②肉豆蔻未经炮制去油,或用量过大,可产生兴奋及致幻等中毒反应。一般不可用生品。

诃子 Hezi
《药性论》

【来源】　为使君子科植物诃子 Terminalia chebula Retz. 或绒毛诃子 Terminalia chebula Retz. var. tomentella Kurt. 的干燥成熟果实。主产于云南、广东、广西等地。秋、冬二季果实成熟时采收,除去杂质,晒干。生用或煨用。

【性味归经】　苦、酸、涩,平。归肺、大肠经。

【功效】　涩肠止泻,敛肺止咳,降火利咽。

【应用】
1. 久咳、喑哑　本品酸涩而苦,既能敛肺下气止咳,又能清肺利咽开音。①治肺虚久咳,可与人参、五味子等同用;②治咽喉肿痛,与桔梗、甘草同用,如诃子汤。

2. 久泻、久痢　本品酸涩性收,入于大肠,善涩肠止泻,为治疗久泻、久痢之常用药物。①治久泻、久痢属虚寒者,可单用,或与干姜、罂粟壳、陈皮同用,如诃子皮饮;②治脾肾阳虚,泻痢无度,甚至脱肛者,常与人参、肉豆蔻、白芍等同用,如真人养脏汤。

【美容应用】
失音　本品酸涩而苦,既收又降,为治失音之要药。①治肺虚语声不出者,可与人参等补气药同用;②治咽喉肿痛,失音不能言语者,可与桔梗、甘草同用,如诃子汤。

【用法用量】　煎服,3~10g。涩肠止泻宜煨用,敛肺清热,利咽开音宜生用。

【使用注意】　凡外有表邪、咳嗽初起、内有湿热积滞者忌用。

浮小麦 FuXiaomai
《本草蒙筌》

【来源】　为禾本科植物小麦 Triticum aestivum L. 未成熟的颖果。各地均产。生用或炒用。

【性味归经】　甘,凉。归心经。

【功效】　固表止汗,益气,除热。

【应用】
1. 自汗、盗汗　本品甘凉入心经,能益心气,固皮毛,为养心敛液,固表止汗之佳品。既能扶正,又能祛邪。①治自汗、盗汗,可用本品炒焦研末,米汤调服;②治气虚自汗,可配伍黄芪、牡蛎等同用,如牡蛎散;③治阴虚盗汗,可与五味子、麦冬,地骨皮等同用。

2. 骨蒸劳热　本品有益气阴,除虚热作用,用于阴虚发热,骨蒸劳热等证,常与玄参、麦冬、生地、地骨皮等同用。

【美容应用】

面色无华　本品既能补益正气,又可驱除邪气。治气虚所致自汗、面色无华,可与甘草、大枣等同用。

【用法用量】　煎服,15~30g。研末服,3~6g。炒用止汗力强。

【使用注意】　表邪汗出者忌用。

海螵蛸 HaipiaoXiao
《神农本草经》

【来源】　为乌贼科动物无针乌贼 Sepiella maindroni de Rochebrune 或金乌贼 Sepia esculenta Hoyle 的干燥内壳。收集乌贼鱼的骨状内壳,洗净,干燥。主产于辽宁、江苏、浙江沿海等地。生用。

【性味归经】　咸、涩,温。归脾、肾经。

【功效】　收敛止血,涩精止带,制酸止痛,收湿敛疮。

【应用】

1. 遗精早泄、赤白带下　本品温涩收敛,有固精止带之功。①治肾失固藏之遗精、滑精,常与山茱萸、菟丝子、沙苑子等同用;②治肾虚带脉不固之带下清稀者,常与山药、芡实等同用;如为赤白带下,则与白芷、血余炭同用,如白芷散。

2. 出血证　本品能收敛止血,可治疗多种出血病证。①治崩漏、产后出血,常与黄芪、棕榈炭等同用,如固冲汤;②治吐血、便血,常与白及等份为末服;③治外伤出血,可单用研末外敷。

3. 胃痛吐酸　本品味咸而涩,能制酸止痛,为治疗胃脘痛、胃酸过多之佳品。常与延胡索、白及、贝母、瓦楞子等同用。

【美容应用】

湿疮、湿疹、溃疡不敛、聤耳　本品外用能收湿敛疮。①治湿疮、湿疹,配黄柏、青黛、煅石膏等药研末外敷;②治聤耳、溃疡多脓,久不愈合者,可单用研末吹耳或外敷,或配煅石膏、枯矾、冰片等药共研细末,撒敷患处;③治面部痤疮,可与细辛、瓜蒌等酒浸晒干研末,外涂面部。

【用法用量】　煎服,5~10g。外用适量,研末敷患处。

【使用注意】　阴虚有热者不宜多服。本品久服易引起便秘,可配伍润肠药使用。

芡实 Qianshi
《神农本草经》

【来源】　为睡莲科植物芡 Euryale ferox Salisb. 的干燥成熟种仁。秋末冬初采收成熟果实,除去果皮,取出种子,洗净,再除去硬壳(外种皮),晒干。主产于湖南、江西、安徽、山东等地。生用或麸炒用。

【性味归经】　甘、涩,平。归脾、肾经。

【功效】　益肾固精,补脾止泻,除湿止带。

【应用】

1. 脾虚久泻　本品既能健脾除湿,又能收敛止泻。治脾虚湿盛,久泻不愈者,常与白术、茯苓、扁豆等药同用。

2. 遗精早泄　本品甘涩收敛,能益肾固精。治肾虚之腰膝酸软,遗精早泄、梦遗滑精者,常与金樱子相须配伍,如水陆二仙丹;亦可与莲子、牡蛎等同用,如金锁固精丸。

3. 带下　本品能益肾健脾、收敛固涩、除湿止带,为治疗虚实带下证之佳品。①治脾肾两虚之带下清稀,常与党参、白术、山药等药同用;②治湿热带下,则与黄柏、车前子等同用,如易黄汤。

【美容应用】

面色无华　本品具有健脾益肾作用,能养阴固精,用于正气亏虚之面色无华,倦怠乏力,可单用研粉服,或配伍黑芝麻、核桃仁等同用。

【用法用量】　煎服,9~15g。

【使用注意】　表证初起者不宜用。

其他收涩药见表1-17-1。

表1-17-1　其他收涩药要览

药名	性味归经	功效应用	用法用量
桑螵蛸	甘、咸、平。归肝、肾经	固精缩尿,补肾助阳。用于遗精滑精,遗尿尿频,小便白浊	煎服,5~10g
麻黄根	甘、涩、平。归心、肺经	固表止汗。用于自汗、盗汗及手足汗出,阴囊湿疮	煎服,3~9g;外用适量,研末作粉扑
赤石脂	甘、酸、涩、温。归胃、大肠经	涩肠,止血;外用生肌敛疮。用于久泻久痢,大便出血,崩漏带下;外治疮疡久溃不敛,湿疮脓水浸淫	煎服,9~12g;外用适量,研末调敷患处
金樱子	酸、甘、涩,平。归肾、膀胱、大肠经	固精缩尿,止遗止带,涩肠止泻。用于遗精滑精,遗尿尿频,崩漏带下,久泻久痢	煎服,6~12g
五倍子	酸、涩,寒。归肺、大肠、肾经	敛肺降火,涩肠止泻,敛汗,止血,收湿敛疮。用于肺虚久咳,肺热痰嗽,久泻久痢,自汗盗汗,消渴,便血痔血,外伤出血,痈肿疮毒,皮肤湿烂,瘢痕,须发黄白,面部黑痣、疣,皲裂疮等	煎服,2~6g。外用适量,研末外敷或煎汤熏洗

复习思考题

1. 试述收涩药的定义、性能功效、适应证、及使用注意。
2. 试述浮小麦、五味子、乌梅、肉豆蔻、山茱萸、莲子的功用及美容应用。

(李春巧)

第十八章

驱 虫 药

 学习要点

【知识要点】

1. 掌握驱虫药的含义、分类、性能特点及使用注意。
2. 掌握使君子、槟榔的性能、功效、应用、用量用法及使用注意。

【技能要点】

利用药物的性能和功效辨证治疗疾病。

凡以驱除或杀灭人体内寄生虫,治疗虫证为主的药物,称为驱虫药。

本类药物主入脾、胃、大肠经,部分药物具有一定的毒性,对人体内的寄生虫,特别是肠道寄生虫虫体有杀灭或麻痹作用,促使其排出体外。故可用治蛔虫病、蛲虫病、绦虫病、钩虫病、姜片虫病等多种肠道寄生虫病。此类寄生虫病多由湿热内蕴或饮食不洁,食入或感染寄生虫卵所致。虫证患者多表现为绕脐腹痛,食欲不振,或多食善饥,嗜食异物,肛门、耳、鼻瘙痒等,以及在皮肤方面可见有面部或指甲白斑,无痛性皮下结节,丘疹、水疱、象皮肿等;迁延日久,则见面色萎黄,肌肉消瘦,腹部膨大,青筋浮露,周身浮肿等症。部分病人症状较轻,无明显证候,只在检查大便时才被发现。凡此,均当服用驱虫药物,以求根治。

应用驱虫药时,应根据寄生虫的种类及病人体质强弱、证情缓急,选用适宜的驱虫药物,并视病人的不同兼证进行相须用药及恰当配伍。如大便秘结者,当配伍泻下药物;兼有积滞者,可与消积导滞药物同用;脾胃虚弱者,配伍健脾和胃之品;体质虚弱者,须先补后攻或攻补兼施。使用肠道驱虫药时,多与泻下药同用,以利虫体排出。

驱虫药宜在空腹时服用,使药物充分作用于虫体而保证疗效;对于毒性较大的驱虫药,要注意用量、用法,以免中毒或损伤正气,同时对素体虚弱、年老体衰及孕妇亦当慎用;对发热或腹痛剧烈者,不宜急于驱虫,待症状缓解后,再行施用驱虫药物。

使君子 Shijunzi
《开宝本草》

【来源】 为使君子科植物使君子 *Quisqualis indica* L. 的干燥成熟果实。主产于广东、广西、云南、四川等地。用时捣碎,或去壳取仁,生用或炒香用。

【性味归经】 甘,温。归脾、胃经。

【功效】 杀虫消积。

【应用】

1. 蛔虫病,蛲虫病 本品善驱蛔虫和蛲虫。因味甘气香而不苦,质润通便而为儿科驱蛔之要药。①治蛔虫病所致之白斑,轻证单用本品炒香嚼服,重证可与苦楝皮、槟榔等同用,如使君子散;②治蛲虫病所致之肛周瘙痒,可与百部、槟榔、大黄等同用。

2. 小儿疳积 本品甘温,既能驱虫,又能健脾消疳。常与槟榔、神曲、麦芽等配伍,用治小儿疳积面色萎黄、形瘦腹大、腹痛有虫者,如肥儿丸。

【用法用量】 煎服,9~12g;取仁炒香嚼服,小儿每岁每日 1~1.5 粒,总量不超过 20 粒。空腹服用,每日 1 次,连用 3 天。

【使用注意】 大量服用可致呃逆、眩晕、呕吐、腹泻等反应。若与热茶同服,亦能引起呃逆、腹泻,故服用时当忌饮茶。

槟榔 Binglang
《名医别录》

【来源】 为棕榈科植物槟榔 *Areca catechu* L. 的干燥成熟种子。主产于我国台湾、海南、福建、云南、广西等地。浸透切片或捣碎用。

【性味归经】 苦、辛,温。归胃、大肠经。

【功效】 杀虫,消积,行气,利水,截疟。

【应用】

1. 多种肠道寄生虫病 本品驱虫谱广,尤对绦虫疗效最佳。①治绦虫病所致之疱肉,常与半夏、昆布、南瓜子等同用;②治蛔虫病、蛲虫病,多与使君子、苦楝皮同用;③治姜片虫病,常与乌梅、甘草配伍;④治钩虫病所致之皮炎,多配贯众、榧子等同用。

2. 食积气滞、泻痢后重、小儿疳积 本品辛散苦泄,入胃肠经,善行胃肠之气,消积导滞,兼能缓泻通便。①治疗食积气滞,泻痢后重,常与木香、青皮等同用,如木香槟榔丸;②治小儿疳积,可单用,或与芦荟、使君子等配伍,如芦荟肥儿丸。

3. 水肿、脚气肿痛 本品既能利水,又能行气,气行则助水运。①治疗水肿实证,二便不利,常与商陆、泽泻、木通等同用,如疏凿饮子;②用治寒湿脚气肿痛,多与木瓜、吴茱萸、陈皮等配伍,如鸡鸣散。

4. 疟疾 本品截疟,常与常山、草果等同用,如截疟七宝饮。

【用法用量】 煎服,3~10g。驱绦虫、姜片虫时,可用至 30~60g。生用力佳,炒用力缓;鲜者优于陈久者。

【使用注意】 脾虚便溏或气虚下陷者忌用;孕妇慎用。

本章了解药见表1-18-1。

表 1-18-1   本章了解药要览

药名	性味归经	功效应用	用法用量
苦楝皮	苦，寒；有毒。归肝、脾、胃经	杀虫，疗癣。用于蛔虫病、蛲虫病、钩虫病；疥癣、湿疮	5~10g，外用适量
南瓜子	甘，平。归胃、大肠经	杀虫。用于绦虫病	研粉，60~120g。冷开水调服
鹤草芽	苦、涩，凉。归肝、小肠、大肠经	杀虫。用于绦虫病、阴痒、疖肿	研粉吞服，每日 30~45g

复习思考题

1. 叙述驱虫药祛湿药的定义、作用、适应证及使用注意。
2. 试述槟榔的药性、功效与应用。

扫一扫
测一测

（武琴琴）

第十九章

外 用 药

学习要点

【知识要点】
1. 掌握外用药的含义、功效、分类、主治证及使用注意。
2. 掌握冰片、蛇床子的性能、功效、应用（含美容应用）、用量用法及使用注意。
3. 熟悉炉甘石、硼砂、硫黄、土槿皮的性能功效及应用（含美容应用）。

【技能要点】
利用外用药的性能和功效辨证治疗损容性疾病。

凡具有解毒消肿、拔毒化腐、生肌敛疮、杀虫止痒等为主要功效，以外用为主的药物，称之为外用药。

外用药主要适用于痈疽疮疡溃后脓出不畅，或溃后腐肉不去，伤口难以愈合之证，以及疥癣瘰疬、湿疹、水火烫伤、虫蛇咬伤、五官疾患及痔漏等。外用的方法根据病情、发病部位及用途不同而定，有研末外敷、用香油或茶水调敷、制成膏药贴涂、制成栓剂栓塞、煎汤熏洗、浸渍、热敷，还可制成散剂吹喉、制成眼剂点眼等。其中有些药物也可根据证情需要用以内服，但多入丸散剂服用。

外用药多为矿石、金属类，大多有剧毒，①孕妇禁用或慎用；②应用时严格掌握剂量和用法，不可过量和持续使用，以防中毒；③一些有剧毒的重金属类药物如轻粉，不宜在头面部使用，以防损容；④制剂时，应严格遵守炮制和制剂规范，以减轻其毒性，确保用药安全。

冰片 Bingpian

《新修本草》

【来源】 为龙脑香科常绿乔木龙脑香 *Dryobalanops aromatica* Gaertn. F. 树干经水蒸气蒸馏所得结晶。习称"龙脑片"，又称"梅片"。由菊科多年生草本艾纳香 *Blumea balsamifera*（L.）DC. 叶中经水蒸气蒸馏提取的结晶。习称"艾片"。现多用合成冰片，又称"机制片"，是用樟脑、松节油等经化学方法合成，亦称"合成龙脑"。主产于各地的香料厂或制药厂，研粉用。

【性味归经】 辛、苦，微寒。归心、脾、肺经。

【功效】　开窍醒神,清热止痛。

【应用】

1. 闭证神昏　本品有开窍醒神之功效。①治温热病神志昏迷、痰热内闭、暑热猝厥、小儿惊风等热闭证,常与牛黄、麝香、黄连等同用,如安宫牛黄丸;②治寒闭神昏,面青、身凉者,可配伍苏合香、安息香等,如苏合香丸。

2. 目赤肿痛、喉痹口疮　本品有清热止痛、解毒消肿之功效。为五官科常用药。①治目赤肿痛,单用点眼即可;也可与炉甘石、硼砂、熊胆等制成眼药水,如八宝眼药水;②治咽喉肿痛、口舌生疮,常与硼砂、朱砂、玄明粉等共研细末,吹敷患处,如冰硼散。

3. 水火烫伤、疮疡肿痛　本品有清热解毒,防腐生肌作用。①治水火烫伤,可与银朱、香油制成膏药用;②治疮疡溃后久不收敛,可与血竭、乳香等同用,如生肌散。

【美容应用】

身体异味、粉刺　本品味辛气香,清热消肿。①治体臭、口臭、腋臭可与丁香、木香、沉香、薄荷含化、外洗、外敷等;②治粉刺,与朱砂、乌梅肉、川芎等研细末,以温水调和,涂于面部。

【用法用量】　内服入丸散,每次0.03~0.1g;外用适量,研末调敷。不入煎剂。

【使用注意】　孕妇慎用。

案例分析

案例:陈某,女,23岁,孕10周。患者原患有外痔,平素大便干结,近因怀孕而大便更需努挣方解,故引发外痔破伤出血,自行外涂马应龙麝香痔疮膏2天。昨晚突然阴道出血,色鲜红,急往医院救治,妇产科诊为不全流产,予清宫手术治疗后才转危为安。术后陈某对自行用药而导致流产后悔不已。

讨论:1. 马应龙麝香痔疮膏为何能引起流产?

2. 孕妇还应避免接触哪些药物?

蛇床子 Shechuangzi
《神农本草经》

【来源】　为伞形科草本蛇床 Cnidium monnieri (L.) Cuss. 的干燥成熟果实。主产于河北、山东、广东、广西、江苏、安徽等地。生用。

【性味归经】　辛、苦,温。有小毒。归肾经。

【功效】　杀虫止痒,燥湿祛风,温肾壮阳。

【应用】

1. 阴部湿痒　本品有祛风燥湿、杀虫止痒功效,治男子阴囊湿痒、女子阴痒,可单用或配伍苦参、黄柏、白矾等,煎汤外洗,临床治疗滴虫性阴道炎多常用。

2. 阳痿及不孕不育　本品具有温肾壮阳之效。①治肾阳虚衰之男子阳痿不举或女子宫寒不孕,常与五味子、菟丝子、枸杞子等同用,如三子丸;②治男子无精、少精、弱精致不育,与当归、枸杞子、淫羊藿等同用,如赞育丹。

3. 寒湿带下、湿痹腰痛　本品性温可助阳散寒,辛苦又具燥湿祛风之功,治肾虚兼寒湿所致带下、腰痛,常与续断、桑寄生、牛膝等同用。

此外,治会厌部急性炎症,可用本品烧烟于瓶中,口含瓶嘴吸烟,能缓解症状。

【美容应用】

湿疹、疥癣　本品为皮肤科杀虫止痒常用药,可配伍苦参、苦楝皮、地肤子等煎水泡洗患处。

【用法用量】　煎服,3~9g;外用 15~30g,煎汤外洗或研末调敷或制成栓剂、油膏、软膏外用。

【使用注意】　阴虚火旺或下焦湿热者不宜内服。

炉甘石 Luganshi
《本草品汇精要》

【来源】　为碳酸盐类矿物菱锌矿 *Smithsonite.* 的矿石,主含($ZnCO_3$)。主产于广西、四川、湖南等地。水飞用。

【性味归经】　甘,平。归肝、脾经。

【功效】　解毒明目祛翳,收湿止痒敛疮。

【应用】

目赤翳障、睑弦赤烂、胬肉攀睛　本品甘平无毒,可解毒明目退翳,为眼科外用要药。①治目赤暴肿,与玄明粉各等份研细末点眼;②治目赤肿痛、睑弦赤烂、胬肉攀睛,与硼砂、冰片、玄明粉研细末点眼,如白龙丹。

【美容应用】

皮肤湿疮、湿疹、疮疡不敛　本品有收湿敛疮、解毒生肌作用。①治皮肤湿疮、湿疹,配黄连、龙骨等同用;②治疮疡不敛,脓水淋漓,配龙骨,研细末,撒患处,如平肌散。

【用法用量】　外用适量,研末撒或调敷。水飞点眼,吹喉。一般不内服。

【使用注意】　宜炮制后使用。

硼砂 Pengsha
《日华子本草》

【来源】　为单斜晶系矿物硼砂 *Borax* 的经精制而成的结晶。主产于西藏自治区、青海等地。生用或煅用。

【性味归经】　甘、咸,凉。归肺、胃经。

【功效】　内服清热化痰,外用解毒防腐。

【应用】

1. 咽喉疼痛、口舌生疮、目赤翳障　本品外用清热解毒,消肿防腐,为喉科、眼科常用药。①治咽喉肿痛、口舌生疮,与冰片、朱砂配伍,研细末吹喉或患处涂敷,如冰硼散;②治目赤肿痛、目生翳膜,配冰片、炉甘石、珍珠等为细末点眼,如八宝眼药水。

2. 痰热咳嗽　本品味咸性寒凉,内服能清肺化痰,用治肺热咳嗽并有咽喉肿痛者,可与玄参、贝母、瓜蒌、黄芩等同用。

【用法用量】　外用,适量,研细末撒或调敷;内服入丸、散,1.5~3g。

【使用注意】 本品以外用为主,内服宜慎。

硫黄 Liuhuang
《神农本草经》

【来源】 本品为自然元素类矿物硫族自然硫。主产于山西、山东、河南等地。全年可采。供内服的需与豆腐同煮至豆腐呈黑绿色后除去豆腐,阴干。

【性味归经】 酸,温,有毒。归肾、大肠经。

【功效】 内服补火助阳通便;外用解毒杀虫疗疮。

【应用】

阳痿、虚喘冷哮、虚寒便秘 本品乃纯阳之品,内服入肾大补命门火而助元阳。①治肾阳衰微,下元虚冷诸证,即单用硫黄,如金液丹;也可与鹿茸、补骨脂、蛇床子等同用。②若配附子、肉桂、沉香,可治肾不纳气之喘促等,如黑锡丹。③治虚冷便秘、冷泻腹痛,以硫黄配半夏用,即半硫丸。

【美容应用】

疥癣、湿疹、酒渣鼻、粉刺、疣目 本品性温而燥,外用有解毒疗疮,杀虫止痒功效,尤为治疗疥疮的要药。①治疥疮,单用硫黄为末,泡水洗浴或麻油调涂;②治顽癣、湿疹瘙痒,常与轻粉、斑蝥、冰片为末,同香油、面粉为膏,涂敷患处,如臭灵丹;③治疮疽,可与荞麦面、白面为末贴敷患处,如痈疽发背方;④治酒渣鼻、粉刺,常与大黄等份为末,每次5g,凉水调糊,睡前外敷,如颠倒散;⑤治疣目(寻常疣),本品30g,研细末,醋调涂;⑥治脱发,20%硫磺软膏、生半夏粉15g、松节适量,混合调匀,涂患处。

【用法用量】 外用,适量,研末撒敷或香油调涂;内服入丸、散,1.5~3g。

【使用注意】 阴虚阳亢及孕妇不宜服。畏朴硝。

土槿皮 Tujinpi
《本草纲目拾遗》

【来源】 为松科植物金钱松 *Pseudolarix kaempferi* Gord. 的干燥根皮或近根树皮。主产于江苏、浙江、安徽、江西等地。生用。又名土荆皮。

【性味归经】 辛,温;有毒。归肺、脾经。

【功效】 杀虫,疗癣,止痒。

【美容应用】

1. 各种癣症 本品有较好杀虫疗癣作用,可治疗手足癣、体癣、头癣等,可单用土槿皮浸酒涂搽,研末加醋调敷患处,现多制成10%~15%土槿皮酊,或配配合水杨酸、苯甲酸等制成复方土槿皮酊外用,如鹅掌风药水。

2. 皮肤湿疹瘙痒 本品外用亦能祛湿止痒,治男子阴囊湿痒、女子阴痒等,可单用或配伍苦参、黄柏、地肤子等,煎汤外洗。

【用法用量】 外用适量,浸酒或醋涂搽,或研末调敷患处。

【使用注意】 本品只供外用,不宜内服。

本章了解药见表1-19-1。

表 1-19-1 本章了解药要览

药名	性味归经	功效应用	用法用量
白矾	酸、涩、寒。归肺、脾、肝、大肠经	外用解毒杀虫,燥湿止痒;内服止血,止泻,化痰。用于湿疹疮疡、痔疮出血、手足多汗症、臭汗症、出血、久泻久痢等	外用适量,研末撒或调敷或化水洗患处;内服:0.5~1.5g,入丸、散或单用
雄黄	辛、温;有毒。归肝、大肠经	解毒杀虫,燥湿祛痰。用于痈疮肿毒、湿疹疥癣、虫蛇咬伤、粉刺、酒渣鼻、白癜风等	外用适量,研末敷,香油调涂或烟熏;内服:0.05~0.1g,入丸、散
轻粉	辛,寒;有毒。归小肠、大肠经	外用攻毒杀虫、祛腐敛疮;内服逐水通便。用于疮疡顽癣、湿疹、水肿胀满、二便不利等	外用适量,研末调涂或干撒,或制膏外贴。内服:每次0.1~0.2g,每日1~2次,入丸散
大蒜	辛,温。归脾、胃、肺经	解毒杀虫,消肿止痢。用于痈疽肿毒、疥癣、肺痨、泻痢及肠道寄生虫病等	内服:5~10g,生、煮或煨食,或捣汁;外用适量,捣敷或切片涂搽患处

复习思考题

1. 试述外用药的药性、功效、适应证及使用注意。
2. 试述冰片、蛇床子、硫黄的美容应用、用法用量及使用注意。

(孟 萍)

扫一扫
测一测

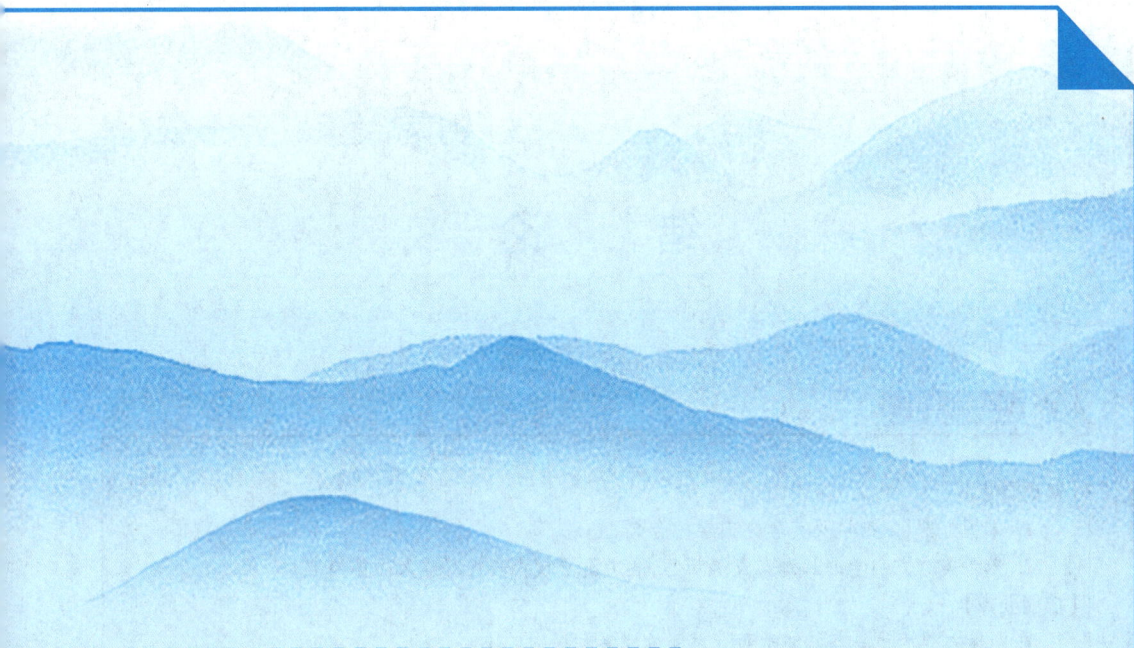

下篇

美容方剂学

第一章

绪　　论

学习要点

【知识要点】
1. 掌握方剂、方剂学及美容方剂学的含义。
2. 熟悉美容方剂学的起源与发展历程,各历史阶段代表性著作及主要特点。

【技能要点】
能阐述方剂学和美容方剂学两者之间的联系和区别。

第一节　美容方剂及美容方剂学的概念

方剂,是在辨证审因立法的基础上,按照组方原则,选择具有特定疗效的药物,酌定合适的剂量、剂型、用法而成。是中医运用中药防治疾病的主要形式。具有美容保健和美容治疗等作用,主要运用于美容保健和损容性疾病的方剂,称为美容方剂。

方剂最初是临床医家治疗疾病有效药物的记载,随着中医药理论体系的不断完善,医家们逐渐认识到某些药味的配合使用与某些病证有着固定的疗效关系,这些有着特定适应病证的有效方剂,通常也被称为"成方"。而这些大量的经过历代医家不断使用和创制的成方,便是中医临床防治疾病的有效工具,同时也成为方剂学中的主要内容。

方剂虽然是以药物为基础,但决不是药物的简单组合或药物功能的简单相加,而是历代医家在长期临床实践中,通过不断探索、反复验证、完善,针对病证的病机,有目的地将某些药物合理配合,组成一个新的有机整体。而每一味药物是方剂中的一个分子,这种质的变化,便是方剂与药物的根本区别。所以,在临床选药组方时要本着以人为本,以病为标,安全有效的治病原则,要重视所选药物的效毒二重性,权衡治疗得失,优化配伍以寻求机体最佳平衡状态,既要追求方剂的疗效,又要避免任何对患者不利、有毒副作用的药物。由此可见,方剂中的药物之间有着复杂的交互配伍的关系,方剂功效正是方内药物共同作用于机体产生的综合效应。所以,药物是方剂的基础,方剂是药物治病的进一步发展。药有个性之特长,方有合群之妙用,药的作用只有在方剂中才能更好发挥,方剂只有有目的、有法度地运用药物,才能更有效地防治疾病。

方剂学是研究和阐明方剂的制方原理、配伍规律及其临床运用的一门学科。是中医理、法、方、药的重要组成部分。它贯穿了中医基础、中医诊断、中药及临床应用等诸多理论知识,具有基础与应用的双重特性。

美容方剂学作为方剂学的分支学科,在 20 世纪 90 年代逐渐被提出和发展起来。美容方剂学是在中医药理论指导下,研究美容方剂的基本理论及其在美容治疗和美容保健等方面运用的一门学科。

随着美容方剂学的发展,以及现代药理、化学、制剂及生命科学等多学科的渗透,运用实验研究的手段,从实证的角度认识方剂效用与方内药物之间的配伍关系,阐明方剂效用的物质基础和作用机制,发现方剂的潜在功效和新用途以及改进传统剂型,研发复方新药等,正成为美容方剂学现代研究的新领域。如何筛选和提供安全有效的美容方剂是当前医疗美容界的一项重要任务。

第二节　美容方剂学的起源与发展

美容方剂学的起源是人类在与自然界的斗争和日常生活中逐渐发展和形成的。在浩瀚的古籍里,有关美容方剂的论述丰富深刻。战国至清末的医籍、医著中,逐渐形成增白悦颜、祛斑莹面、毛发美饰、酒渣粉刺、灭斑除疣、除臭散香 6 大类美容方剂。现以历史发展为线索,对美容方剂学的起源与发展作简要介绍。

一、先秦时期

远古至先秦时期为传统中医美容学起源时期。1973 年湖南长沙马王堆出土的我国历史上第一部方剂学专著《五十二病方》,其中有关美容方剂的内容十分丰富,如书中记载预防和治疗瘢痕的方剂就有 6 个。出土的另一部著作《养生方》中有 3 个长寿方,还有"令人面泽"和"去毛""黑发"的专方。

二、秦汉时期

秦汉三国时期为传统中医美容学萌芽时期。《黄帝内经》虽为中医理论巨著,为中医药运用提供理论依据,也对一些美容方法进行了阐述。如《灵枢·经筋》记载了马膏疗法,用马项下脂肪反复涂摩患处,将药物和按摩结合起来,为美容美体奠定了理论基础。东汉时期,临床医学发展的较快,在本草学的基础上,方剂有了新的提高。尤其在汉末,疫病流行,医圣张仲景"勤求古训,博采众方",以《黄帝内经》为理论基础,结合自己的诊疗经验,著成临床巨著《伤寒杂病论》,创造性地融理、法、方、药于一体,开中医辨证论治及临床治疗学之先河,至此方剂学的体系已初步形成。故其书誉为"方书之祖",其方称作"经方"。后经晋·王叔和及宋·林亿等先后整理成为《伤寒论》和《金匮要略》两书,并广为流传。《伤寒论》载 113 首,《金匮要略》载方 245 首,除去两书并见的重复方,共计有 323 个主方。张仲景的方剂,理法并见、组方严谨、选药精当、药味不多、主次分明、变化巧妙,至今深为医家推崇。而书中记载的当归芍药散治疗肝血瘀滞引起的肝斑,麻子仁丸治疗燥热所致的皮肤粗糙,猪肤汤润肤悦颜去皱等美容方法,至今仍为后人所沿用。

三、两晋至隋唐时期

两晋南北朝至隋唐五代时期为传统中医美容学的形成时期,美容方剂学得到巨大发展。晋代葛洪《肘后备急方》以其所刊载的美容方剂之早、之多、之专,以及所明显体现出的美学思想,堪称中医药美容第一书,其中记载的美容方有66条,应用于美容的药物达到95种。南齐龚庆宣整理的《刘涓子鬼遗方》中,也收载了50首左右的美容方剂。隋唐时期还出现了我国第一本美容方剂专著,即宇文士及所辑的《妆台方》,详细记录了唐以前的宫廷和民间的妇女发式以及妇人画眉方法,可惜此书已佚。初唐医学家孙思邈在数十年的临床实践中,深感古代医方的散乱浩繁和难以检索,因而博取群经,勤求古训,并结合自己的临床经验,编著成《备急千金要方》和《千金翼方》,反映了唐初医学的发展水平,对后世医家影响极大。在孙氏之前,美容方剂多秘而不传,为满足民众的需要,使美容方能"家家悉解、人人自知"(《千金翼方》),孙氏专辟了"面药"与"妇人面药"二篇,集中刊载、公布了他广泛收集而来的美容秘方,共计130首,在其他篇章中还有美容保健及治疗的内服及外用方200余首。这些美容方剂内容非常丰富,有治"唇焦枯无润"的"润脾膏",有治"面黑不净"的"澡豆洗手面方",有"令面光悦,却老去皱"的"面膏方",有"令人面白净"的"悦泽方"等涉及治疗面部疾患和以美化面容、皮肤、毛发、肢体为目的的方剂。这些美容方剂制作精良,剂型多样,用法各异。唐代王焘著《外台秘要方》,共四十卷。搜集唐以前的许多医药著作,编为1 104门,载方6 000有余,其中卷第三十二为专论美容方,包括面部美容方、美眉发方、口脂(即口红)方、美手方、香体熏衣方等。所载口脂有紫色、肉色、朱色之分,形成了系列。口脂的成分亦和今日之口红的成分相仿,有蜡、羊脂、香料、色素等,不过香料、色素全都是用天然中药精制而成,从中可以发现唐代的保健妆饰品的制作已有相当水平。总之,两晋至唐间,中医美容方剂承上启下得到全面发展,不仅初步形成体系,也为宋元时期的进一步提高,打下了坚实的基础。

四、宋金元明清时期

宋金元明清时期是传统中医美容方剂学的拓展时期。此期的中医药书籍汗牛充栋,大部分都涉及美容方面问题。宋代出版的《太平圣惠方》《圣济总录》《太平惠民和剂局方》等大型方书中,均收载了大量的美容方剂。《太平圣惠方》全书100卷,载方16 834首。第40卷以美容方为主,共列方187首,有"治面上生疮诸方""治粉刺诸方""治黑痣诸方""令面光泽洁白诸方"等;第41卷为须发专方,共列"治发白令黑诸方""治眉发须不生诸方"等120首;此外,在其他卷中,还有治羸瘦、白癜风、针眼、目不明、牙齿黄黑、牙齿脱落、揩齿令白净、口臭、唇疮、热疮、癣、漆疮、手足皲裂等损容疾病诸方,以及各种补益驻颜方等。《圣济总录》全书200卷,载方近2万首。其中,仅面体、髭发两门,就有处方100首。书中还有食疗一门,列载了很多药膳美容良方,部分的药膳美容良方,一直沿用至今,如驻颜祛皱的"大枣粥"等。《太平惠民和剂局方》是我国第一部中成药药典,其在"诸虚门"及其他各门中,也散在收载了许多具有增白驻颜、乌发固齿、延年润肤作用的美容方剂。除此之外,《苏沈良方》《洪氏集验方》《济生方》《类证普济本事方》《鸡峰普济方》《是斋百一选方》《魏氏家藏方》等,都载有美容良方或美容方法。元初许国桢撰《御药院方》,书中收录了宫廷秘方千余首,其中汇集了金元以前大量宫廷美容用方,如御前洗面药、皇后洗面药、玉容膏等,共计180余首美容方,值得注意的是书中有一个三联方,要求按照先用"楮实散"洗擦面部,再以"桃仁膏"涂摩患处,然后再用"玉屑膏"涂贴面部的顺序,以达"祛皱皮,悦皮肤"的目的。此三联法和现代面部美容护理的程序基本一致,丰富了美容范畴。

明代朱橚等编写的《普济方》,收载明初以前方剂达61 739首,是我国古代载方最多的方书,其中美容方剂收载也是规模空前,涉及的美容方剂多达1 400余首。明胡文焕校刊的《寿养丛书》,收有《香奁润色》一卷,这是专为妇女美饰而写的一本方书,辑录了大量美容方剂,美发、白面、玉容、驻颜、白牙、润唇、美手、香身等各种美饰用化妆品方应有尽有。明著名的外科专著《外科正宗》中,也记载了许多美容诊治方法,如治疗雀斑内服下容散,外敷玉肌散,面部黑子(痣)用"灰米膏"治疗等。

清代的方剂学虽没有出现鸿篇巨著的方书,但仍有若干特色和成就。如陈修园的《时方歌括》、张秉成的《成方便读》等便于诵读和记忆的入门方歌的著作出现,对方剂知识进一步普及起到了推动作用;如汪昂的《医方集解》促进了方剂释义的深入,还首开综合分类方剂的先例;如吴仪洛的《成方切用》收方1 000余首,以汪氏分类法为主,列为24门,对方剂学的分类有一定影响。另外,在方剂理论、创制新方等方面,积累了宝贵经验,促进了方剂学的新发展。而清代美容方剂主要荟萃于清宫档案之中,中国中医研究院清宫医案研究室1981年出版的《慈禧光绪医方选议》就收录不少。如长发香发、令发不落方、洗头沐浴方等都在海内外产生了一定影响。

五、近现代时期

中华人民共和国成立后,尤其是近几十年来,美容方剂学得到了巨大的发展。一方面完成了对历史方剂的搜集整理,为美容方剂的发展奠定了基础。如由南京中医药大学所整理的《中医方剂大辞典》收载上自秦汉,下迄1986年底,1 800余种中医药及有关文献中有方名的方剂9万余首。是将历代中医药著作中的方剂进行整理、研究、编纂而成的一部方剂学大型工具书,是对有史以来中医方剂研究成果的一次大总结,填补了自明代《普济方》问世以来,中医方剂文献荟萃成书的空白。该书内容浩瀚,考订严谨,不乏美容方剂。另一方面,在方剂学包括美容方剂学的教学及教材、方剂理论研究、方剂应用范围等方面的研究也更加深入,而且随着中药制剂学的分化,中成药在生产工艺、剂型改进、药效、药理、毒理、质量标准和临床应用等方面,都取得了举世瞩目的进步;新的产品不断研制成功,剂型不断改进和更新,设备、技术和检测手段先进,疗效可靠而安全的方剂不断增加,使美容方剂学的发展又上了一个新台阶。

总之,中医美容有着悠久的历史传统,其美容方剂也是内容浩博。今天,随着社会政治、经济、文化的发展,人民生活水平的提高,不仅对影响身体健康的疾病需要有效的治疗,而且对影响人体外在美的因素也需要医学提供更多的保障。因此,深入研究、发掘中医学宝库中有关美容方剂的瑰宝,不断传承发展和创新,具有重要的现实意义。

复习思考题

1. 简述方剂、方剂学和美容方剂学的含义。
2. 试述方剂与药物的根本区别。
3. 试述美容方剂学发展历程中各历史时期代表著作和特点。

（黄丽平）

第二章

方剂与治法

学习要点

【知识要点】

1. 掌握方剂与治法的关系。

2. 熟悉"八法"的基本内容及"方从法出,法随证立"的意义。

【技能要点】

能在辨清证候、辨证审因、辨明病机的基础上,有针对性地采取治疗法则。

第一节 方剂与治法的关系

方剂与治法都是中医学"理、法、方、药"的重要组成部分。治法是在辨清证候、辨证审因、辨明病机的基础上,有针对性地采取的基本治疗法则。方剂是在理法的指导下,有目的、有法度地运用药物防治疾病的工具。治法是联系辨证理论和遣药组方的纽带,是学习和运用方剂不可或缺的基础。

从中医学的形成与发展来看,最初是先有方,后来才有法。方剂是实践的产物,是人们在总结单味药使用经验的基础上而形成的。治法是理论的总结,是人们在长期医疗实践中,积累了相当方药运用经验的基础上总结出来的,是后世方药形成的一种理论。但是,当治法已经由经验上升为理论之后,就成为遣药组方和运用成方的指导原则。

治法是指导遣药组方的原则,方剂是体现和完成治法的主要手段。方剂与治法的关系是辨证统一的关系,是理论与实践的关系,治法是方剂的理论根据,方剂是治法的具体运用。治法以辨证为依据,方剂以治法为指导,即"法随证立""方从法出""以法统方"。两者之间相互为用,密不可分。

第二节 常用治法

中医学的治法极为丰富,可以归纳为两个层次。一是具有一定概况性的、针对某一类病机共性所确立的治法,称为治疗大法,如"八法"。二是针对具体证候所确定的治疗方法,即具体治法。其中"八法"则是清代医家程钟龄将诸多治法概括而成,他在《医学心悟》中提出:"论病之源,以内伤外感四字括之。论病之情,则以寒热、虚实、表里、阴阳八字统之。而论治病之方,则又以汗、和、下、消、吐、清、温、补八法尽之。"由于八法简明扼要,并概括了中医治法的重点所在,故后世医家把"八法"作为常用治法的代表。现将"八法"的内容简要介绍如下:

1. 汗法　是通过开泄腠理、调畅营卫、宣发肺气,促进发汗,使邪气随汗而解的一种治疗方法。适用于外感表证以及麻疹、疮疡、痢疾、水肿初起兼有表证者。但汗法并不以汗出为目的,而是通过出汗,使腠理开、营卫和、肺气畅、血脉通,达到邪去正安。所以不论是外感表证的无汗或有汗,还是邪有外出趋向的其他病证,皆可用汗法治疗。

2. 吐法　是通过涌吐作用,使停留于咽喉、胸膈、胃脘的痰涎、宿食或毒物从口中吐出的一种治疗方法。适用于有形病邪停滞、病位较高、病势上越,急需吐出者。如中风痰壅、宿食壅阻胃脘、痰涎壅盛之癫狂、毒物停在胃中尚未吸收等病证。吐法虽为祛邪捷径,但易损胃气,故体虚气弱、妇人新产、孕妇等均应慎用。因吐法多有不适反应,患者不易接受,并有许多禁忌,除用于洗胃外,现今临床已较少使用。

3. 下法　是通过荡涤肠胃、泻下通便,使积聚肠胃的宿食、燥屎、冷积、瘀血、痰结、水饮、虫积等有形实邪从大便排出体外的一种治疗方法。适用于大便秘结,宿食不消,瘀血内停,顽痰停饮,以及疳积虫积等里实证。由于病情有寒热,体质有虚实,病邪有兼夹之不同,故下法有寒下、温下、润下、逐水、攻补兼施等区别,并常与其他治法结合运用。下法以攻逐为特点,易耗伤正气,对于孕妇、产后,月经期、年老体弱、失血者等应予慎用。

4. 和法　是通过和解与调和作用,使半表半里之邪,或脏腑、阴阳、表里失和之证得以解除的一种治疗方法。适应的证情比较复杂。适用于邪犯少阳,肝脾不和,寒热错杂,表里同病等证。和法既不同于汗、吐、下三法,以专攻病邪为目的,也不同于补法,以专补正气为目的,而是通过和解与调和的方法,既能祛除病邪,又能调整脏腑功能,无明显寒热补泻之偏,性质平和,全面兼顾,应用范围较广。

5. 温法　是通过温里祛寒、回阳通脉等作用,使寒去阳复,里寒之证得以温散的一种治疗方法。适用于中焦虚寒,寒饮内停,阳气衰微,以及寒凝经脉等证。由于寒证的发生常表现为阳虚与寒邪并存,故温法也常与补益阳气法结合运用。

6. 清法　是通过清热泻火、凉血解毒等作用,使里热之邪得以消除的一种治疗方法。适用于气分热盛,热在营血,热在脏腑,热盛成毒以及虚热等证。由于里热证既有气分、营分、血分等不同阶段,病位也涉及不同的脏腑,性质又有虚实之分,因而临证应用当以明辨。

7. 消法　是通过消食导滞、消坚散结等作用,使结聚于体内的气、血、痰、食、水、虫等有形之邪渐消缓散的一种治疗方法。因消法以渐消缓散为特点,适用于逐渐形成的有形实邪。如饮食停滞、气滞血瘀、癥瘕积聚、水湿内停、痰饮不化、疳积虫积、痈肿疮疡等病证。消法有消导食积、消积化癥、消痰祛湿、行气消滞、活血化瘀、杀虫消积、消痈散结等区别,并依据病情之寒热,与温法、清法合用,若有正虚者,又需与补法配合应用。

8. 补法　是通过滋补人体气血阴阳,增强脏腑生理功能,治疗各类虚证的一种治疗方法。适用于气虚、血虚、阴虚、阳虚或脏腑虚弱所致的各种虚证。补法不仅能扶虚助弱,增强脏腑功能,而且可以通过恢复和增强正气,促进机体的自我调节功能,若正虚感受外邪,可与其他治法合用,达到扶正祛邪的效果,因而,补法在临证中占有重要的位置。

上述八种治法,适应了表里、寒热、虚实等不同的证候。但病情往往是复杂的,不是单用一法就能能奏效,常需数种治法配合运用,才能照顾全面。程钟龄在《医学心悟·医门八法》中说:"一法之中,八法备焉,八法之中,百法备焉。"临证处方,应针对具体病情,灵活运用八法,使之切合病情,方能取效。因此对于"八法"不能孤立地、片面地理解,要彼此联系和相互配合,融会贯通,灵活对待,体现出法中有法之意。但随着临床治法的发展,"八法"已经不能概括目前的所有治法,故后世医家先后发展了开窍法、固涩法、安神法、息风法等,均从不同角度对"八法"予以补充。

复习思考题

扫一扫
测一测

1. 简述方剂与治法的关系。
2. 常用治法有哪些?消法与下法有何不同?
3. 简述汗法和补法的适用范围。

（黄丽平）

第三章

方剂的剂型

学习要点

【知识要点】
 1. 掌握剂型的含义、剂型的种类。
 2. 熟悉常用剂型的主要特点及制备方法。

【技能要点】
 能根据病证正确选择剂型合适的中成药。

第一节　剂型的概念

　　剂型是药物组成方剂后,根据病情需要、药物的性能特点以及给药途径的不同,将药物制成一定形态。临床应用方剂时,选择适宜的剂型,有助于增强治疗效果。

　　方剂的剂型历史悠久,种类较多,有着丰富的理论和宝贵的实践经验,早在《黄帝内经》中就有汤、丸、散、膏、酒、丹等剂型,历代医家又有很多发展,明代《本草纲目》所载剂型已有40余种。随着制药工业的发展,现代科学技术的引进,西药制剂手段的借鉴,方剂的剂型的改革(包括对传统制剂的改进及新剂型的研制)取得重要进展,涌现出很多新的剂型,如片剂、冲剂、注射剂、气雾剂等。方剂的剂型,从给药途径来分,包括外用剂型与内服剂型;从剂型形态来分,包括液体剂型、固体剂型与半固体剂型等。本教材仅介绍常用剂型的制备方法和主要特点。

第二节　常用剂型

一、汤剂

　　汤剂是将方剂中的中药饮片加水浸泡后,按煎法要求煎煮一定的时间,去渣取汁,制成的液体剂型。汤剂是中医临床应用最广泛的一种剂型。汤剂主供内服,又可外用。外用多作洗浴、熏蒸及含漱。汤剂特点是吸收快,作用强,奏效迅速,并可根据病情的变化随证加减,适用于病情较重或病情不稳定的患者。汤剂的缺点是服用量大,有些药物的有效成分不易煎出或易挥发散失，不适宜规模生产，不便于携带等。

二、丸剂

丸剂是将药物细粉或药材提取物加以水、蜂蜜、米糊、面糊、酒、醋、药汁等为赋型剂而制成的球形或类球形固体剂型。丸剂是中成药最古老的传统剂型之一，列于"丸散膏丹"之首。丸剂特点是吸收较慢，药效持久，体积小，服用、携带、贮存方便。一般多用于慢性或虚弱性疾病，如六味地黄丸、十全大补丸等。此外，一些芳香类或剧毒药物，不宜作汤剂煎服，也常制成丸剂内服，如安宫牛黄丸等。常用的丸剂有以下几类：

1. 蜜丸　是将药材细粉用炼制蜂蜜为黏合剂制成的丸剂。蜜丸性质柔润，作用缓和，并有补益、防腐和矫味作用。蜜丸有大蜜丸和小蜜丸之分，其中每丸重量在 0.5g（含 0.5g）以上者称大蜜丸，重量在 0.5g 以下者称小蜜丸。

2. 水丸　是将药材细粉用冷开水或蒸馏水、酒、醋、药汁等为黏合剂制成的丸剂。水丸较蜜丸易崩解，易溶解，吸收快，奏效速，易于吞服。如保和丸等。

3. 糊丸　是将药材细粉用米糊、面糊、曲糊等为黏合剂制成的丸剂。糊丸黏合力强，质地坚硬，崩解、溶散迟缓，内服可延长药效，能减轻剧毒药的不良反应和对胃肠的刺激，因此，一些有刺激性或毒性的药物需要在体内缓慢吸收，常制成糊丸。如小金丸等。

4. 浓缩丸　是将药材或部分药材提取的清膏或浸膏，与适宜的辅料或药物细粉，用水、蜂蜜或蜂蜜和水为黏合剂制成的丸剂。浓缩丸体积小，有效成分含量高，服用剂量小，疗效快，如银翘解毒丸等。

5. 滴丸　是将药材固体粉末或液体药物与适当物质（一般称为基质）加热熔化混匀后，滴入不相混溶的冷凝液中、收缩冷凝而制成的小丸状制剂，主要供口服使用。滴丸剂具有速效、高效、长效的优势，生物利用度高，质量稳定，剂量准确，多口服或舌下含服。如复方丹参滴丸。

知识链接

中成药的概念

中成药是在中医药理论指导下，将中药材按照规定处方和标准制成随时可以取用，具有一定剂型的成品药。中成药是"成品制剂"，是从方剂的成方中衍生而来，多来源于疗效确切、质量稳定的传统古方、民间验方、协定处方、新研制方，它的组成、主治、剂型规格、服法用量都是固定不变的，它既可通过医生处方投药，又可由患者根据自己的病情、经验直接购买，具有疗效确切，便于携带、应用方便等特点，用于病证相同的大多数患者。

三、散剂

散剂是将一种或多种药材粉碎、过筛、混合制成的粉末状制剂。分为内服与外用两种。内服散剂一般研成细粉，以温开水冲服，量小者亦可直接吞服，如行军散；但也有以内服为主，兼作外用的，如七厘散、云南白药；也有制成粗末，用时加水煎煮去渣取汁服用，称为煮散，如银翘散。散剂的特点是制作简便，吸收较快，节省药材，便于服用和携带。外用散剂是将药物研成极细粉末，外敷或掺撒创面或患处，多用于外科及耳鼻喉科疾病,如生肌散、冰硼散等。

四、膏剂

膏剂是将药物用水或植物油煎熬去渣而制成的剂型。分内服与外用两种。内服膏剂有流浸膏、浸膏、煎膏三种,流浸膏和浸膏多用于调配合剂、糖浆剂、冲剂、片剂等制剂使用,外用膏剂分软膏、硬膏二种。现将煎膏与外用膏剂分述如下:

1. 煎膏 又称膏滋。是将药物加水反复煎煮,去渣浓缩后,加炼蜜或糖制成的半流体剂型。其特点是体积小、含量高、口味甜美、便于服用、易吸收,有滋润补益作用,适用于慢性虚弱性病人,需长时间用药,如鹿胎膏。

2. 软膏 又称药膏。是将药物、药材细粉、药材提取物与适宜的基质混合制成的半固体外用制剂。常用基质分为油脂性、水溶性和乳剂型基质,其中用乳剂型基质的亦称乳膏剂。软膏具有一定的黏稠性,主要在皮肤、黏膜或疮面等局部发挥治疗作用,外涂后渐渐软化或溶化,对病变皮肤起防腐、杀菌、消炎及促进伤口愈合作用,适用于外科疮疡疖肿、烧烫伤等,如紫草膏。

3. 硬膏 又称膏药。是将药材、食用植物油与黄丹炼制成的膏料,摊涂在布或纸上制成的外用制剂。常温时呈固体状态,用时加温软化后贴于患处或穴位上,具有内外兼治作用。外能消肿、拔毒、生肌、去腐、止痛,用于疮疡肿毒、跌打损伤等证;内能祛风散寒通络,用于风湿痹证以及腰痛、腹痛等,如阳和解凝膏、狗皮膏等。

五、酒剂

酒剂又称药酒。是将药材用蒸馏酒提取制成的澄清液体制剂。酒有活血通络,易于发散和助长药效的特性,常在补益或祛风通络剂中使用。酒剂多供内服,亦可外用。内服具有补虚、祛风活血通络作用,用于体质虚弱、风湿痹痛,如参茸药酒、五加皮酒等。外用具有祛风活血,止痛消肿之功,用于跌打损伤、皮肤病等。

六、茶剂

茶剂是将含茶叶或不含茶叶的药材或药材提取物制成的用沸水冲服、泡服或煎服的制剂。茶剂服用方便,疗效迅速。多用于治疗外感表证、食积、腹泻等。近年来有一些健身、减肥、降脂的茶剂新产品上市,如刺五加茶、降脂减肥茶等。

七、栓剂

栓剂古称坐药或塞药。是将药材提取物或药粉与适宜基质制成供腔道给药的固体制剂。栓剂用于腔道并在其间融化或溶解释放出药效,起局部或全身治疗作用。局部有杀虫止痒、滑润、收敛、抗菌、消炎等作用,为肛肠科、妇科的常用剂型,如消痔栓、复方蛇床子栓;起全身治疗的栓剂,由腔道给药,经黏膜吸收进入血液起全身作用,有解热止痛、安眠镇静、平喘等作用,如小儿解热栓。栓剂特点是比口服给药吸收快,生物利用度高,有 50%～70% 的药物不经过肝脏而直接进入大循环,可减少药物对肝脏的毒性和副作用,还可避免胃肠液对药物的影响及药物对胃黏膜的刺激作用,婴幼儿直肠给药尤为方便。

八、片剂

片剂是将药材提取物、药材提取物加药材细粉或药材细粉与适宜辅料混匀压制而成的片状的制剂。片剂的特点是体积小，剂量准确，质量稳定，服用方便，是目前临床最常用的剂型之一。味苦或有异味的药物压片后可再包上糖衣，以矫苦味，使之易于服用；如需在肠道吸收的药物，也可包上肠溶衣，使之在肠道内崩解吸收，如牛黄解毒片、天麻首乌片等。近年来新研制的片剂不断问世，如口含片、泡腾片、控释片、咀嚼片等。

九、胶囊剂

胶囊剂是将药物填充于硬胶囊中而制成的剂型。空胶囊均以明胶为主要原料。分为硬胶囊剂、软胶囊剂和肠溶胶囊剂三种，其特点是可掩盖药物的不良口味，剂量准确，提高药物稳定性，且生物利用度高，易于吞服。是目前仅次于片剂、注射剂的理想剂型。如全天麻胶囊、藿香正气软胶囊等。

知识链接

不同类型胶囊剂制备方法

硬胶囊剂　是指将一定量的药材提取物加药材细粉或辅料制成均匀粉末或颗粒，充填于空心胶囊中，或将药材细粉直接充填于空心胶囊中制成。

软胶囊剂　是指将一定量的药材提取物加适宜的辅料混合均匀密封于球形或椭圆形或其他形状的软质囊材中，用压制法或滴制法制成。

肠溶胶囊剂　是指硬胶囊或软胶囊经药用高分子材料处理或用其他适宜方法加工而成，其囊壳不溶于胃液，但能在肠液中崩解而释放活性成分。

十、注射剂

注射剂是以中药材或饮片为原料，经过提取、精制、配制等步骤而制成的灭菌溶液、无菌混悬液或供配制成液体的无菌粉末，供皮下、肌内、静脉注射的一种制剂。具有剂量准确，药效迅速，不受消化液和食物的影响、生物利用度高、适于急救等特点，对于神志昏迷，难于口服用药的患者尤为适宜，如清开灵注射液、生脉注射液等。

中药的剂型较多，除上述的主要剂型外，还有灸剂、丹剂、露剂、锭剂、条剂、搽剂、酊剂、糖浆剂、颗粒剂、口服液、气雾剂、灌肠剂等，不同剂型有不同的特点，临证时应根据病情，酌情选用，以提高疗效。

复习思考题

1. 何谓剂型？常用剂型有哪些？
2. 简述常用散剂、丸剂的制备方法及主要特点。
3. 简述栓剂、注射剂的给药途径及主要特点。

扫一扫
测一测

（黄丽平）

第四章

- - - - - - -

方剂的组成与变化

【知识要点】
1. 掌握方剂的组成结构及其各自的作用。
2. 熟悉方剂的三种变化形式。

【技能要点】
能灵活运用方剂组成与变化分析成方方义。

方剂的组成既不是随意的药物堆砌,更不是简单的药效相加,而是在辨证立法的基础上通过合理的药物配伍组成。除少数的方剂是由单味药物组成外,绝大多数方剂均是根据病情需要和药物性能,有目的、有序地将两味或两味以上的药物配伍使用。药物的功用各有所长,也各有所偏,只有通过合理的组织,调其偏性,制其毒性,增强或改变原有功能,消除或缓解其对人体的不利因素,发挥其相辅相成或相反相成的综合作用,以适应各种病情的需要。即所谓"药有个性之特长,方有合群之妙用"。

第一节　方剂的组成目的

一、增强药效

将功用相近的药物配合应用,增强药效,提高治疗效果。

二、综合多药效

将功效不同或相反的药物配合应用,综合药效的诸多功能,扩大治疗范围,以适应复杂病情的需要。在长期的医疗实践中,经历代医家反复经验总结,使中医方剂积累了很多行之有效的基础方剂,如四君子汤、四物汤、二陈汤等。随着临床病情的不断变化,为了应对疾病的复杂多变,往往通过对基础方剂的随证配伍,使其不断扩大治疗范围。如四君子汤具有益气健脾的功用,是主治脾胃气虚证的基础方。若脾虚生湿,气机阻滞,配伍陈皮,则方名为异功散。若痰湿较重,再配半夏,则为六君子汤;若再配伍木香、砂仁入方,则方为香砂六君子汤。通过药物的配伍使基础方剂派生出大量的衍生方,扩大了治疗范围,适应了疾病的变化,也丰富方剂学的内容。

三、制约药物的毒性或烈性

指药物配伍后,一药能消除或减缓另一药的毒性或烈性,以消除或减缓对人体的不利因素。

第二节　方剂的组成原则与基本结构

方剂是由药物组成的,是在辨证立法的基础上选择合适的药物组合成方。药物配伍是方剂组成的基础,常用药对是构成方剂的基本单位,而方剂则是针对病证、病机的诸多方面,利用药物之间的相互协同和相互制约的关系,使群药配伍成一个有机的整体,适应较为复杂病情的治疗需要,从而最大限度地发挥其治疗作用。同时,药物的组合也要符合方剂的组成原则和基本结构的要求。

一、组成原则

方剂的组成不是药物随意的堆砌或主观的选择,必须遵循一定的组成原则。组方是在辨证立法的基础上,针对病因病机,以药物的性味、归经、功用为依据,所用药物与其病证的病机丝丝入扣,使药物配伍后的综合效用与所立治法高度统一。所以,方剂组成的原则可概括为"依法选药,主次有序,辅反成制,方证相合"。遣药组方既要重视药物之间的配伍关系,还应重视药物配伍与病证的针对性,做到以法统方,方中有法,药证相应。

二、基本结构

方剂是以药物为基础,以中医理论为指导,按照组方的配伍原则,形成一定的结构和特定的疗效。方剂的基本结构,则是方剂组成必备的条件之一。

在组织不同的药物,确定其各自的地位时,还应符合严密的组方基本结构,即"君、臣、佐、使"的组方形式,做到主次分明,全面兼顾,扬长避短,提高疗效。这是遣药组方的规矩和绳墨,具有指导意义。

方剂的组成理论最早见于《黄帝内经》,《素问·至真要大论》云:"主病之谓君,佐君之谓臣,应臣之谓使"。通过借喻封建社会体制中君、臣、佐、使的等级设置,以说明药物在方中的主次地位与从属关系。后世医家通过临床实践,在此基础上不断探究,逐步使之形成了一套完整的理论。明代何瑭在《医学管见》中更进一步指出:"大抵药之治病,各有所主。主治者,君也;辅治者,臣也;与君相反而相助者,佐也;引经及引治病之药至病所者,使也。"现将君、臣、佐、使药的含义归纳如下:

1. 君药　是针对主病或主证起主要治疗作用的药物。君药的特点是用量较大、药力居方中之首。是方剂组成中不可缺少的核心药物。

2. 臣药　有两种含义。一是辅助君药加强对主病或主证治疗作用的药物;二是针对兼病或兼证起主要治疗作用的药物。其药量和药力均次于君药,与君药多具特定的增效配伍关系。

3. 佐药　有三种含义。一是佐助药,即协助君、臣药加强治疗作用,或直接治疗次要症状的药物;二是佐制药,即用于消除或缓解君、臣药的毒性或烈性的药物;三是反佐药,即根据病情需要,配用与君药性味相反而又能在治疗中起相成作用的药物。佐药的药味可以多于臣药,其药力、药量次于臣药,佐助药、佐制药使用较多,反佐药使用相对较少。

4. 使药　有两种含义。一是引经药,能引导方中药物的药力直达病所的药物;二是调和药,即具有调和方中诸药的性能,协调方中诸药相互作用或起到矫味作用。使药通常药味较少,用量较小。

上述组成结构中君、臣、佐、使的设定是以所治病情和被选药物在方中所起的主次地位为依据的。君药是方剂中的核心部分,臣、佐、使药则是方剂中的配伍部分。不是所有方剂都是君、臣、佐、使四个部分俱全,但所有方剂中君药不可缺少。方剂中君、臣、佐、使是否齐全,由病情的复杂程度和治疗的需要所决定。

方剂是由君、臣、佐、使四方面组成,但不是彼此孤立,而是主次分明,配伍有序,各尽其职,相互配合。以麻黄汤为例,说明君、臣、佐、使的组方涵义和具体运用。麻黄汤主治风寒表实证,症见恶寒发热,头身疼痛,无汗而喘,苔薄白,脉浮紧。经辨证得知,其病因为外感风寒,病机为风寒束表,肺气失宣。治宜发汗解表,宣肺平喘。麻黄汤中麻黄辛温发汗解表以散风寒,宣发肺气以平喘逆,治疗主症,为君药;桂枝辛甘性温,助麻黄发汗解表,又温经通脉,兼治寒凝经脉所致头身关节疼痛,为臣药;杏仁苦平,降泄肺气,与麻黄宣降相合,恢复肺脏的宣肃功能,增强止咳平喘之功,为佐药;炙甘草甘温,调和诸药,为使药。如此配伍,重点突出,主次分明,结构严谨,切合病情。

随着现代临床组方和中药新药研究的不断深入,医学家们在临床组方时,既要考虑方剂结构的完整性与严谨性,也要考虑组方用药对疾病病情的针对性与适应性。通过因病选药、因证配伍、因症用药的组方配伍的方法,从"病-证-症"角度,或以证为切入点,兼顾病和症,或以病为中心,兼顾证和症,创制了一批高效新方,为探索中医组方模式提供了新的思路。随着中医对病证的认识不断深化和用药经验的不断拓展,"病-证-症"结合组方的理论也将不断得到完善,并成为传统"君、臣、佐、使"制方理论的一个重要补充。

第三节　方剂的组成变化

专病专方、专方专药是中医诊疗疾病的基本模式。任何古方、成方都是针对某一特定证候而制定的,由于患者的体质、年龄、性别、生活习惯的不同,所处环境、季节、气候的差异,使得临床所见证候千差万别。因此,临床运用成方时,要做到"师其法而不泥其方,师其方而不泥其药"。清代医家徐灵胎在《医学源流论·执方治病论》说:"欲用古方,必先审病者所患之证,悉与古方前所陈列之证皆合,更检方中所用之药,无一不与所现之证相合,然后施用,否则必须加减,无可加减,则另择一方。"说明方剂在运用时不可墨守成方,应针对具体病情,对所选方剂进行必要的加减化裁,既谨守组方原则,又强调灵活变化的运用。方剂的组成变化主要有以下三种形式:

一、药味加减的变化

方剂是由药物组成的,药物是决定方剂功用的主要因素。当加减方中药物时,该方的功效也必然随之发生变化。药味加减变化有两种情况:一是佐使药的加减变化,是在主证、主病、主药不变的前提下,因其兼证的变化或不同,在原方的基础上,加上某些与疾病相适应的药物或减去某些与疾病不相适应的药物,以适应病情需要。因佐使药在方中的药力较小,其加减不会引起原方功效的根本改变,又称为"随证加减";二是臣药的加减变化,臣药在方中助君药发挥某一功能,若臣药加减变化,会引起原方主要配伍关系发生改变,导致原方功效发生本质的变化。如四君子汤主治脾胃气虚证,功在益气补脾,若又出现脘闷腹胀等兼有气滞之象时,可在四君子汤中加入佐药陈皮以行气消胀,名异功散,仍主治脾胃气虚但兼有气滞之证。如将麻黄汤中的桂枝换成石膏,就成为麻黄杏仁甘草石膏汤。前者以麻黄为君药,与桂枝配伍以发汗散寒,治疗风寒表实证,后者以麻黄与石膏君臣相伍共同发挥宣泄肺热作用,治疗肺热咳喘证。虽然二方仅一药之差,但由于各自的君药及其配伍关系不同,使辛温解表之方变为辛凉解表之剂。因此,在对方剂药物进行加减变化时,应当很好地把握方中各药的配伍关系。

二、药量加减的变化

药量的加减变化是指组成方剂的药物不变,通过增减方中的药量,改变原方药力的强弱,或改变原方药物的主次关系,以适应病情的需要。药量的加减对方剂功效、主治的影响有两种情况:一是改变药力,是指药量的增减变化没有改变原方君臣的配伍关系,其关系、主治与原方基本相同,但增强或减弱了原方的药力。如四逆汤和通脉逆汤,均由附子、干姜、炙甘草三药组成,且均以附子为君,干姜为臣,炙甘草为佐使,虽通脉四逆汤比四逆汤增加了附子、干姜的用量,但君臣的配伍关系没有改变,故其功效、主治与四逆汤基本相同,但增强了药力,主治阴盛格阳证于外所致的四肢厥逆,身反不恶寒,下利清谷,脉微欲绝的较重证候(表2-4-1)。二是改变主治,是指药量的增减变化改变了原方君臣的配伍关系,其功效、主治与原方各不相同。如小承气汤与厚朴三物汤,均由大黄、枳实、厚朴组成,而小承气汤以大黄四两为君,枳实三枚为臣,君臣配伍,重在攻下热结,主治阳明腑实证。厚朴三物汤以厚朴八两为君,枳实五枚为臣,君臣配伍,重在行气除满,主治气滞便秘证。由于方中药量发生改变,君臣的配伍关系发生变化,故其功效、主治与原方各不相同,方名也随之改变(表2-4-2)。

表 2-4-1　四逆汤与通脉四逆汤比较

方剂名称	药物组成			功效	主治证候
	君药	臣药	佐使药		
四逆汤	生附子一枚	干姜一两五钱	炙甘草二两	回阳救逆	阴盛阳微证
通脉四逆汤	生附子一枚(大)	干姜三两	炙甘草二两	回阳通脉	阴盛格阳证

表2-4-2 小承气汤与厚朴三物汤比较

方名	药物组成				主治证候	功效
	君	臣	佐	使		
小承气汤	大黄四两	枳实三枚	厚朴二两		阳明腑实证(热结)。潮热谵语,大便秘结,腹痛拒按	泄热通便
厚朴三物汤	厚朴八两	枳实五枚	大黄四两		气滞便秘(气滞)。脘腹满痛不减,大便秘结	行气通便

注:上述药物剂量,是《伤寒论》原方记载的用量。

以上举例说明方剂中药物用量也非常重要,不能认为只要药物选择适宜,就可以达到治疗目的,实际上用量失宜则方也无功。

三、剂型更换的变化

同一方剂,药物组成与剂量完全相同,但因其使用的剂型不同,其治疗作用也有区别,主要是根据病情的轻、重、缓、急,来决定药力强弱峻缓。正如《用药法象》所说:"大抵汤者荡也,去大病用之;散者散也,去急病用之;丸者缓也,不能速去之"。如理中丸和人参汤,两方组成与用量完全相同,但前方研末炼蜜为丸,主治中焦虚寒,脘腹疼痛,虚寒较轻,病势较缓,取丸以缓治;后方水煎作汤内服,主治中上二焦虚寒之胸痹,心胸痞闷,气从胁下上逆,虚寒较重,病势较急,取汤以速治(表2-4-3)。

表2-4-3 理中丸与人参汤比较

方名	药物组成				主治证候	备注
	人参	干姜	白术	甘草		
理中丸	三两	三两	三两	三两	中焦虚寒,脘腹疼痛,虚寒较轻,病势较缓	炼蜜为丸,取丸以缓治
人参汤	三两	三两	三两	三两	中上二焦虚寒之胸痹,心胸痞闷,气从胁下上逆,虚寒较重,病势较急	水煎作汤内服,取汤以速治

剂型的更换变化在方剂运用中极为普遍,近年来,随着剂型的改革及制剂工艺的发展,研制出许多新的剂型,如注射剂、气雾剂等,使给药途径也发生了变化,其功效与原剂型的差别更为显著。

方剂药味、药量、剂型的三种变化形式,既可单独应用,也可以结合应用。临床运用成方,首先要正确地理解原方的立法制方宗旨,弄清方中药物君臣佐使的配伍关系,掌握方剂变化运用的规律。才能做到师古而不泥古,变化而不离宗,知常达变。

综上所说,方剂的运用,既要遵循方剂组成结构的基本原则,又要有灵活的权宜变化,这充分体现了中医辨证论证的原则性与灵活性统一。只有全面掌握,灵活运用,才能在临床实践中适应复杂多变的病证。

复习思考题

1. 简述方剂组成的目的。
2. 方剂的基本结构是什么？其各自的作用是什么？
3. 简述方剂变化的主要形式。

（黄丽平）

第五章

- - - - - - -

解　表　剂

扫一扫
知重点

学习要点

【知识要点】

1. 掌握解表剂的含义、适用范围、分类及应用注意事项。

2. 掌握麻黄汤、桂枝汤、银翘散、败毒散的组成、功效、主治、辨证要点、美容应用及使用注意。

3. 熟悉九味羌活汤、桑菊饮、麻黄杏仁甘草石膏汤的组成、功效、主治、美容应用及使用注意。

【技能要点】

能够用解表剂所学方剂进行辨证治疗损容疾患。

　　凡以解表药为主组成，具有发汗、解肌、透疹等作用，用以治疗表证的方剂，统称解表剂。本类方剂是根据《素问·阴阳应象大论》"其在皮者，汗而发之"，"因其轻而扬之"的理论立法。属于"八法"中的"汗法"。

　　解表剂专为表证而设，凡外感六淫之邪，病在肌表、肺卫，症见恶寒发热、鼻塞流涕、头身疼痛、苔白脉浮，或麻疹、疮疡、水肿、疟疾、痢疾等初起见有表证者，均可应用。

　　因为六淫之邪有寒热性质的不同，患者体质有强弱虚实之别，所以选药组方有辛温、辛凉、扶正之异，故解表剂分为辛温解表、辛凉解表和扶正解表三类。

　　应用解表剂应注意以下事项：第一，解表剂多为辛散轻扬之品，不宜久煎，以免药性挥发耗散；第二，服后禁食生冷、油腻之品，以防影响药物吸收和疗效发挥；第三，解表剂宜温服，服后宜饮热开水或加衣覆被，以助汗祛邪。但取汗当以周身微汗为度，不可过汗致阴伤阳亡；第四，若表邪未尽又有里证者，宜先解表后治里，或表里双解；第五，若病已入里，或麻疹已透，疮疡已溃，虚性水肿，吐泻伤津等，均不可用。

第一节　辛温解表剂

　　辛温解表剂，适应于外感风寒表证。症见恶寒发热，头项强痛，肢体酸痛，口不渴，无汗或汗出，舌苔薄白，脉浮紧或浮缓。常用辛温解表药为主组方。

麻黄汤 《伤寒论》

【组成】 麻黄去节，三两（9g）　桂枝去皮尖，二两（6g）　杏仁去皮尖，七十个

244

（6g） 甘草炙,一两（3g）

【用法】 水煎服,日 1 剂,分 2 次服,温覆取微汗。

【功效】 发汗解表,宣肺平喘。

【主治】 外感风寒表实证。症见恶寒发热,头身疼痛,无汗而喘,舌苔薄白,脉浮紧。

【方解】 本方证为风寒束表,致卫遏营郁、皮毛闭塞、肺气失宣所致,治宜发汗解表、宣肺平喘。方中麻黄辛苦而温,入肺与膀胱经,善开腠理、发卫阳、宣肺气,具有发汗解表,宣肺平喘之功,为君药。桂枝辛温,既助麻黄解肌发表,使其发汗解表之力倍增,又畅行营阴,温通经脉而止疼痛,为臣药。杏仁苦温,宣降肺气,止咳平喘,合麻黄宣降肺气,增强解郁平喘之功,为佐药。炙甘草甘温而平,既调和麻黄、杏仁之宣降,又缓和麻黄、桂枝相合之峻烈,使而兼佐之用。四药合用,表寒得解,营卫得通,肺气得宣,则诸症可愈。

本方配伍特点有二:一是麻黄、桂枝相须为用,一发卫气之闭以开腠理,一透营分之郁以和营卫,则发汗解表之力倍增,使其成为辛温解表之峻剂;二是麻黄与杏仁相使,宣降相应,平喘之效更著,使本方成为宣肺止咳平喘的基础方。

【辨证要点】 本方为治外感风寒表实证的代表方,以恶寒发热、无汗而喘、脉浮紧为辨证要点。

【美容应用】 荨麻疹、银屑病、皮肤瘙痒等属于风寒侵袭肌表者。

【使用注意】 因本方为辛温发汗之峻剂,故凡体虚外感、表虚有汗、阴血不足者均不宜使用。

【附方】

麻黄连翘赤小豆汤（《伤寒论》） 组成及用法:麻黄去节,二两（6g） 连翘二两（6g） 杏仁去皮尖,四十个（6g） 赤小豆一升,（15g） 大枣擘,十二枚（3g） 生梓白皮一升（桑白皮15g） 生姜切,二两（6g） 甘草炙,二两（6g） 水煎温服。功用:宣透表邪,清泄湿热。主治:伤寒瘀热在里证（阳黄兼表证）。症见:发热,恶寒,无汗,头身疼痛,心烦,或疹作痒,或身目俱黄,小便黄、短少不利,苔白或薄黄,脉浮。

知识链接

麻黄汤加味治疗寒冷性荨麻疹

寒冷性荨麻疹是因物理因素寒冷引发的。其发病特点为接触冷空气、冷水或其他冰冷物体后,受冷区出现瘙痒性水肿和风团,30~60min 可消失,多发于暴露部皮肤如颜面和四肢。本病属中医"瘾疹"范畴,多因素体气血亏虚、卫气不固、营卫不调,复感风寒所致,治疗应标本兼顾,除风散寒,补益气血,调和营卫。常用麻黄汤加当归、白芍、黄芪、白术、防风治疗。若皮肤风团大、肿胀甚、风湿重者,加桂枝、薏苡仁、茯苓;若血虚甚者,加熟地、何首乌;若关节疼痛者,加秦艽、羌活;若痒甚者,加皂角刺、苦参、地肤子、乌梢蛇。

桂枝汤 《伤寒论》

【组成】 桂枝去皮,三两（9g） 芍药三两（9g） 甘草炙,二两（6g） 生姜切,三两（9g） 大枣擘,十二枚（3g）

【用法】 水煎分2次温服,服后啜热稀粥或喝少量热开水,冬季并盖被保暖,以助药力,令取微汗。

【功效】 解肌发表,调和营卫。

【主治】 外感风寒表虚证。症见头痛发热,汗出恶风,或鼻鸣干呕,苔白不渴,脉浮缓或浮弱。

【方解】 本方证因风寒袭表,卫强营弱、营卫不和所致。治宜解肌发表,调和营卫。方中桂枝辛甘而温,透营达卫,温通经络解肌发表,外散风寒,用治"卫强"为君药。芍药为臣,酸甘以益阴敛营,敛固外泄之营阴,用治"营弱"。君臣二药等量合用,一散一收,调和营卫,使发汗而不伤阴,止汗而不恋邪。生姜辛温散寒,可助桂枝解肌又可温胃散寒止呕;大枣、甘草意在益气补中,且可滋脾生津。姜、枣相配,既助桂、芍二药调和营卫,又调和脾胃,共为佐药。炙甘草甘缓调和,益气和中,与桂枝相合,可辛甘化阳以实卫,与芍药相伍,则酸甘化阴以和营;功兼佐使之用。本方药虽五味,发中有补,散中有收,邪正兼顾,既调和营卫,又调和阴阳,故有"为仲景群方之冠,乃滋阴和阳,调和营卫,解肌发汗之总方也"(《伤寒附翼》)之称。

本方配伍严谨而有层次,以桂枝配芍药为主,生姜配大枣为辅,共同调和营卫。以桂枝、生姜配炙甘草、大枣辛甘化阳,以芍药配炙甘草、大枣酸甘化阴,达调和阴阳。故徐彬在《金匮要略论注》言"外证得之,解肌和营卫;内证得之,化气调阴阳"。

【辨证要点】 本方是治疗外感风寒表虚证的代表方剂,也用以病后、产后、体弱而表现营卫不和者。以恶风、发热、汗出、脉浮缓为辨证要点。

【美容应用】 荨麻疹、皮肤瘙痒证、寒冷性多形红斑、黄褐斑、冻疮等属营卫不和者。

【使用注意】 对于表实无汗、表寒里热而无汗烦躁以及温病初起、中焦湿热等证,本方不宜使用。

【附方】

桂枝麻黄各半汤(《伤寒论》) 组成及用法:桂枝(去皮),一两十六铢(6g) 芍药 生姜(切) 甘草(炙) 麻黄(去节),各一两(各3g) 大枣,四枚(4g) 杏仁(汤浸去皮尖),二十四枚(3g) 上七味,以水五升,先煮麻黄一二沸,去上沫。内诸药,煮取一升八合,去滓,温服六合。功效:辛温解表,小发其汗。主治:太阳病,得之八九日,邪轻证轻。症见:发热恶寒如疟状,一日二三度发,热多寒少,其人不呕,或伴面热、身痒,脉微缓者,为欲愈也。

九味羌活汤 《此事难知》

【组成】 羌活一两半(9g) 防风一两半(9g) 苍术一两半(9g) 细辛五分(3g) 川芎一两(6g) 香白芷一两(6g) 生地黄一两(6g) 黄芩一两(6g) 甘草一两(6g)

【用法】 水煎温服。

【功用】 发汗祛湿,兼清里热。

【主治】 外感风寒湿邪,内有蕴热证。恶寒发热,无汗,头痛项强,肢体酸楚疼痛,口苦微渴,舌苔白或微黄,脉浮。

【方解】 本方证由外感风寒湿邪,兼内有蕴热所致。风寒湿邪侵犯肌表,郁遏卫阳,闭塞腠理,阻滞经络,气血运行不畅,故恶寒发热、肌表无汗、头痛项强、肢体酸楚疼痛;里有蕴热,故口苦微渴;苔白或微黄,脉浮是表证兼里热之佐证。治当发散风寒湿邪为主,兼清里热为辅。方中羌活辛苦性温,散表寒,祛风湿,利关节,止痹痛,为治太阳风寒湿邪在表之要药,为君药。防风辛甘性温,为风药中之润剂,祛风除湿,散寒止痛;苍术辛苦而温,功可发汗祛湿,为祛太阴寒湿的主要药物。两药相合,协助羌活祛风散寒,除湿止痛,为臣药。细辛、白芷、川芎祛风散寒,宣痹止痛,其中细辛善止少阴头痛、白芷擅解阳明头痛、川芎长于止少阳厥阴头痛,此三味与羌活、苍术合用,为本方"分经论治"的基本结构。生地、黄芩清泄里热,并防诸辛温燥烈之品伤津,以上五药俱为佐药。甘草调和诸药为使。九味配伍,既能统治风寒湿邪,又能兼顾协调表里,共成发汗祛湿,兼清里热之剂。

临床应用本方,尚须根据病情轻重,辅以羹粥。若寒邪较甚,表证较重,宜热服本方,药后应啜粥以助药力,以便酿汗祛邪;若寒邪不甚,表证较轻,则不必啜粥,温服本方即可微发其汗。

本方配伍特点有二:一是升散药和清热药的结合运用。正如《顾松园医镜》所说:"以升散诸药而臣以寒凉,则升者不峻;以寒凉之药而君以升散,则寒者不滞。"二是体现了"分经论治"的思想。原书服法中强调"视其经络前后左右之不同,从其多少大小轻重之不一,增损用之",明示本方药备六经,通治四时,运用当灵活权变,不可执一,对后世颇有启迪。

【辨证要点】 本方为治疗外感风寒湿邪证兼里热证之常用方。以恶寒发热、头痛无汗、肢体酸楚疼痛、口苦微渴为辨证要点。

【美容应用】 荨麻疹、皮肤瘙痒症、风湿性关节炎等属外感风寒湿邪,兼有里热者。

【使用注意】 本方为辛温燥烈之剂,故风热表证及阴虚内热者不宜用。

第二节 辛凉解表剂

辛凉解表剂,适用于外感风热表证。症见发热,微恶风寒,头痛,咳嗽,口渴咽痛,苔薄白或薄黄,脉浮数。常用辛凉解表药为主组方。

银翘散 《温病条辨》

【组成】 连翘一两(15g) 金银花一两(15g) 苦桔梗六钱(6g) 薄荷六钱(6g) 竹叶四钱(4g) 生甘草五钱(5g) 荆芥穗四钱(4g) 淡豆豉五钱(5g) 牛蒡子六钱(6g)

【用法】 共为粗末,每次用18g,以鲜芦根煎汤代水煎服,一日2~3次。现多作汤剂,加鲜芦根15~30g,水煎服。亦可制成丸剂、片剂。

【功效】 辛凉透表,清热解毒。

【主治】 温病初起。症见发热无汗,或有汗不畅,微恶风寒,头痛口渴,咳嗽,咽痛,舌尖红,苔薄白或微黄,脉浮数。

【方解】 本方证为温热邪气初犯肺卫所致。治宜辛凉透表,清热解毒。方中金银花、连翘为君,既有辛凉透表,清热解毒的作用,又具芳香辟秽的功效,在透解卫分表邪的同时,兼顾了温热病邪多夹秽浊之气的特性。薄荷、牛蒡子辛凉,疏散风热,清利头目,且可解毒利咽;荆芥穗、淡豆豉虽辛而微温,但配入大队辛凉解表药中,去性存用,以助君药辛散透表,四药共为臣药。竹叶清上焦热;芦根清热生津;桔梗宣肺止咳,三药共为佐药。甘草调和诸药,配桔梗以利咽,为佐使之用。诸药相合共奏辛凉透表,清热解毒之功。

　　本方配伍特点有二:一是辛凉为主,辛温为辅。即辛凉之中配伍少量辛温之品,既利于发表透邪,又不悖辛凉之意;二是解表为主,解毒、辟秽为辅。即疏散风邪与清热解毒、芳香辟秽之品相配,而成清疏兼顾之剂。但全方总体构成仍为辛凉大于辛温,解表大于清热。

　　【辨证要点】　本方是治疗风热表证的常用方剂,有"辛凉平剂"之称。以发热、微恶风寒,咽痛,口渴,脉浮数为辨证要点。

　　【美容应用】　荨麻疹、水痘、带状疱疹、银屑病、痤疮、玫瑰糠疹等属外感风热者。

　　【使用注意】　因本方中多为芳香轻宣之品,故不宜久煎。对于外感风寒及湿热病初起者,则当禁用。

知识链接

银翘散治疗玫瑰糠疹

　　玫瑰糠疹是临床上常见的炎症性皮肤病,病因和发病机制尚不完全清楚。中医称玫瑰糠疹为"风热疮",其病机为外感风热,蕴于肌肤,凝滞腠理。银翘散具有清热祛风解毒之功效,使表热之邪从表而解,疾病中后期佐以凉血清热之品以消斑止痒。现代研究发现,银翘散具有很强的抗炎与抗过敏作用,银翘散在体外有广谱抗菌作用,并有明显的抗病毒作用。

桑菊饮 《温病条辨》

　　【组成】　桑叶二钱五分(7.5g)　菊花一钱(3g)　桔梗二钱(6g)　杏仁二钱(6g)　薄荷八分(2.5g)　连翘一钱五分(5g)　生甘草八分(2.5g)　苇根二钱(6g)

　　【用法】　水煎温服,一日2次。

　　【功用】　疏风清热,宣肺止咳。

　　【主治】　风温初起或风热犯肺轻证。症见咳嗽,身热不甚,口微渴,舌苔薄白,脉浮数

　　【方解】　本方证为风温袭肺,肺失清肃所致。治宜疏风清热,宣肺止咳。方中桑叶甘苦性凉质轻,疏散上焦风热,且善走肺络,能宣清肺热而止咳;菊花辛甘苦凉,散风热,长于散上焦风热而清利头目,二药相须,旨在清上焦风热,共为君药。杏仁、桔梗一升一降,宣利肺气而止咳,薄荷疏散风热,以助君药疏散上焦风热,加强解表之力,三药共为臣药。连翘清热解毒,苇根甘寒清热,生津止渴,共为佐药。甘草调和诸药为使,且与桔梗合而利咽喉。诸药合用,使上焦风热得以疏散,肺气得以宣降,则表证解,咳嗽止。

　　【辨证要点】　本方是治疗风温初起或风热犯肺轻证的常用方剂,有"辛凉轻剂"之称。以咳嗽,发热不甚,微渴,脉浮数为辨证要点。

【美容应用】 水痘、带状疱疹、痤疮、急性湿疹等属风热所致者。

【使用注意】 本方为轻清宣透之剂,不宜久煎。

麻黄杏仁甘草石膏汤 《伤寒论》

【组成】 麻黄去节,四两(9g) 杏仁去皮尖,五十个(9g) 炙甘草二两(6g) 石膏碎绵裹,半斤(18g)

【用法】 水煎温服,1 日 2 次。

【功效】 辛凉宣泄,清肺平喘。

【主治】 外感风热,肺热咳喘证。症见身热不解,有汗或无汗,咳逆气急,甚或鼻煽,口渴,舌苔薄白或黄,脉浮滑而数者。

【方解】 本方证是表邪入里化热、壅遏于肺,肺失宣降所致。治当辛凉透邪,清热平喘。方中麻黄、石膏为君,麻黄辛苦而温,发汗解表,宣肺平喘;石膏辛甘大寒,清泄肺热以生津,二药相伍,既能宣肺,又能泄热,相制为用。麻黄得石膏,则宣肺平喘而不助热;石膏得麻黄,清解而不致凉遏。且石膏用量倍用于麻黄,使本方不失为辛凉之剂。杏仁苦辛,降利肺气而平喘咳,与麻黄相配,一宣一降,宣降相因,与石膏相合,一清一肃,清肃结合,增强了止咳平喘之功,为臣药。炙甘草既能调和诸药,协调寒温,又益气和中,配石膏甘寒生津,为佐使之用。综观全方,药虽四味,配伍严谨,清、宣、降三法俱备,共奏辛凉宣泄,清肺平喘之功。

本方的配伍特点是:辛寒大于辛温,清、宣、降三法合施,相助又相制,解表且清肺。

【辨证要点】 本方是治疗外邪未解,肺热咳喘的常用方剂。以发热、喘咳,苔薄黄,脉数为辨证要点。本方麻黄与石膏相配,重在清宣肺热,不在发汗,故无汗或有汗均可应用。但方中石膏用量必须大于麻黄。

【美容应用】 麻疹、荨麻疹、银屑病、酒渣鼻等属外感风热、肺热壅盛者。

【使用注意】 对于风寒咳喘,痰热壅盛者,不宜使用。

第三节 扶正解表剂

扶正解表剂,适用于素体虚弱,又感受外邪所致表证。用解表药分别配伍补气、助阳、滋阴、养血等药物组成方剂。

<h2 style="text-align:center">败毒散《小儿药证直诀》</h2>

【组成】　柴胡　前胡　川芎　枳壳　羌活　独活　茯苓　桔梗炒　人参各一两（各30g）　甘草半两（15g）

【用法】　共为粗末，每服6g，加生姜、薄荷煎，亦可作汤剂，加生姜3片，薄荷2g，水煎服。

【功效】　益气解表，散寒祛湿。

【主治】　气虚外感风寒湿表证。症见憎寒壮热，无汗，头项强痛，肢体酸痛，鼻塞声重，咳嗽有痰，胸膈痞满，舌淡苔白腻，脉浮而按之无力。

【方解】　本方证为正气素虚，又外感风寒湿邪，表阳被遏，肺气失宣所致。外邪侵袭肌表，卫阳被遏，正邪交争，故见憎寒壮热、无汗；外邪客于肢体、骨节、经络，气血运行不畅，故头痛项强，肢体酸痛。风寒夹湿犯肺，肺气不宣故鼻塞声重，咳嗽有痰，胸膈痞闷。舌苔白腻，脉浮按之无力，是虚人外感风寒湿之征。治宜散寒祛湿，益气解表。方中羌活、独活发散风寒，除湿止痛，合治周身风寒湿邪而止头身疼痛，共为君药。川芎行血祛风，善止头痛；柴胡疏散解肌，助羌活、独活散外邪，除疼痛，共为臣药。桔梗宣肺；枳壳降气，升降结合宽胸利气；前胡化痰；茯苓渗湿皆为佐药。更少佐人参，用之益气扶正，既可扶助正气，鼓邪外出，又能散中有补，不致耗伤正气；甘草调和诸药，兼以益气和中，生姜、薄荷为引，以助解表之力，皆属佐使之品。诸药相合，共奏益气解表，散寒祛湿之功。

本方的配伍特点是：邪正兼顾、祛邪为主。以大队祛风散寒除湿之品，配小量补气药，祛邪不伤正，扶正而不留邪。

【辨证要点】　本方为治疗气虚外感风寒湿表证的常用方剂。以恶寒发热，肢体酸痛，无汗，脉浮按之无力为辨证要点。

【美容应用】　湿疹、瘾疹、蛇串疮、疮疡等属气虚外感风寒湿者。

【使用注意】　对于外感风热，邪已入里化热，或阴虚外感及湿热痢疾者，均忌用本方。

知识链接

败毒散加减治疗老年慢性湿疹

老年慢性湿疹以病变部位瘙痒、皮肤增厚、表面粗糙、皮纹显著或出现苔藓样变化为特征，瘙痒以夜间为剧。老年湿疹多因体质虚弱，风寒湿邪入侵皮肤而致。治宜益气解表，散寒祛湿止痒。常用败毒散加减治疗，取效满意。应用时，若夜间瘙痒甚不能入眠者，加夜交藤、酸枣仁、丹参、当归；腰酸肢软者，加熟地、杜仲、狗脊、仙灵脾；病发下部者加薏苡仁、车前子、泽泻；发于四肢者加蝉蜕、荆芥、防风、桂枝。每日1剂，水煎服。

复习思考题

1. 试简要分析麻黄汤、桂枝汤在组成、功效、主治方面的异同。
2. 试述银翘散的美容应用;银翘散主治温病初起,方中为何配伍辛温的荆芥、淡豆豉?
3. 试述桑菊饮、银翘散在组成、功效、主治方面的异同。
4. 试述桂枝汤的病机和美容应用。

（王改敏）

扫一扫
测一测

扫一扫
背方歌

第六章

泻 下 剂

【知识要点】

1. 掌握泻下剂的含义、适用范围、分类及应用注意事项。

2. 掌握大承气汤、麻子仁丸的组成、功效、主治、辨证要点、美容应用及使用注意。

3. 熟悉大黄牡丹汤、温脾汤的组成、功效、主治、美容应用及使用注意。

【技能要点】

能够用泻下剂所学方剂进行辨证治疗损容疾患。

凡以泻下药为主组成,具有通导大便、排除胃肠积滞、荡涤实热、攻逐水饮、寒积等作用,治疗里实证的方剂,统称泻下剂。本类方剂是根据《素问·阴阳应象大论》"其下者,引而竭之;中满者,泻之于内"的理论立法。属于"八法"中的"下法"。

泻下剂主要用于大便秘结、肠道积滞的里实证。其产生多因热、寒、燥等邪侵袭、大肠传导失职所致,故证候便有热结、寒结、燥结、水结之分,同时体质有虚实之异,治法、用药亦随之不同。本教材根据医疗美容技术专业需要,重点介绍寒下、温下、润下的代表方。

泻下剂借其泻下通便之力,可攻逐水饮及泻下其他有形实邪,故通过适当配伍,本类方剂还可用于食积及痰饮、瘀血内停等证。

使用泻下剂应注意:第一,泻下剂是为里实证而设,用于表证已解,里实已成者。若表证未解,里实已成,应权衡表证与里实证之轻重缓急而表里同治或先解表后治里;第二,若兼瘀血、虫积、痰浊者,则宜配合活血祛瘀、驱虫、化痰等药;第三,对于年老体弱、孕妇、产后、病后伤津或亡血者,应慎用或禁用泻下剂,或配伍补益扶正之品,以防伤正;第四,泻下剂大多易伤胃气,使用时应得效即止,慎勿过剂;服药期间应注意调理饮食,少食或忌食油腻或不易消化的食物,以免重伤胃气。

第一节 寒 下 剂

寒下剂,适用于里热积滞实证。症见大便秘结,腹部胀满疼痛,甚或潮热,苔黄厚,脉实等。常用寒下药为主组方。

大承气汤《伤寒论》

【组成】 大黄酒洗,四两(12g) 厚朴去皮,炙,半斤(24g) 枳实炙,五枚(12g) 芒硝三合(9g)

【用法】 水煎服,先煎厚朴、枳实,后下大黄,去渣取汁,芒硝溶服,得下,余勿服。

【功效】 峻下热结。

【主治】

1. 阳明腑实证。大便不通,频转矢气,脘腹痞满,腹痛拒按,按之则硬,甚或潮热谵语,手足濈然汗出,舌苔黄燥起刺,或焦黑燥裂,脉沉实。

2. 热结旁流证。下利清水,色纯青,其气臭秽,脐腹疼痛,按之坚硬有块,口舌干燥,脉滑实。

3. 里热实证之热厥、痉病或发狂等。

【方解】 本方是《伤寒论》治疗阳明腑实证的主要方剂。本方证多因伤寒邪传阳明之腑,入里化热,或温病邪入胃肠,热盛灼津,燥屎阻于肠中所致。对此实热燥屎互结之证,每易致津液急剧耗伤,治当峻下热结,以存阴液,亦即"釜底抽薪"之意。方中大黄苦寒通降,泄热通便,荡涤胃肠实热积滞,为君药。芒硝咸寒润降,既助大黄泄热通便,又能软坚润燥而除燥坚,为臣药。硝、黄配合,相须为用,泄热荡涤之功益峻。热积内阻,腑气不行,故佐以厚朴下气除满,枳实破气消痞,合而用之,既能消痞除满,又使胃肠气机通降下行以助泻下通便。四药相合,能峻下热结,使塞者通,闭者畅,承顺胃气下行,故名"大承气"。

热结旁流,治以大承气汤,是因"旁流"为现象,燥屎坚结才是本质,故用峻下,使热结得去,"旁流"可止,属"通因通用"之法。

热厥,治以大承气汤,是因四肢厥冷为假象,里实热结是本质,所谓"热深者,厥亦深",四肢虽厥寒,但必见大便秘结、腹痛拒按、口干舌燥、脉滑实等实热证候,故用本方,使热结得下,气机宣畅,阳气敷布外达,而厥逆可回。这种用寒下之法治厥冷之证,为"寒因寒用"。

【辨证要点】 本方为治疗阳明腑实重证的常用方,又是寒下法的代表方。以痞、满、燥、实四症,及舌红苔黄,脉沉实有力为辨证要点。

【美容应用】 湿疹、面色晦暗等属于湿热瘀积者。湿疹、面色晦暗,是因体内湿热壅滞所致,治以大承气汤釜底抽薪,湿去热清,故湿疹得消、面色恢复正常。

【使用注意】 本方为泻下峻剂,应中病即止。凡气虚阴亏、燥结不甚者,以及年老、体弱者等均应慎用;孕妇禁用。

【附方】

1. 小承气汤(《伤寒论》) 组成及用法:大黄酒洗,四两(12g) 厚朴去皮,炙,二两(6g) 枳实炙,大者三枚(9g) 每日1剂,3药同煎,分2次,温服,大便通,止后服。功效:轻下热结。主治:阳明腑实轻证。大便不通,谵语潮热,脘腹痞满,舌苔老黄,脉滑而疾;或痢疾初起,腹中胀痛,里急后重者。

2. 增液承气汤(《温病条辨》) 组成及用法:玄参一两(30g) 麦冬 细生地黄各八钱(各25g) 大黄三钱(9g) 芒硝冲,一钱五分(5g) 汤剂,水煎服,芒硝溶化,每日2次。功效:滋阴增液,泄热便通。主治:温病热结阴亏证。症见燥屎不行,下之不通,脘腹胀满,口干唇燥,舌红苔黄,脉细数。

3. 调胃承气汤(《伤寒论》)　组成及用法:大黄清酒洗,四两(12g)　甘草炙,二两(6g)　芒硝半升(9g)　每日1剂,先煮大黄、甘草,去渣纳芒硝烊化,微火稍煎,温服,每日2次。功效:缓下热结。主治:阳明腑实,胃肠燥热证。症见大便不通,恶热口渴,谵语心烦,舌红苔黄,脉滑数。以及胃肠积热引起的发斑,口齿咽痛。

知识链接

大承气汤合二妙散加减治疗湿疹

湿疹中医学称为湿癣或湿毒疮,多为风、湿、热邪郁阻肌肤所致,用大承气汤合二妙散加减治疗取得良好效果。处方:大黄10g,芒硝9g,厚朴15g,枳实12g,黄柏15g,苍术12g,薏苡仁30g,蝉蜕10g,桃仁12g,赤芍10g,金银花18g。瘙痒甚至者加苦参15g,地肤子18g,乌梢蛇9g;丘疹糜烂渗出较重者加土茯苓30g,蒲公英20g,连翘18g。每日1剂,水煎服。治疗期间忌食辛辣、鸡肉、鱼肉、羊肉等。

大黄牡丹汤 《金匮要略》

【组成】　大黄四两(12g)　牡丹皮一两(9g)　桃仁五十个(12g)　冬瓜子半升(30g)　芒硝三合(9g)

【用法】　汤剂,诸药先煎,去滓,再纳芒硝微煎,顿服。

【功效】　泄热破瘀,散结消肿。

【主治】　肠痈初起。症见右下腹疼痛拒按,甚则局部肿痞,或右侧腿足屈而不能伸,伸则腹痛甚,小便自利,或时时发热,恶寒,自汗出,舌苔黄腻,脉滑数。

【方解】　本方证为肠中湿热郁蒸,气血聚凝所致。湿热郁蒸,气血聚凝,结于肠中,肠络不通,不通则痛,故右下腹疼痛拒按,甚则局部肿痞,右侧腿足屈而不能伸,伸则腹痛甚。肠痈初成,气血郁滞,营卫失和,则见时或发热,恶寒,自汗出。苔黄腻,脉滑数为内有湿热。治宜泄热破瘀,散结消肿。方中大黄苦寒攻下,荡涤肠中湿热郁结,且能活血化瘀以通滞,是治疗热结瘀滞之内痈证的良药;桃仁苦平,破血散瘀,与大黄配伍,破瘀泄热,共为君药。芒硝咸寒,泻下通腑,软坚散结,合大黄速下而荡涤实热;牡丹皮辛苦微寒,凉血化瘀消肿,善治痈疮,同为臣药。冬瓜子甘寒滑利,清肠利湿,排脓消痈,善治内痈,为佐药。诸药合用,共奏泄热破瘀,散结消肿之功,使肠中湿热瘀血祛除,则肠痈自愈。

【辨证要点】　本方为治疗湿热瘀滞,肠痈初起之常用方,以右下腹疼痛拒按,右足屈伸甚痛,时时发热恶寒,舌苔薄腻而黄,脉滑数为辨证要点。

【美容应用】　疖肿、痤疮、酒渣鼻等属于湿热郁蒸,气血聚凝者。

【使用注意】　凡肠痈溃后以及老人、孕妇、产后或体质过于虚弱者均应慎用或忌用。

第二节 温 下 剂

温下剂,适用于里寒积滞实证。症见大便秘结,脘腹胀满,腹痛喜温,手足不温,甚或厥冷,脉沉紧等。常用泻下药大黄配伍温里药附子、干姜等为主组方。

温脾汤《备急千金要方》

【组成】 大黄五两(15g) 当归 干姜各三两(各9g) 附子 人参 芒硝 甘草各二两(各6g)

【用法】 水煎服,日2~3次。

【功效】 攻下寒积,温补脾阳。

【主治】 阳虚寒积证。症见便秘,腹痛,绕脐不止,手足不温,苔白不渴,脉沉弦而迟。

【方解】 本方证因脾阳不足,失其温运,加之寒盛凝滞,致寒积中阻。证属虚实夹杂,治当攻逐寒积与温补脾阳并用。方中附子大辛大热,温壮脾阳,散除寒凝;大黄泻下,攻逐冷积。且大黄得附子,去性存用,具温下之功,共为君药。干姜温中助阳,助附子温中散寒;芒硝润肠软坚,助大黄泻下攻积。均为臣药。人参、当归、甘草益气养血,使下不伤正,且有助阳先益气之意,为佐药。甘草又能调和诸药,兼为使药。诸药相合,温、下、补三法兼备,寓温补于攻下之中,使寒积去,脾阳复,则诸证可愈。

【辨证要点】 本方为治疗脾阳不足,寒积中阻的常用方。以便秘、腹痛、手足不温、苔白、脉沉弦为辨证要点。

【美容应用】 手足冻疮属脾阳不足者。

【使用注意】 热结或阴虚便秘者,不宜使用。

第三节 润 下 剂

润下剂,适用于肠燥津亏,大便秘结证。症见大便干结,小便短赤,舌苔黄燥,脉滑实等。常用温补滋润通便药为主组方。

麻子仁丸《伤寒论》

【组成】 麻子仁二升(500g) 芍药半斤(250g) 枳实炙,半斤(250g) 大黄去皮,一斤(500g) 厚朴炙,去皮一尺(250g) 杏仁去皮尖,熬,别作脂,一升(250g)

【用法】 上药为末,炼蜜为丸,每次9g,每日1~2次,温开水送服。亦可作汤剂,用量按原方比例酌减。

【功效】 润肠泄热,行气通便。

【主治】 胃肠燥热之便秘证。大便干结,小便频数,脘腹胀痛,舌红苔黄,脉细数。

【方解】 本方在《伤寒论》中用治"脾约证"。其证乃因胃肠燥热,脾不能布津于大肠,但输膀胱所致,治宜润肠通便。方中火麻仁性味甘平,质润多脂,功能润肠通便,为君药。杏仁上肃肺气以降腑气,下润大肠以助通便;白芍养血敛阴,缓急止痛。共为臣药。大黄、枳实、厚朴即小承气汤,轻下热结,以除胃肠燥热。为佐药。蜂蜜味甘性润,既助火麻仁润肠通便,又可甘缓小承气汤攻下之力,兼调和药性。为佐使药。诸药合用为丸,药力和缓而持久,达润肠、通便、缓下之功,使热去肠润,则大便自通。

本方即小承气汤加火麻仁、杏仁、白芍、蜂蜜而成。方中虽用小承气汤轻下热结,但大黄、厚朴用量俱轻,更用质润多脂的麻仁、杏仁及滋阴甘缓之白芍、蜂蜜,既益阴润肠以助通便,又能减缓小承气汤攻伐之力,使本方具有攻润相合、下不伤正、润而不腻的配伍特点。

【辨证要点】　本方为润肠通便的常用方。以大便秘结,小便频数,舌苔微黄少津为辨证要点。

【美容应用】　痤疮、口臭属于胃肠燥热者。

【使用注意】　本方虽为润肠缓下之剂,但含有攻下破滞之品,故年老体虚,津亏血少者,不宜常服,孕妇慎用。

案例分析

张某,女,18 岁,2017 年 11 月 5 日就诊。自诉:口臭 3 个月,伴见大便干结,腹部胀满,纳呆食少,大便常常 3 天或 5 天一行;查体:口有异味,舌质红,舌苔黄,脉细数。

分析问题:1. 请写出中医诊断和治疗方法。

　　　　　2. 应该选用何方进行治疗?

济川煎《景岳全书》

【组成】　当归三至五钱(9～15g)　牛膝二钱(6g)　肉苁蓉酒洗去咸,二至三钱(6～9g)　泽泻一钱半(4.5g)　升麻五分至七分或一钱(1.5～3g)　枳壳一钱(3g)

【用法】　水煎服,1 日 1 剂,分 2 次温服。

【功效】　温肾益精,润肠通便。

【主治】　肾虚便秘证。大便秘结,小便清长,腰膝酸软,头目眩晕,舌淡苔白,脉沉迟。

【方解】　本方所治乃肾虚精亏,二便失司所致。治当温肾益精、润肠通便。方中肉苁蓉性味甘咸温润,功能温肾益精,润肠通便,为君药。当归补血润燥,润肠通便;牛膝补肾强腰,性善下行,共为臣药。枳壳下气宽肠有助通便;泽泻渗利小便以泄肾浊;升麻善升浮上行以升清阳,清升浊降则大便自通。以上共为佐药。诸药合用,"寓通于补之中,寄降于升之内",既可温肾益精以治本,又能润肠通便以治标,故为肾虚便秘之常用方。

【辨证要点】　本方温润通便,为治疗肾虚便秘的常用方。以大便秘结、小便清长、腰膝酸软、舌淡苔白、脉沉迟为辨证要点。

【美容应用】　面生痤疮属于肾虚便秘者。

【使用注意】 凡热邪伤津及阴虚便秘者忌用。

复习思考题

1. 试述泻下剂的定义、适用范围及使用注意。
2. 试比较大承气汤、小承气汤、调胃承气汤在组成、功效及主治方面的异同。
3. 试述麻子仁丸的功效、主治、配伍意义及其美容应用。

（王改敏）

第七章

和　解　剂

学习要点

【知识要点】

1. 掌握和解剂的含义、适用范围、分类及应用注意事项。

2. 掌握小柴胡汤、逍遥散、防风通圣丸的组成、功效、主治、辨证要点、美容应用及使用注意。

3. 熟悉蒿芩清胆汤、四逆散、半夏泻心汤的组成、功效、主治、美容应用及使用注意。

【技能要点】

能够用和解剂所学方剂进行辨证治疗损容疾患。

凡具有和解少阳、调和肝脾、调和肠胃、表里双解等作用,治疗伤寒邪在少阳、肝脾不和、肠胃不和、表里同病等证的方剂,统称和解剂。属于"八法"中的"和法"。

和解剂原为治疗伤寒邪入少阳而设。少阳证,乃邪居表里之间,既不宜发汗,又不宜吐、下,唯有和解一法最为适宜。然少阳属胆,胆与肝相表里,两者生理上相互联系,病理上相互影响;且肝胆疾病又可累及脾胃,导致肝脾不和或胆胃不和;若中气虚弱,寒热互结,又可导致肠胃不和;表里同病者,又当解表与治里同施。故和解剂除能治疗伤寒少阳证外,还可用治肝脾不和、肠胃不和、表里同病者。因此根据本章方剂的功效,可分为和解少阳、调和肝脾、调和肠胃、表里双解四类。

应用和解剂要注意:应辨证准确。和解剂配伍上常是既祛邪又扶正,既透表又清里,既疏肝又治脾,虽性质平和,照顾全面,但毕竟以祛邪扶正、或调和脏腑功能为目的,故纯虚者不宜用,以防其伤正,纯实者亦不可选,以免贻误病情。

第一节　和解少阳剂

和解少阳剂,适用于伤寒邪在少阳的病证。症见往来寒热,胸胁苦满,默默不欲饮食,心烦喜呕,口苦,咽干,目眩,脉弦等。常用柴胡、青蒿与黄芩相配组方。此外,还需根据证候的不同配伍其他药物,兼气虚配补气药;兼湿邪配利湿药;兼便秘配泻下药。

小柴胡汤 《伤寒论》

【组成】柴胡半斤(24g)　黄芩三两(9g)　人参三两(9g)　甘草三两,炙(9g)

半夏半升,洗(9g)　生姜三两,切(9g)　大枣十二枚,擘(4枚)

【用法】　水煎服,日1剂,分2~3次温服。

【功效】　和解少阳。

【主治】

1. 伤寒少阳证。往来寒热,胸胁苦满,默默不欲饮食,心烦喜呕,口苦,咽干,目眩,舌苔薄白,脉弦者。

2. 热入血室证。妇人伤寒,经水适断,寒热发作有时。

3. 黄疸、疟疾以及内伤杂病而见少阳证者。

【方解】　本方为治疗伤寒少阳证的著名方剂。其证多因伤寒邪犯少阳,经气不利,郁而化火,胆火上炎,犯胃所致。治当和解少阳。方中柴胡苦平,入肝胆经,既升浮发散以透散少阳之外邪,又能理气以疏经气之郁,故为君药。黄芩苦寒,可清少阳半里之热,为臣药。柴、芩散清合用,针对少阳证之经腑同病、易郁易火的特点而设,是和解少阳的基本组合。胆气犯胃,胃失和降,故佐以半夏、生姜和胃降逆止呕;邪从太阳传入少阳,缘于正气本虚,遂又佐以人参、大枣益气健脾,一者取其扶正以祛邪,一者取其益气以御邪内传。炙甘草助参、枣扶正,且能调和诸药,为使药。诸药合用,以和解少阳为主兼和胃气;以祛邪为主兼顾正气。使邪气得解,枢机得利,胆胃调和,则诸症自除。

因本方药物合用,有辛散外邪、清热燥湿祛痰、益气和中之功,故加减也可用治蛇串疮等病证。

【辨证要点】　本方为治疗伤寒少阳证的基础方,又是和解少阳法的代表方。以往来寒热,胸胁苦满,默默不欲饮食,心烦喜呕,口苦,咽干,苔白,脉弦为辨证要点。

【美容应用】　蛇串疮、瘾疹、湿疹、银屑病、斑秃等属于邪犯少阳,胆经经气不利,郁而化火者。

【使用注意】　因方中柴胡升散,芩、夏性燥,故对阴虚血少者禁用。同时临床运用时,只要见到辨证要点中的部分主症,便可使用本方。正如《伤寒论》所说:"伤寒中风,有柴胡证,但见一证便是,不必悉具。"

知识链接

小柴胡汤延缓皮肤衰老

　　肝藏血、主疏泄。肝血虚,濡养不足易致皮肤损美性改变。肝失疏泄,或致血瘀,或致情志不遂,或致脾胃纳运失职,而见面容憔悴,唇色淡白,肌肉萎缩,皮肤松弛,皱纹横生;或面色晦暗、产生褐斑等。本方能疏肝调脾、和畅气机,故可驻颜美容,延缓皮肤衰老。药理研究表明,小柴胡汤中药物有不同程度的美容保健作用:人参有营养、修复、润肤、增白、抗老化、祛斑等作用;黄芩可抗氧化、抗变态反应、减少毛细血管通透性、吸收紫外线等,对皮肤起到保护和增白作用;甘草可调节皮肤免疫功能,增强皮肤抗病能力。

蒿芩清胆汤 《重订通俗伤寒论》

【组成】　青蒿钱半至二钱(4.5~6g)　淡竹茹三钱(9g)　半夏钱半(4.5g)　赤茯苓三钱(9g)　黄芩钱半至三钱(4.5g~9g)　生枳壳钱半(4.5g)　陈皮钱半(4.5g)

碧玉散（滑石、甘草、青黛）包,三钱(9g)

【用法】　水煎服,1 日 1 剂,分 3 次温服。

【功用】　清胆利湿,和胃化痰。

【主治】　少阳湿热证。寒热如疟,寒轻热重,口苦膈闷,吐酸苦水,或呕黄涎而黏,甚则干呕呃逆,胸胁胀痛,小便黄少,舌红苔白腻,间现杂色,脉数而右滑左弦者。

【方解】　本方证为湿热痰浊内阻少阳胆及三焦,使少阳枢机不利所致。其证以少阳胆热偏重,兼有湿热痰浊中阻为特征,故治宜清胆利湿,和胃化痰。方中青蒿苦寒芳香,既能清透少阳邪热,又可芳香辟秽以化湿;黄芩苦寒,善清胆热,并能燥湿,两药相合,既可内清少阳湿热,又能透邪外出,共为君药。胆热犯胃致胃失和降,故用竹茹清胆胃之热,化痰止呕;半夏燥湿化痰,和胃降逆;赤茯苓、碧玉散清热利湿,导邪从小便出。四药相伍,使热清湿化痰除,共为臣药。湿热内阻,易致气机不利,故配伍枳壳、陈皮理气以宽胸畅膈,除痰消痞,为佐药。碧玉散中甘草,又可调和药物,为使药。综合全方,可使胆热清,痰湿化,气机畅,胃气和,三焦水道畅利,诸症自解。

【辨证要点】　本方为治疗少阳湿热痰浊证的代表方。以寒热如疟,寒轻热重,胸胁胀痛,吐酸苦水,舌红苔腻,脉弦滑数为辨证要点。

【美容应用】　红斑狼疮、湿疹、肥胖属湿热痰浊所致者。

【使用注意】　本方性寒而燥,脾胃虚弱者慎用。

第二节　调和肝脾剂

调和肝脾剂,适用于肝脾不和证。其证多由肝气郁结,横逆犯脾;或脾虚不运,营血不足,肝失濡养,疏泄失常所致肝脾不和证。以脘腹胸胁胀痛、神疲食少、月经不调、腹痛泄泻及手足不温为特征。常用疏肝理气和健脾和血药为主组方。

四逆散《伤寒论》

【组成】　柴胡　枳实　炙甘草　芍药各十分(各6g)

【用法】　水煎服,1 日 1 剂,分 3 次温服。

【功效】　透邪解郁,疏肝理脾。

【主治】

1. 阳郁厥逆证。症见手足不温,甚则致手足发绀,或身热,或腹痛,或泄利下重,脉弦。

2. 肝脾气郁证。症见胁肋胀闷,脘腹疼痛,或面生褐斑,脉弦。

【方解】　厥逆者,乃手足不温也。本方所治之厥逆乃外邪传经入里,郁遏气机,致阳气内郁,不达四末所致。此种"四逆"与阳衰阴盛所致者有本质区别。治宜透邪解郁,调畅气机。方中柴胡辛散升浮可透邪外出,入肝胆能疏肝解郁,调畅气机,用之以利于阳气外达,故为君药。白芍养血柔肝,与柴胡合用,以补养肝血,条达肝气,可使柴胡升散而无耗伤阴血之弊,为臣药。枳实理气解郁,泄热破结,与柴胡为伍,一升一降,加强舒畅气机之功,并奏升清降浊之效;与白芍相配,又能理气和血,使气血调和,为佐药。使以甘草,调和诸药,益脾和中;合芍药又可缓急止痛。四药合用,共奏透邪解郁,疏肝理脾之效。使邪去郁解,气血调畅,清阳得伸,四逆自愈。

因方中柴胡、芍药可疏肝养血,枳实、甘草行气畅中、益气健脾,四药共奏疏肝理脾、调理气血之功,故后世常以本方加减治疗肝脾不和诸证。

【辨证要点】 本方原是治疗阳郁厥逆证的代表方,后世多用作疏肝理脾的基础方。以手足不温,或胁肋、脘腹疼痛,脉弦为辨证要点。

【美容应用】 手足发绀属于气血失调、营卫不和、寒滞经络,阳气不能外达四末所致者。

【使用注意】 对于热厥和阳微阴盛的寒厥证,忌用本方。

知识链接

加味四逆散治疗手足发绀

手足发绀是一种血管痉挛状态,其特点为四肢皮肤呈持续、均匀青紫色,伴有局部皮肤温度降低,而四肢脉搏正常。本症属中医的“痹证”“四逆”范畴,其病机为气血失调,营卫不和,寒滞经络,阳气不能外达四末所致。治宜调和营卫,疏通阳气,可用四逆散加桂枝、细辛、通草治疗。

逍遥散《太平惠民和剂局方》

【组成】 甘草微炙赤,半两(4.5g) 当归去苗,锉,微炒 茯苓去皮,白者 白芍药 白术 柴胡去苗,各一两(各9g)

【用法】 加煨姜、薄荷少许,水煎服,日1剂,分2~3次温服。丸剂,每服6~9g,日服2次。

【功用】 疏肝解郁,养血健脾。

【主治】 肝郁血虚脾弱证。两胁作痛,头痛目眩,口燥咽干,神疲食少,或月经不调,乳房胀痛,舌淡苔白,脉弦而虚者。

【方解】 本方证因肝郁乘脾,脾虚失运,血生不足所致,治宜疏肝解郁,养血健脾。方中以柴胡疏肝解郁,使肝气得以条达,为君药。当归甘辛苦温,养血活血;白芍酸苦微寒,养血柔肝。归、芍与柴胡同用,补肝体而助肝用,共为臣药。木郁不达致脾虚不运,故以白术、茯苓、甘草健脾益气,祛湿止泻;既能实土以御木侮,又能使营血生化有源,共为佐药。用法中加薄荷少许,助柴胡疏散郁遏之气,透达肝经郁热;煨生姜温运和中,亦为佐药。甘草尚能调和诸药,兼为使药。诸药合用,使肝郁得疏,血虚得养,脾弱得复,气血兼顾,肝脾同调,气血行则妇女经调斑消。全方立法周全,组方严谨,故为调肝养血之名方。

【辨证要点】 本方为疏肝健脾的代表方,又是妇科调经消斑的常用方。临床应用以两胁胀痛、神疲食少、月经不调、脉弦而虚为辨证要点。

【美容应用】 面部黄褐斑、单纯性肥胖等肝郁血虚脾弱证者。

【使用注意】 阴虚阳亢者慎用本方。

【附方】

丹栀逍遥散《内科摘要》 本方又名加味逍遥散,组成与用法:柴胡 当归 茯苓 白芍药 白术炒各一钱(各6g) 牡丹皮 栀子炒 甘草炙,各五分(各3g) 水煎服。功用:疏肝清热,养血健脾。主治:肝郁血虚,内有郁热证。症见烦躁易怒,或自汗盗汗,或头痛目涩,或面颊赤色,口干,或月经不调,少腹胀痛,或小便涩痛,舌红苔薄黄,脉弦虚数。

案例分析

李某,女,41岁。患者2017年春季就诊,两侧面颧部有黄褐色斑块半年,范围逐渐扩大,患者平素情志抑郁,月经量少,食少便溏,善太息,失眠,舌淡苔白,脉弱。

分析问题:1. 请写出中医诊断和治疗方法。
2. 应该选用何方进行治疗? 服药期间的注意事项有哪些?

第三节 调和肠胃剂

调和肠胃剂,适用于邪犯肠胃,中焦寒热互结证,症见心下痞满,腹胀食少,恶心呕吐,肠鸣下利等。常用辛开、苦降的药物为主组方。

半夏泻心汤《伤寒论》

【组成】 半夏洗,半升(12g) 黄芩 干姜 人参各三两(各9g) 黄连一两(3g) 大枣擘,十二枚(4枚) 甘草炙,三两(9g)

【用法】 水煎服,日1剂,分2次温服。

【功效】 寒热平调,散结消痞。

【主治】 寒热错杂之痞证。症见心下痞满,但满而不痛,或呕吐,肠鸣下利,舌苔腻而微黄。

【方解】 本方所治为寒热互结中焦,虚实夹杂,中气升降失常所致。治当调其寒热,益气和中,散结除痞。方中以半夏为君,散结除痞,降逆止呕。臣以干姜温中散寒,黄芩、黄连泄热开痞。君臣配合,具有寒热平调,辛开苦降之用。然心下痞满既因寒热错杂,又缘于中虚失运,故方中又配人参、大枣甘温益气,以补脾胃正气,复其升降,为佐药。甘草补脾和中而调诸药,为佐而兼使。综观全方,寒热互用以和其阴阳,苦辛并进以调其升降,补泻兼施以顾其虚实。寒去热清,升降复常,则痞满可除、呕利自愈。

本方即小柴胡汤去柴胡、生姜,加黄连、干姜而成。因无半表证,故去解表之柴胡、生姜,痞因寒热错杂于中焦而成,故加寒热平调之黄连、干姜,变和解少阳为调和肠胃之方剂。

【辨证要点】 本方为治疗中气虚弱,寒热错杂于心下致脘腹痞满的常用方;又是体现调和寒热、辛开苦降治法的代表方。临床应用以心下痞满、呕吐泻利、苔腻微黄为辨证要点。

【美容应用】 湿疹、痤疮等属于中气虚弱、寒热错杂、湿热内蕴者。

【使用注意】 因本方补泻兼施,故因气滞或食积所致的心下痞满不宜使用。

第四节 表里双解剂

表里双解剂,适用于表里同病证。表里同病证临床证候表现比较复杂,按八纲辨证可见表寒里热、表热里寒、表虚里实、表实里虚及表里俱寒、表里俱热、表里俱虚、表里俱实等。治宜表里双解。常用解表药配泻下药、清热药、温里药为主组方。

防风通圣散《宣明论方》

【组成】 防风 川芎 当归 芍药 大黄 薄荷叶 麻黄 连翘 芒硝各半两（各6g） 石膏 黄芩 桔梗各一两（各12g） 滑石三两（20g） 甘草二两（10g） 荆芥 白术 栀子各一分（各3g）

【用法】 共为粗末，每服二钱（6g），水一大盏，加生姜三片，煎至六分，温服。或为汤剂，加生姜三片，水煎服；或作水丸，每服6g，日服2次。

【功效】 疏风解表，清热泻下。

【主治】 风热壅盛，表里俱实证。症见憎寒壮热，头目昏眩，目赤睛痛，口苦舌干，咽喉不利，胸膈痞闷，大便秘结，小便短赤，舌苔黄腻，脉数有力。

【方解】 本方证为外感风热，内有蕴热，热毒上攻内壅，表里俱实所致。治宜疏风解表与清热泻下并用。方中薄荷、麻黄、荆芥、防风疏风解表，使风热从汗而解；石膏、黄芩、连翘、桔梗辛寒宣散入肺胃，既清泄肺胃蕴热，又清宣上焦热毒；更以大黄、芒硝泄热通便，栀子、滑石清热利尿，使里热从二便出；火热壅盛易灼血耗气，汗下渗利及过用寒凉亦易损阴伤中凝血，故又用白芍、当归、川芎养血活血，白术、甘草、生姜益气健脾和中，甘草兼调和诸药。诸药合用，汗、下、清、利、补五法俱备，上、中、下三焦并治，确为表里双解、内外俱清之良剂。正如王旭高所云："此为表里、气血、三焦通治之剂……汗不伤表，下不伤里，名曰通圣，极言其用之效耳。"

【辨证要点】 本方是治疗外感风邪，内有蕴热，表里俱实的代表方。以憎寒壮热、口苦口干、便秘尿赤、舌苔黄腻、脉数有力为辨证要点。

【美容应用】 疮疡肿毒、丹斑瘾疹、痤疮、酒渣鼻、肥胖等属风热、湿热者。

【使用注意】 因本方汗、下、清之力较强，虚人及孕妇慎用。

复习思考题

1. 柴胡在小柴胡汤、四逆散、逍遥散中作用分别是什么？
2. 试述小柴胡汤的美容应用及小柴胡汤中配伍人参的意义是什么？
3. 四逆散所治四肢厥冷的病机是什么？
4. 试述半夏泻心汤的美容应用；分析半夏泻心汤的配伍特点。

（王改敏）

扫一扫
测一测

扫一扫
背方歌

第八章

清 热 剂

学习要点

【知识要点】

1. 掌握清热剂的含义、适用范围、分类及应用注意事项。

2. 掌握白虎汤、清热地黄汤、黄连解毒汤、龙胆泻肝汤、枇杷清肺饮、青蒿鳖甲汤的组成、功效、辨证要点、美容应用及使用注意。

3. 熟悉五味消毒饮、仙方活命饮、导赤散、清胃散、芍药汤的组成、功效、主治、美容应用及使用注意。

【技能要点】

能够用清热剂所学方剂进行辨证治疗损容疾患。

凡以清热药为主组成,具有清热泻火、凉血解毒等作用,治疗里热证的方剂,统称清热剂。本类方剂是根据《素问·至真要大论》"热者寒之""温者清之"的理论立法,属于"八法"中的"清法"。

清热剂适用于里热证。其成因或因外感六淫,入里化热;或五志过极,饮食劳伤,脏腑阴阳失衡,阳气偏胜而化火;或大病久病,阴液耗损,虚热乃生。里热证的性质有实热、虚热之分,病位有在气、在血、在脏、在腑之别,故本章方剂按治法相应分为清气分热、清营凉血、清热解毒、清脏腑热、清热祛暑、清虚热六类。

清热剂的应用原则:表证已解,热已入里,但里热虽盛尚未结实时使用。若邪热在表,应当解表;里热已成腑实,则宜攻下;表邪未解,热已入里,又宜表里双解。

应用清热剂时需注意:第一,要辨别里热所在部位。若热在气而治血,则必将引邪深入;若热在血而治气,则无济于事;第二,要辨别热证的虚实。要注意屡用清热泻火之剂而热仍不退者,应为"寒之不寒,是无水也"之虚热证,治当甘寒滋阴壮水,阴复则其热自退;第三,要注意固护脾胃。对于平素阳气不足、脾胃虚弱者,更应慎用,必要时配伍健脾和胃之品,以免再伤脾胃;第四,对于热邪炽盛,服清热剂入口即吐者,可于清热剂中少佐温热药,或采用凉药热服法,以防寒热格拒。

第一节　清气分热剂

清气分热剂,适用于热在气分证。症见身热不恶寒,反恶热,多汗,口渴饮冷,舌红苔黄,脉数有力等。常用清热药为主,配伍益气养阴药组方。

白虎汤《伤寒论》

【组成】 石膏一斤,碎(50g) 知母六两(18g) 甘草二两,炙(6g) 粳米六合(9g)

【用法】 水煎服,煎煮至米熟汤成,日1剂,分2~3次温服。

【功效】 清热生津。

【主治】 阳明气分热盛证。症见壮热面赤,不恶寒反恶热,烦渴引饮,汗出,脉洪大有力。

【方解】 本方原为治阳明经证的主方,后世温病学家又以此治疗气分热盛证。其证为阳明气分热盛,伤津扰神所致。气分热盛,但未致阳明腑实,不宜攻下;热盛津伤,又不能苦寒直折,唯宜清热生津。方中生石膏辛甘大寒,入肺、胃二经,功擅清解,透热出表,以除阳明气分之热,为君药。知母苦寒质润,一助石膏清肺胃之热,一则滋阴润燥救已伤之阴津,为臣药。两者相须为用,可增强清热生津之功。佐以粳米、炙甘草益胃生津,又可防大寒伤中。炙甘草兼以调和诸药而为使。四药相配,共奏清热透热,生津止渴之功,使热清津复,诸症自解。

【辨证要点】 本方为治阳明气分热盛证的基础方、代表方。以身大热、汗大出、口大渴、脉洪大为辨证要点。

【美容应用】 单纯疱疹、银屑病、痤疮、日光性皮炎等属阳明气分热盛者。

【使用注意】 表证未解的无汗发热;血虚发热或气虚发热,喜热饮,脉洪大但重按无力者;真寒假热的阴盛格阳证等均不可使用。

知识链接

白虎汤加减治疗银屑病

银屑病是一种常见的原因不明的慢性炎症性皮肤病,俗称"牛皮癣"。其特征为皮肤上见红色丘疹或斑片,上覆有银白色鳞屑,瘙痒难忍,可发生于任何部位,但以四肢、头、背部为主。白虎汤加减治疗阳明气分热盛、热毒蕴于肌肤之银屑病,疗效显著。基本方:白芍、石膏、玄参、金银花、白鲜皮、蒲公英各18g,生地20g,丹皮、知母、乌梢蛇各10g,当归、防风各12g,柴胡、全蝎、甘草各9g。症状重者蒲公英、白鲜皮各加量为20g,苦参15g,苍术、黄柏各10g;轻者则基本方减量。水煎,每日1剂,分2服用。连续用药3~5个月。服药期间忌食酸、辣、腥等刺激性食物。

第二节 清营凉血剂

清营凉血剂,适用于热入营分,或热入血分证。热入营分症见身热夜甚,神烦少寐,时有谵语,或斑疹隐隐,舌绛而干等;热入血分则见神昏谵语,出血发斑,舌绛起刺等。常用清营凉血药物为主组方。

清热地黄汤《备急千金要方》

【组成】　水牛角一两（30g）　生地黄半斤（24g）　芍药三分（12g）　牡丹皮一两（9g）

【用法】　水煎，水牛角镑片先煎，余药后下，分2次服。

【功效】　清热解毒，凉血散瘀。

【主治】　热入血分证。症见身热谵语，斑色紫黑，或吐血、衄血、便血、尿血，或喜忘如狂，但欲漱水不欲咽，大便色黑易解。舌深绛起刺，脉细数。

【方解】　本方原名犀角地黄汤。其证为热毒炽盛于血分，动血、耗血、成瘀所致。此则不清其热血不宁，不散其血瘀不消，即叶天士之"入血就恐耗血动血，直须凉血散血"，故治当清热解毒，凉血散瘀。方用苦咸性寒之水牛角为君，凉血清心而解热毒，使毒解火平则血宁；臣以甘寒之生地，凉血滋阴，既助水牛角清热凉血，又补已伤之阴津；赤芍、丹皮共为佐药，一助君臣清热凉血，一可活血散瘀，兼防诸凉血药冰伏阴血而加重瘀滞。四药同用，清热中兼以养阴，凉血中兼以散瘀，共成清热解毒，凉血散瘀之剂。

【辨证要点】　本方是治疗温病热入血分证的常用方。临床应用以各种失血、斑色紫黑、神昏谵语、身热舌绛为辨证要点。

【美容应用】　痤疮属于血分热盛者。

【使用注意】　本方药性寒凉，阳虚或气虚之失血及脾胃虚弱者忌用。

知识链接

清热地黄汤加味治疗痤疮

　　金某，女，27岁，2018年5月就诊。患者颜面部痤疮已有2年，额头部、面颊部、下颌部常发红色丘疹，挤压后有皮脂样物溢出，时轻时重，舌质红绛，脉数。本患者痤疮主要是因血热瘀滞、热毒蕴结于面部肌肤所致。治当凉血解毒，活血消肿，清热疏风。用清热地黄汤加味：水牛角、玄参各18g，生地、赤芍、丹皮、野菊花、金银花、蒲公英、紫花地丁、连翘各12g，蝉蜕、僵蚕各9g。热重加黄芩12g，黄连6g；便秘者加大黄9g。日1剂，水煎，分3次服。2周为1个疗程，一般用1~3个疗程痊愈。本方能针对痤疮的主要病机血热瘀滞、热毒蕴结而治，故疗效较好。

第三节　清热解毒剂

　　清热解毒剂，适用于温疫、火毒充斥上下内外及疮疡疔毒等证。症见大热渴饮，胸膈烦热，头面红肿热痛，口舌生疮，便秘溲赤，咽喉肿痛，疮疡红肿热痛，舌红脉数等。常以清热解毒、清热泻火药为主组方。

黄连解毒汤《外台秘要》引崔氏方

【组成】　黄连三两（9g）　黄芩　黄柏各二两（各6g）　栀子十四枚，擘（9g）

【用法】　水煎服，日1剂，分2次温服。

【功效】 泻火解毒。

【主治】 三焦火毒壅盛证。症见大热烦躁，口燥咽干，错语不眠；或热病吐血、衄血；或热甚发斑，或身热下利，或湿热黄疸，小便黄赤，舌红苔黄，脉数有力。

【方解】 本方证乃实热火毒炽盛，充斥三焦，伤津扰神所致。对此实热火毒为患之证，治宜泻火解毒。方中首用大苦大寒之黄连，既清泻心火而除烦，又兼泻中焦之火毒，重用为君；臣以黄芩清上焦之火；佐以黄柏泻下焦之火；栀子清泻三焦之火，并能凉血及导热下行，引热从小便出。四药合用，以苦寒直折火毒，上下俱清，三焦兼顾，诸症可愈。本方为"苦寒直折法"的代表方，清热解毒的基础方。

【辨证要点】 本方为"苦寒直折法"的代表方，清热解毒的基础方。临床以大热烦躁、口燥咽干、舌红苔黄、脉数有力为辨证要点。

【美容应用】 痤疮、湿疹、外科痈疡疔毒等属于实热火毒者。

【使用注意】 本方为大苦大寒之剂，久服或过量易伤脾胃，故非火盛者不宜使用。

案例分析

张某，男，31岁。头部长小脓疮已经2年，开始在头部起几个小红疙瘩，渐成脓疱疼痛，继之此起彼伏，成批出现，波及整个头项部、额头部，屡治无效。患者平素嗜食肥甘，口臭，溲赤，大便干燥，舌苔黄腻，脉滑数。

分析问题：1. 请根据症状写出中医诊断和治疗方法。
2. 应该选用何方进行治疗？服药期间的注意事项有哪些？

五味消毒饮 《医宗金鉴》

【组成】 金银花三钱（30g） 野菊花 蒲公英 紫花地丁 紫背天葵子各一钱二分（各12g）

【用法】 水煎服，加酒一二匙和服。药渣捣烂可敷患部。

【功效】 清热解毒，消散疔疮。

【主治】 火毒结聚之疔疮。症见疔疮初起，发热恶寒，疮形似粟，坚硬根深，状如铁钉，局部红肿热痛，舌红苔黄，脉数。

【方解】 本证因外感热毒，或恣食辛热，火热毒邪蕴结肌肤，使气血凝滞，经脉瘀阻不通所致。治宜清热解毒，消散疔疮。方中金银花既清热解毒，又消散痈疮，为治内痈外痈之要药，故重用为君药。蒲公英清热解毒，兼能消痈散结，《本草正义》言其"治一切疔疮痈疡红肿热痛诸证"；紫花地丁既清热解毒，又凉血消痈。两者合用，可增二花之清热解毒、消散痈肿之力。共为臣药。佐以野菊花、紫背天葵子清热解毒而治痈疮疔毒。加酒少量同煎热服，是借酒以助药势，宣通血脉，且微微汗出，以利于透邪外出，消散疔疮，为佐使之用。全方药仅五味，但力专效宏，清解之力尤强，并能凉血散结以消肿痛，为治疗阳证疔毒疮疡等证之良方。

【辨证要点】　本方为治疗火毒疔疮等证之常用方。以局部红肿热痛、舌红脉数为辨证要点。

【美容应用】　痤疮、酒渣鼻、痈疡疖肿等属热毒所致者。

【使用注意】　"疔无散法",本方治疗不宜加用发散之品。

案例分析

尹某,女,32 岁。2018 年 3 月 10 日就诊,当时左侧臀部肿痛已经 5 天。初时,臀部起一小红疙瘩,轻微痒痛,逐渐加重,伴见大便干,小便黄,因局部肿痛影响走路,查体:左侧臀部红肿范围约 8cm×5cm,灼热明显,局部压痛拒按,舌质红,苔黄厚,脉数。

分析问题:1. 请根据病症写出中医诊断和治疗方法。

2. 应该选用何方进行治疗? 服药期间的注意事项有哪些?

仙方活命饮《校注妇人良方》

【组成】　白芷六分(3g)　贝母　防风　赤芍药　当归尾　甘草节　炒皂角刺　炙穿山甲　天花粉　乳香　没药各一钱(各 6g)　金银花　陈皮各三钱(9g)

【用法】　水煎服,或水酒各半煎,分 2 次温服。

【功效】　清热解毒,消肿溃坚,活血止痛。

【主治】　阳证痈疡肿毒初起。症见红肿焮痛,或身热凛寒,苔薄白或黄,脉数有力。

【方解】　本方所治多为热毒壅聚,气滞血瘀痰结而成。治宜清热解毒,理气活血,消肿散结。方中金银花性味甘寒,最善清热解毒疗疮,为阳证痈疡肿毒之要药,故重用为君。疮疡初起,其邪多羁留于肌肤腠理之间,气滞血瘀而致肿痛,故配当归尾、赤芍、乳香、没药、陈皮行气活血通络,消肿止痛,共为臣药;更用辛散的白芷、防风,既助通滞散结,又疏风散邪使热毒从外透解;气机阻滞每可导致液聚成痰,故配用贝母、天花粉清热化痰散结,可使脓未成即消;穿山甲、皂角刺通行经络,透脓溃坚,可使脓成即溃,均为佐药。甘草清热解毒,并调和诸药;煎药加酒者,借其通瘀而行周身,助药力直达病所,共为使药。诸药合用,共奏清热解毒,消肿溃坚,活血止痛之功。

本方以清热解毒、活血化瘀、通经溃坚诸法为主,佐以透表、行气、化痰散结,其药物配伍较全面地体现了外科阳证疮疡内治消法的配伍特点。阳证而体实的各类疮疡肿毒,"脓未成者即消,已成者即溃"。

【辨证要点】　本方是治疗阳证痈肿等证初起的常用方,前人称"此疡门开手攻毒之第一方也","疮疡之圣药,外科之首方"。临床应用以局部红肿焮痛,甚则伴有身热凛寒,脉数有力为辨证要点。

【美容应用】　痤疮、银屑病、湿疹、疮疡等属热毒所致者。

【使用注意】　本方只可用于痈肿未溃之前,且其药渣可捣烂外敷;本方性偏寒凉,阴证疮疡忌用;脾胃虚弱、气血不足者均应慎用本方。

仙方活命饮加减治疗中重度痤疮

　　林某,男,21 岁,学生。面部痤疮 2 年余,颜面鼻部赤疹累累,感局部热痛稍痒,遇到食辛辣肥厚或春夏之季病情加重,伴见咽部干痛,舌质红,苔黄,脉数。本病为素体阳热偏盛,肺经蕴热,熏蒸面部,过食辛辣肥甘厚味,助湿化热,湿热瘀痰凝滞肌肤而发。属中重度痤疮,皮损特点符合红、肿、热、痛,甚者会伴有全身症状发热。证属阳证疮疡,必以清热解毒为主,配合理气活血,散结疏风。用仙方活命饮为基本方,湿热重者加蒲公英、黄芩、连翘、栀子、白花蛇舌草、野菊花等;油脂多者加山楂、泽泻、丹参;红斑明显加牡丹皮;便秘者加大黄;肿痛不甚者减乳香、没药。水煎服,每日 1 剂,早晚各煎服 1 次。同时嘱咐患者少食辛辣肥甘厚味,多吃蔬菜水果,不熬夜,勿滥用化妆品,避免用手挤捏疹子。连续用药 2 个月痤愈。

第四节　清脏腑热剂

　　清脏腑热剂,适用于邪热偏盛于某一脏腑所产生的火热证。本类方剂多按所治脏腑火热证候不同选用相应的清热药组合成方。

导赤散 《小儿药证直诀》

　　【组成】　生地黄　木通　生甘草梢各等分(各 6g)

　　【用法】　水煎服,加竹叶 3g。

　　【功效】　清心利水养阴。

　　【主治】　心经火热证。症见心胸烦热,口渴面赤,意欲饮冷,以及口舌生疮、热疮;或心热移于小肠,小便赤涩刺痛。舌红,脉数。

　　【方解】　本方证乃心经热盛或心热移于小肠所致。治宜清心养阴,利水通淋。方中生地甘寒入心肾,清心凉血,滋阴止渴;木通苦寒,入心与小肠经,上能清心泻火,下可利水通淋以导小肠之热外出。两药相配,寒凉清热合利尿导热,使热有外泄之路;利尿兼养阴,使热清便利而正不伤。共为君药。竹叶甘淡,清心除烦,淡渗利窍,为臣药。生甘草梢清热解毒,尚可直达茎中而止淋痛,并能调和诸药,为佐使药。四药合用,甘寒与苦寒相合,泻火不伐胃,滋阴不恋邪,利水不伤阴,以适小儿稚阴稚阳、易寒易热、易虚易实之体,共收清心泻火、利水养阴之效。《医宗金鉴·删补名医方论》云:"赤色属心,导赤者,导心经之热从小便而出……故名导赤散。"

　　【辨证要点】　本方为治心经热盛证的常用方。临床应用以心胸烦热、口渴、口舌生疮或小便赤涩、舌红脉数为辨证要点。

　　【美容应用】　热疮、面赤、口舌生疮、水痘属心经热盛者。

　　【使用注意】　方中木通苦寒,生地阴柔寒凉,故脾胃虚弱者慎用。

龙胆泻肝汤 《医方集解》

　　【组成】　龙胆草酒炒(6g)　黄芩炒(9g)　栀子酒炒(9g)　泽泻(12g)　木通(6g)　当归酒炒(3g)　生地黄酒炒(9g)　柴胡(6g)　生甘草(6g)　车前子(9g)

（原著本方无用量）

【用法】　水煎服;亦可制成丸剂,每服6~9g,日2次,温开水送下。

【功效】　清泻肝胆实火,清利肝经湿热。

【主治】

1. 肝胆实火上炎证。症见头痛目赤,胁痛,口苦,耳聋耳肿;舌红苔黄,脉弦数有力。

2. 肝经湿热下注证。症见阴肿,阴痒,筋痿,阴汗,小便淋浊,或妇女带下黄臭,或舌红苔黄腻,脉弦数有力。

【方解】　本方证是由肝胆实火上炎或肝胆湿热循经下注所致。治宜清泻肝胆实火,清利肝经湿热。方中龙胆草大苦大寒,入肝胆经,寒能清肝胆实火,苦能燥肝经湿热,泻火除湿,切中病机,故为君药。黄芩、栀子泻火解毒、燥湿清热,加强君药泻火除湿之力,用以为臣。泽泻、车前子、木通清热利湿,既可引上炎之火下泄,又可导湿热之邪从小便出。肝乃藏血之脏,体阴而用阳,喜条达恶抑郁,方中诸药以苦燥渗利之品居多,既易伤阴,又不利肝气之条达。故又用当归、生地养血滋阴,使邪去而阴血不伤;柴胡疏畅肝胆之气,使祛邪而不抑肝气。以上皆为佐药。柴胡并能引诸药归于肝胆之经;甘草调和诸药,护胃安中,二药兼使药之用。本方诸药合用,泻中有补,利中有滋,降中寓升,祛邪而不伤正,泻火而不伐胃。使火降热清,湿浊得利,诸症皆愈。

【辨证要点】　本方为治肝胆实火上炎,湿热下注的常用方。临床应用以头痛目赤,胁痛口苦,或阴痒阴肿,或带下黄臭,或带状疱疹、痤疮、湿疹,舌红苔黄或黄腻,脉弦数有力为辨证要点。

【美容应用】　痤疮、带状疱疹、多形红斑、湿疹、目赤、银屑病、阴痒阴肿、带下黄臭等属肝胆实火或肝经湿热所致者。

【使用注意】　方中药多苦寒,易伤脾胃,脾胃虚寒和阴虚阳亢者,皆非所宜。

知识链接

龙胆泻肝汤加减治疗带状疱疹

　　带状疱疹是病毒感染所引起的一种常见急性疱疹性皮肤病,俗称"缠腰龙"。因其好发于胸腰部,故中医学称为"缠腰火丹""蛇丹",其他如颜面、下肢也可以发生,称为"蛇串疮"。本病的发生,可因肝胆火盛,或脾湿郁久,湿热内蕴,免疫力低下外受毒邪而诱发。龙胆泻肝汤加减治疗肝胆火盛,外受毒邪型带状疱疹,疗效显著。处方:龙胆草6g,黄芩12g,栀子9g,泽泻12g,木通6g,当归6g,生地黄10g,柴胡12g,生甘草6g,车前子12g,鱼腥草20g,全蝎3g。水煎服,每日1剂,分3次服。如伴见高热者,加石膏、玳瑁;疼痛甚,加郁金、元胡、丹参、乳香、没药;后期痒感明显,加白鲜皮。可以配用西药阿昔洛韦。一般10天可痊愈。

清胃散 《脾胃论》

【组成】　生地黄　当归身各三分(各6g)　牡丹皮半钱(9g)　黄连六分(6g),夏月倍之　升麻一钱(9g)

【用法】　作汤剂,水煎服,日1剂,分2次温服。

【功效】　清胃凉血。

【主治】　胃火牙痛。牙痛牵引头疼,面颊发热,其齿喜冷恶热,或牙宣出血,或牙龈红肿溃烂,或唇舌腮颊肿痛,口干舌燥,舌红苔黄,脉滑数。

【方解】　本方证是由胃有积热,或循经上攻,或郁阻肌肤脉络所致。治宜清胃滋阴,凉血消肿。方用苦寒之黄连为君,入胃经既清热泻火,味苦善降尚折其上炎之热势。臣以甘辛微寒之升麻,一取其清热解毒,以助黄连清胃火;一取其升发透散,可宣达郁遏之伏火,有"火郁发之"之意。君臣合用,降中寓升,则泻火而无凉遏之弊,散火而无升焰之虞。佐以生地凉血滋阴,丹皮凉血散瘀,当归养血活血、消肿止痛,共奏滋阴养血、凉血散瘀、消肿止痛之效。升麻兼以引经为使。五药合用,使上炎之火得以清降,血热得除,肿消痛止,循经外发诸症自除。

本方的配伍特点是:气血同治,降中寓升,补泻兼施。

《医方集解》载本方有石膏,其清胃之力更强。

【辨证要点】　本方为治实火牙痛的代表方,也是治疗胃热口臭、痤疮的常用方。临床应用以牙痛、口臭、痤疮、舌红苔黄、脉滑数为辨证要点。

【美容应用】　痤疮、口臭、麦粒肿、荨麻疹、银屑病等属胃火炽盛者。

【使用注意】　牙痛属风寒及肾虚火炎者不宜。

知识链接

清胃散化裁方治疗口臭

口臭是目前临床上的常见病,与口腔疾病、呼吸和消化系统疾病有密切联系,中医认为多与胃火或脾胃湿热有关。胃火引起者可用清胃散加减治疗,处方:黄连5g,升麻、大生地、当归、牡丹皮、僵蚕各12g,藿香、佩兰各15g,露蜂房10g。加减:口干加芦根25g,竹叶10g;胃纳不佳,湿热重加生薏苡仁30g,车前子、鸡内金、茯苓各15g;舌红少苔加麦冬各25g;热盛加蒲公英、七叶一枝花、连翘、金银花各12g。每日1剂,水煎,分2次服。

枇杷清肺饮《医宗金鉴》

【组成】　枇杷叶(刷去毛,蜜炙)2钱(9g)　桑白皮(鲜者更佳)2钱(9g)　黄连1钱(6g)　黄柏1钱(6g)　人参3分(3g)　甘草3分(3g)

【用法】　水煎服,日1剂,分2次温服。

【功效】　清泄肺胃,燥湿解毒。

【主治】　肺胃湿热蕴结之肺风粉刺。症见颜面或胸背散在红色丘疹,或红肿痒痛,或有脓疱、结节,甚则累累相连。鼻息气热,口干口臭,便秘尿赤,舌红,苔黄腻,脉滑数。

【方解】　肺风粉刺即俗称之粉刺、痤疮、青春痘。本方所治为肺胃湿热熏蒸,怫郁胸面肌腠而致。病证属实、热,治宜清泄肺胃,燥湿解毒。方中枇杷叶味苦微寒入肺胃经,清泄肺胃积热,为君药;桑白皮清肺,黄连善清胃火,兼能解毒燥湿,二药合用以增枇杷叶清泄肺胃火热之功,共为臣药。黄柏清热燥湿,增强君臣清泄肺胃、燥湿解毒之功;少量人参补气健脾,既助祛邪,又防纯用苦寒损伤脾胃;合而为佐药。使以甘草调和诸药。诸药合用共奏清泄肺胃火热、解毒燥湿之效。

【辨证要点】　本方为治疗肺胃湿热之痤疮的常用方。以丘疹如刺,可挤出粉渣样分泌物,舌红,苔黄腻,脉滑数为辨证要点。

【美容应用】　酒渣鼻、痤疮、脂溢性皮炎等属肺胃湿热内蕴者。

【使用注意】　本方药性寒凉,脾胃素虚者慎用。

芍药汤《素问病机气宜保命集》

【组成】　芍药一两(15~20g)　当归半两(9g)　黄连半两(5~9g)　槟榔　木香　甘草炒,各二钱(各5g)　大黄三钱(6g)　黄芩半两(9g)　官桂二钱半(2~5g)

【用法】　水煎服,分2次温服。

【功效】　清热燥湿,调气和血。

【主治】　湿热痢疾。症见腹痛,脓血便,赤白相兼,里急后重,肛门灼热,小便短赤,舌苔黄腻,脉弦数。

【方解】　本方证是由湿热壅滞肠中,气血失调所致。治宜清热燥湿,调和气血。方中黄芩、黄连性味苦寒,入大肠经,功擅清热解毒,燥湿厚肠而止痢,为治湿热痢疾之要药,为君药。重用苦酸微寒之芍药,养血和营、缓急止痛,合当归养血活血,体现了"行血则便脓自愈"之义,兼顾热毒耗伤阴血之虑;木香、槟榔行气导滞,以除肛门滞重,即"调气则后重自除"。四药气血同调,共为臣药。大黄苦寒沉降,通腑泄热攻积,合芩、连则清热燥湿之功著,合归、芍则活血祛瘀之力彰,其泻下通腑作用可导湿热积滞从大便而去,体现"通因通用"之法,为佐药。肉桂辛热温通,可防苦寒之品伤阳,冰伏湿热,是反佐之用。甘草益胃和中,调和诸药,与芍药相配,又能缓急止痛,为佐使药。诸药合用,清下并用,气血同调,寒热共施,使湿去热清,气血调和,故下痢、痤疮可愈。

【辨证要点】　本方为治疗湿热痢疾的常用方。以痢下赤白、腹痛里急、苔腻微黄为辨证要点。

【美容应用】　痤疮属胃肠湿热者。

【使用注意】　痢疾初起有表证或虚寒性痢疾,均忌用本方。

第五节　清热祛暑剂

清热祛暑剂,适用于夏日感受暑邪而致的暑热证。暑为阳邪,其性炎热,故暑热证常表现为身热、汗出、面赤、心烦、小便短赤、舌红、脉数或洪大等。

清暑益气汤《温热经纬》

【组成】　西洋参(5g)　石斛(15g)　麦冬(9g)　黄连(3g)　竹叶(6g)　荷梗(15g)　知母(6g)　甘草(3g)　粳米(15g)　西瓜翠衣(30g)(原书未著用量)

【用法】　水煎,分2次服。

【功效】　清暑益气,养阴生津。

【主治】　暑热气津两伤证。身热汗多,口渴心烦,小便短赤,体倦少气,精神不振,脉虚数。

【方解】　本方证乃暑热内侵,耗伤气津所致。治宜清热祛暑,益气生津。正如《温热经纬》言:"暑伤气阴,以清暑热而益元气,无不应手取效。"方中西瓜翠衣味甘性凉,清热解暑,生津止渴而利尿;西洋参甘苦性凉,益气生津,养阴清热,共为君药。臣用荷梗助西瓜翠衣清热解暑;石斛、麦冬助西洋参养阴生津。少用苦寒之黄连清热泻火,以助清热祛暑之力;知母苦寒质润,泻火滋阴;竹叶甘淡,清心除烦,均为佐药。甘草、粳米益胃和中,调和诸药,为使药。诸药合用,清补并用,邪正兼顾,热清不伤阴,补虚不恋邪,共奏清暑益气,养阴生津之效。

【辨证要点】 本方为治夏月伤暑,气阴两伤证的常用方。以身热汗多、口渴心烦、体倦少气、脉虚数为辨证要点。

【使用注意】 本方因有滋腻之品,故暑病夹湿者慎用。

第六节 清 虚 热 剂

清虚热剂,适用于阴虚发热证。或因温病后期,余邪未尽,阴液已伤,见暮热早凉,舌红少苔;或由肝肾阴虚,虚火内扰,以致骨蒸潮热、盗汗面赤、久热不退。常用滋阴清虚热药为主组方。

青蒿鳖甲汤《温病条辨》

【组成】 青蒿二钱(6g) 鳖甲五钱(15g) 细生地四钱(12g) 知母二钱(6g) 丹皮三钱(9g)

【用法】 水煎服,分2次温服。

【功效】 养阴透热。

【主治】 温病后期,邪伏阴分证。夜热早凉,热退无汗,舌红苔少,脉细数。

【方解】 本方所治为温病后期,阴液已伤,而余邪深伏阴分所致。治宜养阴与透邪并进。方中鳖甲咸寒质重,直入阴分,滋阴退热,入络搜邪;青蒿苦辛而寒,其气芳香,清中有透散之力,清热透络,引邪外出。两药相配,滋阴清热,内清外透,使阴分伏热有外达之机,共为君药。即如吴瑭自释:"此方有先入后出之妙,青蒿不能直入阴分,有鳖甲领之入也;鳖甲不能独出阳分,有青蒿领之出也。"生地甘寒,滋阴凉血;知母苦寒质润,滋阴降火,共助鳖甲以养阴退热,为臣药。丹皮辛苦性凉,凉血透热,以助青蒿清透阴分伏热,为佐药。诸药合用,滋清兼备,清中有透,则阴复邪去而热退。

【辨证要点】 本方适用于温病后期,余热未尽而阴液不足之虚热证。以夜热早凉、热退无汗、舌红少苔、脉细数为辨证要点。

【美容应用】 痤疮、疮痈、面赤等属于阴虚内热者。

【使用注意】 阴虚欲作动风者不宜使用。

复习思考题

1. 试述清热剂的定义、适应证及分类。

2. 试述白虎汤的组成、主治、美容应用及配伍意义。

3. 比较清营汤与清热地黄汤在组成、功用、主治等方面的异同点。

4. 试述龙胆泻肝汤的功用、主治以及美容应用。

(王改敏)

第九章

温 里 剂

学习要点

【知识要点】

1. 掌握温里剂的含义、适用范围、分类及应用注意事项。

2. 掌握理中丸、当归四逆汤的组成、功效、主治、辨证要点、美容应用及使用注意。

3. 熟悉吴茱萸汤、四逆汤及阳和汤的组成、功效、主治、美容应用及使用注意。

【技能要点】

能够用温里剂进行辨证治疗损容疾患。

凡以温热药为主组成,具有温里助阳、祛寒通脉作用,治疗里寒证的方剂,统称温里剂。本类方剂是依据《素问·至真要大论》"寒者热之""治寒以热"的理论而立法,属于"八法"中"温法"的临床运用。

温里剂主要适用于里寒证。其形成不外乎外寒入里和寒从中生两个方面,多以畏寒肢凉,喜温踡卧,面色苍白,口淡不渴,小便清长,脉沉迟或缓等为主要临床表现。治疗当从温里祛寒立法,但因病位有脏腑经络之别,病势有轻重缓急之分,故本章方剂又分为温中祛寒、回阳救逆、温经散寒三类。

应用温里剂应注意以下事项:第一,寒为阴邪,易伤阳气,故本类方剂以温热药为主组方外多配伍补气药物,使气足则阳易复;第二,温里剂多由辛温燥热之品组成,临床使用时必须辨别寒热之真假,真热假寒证禁用;素体阴虚或失血之人亦应慎用,以免重伤阴血;第三,若阴寒太盛或真寒假热,服热药入口即吐者,可反佐少量寒凉药物,或热药冷服,避免格拒不纳;第四,使用温里剂尚需注意药物用量,当因人、因时、因地制宜,做到"用热远热"。

第一节 温中祛寒剂

温中祛寒剂,适用于中焦虚寒证。症见脘腹冷痛,呕恶下利,不思饮食,肢体倦怠,手足不温,苔白滑,脉沉细或沉迟等。

理中丸 《伤寒论》

【组成】 人参 干姜 甘草炙 白术各三两(各90g)

【用法】 上药共研细末,炼蜜为丸,每丸重9g,每次1丸,温开水送服,每日2~3次。或作汤剂,水煎服,用量按原方比例酌减。

【功效】 温中祛寒,补气健脾。

【主治】

1. 脾胃虚寒证。症见脘腹绵绵作痛,喜温喜按,食少纳呆,恶心呕吐,大便稀溏,畏寒肢冷,口不渴,面色萎黄,舌淡苔白润,脉沉细或沉迟无力。

2. 阳虚失血证。症见便血、吐血、衄血或崩漏等,血色黯淡,质清稀,面色萎黄,气短神疲,脉沉细或虚大无力。

3. 脾胃虚寒所致的胸痹、病后多涎唾、小儿慢惊、脚气病等。

【方解】 本方所治诸证临床表现不一,但皆由脾胃虚寒,温煦、运化、固摄失职所致,故治疗均宜温中祛寒、益气健脾。方中干姜大辛大热,善温胃暖脾,助阳祛寒,为君药。人参性味甘温,补中益气,使气旺而阳亦复,为臣药。君臣相配,温中祛寒,益气补虚,以复中焦脾胃的各种功能。脾为阴土,喜燥恶湿,虚则失运湿浊易生,反困脾胃,故佐以甘温苦燥之白术,益气健脾,燥湿止泻。炙甘草作用有三:一则合参、术以助益气健脾;二则缓急止痛;三能调和药性,为佐药兼使药之用。四药相合,虚、寒兼顾,温、补并用,共奏温中祛寒、补气健脾之功。本方药味虽少,但功专效著,可使中寒去而阳气振,脾胃健而纳运、固摄、升降之职复常,故曰"理中"。

本方在《金匮要略》中作汤剂,称"人参汤",用治虚寒性胸痹。理中丸方后亦有"然不及汤"四字。盖汤剂作用强而迅速,临床可视病情之缓急轻重酌定剂型。

【辨证要点】 本方是治疗中焦脾胃虚寒证的基础方。以脘腹绵绵作痛、呕吐便溏、畏寒肢冷、舌淡苔白、脉沉细为辨证要点。

【美容应用】 多形红斑、荨麻疹证属中焦脾胃虚寒者。

【使用注意】 本方性偏温热,凡阴虚内热、外感发热及阴血虚少者,均应忌用。

知识链接

附子理中丸治疗寒冷型多形红斑

多形红斑是一种急性炎症性皮肤病,可有红斑、风团、丘疹、水疱并存,水疱破溃后可形成糜烂疮面,瘙痒不适,反复发作。特别是寒冷型多形红斑常因反复发作而伴随患者度过整个寒冷季节,给患者带来很大痛苦。本病中医称"猫眼疮""雁疮"等,多因内有蕴湿,复感风寒,致营卫不和,气血凝滞,郁于肌肤而发。治当温经散寒,健脾除湿为原则。用附子理中丸(浓缩丸)治疗,每次服10粒,1日3次,1个月为1个疗程。疮面感染者给予抗感染治疗,治疗期间忌食生冷饮食,注意保暖。附子理中丸由理中丸加制附子而成,有较强的温中祛寒、益气健脾之功,本病用之,使寒祛湿化,肌肤得温,气血畅,营卫和则病自愈。

吴茱萸汤 《伤寒论》

【组成】 吴茱萸一升,洗(9g) 人参三两(9g) 生姜六两(18g),切 大枣十二枚(4枚),擘

【用法】 水煎服,日1剂,分2次温服。

【功效】 温中补虚,降逆止呕。

【主治】 胃中虚寒,浊阴上逆证。症见食后泛泛欲呕,面色苍白,精神不振,或呕吐酸水,或吐清涎冷沫,胸脘满痛。或巅顶头痛,干呕,吐涎沫;或畏寒肢凉,吐利,烦躁欲死。舌淡苔白滑,脉沉弦或迟。

【方解】 本方在《伤寒论》中见于阳明病篇、厥阴病篇和少阴病篇,分别治疗阳明寒呕、厥阴头痛、少阴吐利。病证虽涉阳明、厥阴、少阴三经,但皆有胃中虚寒,浊阴上逆所致之胃寒呕吐,故治宜温中补虚,降逆止呕。方中吴茱萸味辛苦而性热,归肝、脾、胃、肾经。既能温脾胃、暖肝肾以祛寒助阳,又善和胃降逆以止呕,一药而两擅其功,故为君药。生姜味辛性温,乃呕家之圣药,重用以助吴茱萸温胃散寒,降逆止呕,用为臣药。吴茱萸与生姜相配,温降之力大增,正如《医方论》云:"吴茱萸辛烈善降,得姜之温通,用以破除阴气有余矣"。呕缘于中焦虚寒,胃气和降无力,故又用人参甘温益气,培补脾胃,复其升清降浊之功,为佐药。大枣甘平,合人参以益中气,合生姜以调脾胃,并能调和诸药,是佐使之药。四药配伍,温中与降逆并施,寓补益于温降之内,共奏温中补虚、降逆止呕之功。

【辨证要点】 本方是治疗胃中虚寒,浊阴上逆的常用方。临床应用以食后欲吐,或巅顶头痛,干呕吐涎沫,或畏寒肢凉,下利不渴,舌淡苔白滑,脉弦细而迟为辨证要点。

【使用注意】 胃热呕吐、阴虚呕吐或肝阳上亢均禁用本方。

第二节 回阳救逆剂

本类方剂,适用于阳气衰微,阴寒内盛,甚或阴盛格阳、戴阳的危重病证。症见四肢厥逆,畏寒蜷卧,精神萎靡,下利清谷,甚则冷汗淋漓,脉微欲绝。

四逆汤《伤寒论》

【组成】 附子一枚,生用,去皮,破八片(15g) 干姜一两半(6g) 甘草炙,二两(6g)

【用法】 先煎生附子1h,再入余药同煎,取汁分2次温服或频服。

【功效】 回阳救逆。

【主治】 心肾阳衰之寒厥证。症见四肢厥逆,畏寒蜷卧,神疲欲寐,面色苍白,腹痛下利,呕吐不渴,舌苔白滑,脉沉微细。或太阳病误汗亡阳证。

【方解】 本方证乃寒邪深入少阴,心肾阳衰,阴寒独盛所致。治当破阴寒,回阳气,救厥逆。故方用生附子大辛大热,入心、脾、肾经,温壮元阳,破散阴寒,回阳救逆。生用则能迅达内外以温阳逐寒,为君药。干姜辛热,入心、脾、肺经,温中散寒,助阳通脉,为臣药。附子与干姜同用,一温先天以生后天,一温后天以养先天,相须为用,相得益彰,温里回阳之力大增,是回阳救逆的常用组合。炙甘草之用有三:一则益气补中,使全方温补结合,以治虚寒之本;二则其性甘缓可缓和姜、附之燥烈,使其破阴回阳而无燥散虚阳之虞;三则调和药性,并使附子、干姜回阳救逆之用持久,为佐使药。综观本方,药简力专,大辛大热,使阳复厥回,内外之寒得除,诸证自愈。

【辨证要点】 本方是回阳救逆的代表方剂,也是温补脾肾之基础方,临证以四肢厥逆、恶寒踡卧、神疲欲寐、脉沉微细为辨证要点。

【美容应用】 蛇串疮、痤疮、多形红斑、瘾疹等属阳虚寒凝、湿阻血瘀者。

【使用注意】 若服药后出现呕吐拒药者,可热药凉服。本方纯用辛热之品,不可久服。方中附子生用有毒,应审慎用量,并需先煎。凡热厥、阳郁厥逆者,禁用本方。

案例分析

　　王某,52 岁,男,因左眼眶及左眉上带状疱疹西医抗病毒治疗后效果不佳而求助中医。当下刻见患处疱内液体清亮,张力不大,局部疼痛以晚上为主,伴畏寒肢冷、大便溏稀,胃纳一般,神疲欲寐,脉沉微细。

　　分析问题:1. 请根据病症写出中医诊断和治疗方法。
　　　　　　2. 应该选用何方进行加减治疗? 为什么?

第三节　温经散寒剂

　　本类方剂,适用于阳气不足,营血虚弱,寒侵血脉所致之寒凝经脉诸证。症见手足厥寒,或肢体疼痛,或发阴疽等。

当归四逆汤《伤寒论》

【组成】 当归三两(12g)　桂枝三两,去皮(9g)　芍药三两(9g)　细辛三两(3g)　甘草二两,炙(5g)　通草二两(3g)　大枣二十五枚,擘(8 枚)

【用法】 水煎,日 1 剂,分 2~3 次温服。

【功效】 温经散寒,养血通脉。

【主治】 血虚寒厥证。症见手足厥寒,或腰、股、腿、足、肩臂疼痛。口不渴,舌淡苔白,脉沉细或细而欲绝。

【方解】 本方所治诸证,皆因素体营血虚弱,复感寒邪,寒凝经脉,血行不利所致。治当温经散寒,养血通脉。方中当归辛甘而温,补血活血,既补营血之虚,又行血脉之滞;桂枝辛温,温经散寒,通利血脉,共为君药。白芍养血和营,助当归补益营血;细辛温经散寒,助桂枝温通血脉,共为臣药。通草通利经脉以畅血行;重用大枣,既合甘草益气健脾以促化源,又助当归、白芍以滋补营血,共为佐药。炙甘草兼调和药性,又为使药。诸药相伍,温、通、补三法并用,使阴血充,客寒除,经脉通,则肢厥、疼痛、冻疮等证自除。

　　本方是以桂枝汤去生姜,倍大枣加当归、通草、细辛而成。因本方所治为营血虚弱,寒凝经脉,血行不利之证。寒不在卫表而入经脉,故去辛散表邪之生姜,倍大枣加当归以补营血亏虚,加细辛、通草以温经散寒、畅利血脉。变解表散邪、调和营卫之剂而为补虚散寒、温经通脉之方。

【辨证要点】 本方是温经散寒、养血通脉的常用方。以手足厥寒,或肢体寒痹疼痛,或冻疮等,舌淡苔白,脉沉细为辨证要点。

【美容应用】　冻疮、多形红斑、银屑病、荨麻疹、蛇串疮、雷诺病等证属血虚寒凝者。

【使用注意】　因本方药性温热,故热厥、火毒壅聚之带状疱疹等不宜使用。

阳和汤 《外科证治全生集》

【组成】　熟地黄一两(30g)　麻黄五分(2g)　鹿角胶三钱(9g)　白芥子二钱(6g),炒研　肉桂一钱(3g),去皮,研粉　生甘草一钱(3g)　炮姜炭五分(2g)

【用法】　水煎,分2次温服。

【功效】　温阳补血,散寒通滞。

【主治】　阴疽。如贴骨疽、脱疽、流注、痰核、鹤膝风等,患处漫肿无头,皮色不变,酸痛无热,口中不渴,舌淡苔白,脉沉细或迟细。

【方解】　阴疽等证多由素体阳虚,营血不足,寒凝痰滞,痹阻于肌肉、筋骨、血脉而成。治宜温阳补血,散寒通滞。方中重用熟地黄温补营血,填精补髓;鹿角胶温肾阳,益精血。二药合用,温阳益精补血,强壮筋骨,共为君药。肉桂、姜炭药性辛热,均入血分,补阳散寒,通利血脉,合而为臣。白芥子辛温,可达皮里膜外,温里散寒,燥湿化痰,通络散结;用少量麻黄,辛温达表,宣通毛窍,开肌腠,散寒凝,共为佐药。方中鹿角胶、熟地黄得姜、桂、芥、麻之宣通温散,则补而不滞;麻、芥、姜、桂得熟地黄、鹿角胶之滋补,则温阳通滞而不伤正。生甘草为使,解毒而调诸药。综观本方,温阳与补血并用,祛痰与通络相伍,使营血充,寒凝散,痰滞消,阳气和,故名"阳和汤"。

此外,方中鹿胶、熟地养精血、补肝肾,可引药达于筋骨;肉桂、姜炭均善入血分;白芥子能达皮里膜外;麻黄善达卫表。诸药又兼引经之功,以除皮腠、肌肉、血脉、筋骨等各层次之寒痰凝滞,故本方为治疗阴证疮疡的著名有效方剂。

又因本方能温补脾肾之阳,散寒除湿,化痰通络,故又可用治冻疮诸疾。

【辨证要点】　本方是治疗阴疽的代表方,也是治疗带状疱疹等属寒冷性诸证的常用方,临床应用以患处漫肿无头、皮色不变、酸痛无热、舌淡脉沉细为辨证要点。

【美容应用】　冻疮、黄褐斑、荨麻疹、寒冷性多形红斑、蛇串疮等属脾肾阳虚、寒湿痰浊壅聚所致者。

【使用注意】　阳证疮疡,或阴虚有热,或疽已溃破者,不宜使用。

知识链接

阳和汤加减治疗寒冷性荨麻疹

用阳和汤加红花、荆芥、防风、黄芪治疗卫阳不足风寒阻滞型寒冷性荨麻疹疗效显著。方中白芥子、桂枝、炮姜、麻黄温卫散寒,和营通滞;防风、荆芥祛风止痒;黄芪实卫固表;熟地生精补血;鹿角霜、红花通血脉,祛瘀滞。各药合用,具有温卫散寒,养血益气,祛风消疹之功。腰酸冷痛、形寒肢冷者加附片、狗脊;四肢末节青紫者加桑枝、丹参;瘙痒重者加乌梢蛇、全蝎。

复习思考题

1. 试述理中丸的功效、主治病证及美容应用。

2. 试比较四逆散、当归四逆汤与四逆汤在主治病证及病机、治法方面有何不同？

3. 试述阳和汤的病机特点和美容应用。

（孟　萍）

扫一扫
测一测

扫一扫
背方歌

PPT 课件
10章PPT

扫一扫
知重点

第十章

补 益 剂

学习要点

【知识要点】

1. 掌握补益剂的概念、适用范围、分类及应用注意事项。

2. 掌握四君子汤、四物汤、六味地黄丸、肾气丸组成、功效、主治、辨证要点、美容应用及使用注意。

3. 熟悉参苓白术散、补中益气汤、玉屏风散、归脾汤、十全大补汤、乌鸡白凤丸、七宝美髯丹方剂的组成、功效、主治、美容应用及使用注意。

【技能要点】

能够用补益剂所学方剂进行辨证治疗损容疾患。

　　凡以补益药为主要组成,具有补养人体气、血、阴、阳等作用,治疗各种虚证的方剂,统称补益剂。本类方剂是根据"虚者补之""损者益之"以及"形不足者,温之以气;精不足者,补之以味"的理论立法,属于"八法"中的"补法"。

　　人体虚损不足诸证,成因甚多,但总属先天不足,或后天失调(包括饮食劳倦、情志所伤、病后失调等)所致的五脏虚损。而五脏虚损又不外乎气、血、阴、阳,故虚证有气虚、血虚、气血两虚、阴虚、阳虚、阴阳两虚的区别。所以,补益剂则相应分为补气、补血、气血双补、补阴、补阳、阴阳并补六类。

　　运用补益剂的原则:补益气、血、阴、阳虽各有不同,但不能截然分开,须从整体出发,既要有所侧重,又要统筹兼顾。

　　气虚补气,血虚补血,两者虽各有重点,但气血相依,补气与补血常配合使用。《脾胃论》中说:"血不自生,须得生阳气之药,血自旺矣。"《温病条辨》中说:"血虚者,补其气而血自生。"因此,血虚者补血时,宜加入补气之品,以助生化血液,或着重补气以生血;如因大失血而致血虚者,尤当补气以固脱,使气旺则血生;气虚,一般以补气药为主,虽亦可少佐补血药,但过之则阴柔碍胃。气血两虚者,宜气血双补。

　　补阴补阳亦是如此。阴阳互根,孤阴不生,独阳不长。《景岳全书》中说:"善补阳者,必于阴中求阳,则阳得阴助而生化无穷;善补阴者,必于阳中求阴,则阴得阳生而泉源不竭。"因此,阳虚补阳,常佐以补阴之品,使阳有所附,并可藉阴药滋润之性以制阳药之温燥,使补阳而不伤津;阴虚补阴,常佐以补阳之品,使阳化为阴,并可藉阳药温运之力制阴药之凝滞,使滋阴而不碍气。若阴阳两虚,则应阴阳并补。

培补五脏之法,又分直接补益法和间接补益法。《难经》说:"损其肺者,益其气;损其肾者,益其精。"此为直接补益法。即虚在何脏就补该脏。间接补益法主要是根据脏腑相生理论使用"虚则补其母"的方法来治疗,如肺气虚者补其脾,即培土生金;脾阳虚者补其命门,即补火生土;肝阴虚者补其肾,即滋水涵木等。

应用补益剂应注意以下事项:第一,要辨清虚证的实质和具体病位。即首先分清气血阴阳究竟哪方面不足,再结合脏腑相互资生关系,予以补益。第二,要注意虚实真假。《景岳全书》曾说:"至虚之病,反见盛势;大实之病,反有羸状。"前者是指真虚假实,误用攻伐之剂,则虚者更虚;后者是指真实假虚,若误用补益之剂,则实者更实。第三,要注意脾胃功能。补益药易于壅中滞气,如脾胃功能较差者,可适当加入理气醒脾之品,以资运化,使之补而不滞。第四,要注意煎服法。补益药宜慢火久煎,务使药力尽出;服药时间以空腹或饭前为佳,若急证则不受此限。

第一节 补 气 剂

补气剂,适用于脾肺气虚证。症见肢体倦怠乏力,少气懒言,语音低微,动则气促,面色萎黄,食少便溏,舌淡苔白,脉虚弱,甚或虚热自汗,或脱肛、子宫脱垂等。

四君子汤《太平惠民和剂局方》

【组成】 人参去芦 白术 茯苓去皮(各9g) 甘草炙(6g)各等分

【用法】 共为细末,每次15g,水煎服。也可作丸剂,用量按原方比例酌定。

【功效】 益气健脾。

【主治】 脾胃气虚证。症见面色萎黄,语声低微,气短乏力,食少便溏,舌淡苔白,脉虚弱。

【方解】 本方证由脾胃气虚,运化乏力,气血生化不足,血不足荣面养体所致。治宜补益脾胃之气,以复其运化受纳之职。方中人参甘温益气,健脾养胃,为君药。白术苦温,健脾燥湿,加强益气助运之力,为臣药。茯苓甘淡,健脾渗湿,苓、术相配,则健脾祛湿之功益著,为佐药。炙甘草甘温,益气和中,调和诸药,为使药。四药配伍,共奏益气健脾之功。

【辨证要点】 本方为治疗脾胃气虚证的常用方,也是补气的基础方。以面色萎黄、食少、气短乏力、舌淡苔白、脉虚弱为辨证要点。

【美容应用】 疣、荨麻疹等属脾气虚者及肥胖、口眼㖞斜等属脾胃气虚、湿痰内盛者。

【使用注意】 阴虚气滞,脾胃虚弱者,不宜使用;高热、阴虚火盛、积滞气胀、津液不足、烦渴便秘等宜慎用。本方药性略偏温性,久服可出现口干舌燥、渴饮、烦躁等现象。

知识链接

四君子汤美容药理研究

四君子汤能明显改善衰老模型出现的体力下降、御寒能力和对缺氧的耐受力降低,并降低脂质过氧化物含量和脑 B 型单氨氧化物活力,升高血清超氧化物歧化酶的活力,证明四君子汤具有抗自由基损伤的功能,从而可延缓衰老。

【附方】

1. 异功散(《小儿药证直诀》)　人参　茯苓　白术　陈皮　甘草各等分(各6g),上为细末,每服二钱(6g),水一盏,加生姜五片,大枣二个,同煎至七分,食前温服,量多少与之。功用:益气健脾,行气化滞。主治:脾胃气虚兼气滞者。症见饮食减少,大便溏薄,胸脘痞闷不舒,或呕吐泄泻等。

2. 六君子汤(《医学正传》)　四君子汤加陈皮一钱(3g)　半夏一钱五分(4.5g)　上为细末,作一服,加大枣二枚,生姜三片,新汲水煎服。功用:益气健脾,燥湿化痰。主治:脾胃气虚兼痰湿证。症见食少便溏,胸脘痞闷,呕逆等。

参苓白术散 《太平惠民和剂局方》

【组成】　莲子肉去皮,一斤(500g)　薏苡仁一斤(500g)　缩砂仁一斤(500g)桔梗炒令深黄色,一斤(500g)　白扁豆姜汁浸,去皮,微炒,一斤半(750g)　白茯苓二斤(1 000g)　人参去芦,二斤(1 000g)　甘草炒,二斤(1 000g)　白术二斤(1 000g)山药二斤(1 000g)

【用法】　上为细末。每服二钱(6g),枣汤调下。小儿用量酌减。亦可用汤剂,水煎服,用量按原方比例酌减。

【功效】　益气健脾,渗湿止泻。

【主治】　脾虚夹湿证。症见饮食不化,胸脘痞闷,肠鸣泄泻,四肢乏力,形体消瘦,面色萎黄,舌淡苔白腻,脉虚缓。

【方解】　本方诸证均是由脾虚失运、水湿内盛所致。治宜补益脾胃,兼以渗湿止泻。方中人参、白术、茯苓益气健脾渗湿,为君药。山药、莲子肉助人参、白术以健脾益气,兼能止泻;白扁豆、薏苡仁助白术、茯苓以健脾渗湿止泻,四药共为臣药。砂仁醒脾和胃,行气化湿;桔梗宣肺利气,通调水道,又能载药上行,培土生金,共为佐药;炒甘草健脾和中,调和诸药,为使药。综观全方,补中气,渗湿浊,行气滞,使脾气健运,湿邪得去,则诸症自除。

本方是在四君子汤的基础上加山药、莲子、白扁豆、薏苡仁、砂仁、桔梗而成。两方均有益气健脾之功,但四君子汤以补气为主,为治脾胃气虚的基础方;参苓白术散兼有渗湿行气作用,并有保肺之效,主治脾胃气虚夹湿的泄泻等证,亦可用治肺损虚劳诸证,是体现"培土生金"治法的常用方剂。

《古今医鉴》所载参苓白术散,较本方多陈皮一味,适用于脾胃气虚兼有湿阻气滞者。

【辨证要点】　本方药性平和,温而不燥,是治疗脾虚湿盛之泄泻的常用方。临床运用除脾胃气虚症状外,以泄泻、舌苔白腻、脉虚缓为辨证要点。

【美容应用】　黄褐斑、痤疮、脱发、湿疹等属脾虚湿盛者。

【使用注意】　本方稍偏温燥,阴虚火旺者慎用;高血压及孕妇忌用。

补中益气汤《脾胃论》

【组成】 黄芪一钱(18g) 甘草炙,五分(9g) 人参去芦,三分(6g) 当归酒洗,二分(3g) 橘皮二分或三分(6g) 升麻二分或三分(6g) 柴胡二分或三分(6g) 白术三分(9g)

【用法】 共为粗末,水煎去渣,温服。或作丸剂,每次服 9g,一日 2 次,温开水或姜枣汤下。

【功效】 补中益气,升阳举陷。

【主治】

1. 脾胃气虚证。症见饮食减少,体倦肢软,少气懒言,面色萎黄,大便稀溏,脉大而虚软。

2. 气虚下陷证。症见眼睑下垂,斜视,脱肛,子宫脱垂,久泻,久痢,崩漏等。

3. 气虚发热证。症见身热,自汗,渴喜热饮,气短乏力,舌淡,脉虚大无力。

【方解】 本方治证系因饮食劳倦,损伤脾胃,以致脾胃气虚、纳运乏力,清阳下陷所致。治宜补中益气,升阳举陷。方中黄芪味甘微温,入脾、肺经,补中益气,升阳固表,为君药。人参、炙甘草、白术补气健脾,与黄芪合用,则补中益气之功益著,同为臣药。气能生血,气虚日久,营血亦亏,故用当归养血和营,协人参、黄芪以补气养血;陈皮理气和胃,使诸药补而不滞;升麻、柴胡升举清阳,与黄芪、人参等益气健脾药配合,既能升阳举陷,又可透表退热,以除因清阳陷于下焦,郁遏不达所致的发热,共为佐药。炙甘草调和诸药,又为使药。诸药合用,使气虚得补,气陷得升,则诸症自愈。气虚发热者,亦借甘温益气而除之。

【辨证要点】 本方为补气升阳,甘温除热的代表方。以体倦乏力、少气懒言、面色萎黄、脉虚软无力为辨证要点。

【美容应用】 ①湿疹、银屑病、痤疮等属脾胃气虚或中气下陷者;②具有抗衰老的作用,可用于延缓衰老。

【使用注意】 本方甘温,阴虚发热及内热炽盛者忌用。

> **知识链接**
>
> **补中益气汤加减(重用黄芪)治疗重症肌无力**
>
> 重症肌无力主要表现为眼睑下垂、四肢无力、行走困难、吞咽困难、语音低微等。中医辨证属于气虚,故可用本方加减治疗。处方:黄芪 60~120g,党参 30g,白术 24g,陈皮 3g,升麻、柴胡、当归各 10g,甘草 5g。每日 1 剂,水煎 2 次,分服。

玉屏风散《丹溪心法》

【组成】 防风一两(30g) 黄芪蜜炙 白术各二两(各60g)

【用法】 研末,每次 6~9g,开水送服,每日 2 次。亦可作汤剂,水煎服,用量按原方比例酌定。

【功效】 益气固表止汗。

【主治】　表虚自汗证。症见汗出恶风,面色萎黄,舌淡苔薄白,脉浮虚。亦治虚人腠理不固,易感风邪。

【方解】　本方证为卫气虚弱,不能固护肌表、防御外邪所致。治宜益气实卫,固表止汗。方中黄芪甘温,内可大补脾肺之气,外可固表止汗,为君药。白术健脾益气,以加强黄芪益气固表之力,为臣药。两药合用,气旺表实,则汗不外泄,外邪亦难内侵。防风走表而散风御邪,黄芪得防风,则固表而不留邪;防风得黄芪,则祛风而不伤正,为佐药。表虚自汗,及体虚易于感冒者,用之有益气固表,扶正祛邪之功。方名玉屏风者,言其功用有似御风屏障,而又珍贵如玉之意。

本方配伍特点:以补气固表药为主,配合小量祛风解表之品,使补中寓散。

【辨证要点】　本方为治疗表虚自汗的常用方剂。以自汗恶风、面色萎黄、舌淡脉虚为辨证要点。

【美容应用】　瘾疹、皮肤瘙痒症、荨麻疹、斑秃、寒冷性多形红斑、银屑病等属表虚者。

【使用注意】　虚人外感,邪多虚少,以及阴虚发热之盗汗,不宜使用本方。

知识链接

玉屏风散的药理研究

玉屏风散因其功用有似御风屏障,珍贵如玉,故名。被称为"中药免疫调节剂"。有中成药中的"丙种球蛋白"美称。能显著提高机体的卫外防御功能,提高机体免疫功能和抗病毒、抗感染能力。

第二节　补　血　剂

补血剂,适用于血虚证。症见面色萎黄,头晕目眩,唇爪色淡,心悸,失眠,舌淡,脉细,或妇女月经不调,量少色淡,或经闭等。

四物汤《仙授理伤续断秘方》

【组成】　熟地黄　当归　白芍药　川芎各等分(各12g)

【用法】　水煎服,一日2次。

【功效】　补血,活血,调经。

【主治】　营血虚滞证。症见心悸失眠,头晕目眩,面色无华,唇爪色淡;或妇人月经不调,量少或经闭,脐腹作痛,舌淡,脉细弦或细涩。

【方解】　本方证为营血亏虚,血行不畅,失其濡养、温润所致。治宜补养营血为主,兼以活血调经。方中熟地黄甘温,养血滋阴,补肾填精,为君药。当归辛甘温质润,补血、活血、调经,既助熟地黄养血,又行经脉之滞,为臣药。白芍养血柔肝止痛,川芎活血行气,调畅气血,共为佐药。四药合用,共奏补血、活血、调经之效。同时营血充足,运行调畅,能使面色红润、肌肤光滑而有助养颜。

本方配伍特点:动静结合,刚柔相济,以熟地黄、白芍阴柔补血之品,与辛温之当归、川芎相配,则补血而不滞血,活血而不伤血,温而不燥,滋而不腻。

【辨证要点】 本方是补血调经的基础方。又是一切营血虚滞证的通用方。以心悸头晕、面色无华、舌淡、脉细为辨证要点。

【美容应用】 瘾疹、荨麻疹、多形红斑、银屑病、过敏性紫癜、唇疮、手足皲裂等属营血虚滞者。

【使用注意】 阴虚发热及血崩气脱者,不宜使用。方中熟地滋腻,当归滑润,故湿盛中满、大便溏泄者忌用。

知识链接

荆防四物汤加味治疗荨麻疹

荨麻疹属于中医风疹、湿疹范畴。病机为风湿或风热侵袭人体,浸淫血脉,内不得疏泄,外不得透达,郁于肌肤腠理所致。处方:荆芥、防风、当归、川芎、白芍、生地、蝉蜕、连翘、地肤子各15g。每日1剂,水煎服。若湿热甚,加赤芍、苦参;血虚甚,加丹参;痒甚,加白蒺藜、蝉蜕加至30g;反复发作者,加地龙、蜈蚣。

案例分析

案例:某男,36岁,自诉白疕(牛皮癣)病史10余年,曾医治,效果不理想。刻诊:头部覆有一层厚厚的白色鳞屑,头发呈束状,面部分布着黄豆至硬币大小的红色斑疹,伴有脱屑,背部皮疹连接成片,伴有皲裂,双小腿前缘皮肤增厚,触之如牛皮感,患者精神萎靡,自诉终日瘙痒难忍,夜间不能入眠,头晕目眩,舌淡,苔薄白,脉细。

讨论:1. 该病病因是什么?
　　　2. 应选用何方加减治疗? 为什么?

归脾汤《正体类要》

【组成】 白术 当归 白茯苓 黄芪炒 远志 龙眼肉 酸枣仁炒,各一钱(各3g) 人参一钱(3g) 木香五分(1.5g) 甘草炙,三分(1g)

【用法】 加生姜、大枣,水煎服。(原方生姜、大枣无用量)

【功效】 益气补血,健脾养心。

【主治】

1. 心脾气血两虚证。症见心悸怔忡,健忘失眠,盗汗虚热,体倦食少,面色萎黄,舌淡,苔薄白,脉细弱。

2. 脾不统血证。症见便血,皮下紫癜,妇女崩漏,月经超前,量多色淡,或淋漓不止,舌淡,脉细弱。

【方解】 本方证因思虑过度,劳伤心脾,气血亏虚所致。治当益气健脾助统运,补血养心以安神。方中人参甘温,能补气生血,养心益脾;龙眼肉补益心脾,养血安神,共为君药。黄芪、白术甘温补气,与人参相配,增强益气补脾之功;当归甘辛微温,滋养营血,与龙眼肉相伍,增加补血养心之效,同为臣药。茯神、远志、酸枣仁宁心安神;木香理气醒脾,与补气养血药配伍,使补而不滞,滋而不腻,俱为佐药。炙甘草益气补中,调和诸药,为佐使药。加姜、枣意在调和脾胃,以滋气血生化之源。诸药合用,共奏益气补血、健脾养心之功。

本方配伍特点:一是心脾同治,重在补脾。使脾旺则气血生化有源,方名归脾,意在于此;二是气血并补,重在益气。意即气为血之帅,气旺则血自生,血足则心有所养;三是补气养血药中佐以木香理气醒脾,使补而不滞。

【辨证要点】 本方是治疗心脾气血两虚证的常用方。以心悸失眠、体倦食少、便血或崩漏、舌淡、脉细弱为辨证要点。

【美容应用】 贫血、斑秃、疮疡、荨麻疹、湿疹、黄褐斑、皮肤瘙痒症、血小板减少性紫癜等属心脾气血两虚者。

【使用注意】 出血属阴虚血热者,慎用本方。

知识链接

归脾汤加减治疗失眠

失眠,中医称不寐,是以经常不易入寐为特征的一种病证。若因思虑劳倦,伤及心脾,气血两虚,可用归脾汤加减治疗。处方:黄芪 20g,党参 15g,白术 15g,当归 10g,茯神 20g,酸枣仁 30g,木香 4g,大枣 5 枚,龙眼肉 10g,夜交藤 30g,远志 9g,灵芝 15g,甘草 6g。若嗳气频作,加佛手片、紫苏梗;胃酸过多,加乌贼骨、煅瓦楞;心烦口苦,加丹皮、黄连;腰膝酸软,耳鸣、尿频者,加益智仁、山药、山茱萸;惊悸不安,加生龙骨、生牡蛎。每日 1 剂,水煎 2 次,分服,20 天为 1 个疗程。治疗 3 个疗程。

第三节 气血双补剂

气血双补剂,适用于气血两虚的病证。症见面色无华,头晕目眩,心悸怔忡,食少倦怠,气短懒言,舌淡,脉虚无力等。常用补气药与补血药相合组方。

十全大补汤 《太平惠民和剂局方》

【组成】 人参 肉桂(去粗皮,不见火) 川芎 地黄(洗,酒蒸,焙) 茯苓(焙) 白术(焙) 甘草(炙) 黄芪(去芦) 川当归(洗,去芦) 白芍药各等分

【用法】 上药为末,每服 6g,水煎,加生姜 3 片,枣子 2 个,不拘时温服。

【功效】 温补气血。

【主治】 诸虚不足,五劳七伤,不进饮食;久病虚损,时发潮热,气攻骨脊,拘急疼痛,夜梦遗精,面色萎黄,脚膝无力;一切病后气不如旧,忧愁思虑伤动血气,喘嗽中满,脾肾气弱,五心烦闷;以及疮疡不敛,妇女崩漏等。

【方解】 本方是由四君子汤合四物汤再加黄芪、肉桂所组成。方中四君补气,四物补血,更与补气之黄芪和少佐温煦之肉桂组合,则补益气血之功更著。唯药性偏温,以气血两亏而偏于虚寒者为宜。

【辨证要点】 以气血不足、面色苍白、脚膝无力、四肢不温为其辨证要点。

【美容应用】 荨麻疹、皮肤瘙痒证属气血虚弱者。

【使用注意】 体内有实热及阴虚火旺者不宜服用。

十全大补汤的现代研究

现代研究认为本方具有增强免疫效果,能明显促进特异性免疫功能和非特异性免疫功能;能快速增加红细胞、血红蛋白,保护骨髓的造血功能,能纠正和减轻术后低蛋白血症和贫血等;有抗放射损伤的作用;还有延缓衰老和抗肿瘤等作用。

乌鸡白凤丸《寿世保元》

【组成】 乌鸡(去毛爪肠)640g 鹿角胶 128g 鳖甲(制)64g 牡蛎(煅)48g 桑螵蛸 48g 人参 128g 黄芪 32g 当归 144g 白芍 128g 香附(醋制)128g 天冬 64g 甘草 32g 地黄 256g 熟地黄 256g 川芎 64g 银柴胡 26g 丹参 128g 山药 128g 芡实(炒)64g 鹿角霜 48g

【用法】 丸剂:大蜜丸每丸重 9g;小蜜丸每丸重 6g;口服液:每支 10ml。丸剂:用温开水送服。大蜜丸一次 1 丸,一日 2 次;小蜜丸一次 9g,一日 2 次;口服液:一次 10ml,一日 2~3 次,摇匀后服。

【功效】 补气养血,调经止带。

【主治】 气血两虚之月经不调,痛经,崩漏带下,腰膝酸软,产后体虚等。亦可用于男子的气血两虚证。

【方解】 本方证多由气血两虚,兼阴虚有热所致。方中君药:乌骨鸡甘平,血肉有情之品,补气养血,养阴退虚热;鹿角胶,甘咸补阴助阳。臣药:人参、黄芪、山药补气健脾;当归、白芍、熟地黄、川芎补血活血调经。鳖甲、银柴胡、地黄、丹参、天冬,滋阴退热,凉血调经。佐药:桑螵蛸、牡蛎、芡实、鹿角霜,收敛固涩止带;香附疏肝理气使补而不滞。使药:甘草补气并调和诸药。诸药合用,气血同补,阴阳并调,补气行血,调经止带。

【辨证要点】 本方是治疗气血两虚之月经不调、痛经、崩漏带下、腰膝酸软、产后体虚等的常用方。以月经不调、痛经、崩漏带下、腰膝酸软、气短乏力、头目眩晕、舌淡、脉细无力为辨证要点。

【美容应用】 容颜易老、头晕耳鸣、精神恍惚、面麻唇白、肤黄干萎属气血两虚者。

【使用注意】 服药期间不宜喝茶和吃萝卜,不宜同时服用藜芦、五灵脂、皂荚或其制剂,忌食寒凉、生冷食物。

乌鸡的保健功用研究

乌鸡,自古享有"药鸡"之称。因其骨骼、皮肉乌黑而得名。性味甘平,为血肉有情之品,功效补气养血,养阴退热。《本草纲目》载:"乌骨鸡,甘平,入肝肾经,养阴退热,补中,治虚劳瘦弱,骨蒸潮热,脾虚腹泻,崩漏带下赤白,遗精白浊"。现代医学研究,乌鸡含有人体不可缺少的赖氨酸、蛋氨酸和组氨酸,有相当高的滋补药用价值,特别是富含极高滋补药用价值的黑色素,有滋阴、补肾、养血、填精、益肝、退热、补虚作用,能调节人体免疫功能和抗衰老,为养颜美容佳品。

炙甘草汤《伤寒论》

【组成】　炙甘草四两（12g）　生姜切,三两（9g）　桂枝去皮,三两（9g）　人参二两（6g）　生地黄一斤（50g）　阿胶二两（6g）　麦门冬去心,半升（10g）　麻仁半升（10g）　大枣擘,三十枚（10 枚）

【用法】　上药加水及清酒（黄酒）各半,煎八味去渣,再入阿胶烊化,温服。

【功效】　益气养血,通阳复脉,滋阴补肺。

【主治】

1. 阴血阳气虚弱,心脉失养证。症见脉结代,心动悸,虚羸少气,舌光少苔,或质干而瘦小者。

2. 虚劳肺痿。症见干咳无痰,或咳吐涎沫,量少,形瘦短气,虚烦不眠,自汗盗汗,咽干舌燥,大便干结,脉虚数。

【方解】　本方是《伤寒论》治疗心动悸、脉结代的名方。其证是因阴血不足不充脉体,阳气虚弱无力行血生脉所致。治宜滋阴养血,益气通阳,以复脉定悸。方中炙甘草补气生血,养心益脾;生地黄滋阴补血,充脉养心。二药重用,益气养血以复脉之本,共为君药。人参、大枣益心补肺健脾;阿胶、麦冬、火麻仁滋阴养血润肺,五药共为臣药。桂枝、生姜辛温走散,温心阳,通血脉,使气血畅行以助脉气接续,同为佐药。清酒辛热,可温通血脉,以行药力,为使药。诸药合用,使气血充足,阴阳调和,则心动悸、脉结代,皆得其平。由于炙甘草在本方中的用量远远超出其常规剂量,意在益气补心,缓急定悸,故方名为"炙甘草汤",又因有复脉定悸之效,又名"复脉汤"。

虚劳肺痿属气阴两伤者,使用本方,是取其益气滋阴养血以保肺的作用,阴伤肺燥较甚者,方中姜、桂、酒应考虑减量或不用。

【辨证要点】　本方为阴阳气血并补之剂。以脉结代、心动悸、虚羸少气、舌光少苔为辨证要点。

【美容应用】　白塞综合征、皮肤瘙痒属阴阳气血不足者。

【使用注意】　本方用药甘温滋补,阴虚内热者应慎用;中虚湿阻,便溏胸痞者不宜用。

第四节　补 阴 剂

补阴剂,适用于阴虚证。症见形体消瘦,头晕耳鸣,潮热颧红,五心烦热,盗汗失眠,腰酸遗精,咳嗽咯血,口燥咽干,舌红少苔,脉细数。常用补阴药为主组方。

六味地黄丸《小儿药证直诀》

【组成】　熟地黄八钱（24g）　山萸肉　干山药各四钱（各 12g）　泽泻　牡丹皮白茯苓去皮,各三钱（各 9g）

【用法】　上为末,炼蜜为丸,如梧桐子大。每服三丸（6～9g）,空心温水化下,一日 2 次。亦可作汤剂水煎服。

【功效】　滋阴补肾。

【主治】　肾阴虚证。症见腰膝酸软,头晕目眩,耳鸣耳聋,盗汗,遗精,消渴,骨蒸潮热,手足心热,口燥咽干,牙齿动摇,足跟作痛,小便淋沥,以及小儿囟门不合,舌红少苔,脉沉细数。

【方解】 本方证为肾虚精亏,虚热内扰所致。腰为肾之府,肾藏精,主骨生髓,齿为骨之余,肾阴不足,精亏髓少,骨失所养,故腰膝酸软无力,牙齿动摇;脑为髓之海,肾阴亏虚,不能生髓充脑,故头晕目眩;肾开窍于耳,肾阴不足,精不上承,或虚热上扰清窍,则耳鸣耳聋;肾藏精,为封藏之本,肾阴虚则相火内扰精室,故遗精;阴虚生内热,甚者虚火上炎,故骨蒸潮热、消渴、盗汗、小便淋沥、舌红少苔、脉沉细数。小儿囟门不合,亦为肾虚生骨迟缓所致。治宜滋阴补肾,填精益髓为主,适当配伍清虚热、泻湿浊之品,亦即王冰所说"壮水之主,以制阳光"。方中重用熟地黄滋阴补肾,填精益髓,为君药。山茱萸补养肝肾,并能涩精,取"肝肾同源"之意;山药补益脾阴,兼能固精,共为臣药。三药配合,肾、肝、脾三阴并补,称为"三补"。但熟地黄用量是山茱萸与山药之和,故以补肾阴为主。泽泻利湿而泄肾浊,以防熟地黄之滋腻;牡丹皮清泄虚热,并制山茱萸之温涩;茯苓淡渗脾湿,并助山药之健运。三药称为"三泻",均为佐药。六味合用,共奏滋阴补肾之功。

本方配伍特点:三补配三泻,以三补为主;肾、肝、脾三阴并补,以补肾阴为主;补中有泻,寓泻于补,以泻助补,标本同治,以治本为主。

【辨证要点】 本方是治疗肾阴虚证的基础方。以腰膝酸软、头晕目眩、口燥咽干、舌红少苔、脉沉细数为辨证要点。

【美容应用】 雀斑、黄褐斑、带状疱疹、痤疮、扁平疣、皮肤瘙痒等属肾阴不足者。

【使用注意】 本方熟地味厚滋腻,有碍脾运,对于脾虚食少便溏者,不宜使用。

知识链接

六味地黄丸抗衰老研究

六味地黄丸体内直接作用物质与血药成分二次研发证实,六味地黄丸有显著抗衰老作用。中药血清药理学及复方药代动力学研究发现,口服六味地黄丸后 11 个血中成分及其生药来源,有 4 个为新产生代谢产物,其中的 5-HMFA 是由地黄、泽泻、山茱萸三味中药共同作用而产生,有很好的补肾及改善血液流变学的功能。5-HMFA 和丹皮酚可使"衰老"动物的体重、心率、胸腺和脾脏重量指数、血清、血浆黏度等 11 项指标回调,表现出明显的补肾功效;另 7 个成分为六味地黄丸所含成分原型,对其体内的抗衰老量变有共同的贡献。

服用六味地黄丸能延缓其衰老进程,可以防止出现须发早白,皱纹增多,皮肤枯燥等未老先衰现象。

【附方】

1. 知柏地黄丸(《医方考》) 组成与用法:为六味地黄丸加知母盐炒、黄柏盐炒,各二两(各 6g),上为细末,炼蜜为丸,如梧桐子大,每服二钱(6g),温开水送下。功用:滋阴降火。主治:肝肾阴虚,虚火上炎证。症见头目昏眩,耳鸣耳聋,虚火牙痛,五心烦热,腰膝酸痛,血淋尿痛,遗精梦泄,骨蒸潮热,盗汗颧红,咽干口燥,舌质红,脉细数。现代研究知柏地黄丸可用于治疗老年血虚风燥引起的皮肤干枯、瘙痒。

2. 杞菊地黄丸(《麻疹全书》) 组成与用法:为六味地黄丸加枸杞子、菊花各三钱(9g),上为细末,炼蜜为丸,如梧桐子大,每服三钱(9g),宜空腹服用。功用:滋肾养肝明目。主治:肝肾阴虚证。症见两目昏花,视物模糊,或眼睛干涩,迎风流泪等。现代研究知柏地黄丸可用于治疗干眼症、青光眼、白内障及高血压、糖尿病。

3. 麦味地黄丸（《体仁汇编》）　组成与用法：为六味地黄丸加麦冬、五味子各五钱（15g），上为细末，炼蜜为丸，如梧桐子大，每服三钱（9g），空腹时用白汤送下。功用：滋补肺肾。主治：肺肾阴虚证。症见虚烦劳热，咳嗽咯血，潮热盗汗。现代研究麦味地黄丸可用于治疗哮喘、肺心病等。

4. 都气丸（《症因脉治》）　组成与用法：为六味地黄丸加五味子二钱（6g），上为细末，炼蜜为丸，如梧桐子大，每服三钱（9g），宜空腹服用。功用：滋肾纳气。主治：肺肾两虚证。症见咳嗽气喘，呃逆滑精，腰痛。现代研究都气丸可以抗衰老及治疗支气管炎、哮喘等多种肺系疾病。

一贯煎《续名医类案》

【组成】　北沙参　麦冬　当归身各三钱（各 9g）　生地黄六钱至一两五钱（18~30g）　枸杞子三钱之六钱（9~18g）　川楝子一钱半（4.5g）

【用法】　水煎服。

【功效】　滋阴疏肝。

【主治】　肝肾阴虚，肝气郁滞证。症见胸脘胁痛，吞酸吐苦，咽干口燥，舌红少津，脉细弱或虚弦。

【方解】　本方所治诸症，皆因肝肾阴血亏虚而肝气不舒所致。治宜滋阴养血，疏肝解郁，方中生地黄滋阴养血，补益肝肾是为君药。北沙参、麦冬滋养肺胃，养阴生津；当归、枸杞子滋阴养血而柔肝，四药合用为臣药。川楝子疏肝泄热，理气止痛为本方佐药。诸药合用，肝阴得补，肝气得舒，诸症自除。

【辨证要点】　本方是治疗肝肾阴虚，肝气郁滞而致胸脘、胁肋疼痛的代表方剂。以胸脘胁痛，咽干口燥，舌红少津，脉虚弦为辨证要点。

【美容应用】　黄褐斑、白塞综合征、湿疹、玫瑰糠疹、皮肤瘙痒症、荨麻疹、及带状疱疹后遗神经痛、剥脱性唇炎、紫癜等属阴虚气滞者。

【使用注意】　因制方重在滋补，药多甘腻，故有停痰积饮而舌苔白腻者不宜使用。

第五节　补　阳　剂

补阳剂，适用于肾阳虚证。症见面色苍白，形寒肢冷，腰膝酸痛，下肢软弱无力，小便不利，或小便频数，尿后余沥，少腹拘急，男子阳痿早泄，女子宫寒不孕，舌淡苔白，脉沉细，尺部尤甚等。常用补阳药为主组方。

肾气丸《金匮要略》

【组成】　干地黄八两（240g）　薯蓣（即山药）　山茱萸各四两（各 120g）　泽泻　茯苓　牡丹皮各三两（各 90g）　桂枝、附子炮，各一两（各 30g）

【用法】　上为细末，炼蜜和丸，如梧桐子大，酒下 15 丸（6g），一日服 2 次。亦可作汤剂，水煎服，用量按原方比例酌减。

【功效】　补肾助阳。

【主治】　肾阳不足证。症见腰痛脚软，身半以下常有冷感，少腹拘急，小便不利，或小便反多，入夜尤甚，阳痿早泄，舌淡而胖，脉虚弱，尺部沉细。以及痰饮、水肿、消渴、脚气、转胞等。

【方解】　本方证由于肾阳不足，温煦、固摄、化气功能减弱，而致水湿内停。治宜补肾助阳,辅以化气利水,王冰云:"益火之源,以消阴翳"。方中附子大辛大热,温阳补火;桂枝辛甘而温,温通阳气。二药合用,补肾阳之虚,助气化之复,共为君药。根据张景岳"善补阳者,必于阴中求阳,则阳得阴助而生化无穷"(《类经》卷十四)之原则,重用干地黄滋阴补肾;山茱萸、山药补肝脾而益精血,共为臣药。君臣相伍,温肾助阳,补肾填精,阴中求阳,且阳药得阴药之柔润则温而不燥,阴药得阳药之温通则滋而不腻,两者相得益彰。方中补阳之品药少量轻,而滋阴之品药多量重,可见其立方之旨,并非峻补元阳,乃在微微生火,鼓舞肾气,即取"少火生气"之义。泽泻、茯苓利水渗湿,配桂枝又善温化痰饮;牡丹皮活血散瘀,合桂枝则可调血分之滞。三药寓泻于补,既能祛邪,又可防滋阴药之腻滞,共为佐药。诸药合用,助阳以化水,滋阴而生气,使肾阳振奋,气化复常,则诸证自除。

本方配伍特点有二:一是补阳之中配伍滋阴之品,阴中求阳,使阳有所化;二是少量补阳药与大队滋阴药为伍,意在微微生火,少火生气。由于本方主旨在于振奋肾阳以化生肾气,且作丸内服,故名之"肾气丸"。

【辨证要点】 本方为补肾助阳的常用方。以腰痛脚软,小便不利或反多,舌淡而胖,脉虚弱而尺部沉细为辨证要点。

【美容应用】 肥胖、黎黑斑、荨麻疹、大疱型类天疱疮、小儿麻痹等属肾阳不足者。

【使用注意】 对于咽干口燥、舌红少苔属肾阴不足,虚火上炎者,以及阴虚火旺之遗精滑泄者,均不宜使用本方。

案例分析

某男,55岁,干部。自诉周身皮肤无定处瘙痒10天,夜间入睡为甚,夜多小便。经医院诊为"老年性皮肤瘙痒"。查其周身无明显之皮疹征象,体瘦弱、舌质淡、苔薄白、脉沉细。

分析问题:1. 该病病因是什么?
2. 应选用何方加减治疗?为什么?

第六节 阴阳双补剂

阴阳双补剂,适应于阴阳两虚证。症见头晕目眩,腰膝酸软,阳痿遗精,畏寒肢冷,自汗盗汗,午后潮热等。常用补阴药和补阳药相合组方。

地黄饮子《圣济总录》

【组成】 熟干地黄 巴戟天去心 山茱萸炒 石斛去根 肉苁蓉酒浸 附子炮 五味子炒 官桂去粗皮 白茯苓去黑皮,各一两(各30g) 麦门冬去心,焙 菖蒲 远志去心各半两(各15g)

【用法】 上为粗末,每服三钱匕(9~15g),水一盏,加生姜三片,大枣二枚,擘破,同煎七分,去滓,食前温服(现代用法:加姜枣水煎服)。

【功用】 滋肾阴,补肾阳,开窍化痰。

【主治】 下元虚衰,痰浊上泛之喑痱证。舌强不能言,足废不能用,口干不欲饮,足冷面赤,脉沉细弱。

【方解】　"喑痱","喑"是指舌强不能言语,"痱"是指足废不能行走。肾藏精主骨,肾之阴阳两虚,筋骨失养,故而痿软无力,足废不能行。足少阴肾经挟舌本,肾虚则精气不能上承,痰浊随虚阳上泛堵塞窍道,故舌强而不能言。阴虚生内热,故口干不欲饮,虚阳上浮,故面赤。肾阳亏虚,不能温煦于下,故足冷;脉沉细。治宜补养下元,摄纳浮阳,佐以开窍化痰。方用熟地黄、山茱萸滋补肾阴,肉苁蓉、巴戟天温肾壮阳,四味共为君药。配伍附子、肉桂之辛热,以助温养下元,引火归原;石斛、麦冬、五味子滋养肺肾,金水相生,壮水以济火,均为臣药。石菖蒲与远志、茯苓合用,是开窍化痰,交通心肾的常用组合,是为佐药。姜、枣和中调药,功兼佐使。综观全方,标本兼治;阴阳并补,滋阴药与温阳药的药味及用量相当,补阴与补阳并重,上下同治,而以治本治下为主。诸药合用,使下元得以补养,浮阳得以摄纳,水火既济,痰化窍开则"喑痱"可愈。

【辨证要点】　本方为治疗肾虚喑痱之代表方,以舌喑不语、足废不用、足冷面赤、脉沉细弱为辨证要点。

【美容应用】　本方具有养血润燥、凉血祛风止痒之功,治疗皮肤疥疮。

【使用注意】　本方偏于温补,故肝阳偏亢而阳热之象明显者不宜应用。

七宝美髯丹 《本草纲目》引《积善堂方》

【组成】　赤、白何首乌米泔水浸三四日,瓷片刮去皮,用淘净黑豆二升,以砂锅木甑,铺豆及首乌,重重铺盖,蒸之。豆熟取出,去豆晒干,换豆再蒸,如此九次,晒干,为末,各一斤(各500g)　赤、白茯苓去皮,研末,以水淘去筋膜及浮者,取沉者捻块,以人乳十碗浸匀,晒干,研末,各一斤(各500g)　牛膝去苗,酒浸一日,同何首乌第七次蒸之,至第九次止,晒干　当归酒浸,晒　枸杞子酒浸,晒　菟丝子酒浸生芽,研烂,晒,各八两(各250g)　补骨脂以黑芝麻炒香,四两(120g)

【用法】　为蜜丸,每丸重10g,每次1丸,一日2次,淡盐开水送服。

【功效】　补益肝肾,乌发壮骨。

【主治】　肝肾不足之中年早衰,白发,脱发。症见须发早白,脱发,牙齿动摇,腰膝酸软,梦遗滑精,肾虚不育等。

【方解】　本方证因肝肾精血亏虚,元阳不足,封藏充养无能所致。治宜补益肝肾,乌发壮骨。方中赤、白何首乌并用,且用量较重,补肝肾,益精血,乌须发,壮筋骨,为君药。枸杞子、菟丝子均能补肾益精,养肝补血,共为臣药。当归补血养肝;牛膝补肝肾,强筋骨;补骨脂补肾壮阳,固精;赤、白茯苓健脾渗湿,使补而不滞,俱为佐药。诸药合用,共奏补益肝肾,乌发壮骨之功。亦可作养生抗老延年之剂。

本方配伍特点:一是以滋阴益精养血为主,兼能补阳,为阴阳并补之剂;二是诸补药与健脾渗湿助运药相伍,补中有泻,寓泻于补,补而不滞,久服无偏胜之弊。

【辨证要点】　本方为平补肝肾、乌须固齿的名方。以须发早白、脱发、齿牙动摇、腰膝酸软为辨证要点。

【美容应用】　须发早白、脱发等属肝肾不足者。

【使用注意】　本方味厚滋腻,脾胃虚弱而食少便溏者不宜使用本方。

知识链接

七宝美髯丹加味治疗斑秃

斑秃主要表现为头发突然成片脱落,头皮正常为特点,无自觉症状或轻微痒,影响美观。中医认为与精血虚弱、血热偏盛、情志烦劳等有关。斑秃的病机为肾虚血热,血瘀生风。治疗当补养肝肾,养血活血,祛风清热。基本方:桑寄生、牛膝、菟丝子、女贞子各12g,补骨脂9g,黑芝麻24g,枸杞子15g,制首乌、墨旱莲各12g,桑叶、白鲜皮、菊花、牡丹皮各9g,防风6g,地肤子10g,白蒺藜12g,生、熟地黄各15g,当归9g,川芎9g,红花6g。加减:心悸不寐,加酸枣仁36g(生炒各半),珍珠母18g;脾胃不和者,加白术、陈皮、橘络、砂仁各12g,乌药9g,炙甘草6g。水煎服,每日1剂早晚分服。2周为1个疗程。另外,在内服中药治疗的同时,嘱咐患者用生姜片烤热后擦患处,擦至皮肤发红为止,每日1次。并嘱咐患者保持心情舒畅,避免过度的脑力劳动。

二仙汤 《中医方剂临床手册》

【组成】 仙茅9g 仙灵脾9g 巴戟天9g 当归9g 黄柏6g 知母6g

【用法】 日服1剂,水煎取汁,分2次服。

【功效】 温肾阳,补肾精,泻肾火,调冲任。

【主治】 用于更年期综合征(妇女绝经前诸证,头目昏眩、胸闷心烦、少寐多梦、烘热汗出、焦虑抑郁、腰酸膝软等),高血压病,闭经属肾之阴阳两虚、虚火上扰者。

【方解】 方中仙茅、仙灵脾、巴戟天温肾阳,补肾精;黄柏、知母泻肾火、滋肾阴;当归温润养血,调理冲任。全方配伍特点是壮阳药与滋阴泻火药同用,以适应阴阳俱虚于下,而又有虚火上炎的复杂证候。由于方用仙茅、仙灵脾二药为主,故名"二仙汤"。

【辨证要点】 二仙汤为治疗更年期综合征的常用方。以妇女月经将绝未绝,周期或前或后,经量或多或少,头眩耳鸣,腰酸乏力,两足欠温,时或怕冷,时或烘热,舌质淡,脉沉细者为辨证要点。

【现代应用】 荨麻疹、系统性红斑狼疮等属肾之阴阳两虚、虚火上扰者。

【使用注意】 本方具有明显的降压作用,并且药力峻猛,因此低血压以及脾胃虚寒或素体阳盛者不宜使用。

复习思考题

1. 简述六味地黄丸与肾气丸在组成、主治方面的异同点。

2. 肾气丸既治小便不利,为何又治小便反多?

3. 为什么说四君子汤是补气的基础方剂?

4. 根据参苓白术散的配伍结构,说明"培土生金法"的具体运用。

5. 补中益气汤既然以中气下陷证为主治,却为何将升阳举陷的升麻、柴胡作为使药运用?

（李庆伟）

扫一扫
测一测

扫一扫
背方歌

第十一章

固　涩　剂

学习要点

【知识要点】
1. 掌握固涩剂的概念、适用范围、分类及应用注意事项。
2. 掌握四神丸、固经丸的组成、功效、主治、辨证要点、美容应用及使用注意。
3. 熟悉牡蛎散、完带汤、金锁固精丸的组成、功效、主治、美容应用及使用注意。

【技能要点】
能够用固涩剂所学方剂进行辨证治疗损容疾患。

凡以固涩药为主组成,具有收敛固涩作用,治疗气、血、精、津耗散滑脱之证的方剂,统称为固涩剂。本类方剂是根据《素问·至真要大论》"散者收之"的原则立法,属于"十剂"中的涩剂。

气、血、精、津液是人体不可缺少的营养物质。在正常情况下,既不断地被人体利用消耗,又不断地由脏腑所化生,如此盈亏消长,周而复始,维持着人体正常的生命活动。一旦正虚不固或消耗过度,每致滑脱不禁,或散失不收,轻则有碍健康,重则危及生命。由于气、血、精、津液耗散滑脱之证的病因及发病部位不同,其临床表现就有自汗盗汗、久咳不止、久泻久痢、遗精滑泄、尿频遗尿和崩漏带下之别。故本章方剂根据各方功效及所治病证的不同,分为固表止汗、涩肠固脱、涩精止遗、固崩止带四类。

使用固涩剂应注意:第一,标本兼顾。固涩剂所治耗散滑脱之证,皆由正气亏虚而致,故在运用时应根据气、血、精、津液耗伤程度的不同,配伍相应的补益药,以标本兼顾。第二,据证选方。凡属元气大虚,亡阳欲脱所致的大汗淋漓、小便失禁或崩中不止,需急用大剂参、附之类补气回阳之品以固脱,非单纯固涩所能治疗。第三,禁忌证。固涩剂为正虚无邪者而设立,故凡外邪未尽者,不可过早使用,以防"闭门留寇"之弊;由实邪所致的热病多汗、痰饮咳嗽、湿热或伤食泻痢、火扰精泄、实热崩漏带下等证,均非本类方剂之所宜。

第一节　固表止汗剂

固表止汗剂,具有固表止汗的作用,适用于表虚卫气不固,营阴不能内守之自汗、盗汗。

牡蛎散《太平惠民和剂局方》

【组成】 黄芪去苗土,一两(30g) 麻黄根洗,一两(9g) 煅牡蛎米泔浸,刷去土,火烧通赤,一两(30g)

【用法】 共为粗末,每次9g,加小麦30g,水煎。亦作汤剂,用量按原方比例酌定,加小麦30g,水煎温服。

【功效】 敛阴止汗,益气固表。

【主治】 体虚自汗、盗汗证。症见身常汗出,夜卧更甚,久而不止,心悸惊惕,短气烦倦,舌淡红,脉细弱。

【方解】 本方所治之证,既有自汗,又有盗汗。自汗多因阳虚卫外不固,肌表空疏所致;盗汗则由阴虚内热,迫津外泄而成。治宜益气固表,敛阴止汗。方中煅牡蛎咸涩微寒,敛阴潜阳,固涩止汗,为君药。生黄芪味甘微温,益气实卫,固表止汗,为臣药。君臣合用,敛阴潜阳,益气固表,标本兼顾,止汗之功尤著。麻黄根甘平,功专收敛止汗;小麦甘凉入心,养心阴,益心气,清心除烦,共为佐药。诸药相合,共奏敛阴止汗、益气固表之功。使气阴得复,肌表固密,汗出自止。

【辨证要点】 本方为治气虚卫外不固,阴伤心阳不潜之自汗、盗汗的常用方。以汗出、心悸、短气、舌淡、脉细弱为辨证要点。

【美容应用】 皮肤瘙痒、湿疹等因汗出过多所致者。

【使用注意】 阴虚火旺而致的盗汗,不宜用本方。

第二节 涩肠固脱剂

涩肠固脱剂,具有固肠止泻的作用,适用于脾肾虚寒之久泻久痢证、症见久泻久痢,大便滑脱不禁,神疲食少。

四神丸《内科摘要》

【组成】 补骨脂四两(12g) 肉豆蔻二两(6g) 五味子二两(6g) 吴茱萸浸,二两(6g)

【用法】 丸剂,每服9g,每日2次,用盐汤或温开水送服;亦可作汤剂,加姜、枣水煎,临睡温服,用量按原方比例酌定。

【功效】 温肾暖脾,固肠止泻。

【主治】 脾肾虚寒之五更泄泻。症见黎明前泄泻,日久不愈,不思饮食,腹痛喜温,腰酸肢冷,神疲乏力,舌淡苔薄白,脉沉迟无力。

【方解】 五更泄泻又称肾泄、鸡鸣泻,多由命门火衰,火不暖土,脾失健运,肠失固涩所致。五更正是阴气极盛,阳气萌发之际,命门火衰者常于此时而发病。治宜温肾暖脾,固肠止泻。方中重用补骨脂辛苦大温,补肾助阳,暖脾止泻,《本草纲目》谓其"治肾泄",故为君药。肉豆蔻辛温性涩,温脾暖胃,涩肠止泻,与补骨脂相伍,既可增温肾暖脾之力,又能涩肠止泻,为臣药。吴茱萸辛热,温脾暖胃以散阴寒;五味子酸温,收敛固涩,合吴茱萸以助君、臣药温涩止泻之力;生姜暖胃散寒;大枣补脾养胃,俱为佐药。诸药合用,使火旺土强,肾泄自愈。

本方由《普济本事方》的二神丸与五味子散两方组合而成。二神丸（肉豆蔻、补骨脂）主治"脾肾虚弱，全不进食"；五味子散（五味子、吴茱萸）专治"肾泄"。两方相合，则温补脾肾、固涩止泻之功益佳。因本方药用四味，治疗肾泄疗效如神，故方名"四神"。

【辨证要点】 本方为治命门火衰，火不暖土所致的五更泄泻或久泻的常用方。以五更泄泻、不思饮食、腰酸肢冷、舌淡苔白、脉沉迟无力为辨证要点。

【美容应用】 黄褐斑、斑秃等属脾肾虚寒者。

【使用注意】 湿热泄泻者，忌用本方。

第三节　涩精止遗剂

涩精止遗剂，适用于肾虚封藏失职、精关不固证。症见遗精滑泄、尿频遗尿等。

金锁固精丸《医方集解》

【组成】 沙苑蒺藜去皮，炒芡实蒸　莲须各二两（各60g）　龙骨酥炙　牡蛎盐水煮一日一夜，煅粉，各一两（各30g）

【用法】 共为细末，以莲子粉糊丸，每服9g，每日1~2次，淡盐汤或开水送下。亦可作汤剂，加莲子肉适量，药物用量按原方比例酌定。

【功效】 补肾涩精。

【主治】 肾虚不固之遗精滑泄。症见遗精滑泄，神疲乏力，腰酸耳鸣，舌淡苔白，脉细弱。

【方解】 本方证为肾虚精关不固所致。《素问·六节藏象论》曰："肾者主蛰，封藏之本，精之处也。"治宜补肾涩精。方中沙苑子甘温入肾，补肾固精，《本草纲目》谓其"补肾，治腰痛泄精，虚损劳气"，故为君药。芡实、莲子甘涩而平，补肾涩精，益脾养心，共为臣药。煅龙骨、煅牡蛎、莲须性涩收敛，功专涩精止遗，皆为佐药。诸药相合，共收补肾涩精之效。

本方配伍特点：既能补肾，又能涩精，标本兼顾，以治标为主。因其能秘肾气，固精关，专为肾虚滑精者设，效如"金锁"之固，且剂型为丸，故美其名曰"金锁固精丸"。

【辨证要点】 本方为治肾虚精关不固之遗精滑泄的常用方。以遗精滑泄、腰酸耳鸣、舌淡苔白、脉细弱为辨证要点。

【美容应用】 黄褐斑、斑秃等属肾虚精气不足者。

【使用注意】 湿热下注，扰动精室，或心肝火旺，火扰精室所致之遗精，均忌用本方。

第四节　固崩止带剂

固崩止带剂，适用于崩中漏下及带下日久不止等证。前者多由脾气虚弱，或阴虚内热，冲脉不固所致；后者则多因脾虚失运，湿浊下注，或肾虚有热，湿热下注所致。

固经丸《丹溪心法》

【组成】 黄柏（6g）　黄芩（15g）　椿根皮（12g）　白芍（15g）　龟甲（15g）　香

附(9g)

【用法】 水煎服。

【功效】 滋阴清热,固经止血。

【主治】 主治阴虚血热而致崩漏,月经过多。

【方解】 本方证病因是肝肾阴虚,相火炽盛,进而损伤冲任,迫血妄行。方中龟板益肾滋阴;白芍补血敛阴;黄芩清热止血;黄柏泻火坚阴;椿根皮固经止血;香附调气活血,防止留瘀。本方配伍特点:滋补药与理气药相用,滋补不壅滞气机;苦寒药与滋补药相用,清热燥湿而不伤阴。

【辨证要点】 阴虚血热,月经先期、量多、色紫黑,赤白带下为该方的辨证要点。

【美容应用】 过敏性紫癜、黄褐斑等因阴虚血热所致者。

【使用注意】 气血虚弱者慎用。忌食辛辣油腻食物。

完带汤《傅青主女科》

【组成】 白术(30g) 山药(30g) 人参(6g) 白芍(15g) 车前子(9g) 苍术(9g) 甘草(3g) 陈皮(2g) 黑芥穗(2g) 柴胡(2g)

【用法】 水煎服。

【功效】 补脾疏肝,化湿止带。

【主治】 主治脾虚肝郁,湿浊带下证。症见带下色白,清稀无臭,倦怠便溏,舌淡苔白,脉缓或濡弱。

【方解】 白带一证,多与肝、脾两脏关系密切。本方所治之带下证,是由脾虚不运,湿浊不化;肝气不疏,带脉不固所致。治宜补脾疏肝,化湿止带。方中重用白术、山药健脾补气,白术兼能燥湿,山药兼可涩精,共为君药。人参补中益气、苍术燥湿健脾,车前子淡渗利湿,三味助君药补脾祛湿,同为臣药。陈皮行气化湿并防补药之滞,柴胡、黑芥穗之辛散,得白术则升发脾胃清阳之气,配白芍则疏肝平抑肝阳,共为佐药。甘草甘缓和中,为使药。诸药相合,共奏补脾疏肝、化湿止带之功。

本方配伍特点:体现了寓补于散之中,寄消于升之内,培土抑木,祛湿化浊,使脾气健旺,肝气条达,湿浊得化,则带下自止。

【辨证要点】 本方主治白带。以带下清稀色白,舌淡苔白,脉濡、缓为辨证要点。

【美容应用】 痤疮、湿疹属脾虚湿盛者。

【使用注意】 黄带而属肝郁化热,湿热下注者,非本方所宜。

案例分析

某男,41岁,2个月前于两耳后出现簇集样丘疱疹,抓破后渗水,西医诊断为湿疹。经西药间断治疗半年余,疗效不明显。近2个月病情加重来诊。诊见两耳后、耳郭,双侧颈项及颈胸处皮肤见有小片簇集红斑及疱疹,皮肤焮红,上有鳞屑,脱屑瘙痒,部分糜烂渗水,抓痕结痂,有时夜间因瘙痒不能入眠,纳食减少,胃脘闷胀,口淡乏味,肢困神倦,舌质淡略胖,苔白水滑,脉濡缓。

分析问题:1. 该病病因是什么?请写出中医诊断。

2. 应选用何方加减治疗?

扫一扫
测一测

扫一扫
背方歌

复习思考题

1. 简述固经丸的组成、功效和主治。
2. 简述四神丸的组成、功效和主治。
3. 固涩剂的适应证如何？其症状临床表现是什么？
4. 固涩剂中为何要配补益药？

（李庆伟）

第十二章

PPT 课件

12章PPT

安 神 剂

扫一扫
知重点

学习要点

【知识要点】

1. 掌握安神剂的概念、适用范围、分类及应用注意事项。
2. 掌握朱砂安神丸、天王补心丹的组成、功效、主治、辨证要点、美容应用及使用注意。
3. 熟悉酸枣仁汤的功效、主治、美容应用及使用注意。

【技能要点】

能够用安神剂所学方剂进行辨证治疗损容疾患。

凡以重镇安神药或滋养安神药为主组成,具有安神定志作用,主治神志不安病证的方剂,统称为安神剂。

神志不安病证,临床主要表现为心悸失眠、烦躁惊狂等症。因心藏神,肝藏魂,肾藏志,故本病的发生主要责之于心、肝、肾三脏功能及其相互关系的失调。其基本病机为外受惊恐;或心肝阳亢,扰及心神;或阴血不足,心神失养;或心阴不足,虚火内扰。神志不安证根据病因、病机及临床症状的不同,有虚实之分。表现为惊狂喜怒,烦躁不安者,多属实证,按照"惊者平之"的治疗原则,治宜重镇安神;其临床表现为心悸健忘,虚烦失眠者,多属虚证,根据"虚者补之"的治疗原则,治宜补养安神。故本章方剂分为重镇安神与补养安神两类。

使用安神剂应注意:第一,首辨虚实。神志不安证虽有虚、实之分,但临床多为虚实夹杂,故选方用药,必须标本兼顾,重镇安神与补养安神结合运用。第二,审因论治。神志不安证有因火、因痰、因瘀等不同,故安神剂多与清热、祛痰、祛瘀等治法配合使用,以求方证相宜。第三,配合心理疗法。神志不安证常与精神因素有关,故在使用安神剂的同时,应注意配合心理疗法,以提高疗效。第四,注重脾胃功能。重镇安神剂多由金石类药物组成,易伤胃气,不宜久服;脾胃虚弱者应配伍健脾和胃之品。第五,注意煎服法。金石、贝壳类安神药质多坚硬,宜打碎先煎;朱砂等安神药具有一定毒性,不可过量和持续服用,以免引起慢性中毒。

第一节 重镇安神剂

重镇安神剂,适用于心肝阳亢、热扰心神所致的神志不安实证。症见心神烦乱,失眠多梦,惊悸怔忡,癫痫等。常以重镇安神药配伍清热泻火、滋阴养血药组方。

朱砂安神丸《内外伤辨惑论》

【组成】　朱砂五钱(15g)　黄连六钱(18g)　甘草五钱五分(16g)　生地黄二钱五分(8g)　当归二钱五分(8g)

【用法】　上药为丸,每次服6~9g,睡前温开水送下;亦可作汤剂水煎服,用量按原方比例酌情增减,朱砂研极细末,以药汤送服。

【功效】　镇心安神,泻火养阴。

【主治】　心火亢盛,阴血不足证。症见心烦神乱,失眠多梦,惊悸怔忡,胸中烦热,舌红,脉细数。

【方解】　本方证为心火亢盛,灼伤阴血,心神失养所致。治宜重镇安神,清心泻火,滋养阴血。方中朱砂为君,其质重性寒,专入心经,以镇心安神,清心泻火;黄连为臣,苦寒泻火,清心除烦,助君药清心安神。二药相合,镇心以安神志,泻火以除烦热。佐以生地黄滋阴清热,当归补养心血,两者配伍,可滋补火热灼伤之阴血。使以甘草和中调药,既能制黄连苦寒之性,又可防朱砂质重碍胃。诸药合用,共奏镇心安神,泻火养阴之功。

本方配伍特点:一是镇、清结合,相得益彰。即朱砂配黄连,一镇一清,相辅相成。二是标本兼治,治标为主。即以重镇安神、清心泻火药配伍滋阴养血药,而成标本两顾之方。

【辨证要点】　本方是治疗心火亢盛,兼阴血不足之神志不安证的常用方剂。以惊悸、失眠、舌红、脉细数为辨证要点。

【使用注意】　方中朱砂含硫化汞,不宜多服或久服,以免汞中毒;阴虚、脾弱者、孕妇忌用;不宜与碘化物或溴化物同用,以防导致医源性肠炎。

第二节　滋养安神剂

滋养安神剂,适用于阴血不足、心神失养所致的神志不安虚证。症见虚烦不眠,心悸怔忡,健忘多梦等。常以补养安神药物配伍滋阴养血药组方。

酸枣仁汤《金匮要略》

【组成】　酸枣仁炒,二升(30g)　茯苓二两(6g)　知母二两(9g)　川芎二两(6g)　甘草一两(3g)

【用法】　水煎,睡前服。

【功效】　养血安神,清热除烦。

【主治】　肝血不足,虚热内扰心神证。症见失眠心悸,虚烦不安,盗汗,头晕目眩,咽干口燥,舌红,脉弦细。

【方解】　本方证为肝血不足,血不养心,阴虚内热,虚热扰心所致。治宜养血安神,清热除烦。方中重用酸枣仁为君,甘酸而平,入心肝之经,既养血补肝,又宁心安神。茯苓、知母合而为臣,茯苓宁心安神,知母滋阴清热,与君药酸枣仁相配,以助安神除烦之效。佐以川芎调畅肝血,疏达肝气,与酸枣仁相伍,酸收、辛散并用,相反相成,具有养血调肝之妙。使以甘草和中缓急,调和诸药。各药合用,共奏养血安神,清热除烦之功。

本方配伍特点:①以酸收为主,辛散为辅,兼以甘缓。②养中兼清,补中有行。

【辨证要点】 本方是治疗肝血不足,虚热扰心,虚烦不眠的常用方剂。以虚烦不眠、咽干口燥、舌红、脉弦细为辨证要点。

【美容应用】 皮肤瘙痒症、神经性皮炎等属肝血不足,阴虚阳浮者。

【使用注意】 方中酸枣仁捣碎先煎,安神效果更佳。

知识链接

酸枣仁汤加味治疗皮肤瘙痒症

皮肤瘙痒症是一种因瘙痒剧烈,搔抓后引起抓痕、血痂、皮肤肥厚、苔藓样变等皮损的常见皮肤病。本病类似于中医学的"痒风""风瘙痒"。其病机有二:一为外感六淫,环境改变,季节转换,内因脏腑功能失调,饮食劳伤,以致风湿热蕴积肌肤;二为高年气阴两亏,血虚肝旺,生风生燥,肌肤失养所致。酸枣仁汤功能养血安神,清热除烦,心肝之血滋养有源,阴升阳潜,则因肝血不足,阴虚阳浮引起的皮肤瘙痒症得以自愈。应用时可酌情加合欢皮、郁金、当归、白芍等,茯苓可用朱茯苓,疗效更佳;若皮肤瘙痒明显者,可加白鲜皮、蛇床子等祛风止痒。

天王补心丹 《校注妇人良方》

【组成】 生地黄酒洗,四两(120g) 人参去芦 丹参微炒 玄参微炒 白茯苓去皮 远志去心 桔梗各五钱(各15g) 五味子 当归身酒洗 天门冬去心 麦门冬去心 柏子仁炒 酸枣仁各一两(各30g)

【用法】 上药共为细末,炼蜜为丸,朱砂9~15g研极细末为衣,每次9g,每日2次,早晚温开水或龙眼肉煎汤送服;亦可作汤剂,水煎服,用量按原方比例酌减。

【功效】 滋阴养血,补心安神。

【主治】 阴虚血少,神志不安证。症见虚烦失眠,心悸神疲,梦遗健忘,手足心热,口舌生疮,大便干燥,舌红少苔,脉细数。

【方解】 本方证为心肾两虚,阴亏血少,虚火内扰所致。治宜滋阴养血,补心安神。方中重用生地黄为君药,上养心血,下滋肾水,壮水以制虚火。天冬、麦冬、酸枣仁、柏子仁、当归五药为臣,以天冬、麦冬滋阴清虚热;酸枣仁、柏子仁养心安神;当归补血润燥。人参、五味子、茯苓、远志、玄参、丹参、朱砂七药为佐,以人参补气,使气旺血生,又宁心益智;五味子益气敛阴且安心神;茯苓、远志养心安神,又能交通心肾;玄参滋阴降火,以制上炎之虚火;丹参活血清心安神,使诸药补而不滞;朱砂镇心安神。桔梗为使药,载药上行,使药力上入心经。诸药合用,共收滋阴养血,补心安神之效。

本方配伍特点:以滋阴养血治其本,以清热安神、交通心肾治其标,标本兼顾,以治本为主。

【辨证要点】 本方是治疗心肾阴虚血少,虚火内扰所致神志不安证的常用方剂。以心悸失眠、手足心热、舌红少苔、脉细数为辨证要点。

【美容应用】 脱发、神经性皮炎、皮肤瘙痒症、红斑狼疮、皮肌炎、硬皮病、天疱疮等属阴亏血少偏心阴虚者。

【使用注意】　方中滋腻药物较多,对于脾胃虚弱、胃纳欠佳、大便不实,或痰湿留滞者,均不宜用。服药期间忌食辛辣之物。

知识链接

天王补心丹加味治疗脱发

　　脱发是皮肤科临床上的常见病、多发病,包括斑秃、全秃和脂溢性脱发等。本病目前尚无特殊疗法,中医中药治疗有明显疗效。其病机有四:一为风盛血燥,阴血受损,发根失于濡养;二为瘀血阻络,新血不生,毛发失养;三为气血亏虚,血虚则发无所养,气虚则肌腠不固,毛根空虚,风邪乘虚进犯;四为肝肾不足,精血无以濡养毛发。天王补心丹具有滋阴养血,补心安神之功效,故适用于心阴亏虚之脱发。应用时可加制首乌、石菖蒲、炙甘草等。

甘麦大枣汤 《金匮要略》

【组成】　甘草三两(9g)　小麦一升(15g)　大枣十枚

【用法】　水煎温服。

【功效】　养心安神,和中缓急。

【主治】　主治脏躁。症见精神恍惚,常悲伤欲哭,不能自主,心中烦乱,睡眠不安,甚则言行失常,呵欠频作,舌淡红苔少,脉细微数。

【方解】　脏躁一病,妇女多见,多因忧思过度,心阴受损,肝气失和所致。《素问·藏气法时论》载:"肝若急,急食甘以缓之"。《灵枢·无味》载:"心病者,宜食麦"。故治宜养心安神,和中缓急。《金匮要略》载:"妇人脏躁,喜悲伤,欲哭,象如神灵所作,数欠伸,甘麦大枣汤主之。"方中小麦重用,性味甘凉,补心养肝,除烦安神,为君药。甘草和中缓急,为臣药。大枣,益气和中,润燥缓急,为佐药。三药合用,甘润平补,养心调肝,共奏养心安神、和中缓急之功,以使心神安宁,肝气调和。

【辨证要点】　本方为治脏躁的常用方剂。以精神恍惚、悲伤欲哭为辨证要点。

【使用注意】　湿浊内盛、心火亢盛者不宜用。不可大量服用或小剂量长期服用。因甘草有肾上腺皮质激素样作用,可引起水肿、血压升高。

复习思考题

1. 如何理解酸枣仁汤中酸枣仁与川芎的配伍意义?
2. 天王补心丹主治何证?其主要临床表现有哪些?方中为何重用生地黄?
3. 应用朱砂安神丸的注意事项有哪些?
4. 天王补心丹与酸枣仁汤的功用、主治有何异同?

(李庆伟)

扫一扫
测一测

扫一扫
背方歌

第十三章

理 气 剂

学习要点

【知识要点】

1. 掌握理气剂的概念、适用范围、分类及应用注意事项。

2. 掌握越鞠丸的组成、功效、主治、辨证要点、美容应用及使用注意。

3. 熟悉柴胡疏肝散的组成、功效、主治、美容应用及使用注意。

【技能要点】

能够用理气剂所学方剂进行辨证治疗损容疾患。

凡以理气药为主组成,具有行气或降气作用,治疗气滞或气逆病证的方剂,统称为理气剂。

气为一身之主,升降出入,周行全身,以维持人体的正常生理活动。若因情志失常,或寒温失调,或饮食失节,或劳倦过度等因素影响,致使气的升降出入运动异常,气机郁滞或气逆不降,继而引起脏腑功能失调,产生多种疾病。一般来说,气滞证以肝郁气滞和脾胃气滞为主,其临床特征为胀、痛,治宜行气;气逆证以肺气上逆或胃气上逆为主,其主要表现为咳、喘、呕、呃、嗳气等,治宜降气。本章根据所选方剂的主要功用分为行气与降气两类。

使用理气剂应注意:第一,辨清病情。首先要辨清病情的寒热虚实与有无兼夹,分别予以不同的配伍,使方药与病证相合,勿犯虚虚实实之戒。若气滞或气逆又兼见气虚,则应在行气或降气的同时分别配以补气之品,以虚实兼顾。第二,适可而止,勿使过剂。理气药物多辛温香燥,易伤津耗气,助热生火,使用时应适可而止,慎勿过剂。尤其是年老体弱或阴虚火旺者,更应慎用。第三,理气药物辛散走窜,有动血及伤胎之弊,有出血倾向患者或妇女月经期均应慎用;孕妇不宜用。

第一节 行 气 剂

行气剂,主要适用于气机郁滞引起的病证。由于气滞主要有脾胃气滞与肝气郁滞两类,故具体来讲,适用于脾胃气滞所致的脘腹胀满,嗳气吞酸,呕恶食少,大便失常及肝气郁滞所致的胸腹胁肋胀痛,疝气,月经不调,痛经等。

越鞠丸《丹溪心法》

【组成】　香附　川芎　苍术　神曲　栀子各等分(各6g)

【用法】　共为细末,水泛为丸如绿豆大,每服6~9g,一日2~3次,温开水送服。亦可作汤剂,用量按原方比例酌定。

【功效】　行气解郁。

【主治】　六郁证。症见胸膈痞闷,胁腹胀痛或刺痛,嗳气呕恶,吞酸嘈杂,饮食不消,或月经不调,舌苔白腻,脉弦。

【方解】　本方所治郁证,为肝脾气机郁滞致气、血、火、湿、痰、食诸郁相继而生所致。六郁之中气、血、火三郁责之于肝,湿、痰、食三郁责之于脾。本证肝脾郁结是基础,气郁是重点,故治宜行气解郁为主,使气行则血行,气畅则火、湿、痰、食诸郁可消。方中香附为君药,行气解郁以治气郁;川芎为血中之气药,既可活血祛瘀以治血郁,又可助香附以增行气解郁之功;栀子清热泻火,以治火郁;苍术燥湿运脾,以治湿郁;神曲消食和胃,以治食郁,四药共为臣佐。五药合用,使气畅血行,热清湿祛,食化脾健,气、血、火、湿、食五郁自解。至于痰郁,是因水湿凝聚而成,亦与气、火、食郁有关,今五郁得解,则痰郁亦随之而消,故方中未用治痰之药,此亦体现了治病求本之意。

本方配伍特点:行气、活血、清热、除湿、消食等数法并用,重在调理气机。

【辨证要点】　本方是治疗气、血、火、湿、痰、食六郁证的代表方剂。以胸膈痞闷、胁腹胀痛、饮食不消、舌苔白腻、脉弦为辨证要点。

【美容应用】　斑秃、带状疱疹后遗神经痛、黄褐斑、痤疮、瘿瘤等属六郁者。

案例分析

某女,25岁,每于月经前后痤疮加重,疮面红肿灼痛,伴胸膈痞闷,嗳气呕恶,心烦易怒,胁腹胀痛,月经量少夹血块,色红,白带量多。舌尖红苔腻脉滑细。

分析问题:1. 该病的病因是什么?
　　　　　2. 应用何方加减治疗? 为什么?

【使用注意】　凡郁证属虚者,不宜单独使用。

柴胡疏肝散《医学统旨》

【组成】　陈皮醋炒　柴胡各二钱(各6g)　川芎　香附　枳壳麸炒　芍药各一钱半(各5g)　甘草炙,五分(3g)

【用法】　水煎,食前服。

【功效】　疏肝解郁,行气止痛。

【主治】　肝气郁滞证。症见胁肋疼痛,胸闷善太息,情志抑郁或易怒;或嗳气,脘腹胀满,脉弦。

【方解】　本方证多由情志不畅,肝气郁结所致。遵"木郁达之"之治则,宜用疏肝理气之法。方中柴胡为君药,疏肝解郁。香附、川芎为臣药,香附疏肝理气以止痛,川芎行气活血而止痛,二药相合,共助柴胡解肝经之郁滞,增行气活血止痛之效。陈皮、枳壳、芍药、甘草四药为佐,陈皮、枳壳理气行滞,芍药、甘草养血柔肝,缓急止痛。炙甘草又调和诸药,兼作使药。诸药合用,共奏疏肝解郁,行气止痛之功。

本方配伍特点:疏肝之中兼以养肝,理气之中兼以调血,调肝兼行和胃。

【辨证要点】 本方是治疗肝郁胁痛常用方剂。以胁肋胀痛、脉弦为辨证要点。

【美容应用】 黄褐斑、睑周色素沉着症、带状疱疹等属肝郁气滞者。

【使用注意】 方中行气之品多芳香辛燥,易耗气伤阴,故不宜久服;孕妇患者当慎用。

知识链接

柴胡疏肝散加减治疗黄褐斑、睑周色素沉着症

1. 黄褐斑是一种面部皮肤出现局限性淡褐色或褐色的色素沉着皮肤病。中医病名与之相同,其证型有四:一为肝气郁结;二为肾阴不足;三为肾阴不足;四为脾虚湿阻。柴胡疏肝散是较为典型的疏肝解郁方剂,用于治疗肝郁气滞型黄褐斑,能使肝气疏通畅达,气血和调,颜面得以荣润,有利于斑块逐渐消散。应用时可加陈皮、当归、丹参、乌药,以增强行气活血作用,提高疗效。

2. 睑周色素沉着症是指眼无他病,仅眼睑周围皮肤呈黧黑色的眼症,俗称黑眼圈。中医称本病为"睑黡",又称"目胞黑"。该病证型有三:一为肝郁气滞;二为脾虚湿盛;三为肝肾精血不足。柴胡疏肝散功能疏肝解郁,以该方为基础方加减,用于肝郁气滞型睑周色素沉着症,疗效较为满意。药物为:柴胡、葛根、黄芩、贝母各6g,生地黄15g,知母、赤芍、牡丹皮各10g,甘草3g。加香附、郁金、陈皮以疏肝解郁。水煎服,每日1剂,日服3次。

第二节 降 气 剂

降气剂,适用于肺气不降之咳喘及胃气不降之呕吐、嗳气、呃逆等症。

旋覆代赭汤 《伤寒论》

【组成】 旋覆花三两(9g) 代赭石一两(9g) 半夏洗,半升(9g) 人参二两(6g) 生姜五两(10g) 甘草炙,三两(6g) 大枣擘,十二枚(4枚)

【用法】 水煎温服,一日3次。

【功效】 降逆化痰,益气和胃。

【主治】 胃虚痰阻气逆证。症见心下痞满,噫气不除,呃逆频作,反胃呕吐吐涎沫,舌淡,苔白滑,脉弦而虚。

【方解】 本方证由胃虚痰阻,气逆不降所致。胃虚宜补,痰浊宜化,气逆宜降,故治当降逆化痰,益气和胃。方以旋覆花为君,功专下气消痰,降逆止噫。代赭石为臣,甘寒质重,善镇冲逆,坠痰涎、止呕吐。半夏、生姜、人参、大枣、炙甘草五药为佐,其中半夏燥湿化痰,降逆和胃;生姜祛痰散结,降逆止呕;人参、大枣、炙甘草健脾益胃,既可扶已伤之胃气,又可防重镇之品伤胃之弊。炙甘草又能调和诸药,兼使药之用。诸药相合,标本兼顾,共奏降逆化痰、益气和胃之功。

本方配伍特点:降逆消痰与益气补虚药同用,标本兼治,镇降逆气不伤胃,益气补中不助痰。

【辨证要点】　本方是治胃虚痰阻、气逆不降的常用方剂。以心下痞满、噫气频作，或呕呃，苔白滑，脉弦虚为辨证要点。

【美容应用】　荨麻疹、斑秃等属胃虚痰阻所致者。

【使用注意】　方中代赭石性寒沉降，有碍胃气，中焦虚寒者，不可重用。

扫一扫
测一测

扫一扫
背方歌

复习思考题

1. 使用理气剂的注意事项有哪些？
2. 越鞠丸主治气、血、痰、火、湿、食"六郁"，方中为何不配伍治"痰郁"之药？
3. 柴胡疏肝散的主治病证及临床表现有哪些？
4. 旋覆代赭汤中配伍人参、大枣、炙甘草的意义是什么？
5. 试述旋覆代赭汤的组成、功效、主治及运用该方的辨证要点。

（李庆伟）

第十四章

理　血　剂

PPT 课件
14章PPT

扫一扫
知重点

学习要点

【知识要点】

1. 掌握理血剂的含义、适用范围、分类及应用注意事项。

2. 掌握血府逐瘀汤、桂枝茯苓丸、温经汤、十灰散的组成、功效、主治、辨证要点、美容应用及使用注意。

3. 熟悉补阳还五汤、生化汤、小蓟饮子的组成、功效、主治、美容应用及使用注意。

【技能要点】

能够用理血剂所学方剂进行辨证治疗损容疾患。

凡以理血药为主组成,具有活血祛瘀或止血作用,治疗瘀血证和出血证的方剂,统称理血剂。

血是人体重要的营养物质,在生理状态下,血液周流不息地循行于经脉中,灌溉五脏六腑,四肢百骸。故有"血主濡之"(《难经·二十二难》)之说。因各种原因,造成血行不畅,瘀滞内停,或离经妄行,血溢脉外,或生化无源,营血亏损,均可引起血分病变,如瘀血、出血、血虚等证。因此,血证治法概括起来主要有活血祛瘀、止血、补血三个方面。补血方剂已于补益剂中论述,故本章主要论述活血祛瘀剂和止血剂两类。

应用理血剂应注意以下事项:第一,由于血证病情复杂,既有寒热虚实之分,又有缓急轻重之别。因此,在使用理血剂时,要首先辨明致病的原因,分清标本缓急,掌握急则治标,缓则治本,或标本兼顾的治疗原则;第二,在选药组方时要遵循祛瘀不伤正,止血不留瘀的宗旨。使用活血祛瘀剂时,常辅以养血益气之品,使瘀化而正不伤。使用止血剂时,尤应辨明出血原因,做到审因论治,止血治标在先。同时出血兼有瘀滞者,在止血方中又应适当配以活血化瘀、行气之品,或选用具有化瘀止血功能的药物,以防血止瘀留;第三,活血祛瘀剂虽能促进血行,消除瘀血,但其药性破泄,不宜久服;第四,因其易于动血、伤胎,故凡妇女经期、月经过多及孕妇者,均当慎用或忌用。

第一节　活血祛瘀剂

活血祛瘀剂,适用于各种瘀血阻滞病证,如经闭、痛经、恶露不行、癥瘕、半身不遂、外伤瘀痛、痈肿初起等。症见刺痛、痛有定处、舌紫黯,或有瘀斑,腹中或其他部位有肿块,疼痛拒按,按之坚硬,固定不移,脉涩等。

血府逐瘀汤《医林改错》

【组成】　桃仁四钱(12g)　红花三钱(9g)　当归三钱(9g)　生地黄三钱(9g)　川芎一钱半(5g)　赤芍二钱(6g)　牛膝三钱(9g)　桔梗一钱半(5g)　柴胡一钱(3g)　枳壳二钱(6g)　甘草一钱(3g)

【用法】　水煎服,一日3次。

【功效】　活血祛瘀,行气止痛。

【主治】　胸中血瘀证。症见胸痛,头痛日久,痛如针刺而有定处,或呃逆日久不止,或内热烦闷,或心悸失眠,急躁易怒,入暮潮热,唇黯或两目黯黑,舌黯红或有瘀斑,脉涩或弦紧。

【方解】　本方所治诸证为瘀血内阻,气机郁滞所致。治宜活血化瘀为主,兼以行气。本方系桃红四物汤合四逆散加桔梗、牛膝而成。方中以桃仁活血祛瘀为君药。当归、红花、赤芍、牛膝、川芎增强君药祛瘀之功,同为臣药,其中牛膝且能通血脉,引瘀血下行;柴胡疏肝理气,升达清阳;桔梗开宣肺气,载药上行入胸中,合枳壳一升一降,开胸行气,使气行则血行;生地黄凉血清热以除瘀热,合当归又滋养阴血,使祛瘀而不伤正,俱为佐药。甘草调和诸药为使。各药配伍,使血活气行,瘀化热清,诸证自愈。

本方配伍特点有三:一为气血同治。以活血祛瘀药物为主,加以行气之品,气行则血行。二则祛邪不伤正。瘀血之证阴血已伤,而活血、行气药物又易耗伤阴血,故方中生地、当归等养血扶正,而达瘀去阴血不伤之功。三是升降同用。方中桔梗与甘草为伍,为舟楫之剂,载诸药入胸中化瘀血,用牛膝下行,破血行瘀,引胸中瘀血下行,两药升降同用,宣畅气机。

【辨证要点】　本方为治疗胸中血瘀证的常用方剂,也是治疗血瘀所致损美病证的常用方。以胸痛、痛有定处、舌黯红或有瘀斑为辨证要点。

【美容应用】　黄褐斑、痤疮、斑秃、酒渣鼻、扁平疣、皮肤瘙痒症等属血瘀气滞者。

【使用注意】　本方活血祛瘀力较强,孕妇忌用。

【附方】

1. 通窍活血汤(《医林改错》)　组成与用法:赤芍一钱(3g),桃仁研泥,二钱(6g),红花三钱(9g),老葱切碎,三根(6g),生姜切片,三钱(9g),大枣去核,七个(5枚),麝香绢包,五厘(0.15g),黄酒半斤。将前七味煎一盅,去滓,将麝香入酒内再煎二沸,临卧服。功用:活血通窍。主治:瘀阻头面证。症见头痛昏晕,或耳聋年久,或头发脱落,面色青紫,或酒渣鼻,或白癜风,以及妇女干血痨,小儿疳积而见肌肉消瘦,腹大青筋,潮热等。

2. 膈下逐瘀汤(《医林改错》)　组成与用法:五灵脂炒,二钱(6g),当归三钱(9g),川芎二钱

(6g),桃仁研如泥,三钱(9g),丹皮二钱(6g),赤芍二钱(6g),乌药二钱(6g),延胡索一钱(3g),甘草三钱(9g),香附一钱半(5g),红花三钱(9g),枳壳一钱半(5g),水煎服。功用:活血化瘀,行气止痛。主治:膈下瘀血证。症见肚腹积块,痛处不移,或卧腹坠,或小儿痞块,肚大青筋,舌黯红或有瘀斑,脉弦。

3. 少腹逐瘀汤(《医林改错》) 组成与用法:小茴香炒,七粒(1.5g),干姜炒(3g),延胡索一钱(3g),没药一钱(3g),当归三钱(9g),川芎一钱(3g),官桂一钱(3g),赤芍二钱(6g),蒲黄三钱(9g),五灵脂炒,二钱(6g),水煎服。功用:活血祛瘀,温经止痛。主治:少腹寒凝血瘀证。症见少腹疼痛,胀满,或有积块;或经行腰酸少腹胀;或经行一月三五次,血色黯黑,或有块;或崩漏兼少腹疼痛;或久不受孕,小腹凉,四肢不温,舌黯苔白,脉沉弦而涩。

4. 身痛逐瘀汤(《医林改错》) 组成与用法:秦艽一钱(3g),川芎二钱(6g),桃仁三钱(9g),红花三钱(9g),甘草二钱(6g),羌活一钱(3g),没药二钱(6g),当归三钱(9g),五灵脂炒二钱(6g),香附一钱(3g),牛膝三钱(9g),地龙去土二钱(6g),水煎服。功用:活血行气,祛瘀通络,通痹止痛。主治:血瘀痹证。症见肩痛、臂痛、腰痛、腿痛或周身疼痛,痛如针刺,经久不愈。

桂枝茯苓丸 《金匮要略》

【组成】 桂枝 茯苓 丹皮去心 桃仁去皮尖,熬 芍药各等分(9g)

【用法】 蜜丸:炼蜜和丸,每丸重 3g,每日食前服 1 丸(3g),如无效,可加至 3 丸(9g)。亦可作汤剂水煎服。除丸剂、汤剂外,还有桂枝茯苓胶囊、桂枝茯苓丸颗粒剂、桂枝茯苓浓缩丸等剂型用于临床和研究。

【功效】 活血化瘀,缓消癥块。

【主治】 瘀阻胞宫证。症见妇人素有癥块,妊娠漏下不止,或胎动不安,血色紫黑晦暗,腹痛拒按,或经闭腹痛,或产后恶露不尽而腹痛拒按者,舌质紫黯或有瘀点,脉沉涩。

【方解】 本方原治妇人素有癥块,致妊娠胎动不安或漏下不止之证。证由瘀阻胞宫所致。瘀血癥块,停留于胞宫,冲任失调,胎元不固,则胎动不安;瘀阻胞宫,阻遏经脉,以致血溢脉外,故见漏下不止、血色紫黑晦暗;瘀血内阻胞宫,血行不畅,不通则痛,故腹痛拒按等。治宜活血化瘀,缓消癥块。方中桂枝辛甘而温,温通血脉,以行瘀滞,为君药。桃仁味苦甘平,破血祛瘀,与桂枝相配以化瘀消癥,为臣药;牡丹皮、芍药味苦而微寒,既可活血以散瘀,又能凉血以清退瘀久所化之热,芍药并能缓急止痛;茯苓甘淡平,渗湿祛痰,健脾益胃,扶助正气,以助消癥之功,均为佐药。丸以白蜜,甘缓而润,以缓诸药破泄之力,是以为使。诸药合用,共奏活血化瘀,缓消癥块之功,使瘀化癥消,诸症皆愈。

原书对本方的服法规定极为严格,每日服兔屎大一丸,不知加至三丸,可见本方用量极轻,祛瘀之力甚为缓和,用于妇女妊娠而有瘀血癥块者,只能渐消缓散,不可峻攻猛破。若攻之过急,则易伤胎元,临证运用,切当注意。

【辨证要点】 本方为治疗瘀血留滞胞宫,妊娠胎动不安,漏下不止的常用方。以少腹有癥块,血色紫黑晦暗,腹痛拒按为辨证要点。对于妇女行经不畅、闭经、痛经及产后恶露不尽等病症属瘀阻胞宫者,亦可用本方加减治之。

【美容应用】 黄褐斑、肥胖属血瘀痰浊内蕴者。

【使用注意】 若阴道下血较多,腰酸腹痛较甚者,不宜使用。

案例分析

　　李某,女,33岁,近2年来两面颊渐生"乌云",影响美观而来就诊。来诊时症见:两面颊呈淡褐色色素沉着,面色萎黄枯槁无华,常喜叹息,近2年来月经亦不规律,常后推1周甚至10余日方至,经前半月起两乳房胀痛。平素纳食一般,睡眠尚可,舌质淡红苔薄白,脉弦细。

　　分析问题:1. 李女士所患何病? 写出中医诊断和治疗方法。

　　　　　　　　2. 李女士可选何方治疗?

温经汤《金匮要略》

【组成】吴茱萸三两(9g)　当归二两(6g)　芍药二两(6g)　川芎二两(6g)　人参二两(6g)　桂枝二两(6g)　阿胶二两(6g)　牡丹皮去心,二两(6g)　生姜二两(6g)　甘草二两(6g)　半夏半升(6g)　麦冬去心,一升(9g)

【用法】水煎,去渣取汁,再入阿胶烊化,温服。

【功效】温经散寒,养血祛瘀。

【主治】冲任虚寒、瘀血阻滞证。症见漏下不止,血色黯而有块,淋漓不畅,或月经超前、或延后,或逾期不止,或一月再行,或经停不至,或痛经,小腹冷,傍晚发热,手心烦热,唇口干燥,舌质黯红,脉细而涩。亦治妇人久不受孕。

【方解】本方证为冲任虚寒,寒滞胞宫,血凝气滞所致。瘀血不去,新血不生;出血日久致阴血耗损,则虚热内生。故本方证属瘀、寒、虚、热错杂,然以冲任虚寒,瘀血阻滞为主,治宜温经散寒,祛瘀养血,兼清虚热为法。方中吴茱萸辛苦大热,入肝、胃、肾经,辛则能散,苦能降泄,大热之性又能温散寒邪,因而能散寒止痛;桂枝辛甘温,能温经散寒,通行血脉,两药合用,温经散寒,通利血脉的作用更强,共为君药。当归、川芎、芍药都入肝经,能活血祛瘀,养血调经;牡丹皮味苦辛性微寒,活血祛瘀,并退血中伏热,共为臣药。阿胶甘平,能养肝血而滋肾阴,有养血止血润燥作用;麦冬甘苦微寒,能养阴清热,并能制吴茱萸、桂枝的温燥之性;人参、甘草味甘入脾,能益气补中而助生化之源,使阳生阴长,气旺血充;半夏辛温,可通降胃气而散结,与参、草配伍,健脾和胃,以助祛瘀调经;生姜温里散寒,与半夏合用,温中和胃,以助生化,以上共为佐药。甘草又能调和诸药,兼为使药。诸药合用,共奏温经散寒,养血祛瘀之功。

　　本方的配伍特点有二:一是方中温清补消并用,但以温经补养为主;二是大队温补药与少量寒凉药配伍,能使全方温而不燥、刚柔相济,以成温养化瘀之剂。

【辨证要点】本方是妇科调经的常用方,主要用于冲任虚寒而有瘀滞的月经不调、痛经、崩漏、不孕等。以月经不调,经有瘀块,时有烦热,舌质黯红,脉细涩为辨证要点。

【美容应用】顽固性瘾疹证属冲任虚寒、瘀血阻滞者。

【使用注意】本方在服药期间,忌食生冷之品。

补阳还五汤《医林改错》

【组成】黄芪生,四两(30~120g)　当归尾二钱(6g)　赤芍一钱半(5g)　地龙一钱(3g)　川芎一钱(3g)　红花一钱(3g)　桃仁一钱(3g)

【用法】　水煎服。

【功效】　补气,活血,通络。

【主治】　中风后遗症。症见半身不遂,口眼歪斜,语言謇涩,口角流涎,小便频数或遗尿不禁,舌黯淡,苔白,脉缓。

【方解】　本方证为正气亏虚,无力行血,瘀阻脉络所致。治宜补气、活血、通络之法。方中重用生黄芪,补益元气,使气旺则血行,血行瘀消,瘀去络通,以治其本虚。为君药。当归尾活血和血,使瘀祛不伤正,故为臣药。川芎、赤芍、桃仁、红花助当归尾活血祛瘀;地龙善行走窜,通经活络,周行全身,均为佐药。诸药合用,则气旺以推动血行,瘀去则络通,筋肉得以充养,则诸证可愈。

本方用大剂量补气之黄芪配以小剂量活血通络之品,气旺血行,以治其本;又活血通络药中用补气之品,瘀祛正不伤,以治其标。充分体现了补气不壅滞,活血而不伤正,标本兼顾之配伍特点。

【辨证要点】　本方是治疗中风后遗症的常用方,又是益气活血法的代表方。以半身不遂,口眼歪斜,舌黯淡,苔白,脉缓无力为辨证要点。

【美容应用】　黄褐斑、斑秃、瘾疹、蛇串疮、结节性红斑、下肢静脉曲张等属气虚血瘀者。

【使用注意】　本方久服方能显效,故取效后多需继服,以巩固疗效。方中生黄芪用量独重,但宜从小量渐加(一般从30g开始),效果不明显时,根据病情逐渐加量。原方活血祛瘀药用量较轻,使用时,可根据病情适当加大。

知识链接

补阳还五汤用于治疗硬皮病

硬皮病是一种皮肤及各系统胶原纤维硬化的结缔组织疾病,以皮肤进行性肿胀、硬化,最后发生萎缩为临床特征。本病中医称之为"皮痹",其病机有二:一为脾肾阳虚,外邪乘隙而入,阻于肌肤腠理之间,经络阻隔,气血凝滞;二为风寒湿邪外袭,阻于经络、肌表、血脉之间,气血难于外达;或邪气由络内传脏腑,脏腑不和,气血失调。补阳还五汤具有补气、活血、通络之功,使气旺血行络通,肌肤得养。治疗,结合临床表现和实验室检查,发现补阳还五汤可提高体液免疫和细胞免疫功能,为治疗硬皮病提供了一条新思路。

生化汤《傅青主女科》

【组成】　当归八钱(24g)　川芎三钱(9g)　桃仁去皮尖,研,十四枚(6g)　炮姜五分(2g)　炙甘草五分(2g)

【用法】　水煎服。加黄酒适量,水煎,去渣取汁,再入阿胶烊化,温服。

【功效】　化瘀生新,温经止痛。

【主治】　产后血虚、寒凝血瘀腹痛证。症见产后恶露不行,小腹冷痛。

【方解】　本方证由产后血虚感寒,寒凝血滞,瘀血内阻胞宫所致。产后血虚,本应当补法,但是瘀血不去,新血不生,故治疗宜化瘀生新,活血养血,温经止痛。方中重用当归补血活血,化瘀生新,温经止痛,为君药。川芎活血行气;桃仁活血祛瘀,均为臣药。炮姜入血散寒,温经止血;黄酒温通血脉以助药力,共为佐药。炙甘草和中缓急,调和诸药,用以为使。原方另用童便同煎(现多已不用)者,乃取其益阴化瘀,引败血下行之意。全方配伍得当,寓生新于化瘀之内,使瘀血化,新血生,诸症自愈。故方名为"生化"。

【辨证要点】　本方为妇女产后常用方。以产后恶露不行、小腹冷痛为辨证要点。

【美容应用】　脱发属血虚寒凝致瘀者。

【使用注意】　本方使用方便,故有些地方民间习惯把此方作为产后必服之剂,虽服之有益,但应以产后血虚瘀滞偏寒者为宜。对产后腹痛属热证者不宜使用。

第二节　止　血　剂

止血剂,适用于血溢脉外而出现的吐血、衄血、咳血、便血、尿血、崩漏等各种出血证。出血证颇为复杂,病因有寒热虚实之不同,部位有上下内外之区别,病情有轻重缓急之差异,因此,止血法应与温、清、消、补诸法结合使用,正确把握标本兼顾、急则治标、缓则治本的原则。

十灰散《十药神书》

【组成】　大蓟　小蓟　荷叶　侧柏叶　白茅根　茜根　山栀　大黄　牡丹皮棕榈皮各等份(9~15g)

【用法】　各药各烧灰存性,研极细末,用白藕汁或萝卜汁或京墨汁适量调服,每次服9~15g,食后服下。也可作汤剂,用量按原方比例酌定。

【功效】　凉血止血。

【主治】　血热妄行之上部出血。咳血、咯血、吐血、衄血等症见血色鲜红,舌红,脉数。

【方解】　本方所治出血皆因内有实火,火气上冲,损伤血络,迫血妄行,上走清窍而致。治宜凉血清热以治本,收敛固涩止血以治其标。方中大蓟、小蓟性味甘凉,长于凉血止血,且能祛瘀,为君药。白茅根、侧柏叶、茜根、荷叶皆能凉血止血;棕榈皮功专收涩止血,与君药配伍,既能增强澄本清源之功,又有塞流止血之务,皆为臣药。大黄配栀子,清热泄火,导热下行,以折上逆之火势,使火降而上部血止,是为佐药;牡丹皮助诸药凉血清热,又合茜草根、大黄活血化瘀,使凉血止血而无留瘀之患;亦为佐药。藕汁甘寒,清热凉血,止血清瘀;萝卜汁甘凉,清热降气以助止血;京墨收涩止血;均可增强清热凉血止血之功。全部药物烧炭存性,可加强收涩止血作用;用藕汁或萝卜汁或京墨汁调服,在于增强清热凉血作用,皆属佐药之用。诸药配伍,凉血与清降并用,收涩与化瘀兼顾,确实为一首急救止血方剂。

本方配伍特点是寓降于清之中,平降火气而助凉血止血;寓化瘀于凉血止血之中,使热清血止而不留瘀。全部药物烧炭存性,则收敛止血之功颇著。

【辨证要点】　本方为血热妄行上部出血之要方,对于势急量多之咳血、咯血、吐血、衄血等,均可作应急止血之用。以血色鲜红,舌红,脉数为辨证要点。

【美容应用】　紫癜证属血热妄行者。

【使用注意】　对于虚寒性出血者,忌用本方。

小蓟饮子《济生方》

【组成】 生地黄 小蓟 滑石 木通 蒲黄 藕节 淡竹叶 当归 山栀子 甘草各等分(各9g)

【用法】 水煎,饭前1h服。

【功效】 凉血止血,利水通淋。

【主治】 下焦瘀热所致血淋证。症见尿中带血,小便频数,赤涩热痛,或血尿,舌红,脉数。

【方解】 本方证是下焦瘀热,损伤膀胱血络,迫血外溢所致。血淋和尿血有所区别,尿时带血而热痛者为血淋,尿中带血而无痛感者为尿血。治宜凉血止血,利水通淋。方中重用生地黄凉血止血、养阴清热;小蓟清热凉血止血,又可利尿通淋,为治尿血、血淋之要药,共为君药。蒲黄、藕节助君药凉血止血,并能消瘀,为臣药。君臣相配,使血止而不留瘀。滑石、竹叶、木通清热利水通淋;栀子清泄三焦之火,导热从下而出;当归养血和血,引血归经,尚有防诸药寒凉滞血之功,合而为佐药。甘草缓急止痛,和中调药,为使药。诸药合用,共奏凉血止血,利水通淋之功。

本方的配伍特点是止血之中寓以化瘀,使血止而不留瘀;清利之中寓以养阴,使利水而不伤正。本方是由导赤散加小蓟、藕节、蒲黄、滑石、栀子、当归而成,由清心养阴,利水通淋之方变为凉血止血,利水通淋之剂。

【辨证要点】 本方为治疗血淋、尿血、紫癜属实热证的常用方。以尿中带血、小便赤涩热痛,或紫癜,舌红,脉数为辨证要点。

【美容应用】 过敏性紫癜属瘀热者。

【使用注意】 方中药物多属寒凉通利之品,若诸证日久兼寒或气虚不摄所致者,均不宜使用。

案例分析

刘某,男,13岁。以双下肢散发青紫斑点2日就诊。诊时刻见:患肢散发青紫斑点,或大或小,压之不褪色,抚之不碍手。患儿面红口臭,大便干结,已2日未解,小便黄短,舌质红苔薄黄,脉滑数。

分析问题:1. 此患儿所患之病西医诊为"过敏性紫癜",中医应辨为何证?

2. 此患儿可选何方治疗? 方中是否还需加减药物?

槐花散《普济本事方》

【组成】 槐花炒(12g) 柏叶杵,焙(12g) 荆芥穗(6g) 枳壳麸炒(6g)各等分

【用法】 为细末,每服6g,开水或米汤调下;亦可作汤剂,水煎服,用量按原方比例酌定。

【功效】 清肠止血,疏风行气。

【主治】 风热湿毒,壅遏肠道,损伤血络便血证。症见便前出血,或便后出血,或粪中带血,以及痔疮出血,血色鲜红或晦暗,舌红苔黄脉数。

【方解】　大便下血,有肠风、脏毒之分,血清而色鲜者为肠风,浊而黯者为脏毒。其因皆由风热或湿热邪毒,壅遏肠道血分,损伤脉络,血渗外溢所致。"肠风者,下血新鲜,直出四射,皆由便前而来……脏毒者,下血瘀晦,无论便前便后皆然"(《成方便读》)。治宜清肠凉血为主,兼以疏风行气。方中槐花苦微寒,善清大肠湿热,凉血止血,为君药。侧柏叶味苦微寒,清热止血,可增强君药凉血止血之力,为臣药。荆芥穗辛散疏风,微温不燥,炒用入血分而止血;盖大肠气机被风热湿毒所遏,故用枳壳行气宽肠,以达"气调则血调",共为佐药。诸药合用,既能凉血止血,又能清肠疏风,风热、湿热邪毒得清,则便血自止。

【辨证要点】　本方是治疗肠风、脏毒下血的常用方。临床应用以便血,血色鲜红,舌红,脉数为辨证要点。

【美容应用】　紫癜、银屑病、药疹等属于风热湿毒者。

【使用注意】　本方药性寒凉,故只可暂用,不宜久服。便血日久属气虚或阴虚者,以及脾胃素虚者均不宜使用。

知识链接

槐花散加减治疗过敏性紫癜

据现代药理学研究,槐花散有改善毛细血管功能、消炎、抗病毒等作用。应用本方加丹皮、赤芍、生地、小蓟治疗过敏性紫癜效果确切。如火旺者加金银花、连翘;阴虚血热者加沙参、元参、旱莲草;脾虚者加党参、白术、黄芪;血瘀者加桃仁、红花;胃肠出血加白及、地榆;腹痛加当归、香橼;关节痛加鸡血藤、桑白皮、威灵仙。

扫一扫
测一测

扫一扫
背方歌

复习思考题

1. 血府逐瘀汤主治何证?其在美容方面的应用是什么?

2. 试述十灰散的功效主治及美容应用。

3. 如何鉴别血府逐瘀汤、通窍活血汤、膈下逐瘀肠、少腹逐瘀汤、身痛逐瘀汤的功效与主治?

4. 补阳还五汤为活血祛瘀之剂,为什么重用补气之黄芪为君药?

(孟　萍)

第十五章

消 导 剂

学习要点

【知识要点】
1. 掌握消导剂的含义、适用范围、分类、应用及注意事项。
2. 掌握保和丸的组成、功效、主治、辨证要点、美容应用及使用注意。
3. 熟悉枳实消痞丸的组成、功效、主治、美容应用及使用注意。

【技能要点】
能够用消导剂所学方剂进行辨证治疗损容疾患。

凡以消导药为主组成,具有消食健脾、消痞化积作用,用于治疗食积停滞的方剂,统称消导剂。属于"八法"中"消法"的范畴。

消法的适用范围比较广泛,凡由气、血、痰、湿、水、食、虫等壅滞而成之积滞痞块者,均可用消法治之。故有"消者,去其壅也,脏腑、经络、肌肉之间,本无此物,而忽有之,必为消散,乃得其平"(《医学心悟》)之说。

食积内停的产生,多因饮食不节、暴食暴饮,运化不及,食滞胃肠;或脾胃虚弱,运化无力,饮食停滞所致。临床虽都有腹胀纳差等表现,但后者脾胃虚弱的表现尤为明显。两者终将因食积停于胃肠,阻滞气机,造成脘腹痞满。因此,本章方剂分为消食导滞和消痞行滞两类。

食积内停,每易损伤脾胃,同时阻滞气机,气机阻滞,又可导致积滞不化,如此反复则病证日重。究其病机以食积气滞或兼有脾虚为主,故消食剂常由消食、健脾、理气等药物组成,使脾健积消,气行痞除。若其他尚有兼寒或化热等证,处方亦可随证变化应对。

应用消导剂应注意以下事项:第一,消食剂与泻下剂虽都可用于有形之实邪为病,但消食剂有渐消缓散,使有形之邪在无形之中消散之意,其作用和缓;而泻下剂则急攻速下,作用峻猛,易伤正气;第二,故消食剂虽作用缓慢,但毕竟属于攻伐之剂,不宜久服,对于纯虚无实者更应禁用。

第一节　消食导滞剂

消食导滞剂,适用于食积内停之证。症见脘腹痞闷,嗳腐吞酸,厌食呕逆,腹胀腹痛或泄泻等。

保和丸《丹溪心法》

【组成】 山楂六两(180g) 神曲二两(60g) 茯苓 半夏各三两(各90g) 连翘 陈皮 莱菔子各一两(各30g)

【用法】 上药共为末,水泛为丸,每服6~9g,温开水送下。也可作汤剂,按原方比例酌减用量水煎内服。

【功效】 消食和胃。

【主治】 食积内停证。症见脘腹痞满胀痛,嗳腐吞酸,恶食呕逆,或大便泄泻,舌苔厚腻,脉滑。

【方解】 本方证由饮食不节,食滞胃脘,脾胃气机升降失常所致。治宜消食化滞,理气和胃。方中重用山楂为君,能消一切饮食积滞,尤擅消肉食油腻之积;神曲消食健胃,善化酒食陈腐之积;莱菔子消食下气除胀,长于消谷面痰气之积,共为臣药;三药同用,能消各种饮食积滞。半夏、陈皮辛温,理气化痰,和胃止呕;茯苓甘淡,健脾渗湿以止泻;连翘苦寒之品,清热散结,防止食积化热,均为佐药。诸药合用,食积化,胃气和,诸证自愈。

【辨证要点】 本方为治疗食积实证的常用方。以脘腹胀满、恶食嗳腐、苔厚腻、脉滑为辨证要点。

【美容应用】 婴儿湿疹、手足口病属脾胃积滞、湿热蕴蒸者。

【使用注意】 本方适宜食积伤胃之轻者,对于脾虚食滞者不宜使用。本方仍属攻伐之剂,故不宜久服。

第二节 消痞行滞剂

消痞行滞剂,适用于邪滞胃肠,气机痞塞之证。多因脾胃先虚,寒、热、痰、湿等邪气后至,气机壅塞所致。症见脘腹痞满,纳差食少,体倦少气等。

枳实消痞丸《兰室秘藏》

【组成】 白术 白茯苓 干姜 炙甘草 麦芽曲各二钱(各6g) 厚朴炙,四钱(12g) 枳实 黄连各五钱(各15g) 半夏曲 人参各三钱(各9g)

【用法】 共为细末,水泛为丸或糊丸,每服6~9g,温开水送服。也可作汤剂,按原方比例酌定用量,水煎内服。

【功效】 消痞除满,健脾和胃。

【主治】 脾虚气滞,寒热互结证。症见脘腹痞满,纳差食少,倦怠乏力,大便不畅,苔腻微黄,脉弦。

【方解】 本方证为脾胃虚弱,湿聚气壅,寒热互结所致。治宜行气消痞,健脾和胃,平调寒热。本方是以半夏泻心汤和枳术汤化裁而成。方中枳实苦辛微寒,行气消痞,为君药。厚朴苦辛而温,行气消胀,燥湿除满,为臣药。两者合用,以增行气消痞除满之效。黄连苦寒,清热燥湿;半夏曲辛温散结,和胃降逆;干姜辛热,温中祛寒。三味相伍,辛开苦降,平调寒热,以助枳实、厚朴行气消痞除满之功;麦芽甘平,消食和胃;人

316

参、白术、茯苓、炙甘草益气健脾,祛湿和中,共为佐药。炙甘草调和诸药,兼为使药。合而用之,有消痞除满,健脾和胃之功。

本方是虚实相兼,寒热错杂之证,在配伍上体现了消补兼施,消重于补;辛开苦降,热重于寒的特点。

【辨证要点】 本方是治疗脾虚气滞,寒热互结之心下痞满证的常用方。以心下痞满、食少倦怠、苔腻微黄为辨证要点。

【美容应用】 肥胖、痤疮属脾虚气滞、寒热互结者。

案例分析

张某,男,69岁。近几年来退休闲居,每日必饮酒两餐,并喜食肥甘,体重增至124kg。平素头晕乏力恶心,时时泛吐清水痰涎,右胁胀痛,舌质淡红苔厚腻黄白兼夹,脉濡缓。某医院检查,B超示肝区非均匀性脂肪浸润,化验血脂:总胆固醇6mmol/L,甘油三酯98mmol/L,因而诊为重症脂肪肝。

分析问题:1. 张某为何会得重症脂脉肝?

2. 本病案中医辨为何证?患者可选何方治疗?方中是否还需加减药物?

复习思考题

1. 消导剂和泻下剂都能消除体内有形之邪,两者在立法和应用方面有何区别?
2. 保和丸的功效、主治病证及美容应用是什么?
3. 枳实消痞丸的配伍特点和主治病机是什么?

(孟 萍)

扫一扫
测一测

扫一扫
背方歌

第十六章

治 风 剂

学习要点

【知识要点】

1. 掌握治风剂的含义、适用范围、分类及应用注意事项。
2. 掌握川芎茶调散、消风散的组成、功效、主治、辨证要点、美容应用及使用注意。
3. 熟悉当归饮子、天麻钩藤饮、镇肝熄风汤的功效、主治、美容应用及使用注意。

【技能要点】

能够用本章所学方剂进行辨证治疗损容疾患。

　　凡以疏散外风药或平肝息风药为主组成,具有疏散外风或平息内风的作用,以治疗风病的方剂,称为治风剂。

　　风邪为病范围广泛,但概言之,不外"外风""内风"两类。外风为风邪侵入人体,留于头面、肌肉、经络、筋骨、伤口等部位。其主要表现为头痛、恶风、肌肤瘙痒、肢体麻木、筋骨挛痛、屈伸不利,或口眼㖞斜,甚则角弓反张等症。外风治疗宜疏散。内风是指内生之风,是由脏腑功能失调所引发,病机多为肝阳上亢、热极生风、血虚生风、阴虚风动。常表现为眩晕、震颤、四肢抽搐、语言謇涩、足废不用,甚则出现猝然昏倒、不省人事、口角㖞斜、半身不遂等症。内风治疗宜平息。因此,本章方剂分为疏散外风和平息内风两类。

　　使用治风剂,第一,要辨清风之内外。外风治宜疏散,不宜平息;内风治宜平息,不宜疏散,并忌用辛散之品。第二,应分辨风邪的兼夹及病情的虚实,若兼寒、兼热、兼湿,或夹痰、夹瘀者,则应与祛寒、清热、祛湿、化痰、活血等治法配合应用。此外,外风与内风之间,常常相互影响,外风可以引动内风,内风又可兼夹外风,因而临证时要辨证准确,分清主次,全面照顾,灵活化裁。

第一节　疏散外风剂

　　疏散外风剂,具有辛散祛风的作用,适用于外风证。症见头痛、恶风、肌肤瘙痒、肢体麻木、筋骨挛痛、屈伸不利,或口眼㖞斜,甚则角弓反张等症状。

川芎茶调散《太平惠民和剂局方》

【组成】 川芎 荆芥去梗,各四两(各12g) 白芷 羌活 甘草炙各二两(各6g) 细辛一两(3g) 防风去芦,一两半(5g) 薄荷不见火,八两(12g)

【用法】 共为细末,每服6g,清茶调下。亦可加入适量清茶作汤剂,用量按原方比例酌定。

【功效】 疏风止痛。

【主治】 外感风邪头痛。症见偏正头痛或巅顶作痛,或见恶寒发热、目眩鼻塞,苔薄白,脉浮。

【方解】 本方所治诸证,均系外感风邪所致。治宜疏风散邪。方中川芎辛香走窜,长于祛风活血而止痛,善治少阳、厥阴头痛(两侧或头顶痛),为"诸经头痛之要药",用量较重,为君药。薄荷、荆芥辛散,轻扬上行,疏风散邪,清利头目,为臣药。羌活辛散疏风,善治太阳经头痛(后脑牵连项痛);白芷疏风解表,善治阳明经头痛(前额及眉心痛);细辛散寒止痛,长于治少阴头痛;防风辛散上行,疏散上部风邪。以上四药共助君臣以增强疏风止痛之功,为佐药。甘草调和诸药,为使药。以清茶调服,取其苦凉之性,既可上清头目,又能制约辛散祛风之品过于温燥与升散。诸药合用,共奏疏风散邪、活血通络、止痒止痛之功。

【辨证要点】 本方是治疗风邪头痛的常用方剂。以头痛、鼻塞、脉浮为辨证要点。

【美容应用】 荨麻疹、面瘫属外感风邪者。

【使用注意】 对于气血虚,或因肝肾阴亏、肝阳上亢、肝风内动引起的头痛,均非本方所宜。

知识链接

川芎茶调散合牵正散加味治疗面神经炎

面神经炎发病常与着凉或头面部受冷风吹拂有关,中医认为因阳明内蓄痰浊,太阳外中于风,风痰阻于头面经络,则经隧不利,筋肉失养,故筋脉弛长,缓而不用。用川芎茶调散合牵正散加味(如僵蚕、白菊花、当归、全蝎等),具有疏风祛邪,化痰通络功效,治疗面神经炎疗效显著。

消风散《外科正宗》

【组成】 当归 生地黄 防风 蝉蜕 知母 苦参 胡麻 荆芥 苍术 牛蒡子 石膏各一钱(各6g) 甘草 木通各五分(各3g)

【用法】 水煎,日1剂,空腹服。

【功效】 疏风养血,清热除湿。

【主治】 风毒湿热之风疹、湿疹。症见皮肤疹出色红,或遍身云片斑点,瘙痒,抓破后渗出津水,苔白或黄,脉浮数。

【方解】 本方所治诸证,多为风热或风湿之邪侵袭人体,浸淫血脉,内不得疏泄,外不得透达,郁于肌肤腠理之间所致,治宜疏风为主,佐以清热除湿。方中荆芥、防风、牛蒡子、蝉蜕开发腠理,疏风止痒,以除在表之风邪,为君药。苍术祛风燥湿;苦参清热燥湿;木通渗利湿热;石膏、知母清热泻火,共为臣药。当归、生地黄、胡麻仁养血活血,滋阴润燥,寓有"治风先治血,血行风自灭"之意,同为佐药。生甘草清热解毒,调和诸药,为使药。诸药合用,共奏疏风养血,清热除湿之功。

【辨证要点】　本方是治疗风疹、湿疹的常用方剂。以皮肤瘙痒,疹出色红,或遍身云片斑点为辨证要点。

【美容应用】　过敏性皮炎、神经性皮炎、扁平疣、银屑病、痤疮等属风热湿毒者。

【使用注意】　在用药期间,不宜食用辛辣、鱼腥、烟酒、浓茶等,以免影响疗效。对于气血虚弱者应慎用。

当归饮子《济生方》

【组成】　当归去芦　白芍药　川芎　生地黄洗　白蒺藜炒,去尖　防风　荆芥穗各一两(各30g)　何首乌　黄芪去芦　甘草炙,各半两(各15g)

【用法】　为粗散,每次12g,加生姜5片水煎,去渣温服。可多次反复使用。

【功效】　养血祛风。

【主治】　血虚有热,风邪外袭。皮肤瘙痒,入夜尤甚,或起疹,或不起疹,或毛发脱落;或皮肤疥疮,或肿,或痒,或脓水浸淫,或发赤疹瘰瘤,舌淡红,苔薄,脉细弦。

【方解】　本方证因外感风邪,日久不愈,耗伤阴血;或素体阴血亏虚,又复感风邪所致。治当养血祛风。方中以当归为君,补血活血,以养血祛风。臣药用生地、白芍、川芎,与君药当归相配,即四物汤以养血,兼以凉血调血;何首乌补肝肾而益阴血;黄芪补气生血,且药性升浮,外达皮毛可固腠里,对于脓疮日久,正虚邪恋,可用以益气托毒,助正祛邪外出;防风、荆芥、白蒺藜以祛风止痒。炙甘草为使,调和诸药。诸药合用,共筹养血祛风之功。

【辨证要点】　本方是治疗血虚有热、风邪外袭所致各类顽固性皮肤病之常用方。临床应用以皮肤瘙痒日久、舌淡红、脉细弦为辨证要点。

【美容应用】　牛皮癣、慢性荨麻疹、慢性湿疹、银屑病、皮肤瘙痒症等各类慢性瘙痒型皮肤病属血虚受风者。

【使用注意】　皮肤瘙痒为风湿热毒所致者,则非本方所宜。

知识链接

当归饮子治疗老年皮肤瘙痒症

老年皮肤瘙痒症常见于60岁以上的老年人,西医认为与老年人的生理有关。老年人体内固有水分和细胞中的水分逐渐减少,出现了慢性生理性失水现象,引起皮肤干燥、皱纹增多。皮肤易受周围环境冷热变化的刺激,因此易诱发瘙痒发生。中医治疗可以当归饮子为基础方,再结合病情加味,冬季瘙痒甚者加蝉蜕、麻黄;夏季痒甚者加紫草、黄芩;痒顽固者加全蝎;气虚明显者加党参。

第二节　平息内风剂

平息内风剂,具有平肝息风的作用,适用于风自内生所致的内风证。症见眩晕、震颤、四肢抽搐、语言謇涩、足废不用,甚则出现猝然昏倒、不省人事、口角㖞斜、半身不遂等症。

天麻钩藤饮 《杂病证治新义》

【组成】 天麻(9g) 钩藤后下(12g) 石决明先煎(18g) 栀子 黄芩(各9g) 川牛膝(12g) 杜仲 益母草 桑寄生 夜交藤 朱茯神(各9g)

【用法】 水煎服。

【功效】 平肝息风,清热活血,补益肝肾。

【主治】 肝阳偏亢,肝风上扰证。症见头痛,眩晕,失眠,舌红苔黄,脉弦。

【方解】 本方证为肝肾不足,肝阳偏亢,火热上扰,以致头痛,眩晕;肝阳偏亢,神志不安,故夜寐多梦,甚至失眠。治宜平肝息风为主,配合清热活血、补益肝肾为法。方中天麻、钩藤具有平肝息风、通络止痛之功,为君药。石决明性味咸平,功能平肝潜阳,除热明目,与天麻、钩藤合用,加强平肝息风之力;川牛膝引血下行,直折阳亢,共为臣药。栀子、黄芩清热泻火,使肝经之热不致上扰;益母草活血利水;杜仲、桑寄生补益肝肾;夜交藤、朱茯神安神定志,均为佐药。诸药合用,共成平肝息风、清热活血、补益肝肾之剂。

【辨证要点】 本方是治疗肝阳偏亢,肝风上扰的有效方剂。以头痛、眩晕、失眠、舌红苔黄、脉弦为辨证要点。

【美容应用】 慢性毛囊炎、面肌痉挛、失眠、眩晕、高血压等属于肝阳偏亢,肝风上扰者。

【使用注意】 若属肝经实火或湿热所致的头痛,则不宜使用本方。

镇肝熄风汤 《医学衷中参西录》

【组成】 怀牛膝一两(30g) 生赭石一两(30g),轧细 生龙骨五钱(15g),捣碎 生牡蛎五钱(15g),捣碎 生龟板五钱(15g),捣碎 生杭芍五钱(15g) 玄参五钱(15g) 天冬五钱(15g) 川楝子二钱(6g),捣碎 生麦芽二钱(6g) 茵陈二钱(6g) 甘草钱半(4.5g)

【用法】 水煎服。

【功效】 镇肝息风,滋阴潜阳。

【主治】 类中风。头目眩晕,目胀耳鸣,脑部热痛,面色如醉,心中烦热,或时常噫气,或肢体渐觉不利,口眼渐形歪斜;甚或眩晕颠仆,昏不知人,移时始醒,或醒后不能复原,脉弦长有力。

【方解】 《素问·至真要大论》云:"诸风掉眩,皆属于肝。"本方所治之类中风,其病机为肝肾阴虚,肝阳亢而化风,风阳上扰所致。治以镇肝息风为主,佐以滋养肝肾。方中怀牛膝归肝肾经,入血分,性善下行,故重用以引血下行,并有补益肝肾之效为君。代赭石质重沉降,镇肝降逆,合牛膝以引气血下行,急治其标;龙骨、牡蛎、龟板、白芍益阴潜阳,镇肝息风,共为臣药。玄参、天冬滋阴清热,合龟板、白芍滋水以涵木,滋阴以柔肝;肝为刚脏,性喜条达而恶抑郁,过用重镇之品,势必影响其条达之性,故又以茵陈、川楝子、生麦芽清泄肝热,疏肝理气,以遂其性,以上俱为佐药。甘草调和诸药,合生麦芽能和胃安中,以防金石、介类药物碍胃为使。全方重用潜镇诸药,配伍滋阴、疏肝之品,共成标本兼治,而以治标为主的良方。

因方中诸药有滋阴潜阳、清热除湿、调理气血之功,故又可用于顽固性皮肤病。

【辨证要点】　本方是治疗类中风之常用方。无论是中风之前,还是中风之时,抑或中风之后,皆可运用。临床应用以头目眩晕、脑部热痛、面色如醉、脉弦长有力为辨证要点。

【美容应用】　顽固性糖尿病皮肤瘙痒症、带状疱疹、老年性瘙痒症等属阴虚阳亢者。

【使用注意】　若属气虚血瘀之风,则不宜使用本方。

扫一扫
测一测

扫一扫
背方歌

复习思考题

1. 简述治风剂的定义、分类及使用注意事项。

2. 川芎茶调散主治何证? 方中药物如何体现了"分经论治"思想?

3. 简述消风散的组成、功效和主治,方中配伍当归、生地、胡麻仁有何意义?

4. 消风散与当归饮子均有养血祛风之功,临床均为治疗皮肤瘙痒的常用方,如何区分?

（杨周赟）

第十七章

治 燥 剂

学习要点

【知识要点】

1. 掌握治燥剂的含义、适用范围、分类及应用注意事项。
2. 掌握杏苏散、麦门冬汤的组成、功效、主治、辨证要点、美容应用及使用注意。
3. 熟悉桑杏汤、益胃汤的功效、主治、美容应用及使用注意。

【技能要点】

能够用本章所学方剂进行辨证治疗损容疾患。

凡以轻宣辛散或甘凉滋润的药物为主组成,具有轻宣外燥或滋阴润燥等作用,以治疗燥证的方剂,统称为治燥剂。

燥证有外燥和内燥之分。外燥是秋季感受燥邪所致。由于秋令气候有温凉差异,故外感秋燥有温燥、凉燥之分。温燥是燥邪与夏季之余热互结,多在夏末初秋时节;凉燥是燥邪与近冬之寒气相合,以深秋为多。即"秋深初凉,西风肃杀,感之者多病风燥,此属燥凉,较严冬风寒为轻;若久晴无雨,秋阳以暴,感之者多病温燥,此属燥热,较暮春风温为重"(《通俗伤寒论》)。燥邪为六淫之一,易犯人体肺卫,故凉燥多见恶寒微热,无汗头痛,咳嗽咽干等症;而温燥则见发热头痛,咽痛口渴,干咳无痰等症。内燥多为燥生于内,脏腑津亏而致。多因嗜食辛辣,或因房劳过度,或因热病之后,或因吐利伤津,或因过服热药等有关。由于内燥发病部位不同,又有上燥、中燥、下燥之分。上燥发于肺,症见干咳、少痰、咽燥;中燥责于胃,症见呕逆食少,肌肉消瘦;下燥病在肾,症见消渴或肠燥便秘。在治则上,外燥宜轻宣,内燥宜滋润,故本类方剂分为轻宣外燥和滋阴润燥两类。

使用治燥剂要首辨外燥和内燥。外燥要分清温燥和凉燥;内燥要辨明燥之部位和伤及的脏腑。其次,由于燥邪干涩之性最易伤肺耗津,故用药多配伍甘寒清润生津之品。再者治燥剂又多为滋腻濡润之品,每易助湿生痰,阻遏气机,故脾虚便溏、痰湿内盛、气机郁滞者当慎用之。

第一节 轻宣外燥剂

轻宣外燥剂,适用于外感温燥或凉燥之证。凉燥犯肺,肺气不宣,卫气不利,症见头痛恶寒,咳嗽痰稀,鼻塞咽干等。治宜轻宣温润。温燥伤肺,肺失清肃,症见头痛身热,干咳少痰,或气逆而喘,口渴鼻燥,舌边光红。治宜清宣凉润。

杏苏散《温病条辨》

【组成】　苏叶(9g)　杏仁(9g)　半夏(9g)　茯苓(9g)　橘皮(6g)　前胡(9g)　苦桔梗(6g)　枳壳(6g)　甘草(3g)　生姜(3片)　大枣(3枚)(原方未著用量)

【用法】　水煎服。

【功效】　轻宣凉燥,理肺化痰。

【主治】　外感凉燥证。症见头微痛,恶寒无汗,咳嗽痰稀,鼻塞咽干,苔白,脉弦。

【方解】　本方证为凉燥外袭,肺气不宣,痰饮内阻所致。治宜轻宣凉燥,宣肺化痰。方中苏叶辛温不燥,轻清外散,宣肺发表,使外侵之凉燥从卫表而散;杏仁苦温而润,肃降肺气,止咳化痰;二药相伍,一宣一降,温润凉燥,为君药。前胡疏散风燥,降气化痰,既助苏叶解表,又助杏仁止咳;桔梗、枳壳一升一降,宣调肺气,化痰止咳,共为臣药。半夏、橘皮、茯苓理气健脾,燥湿化痰;生姜、大枣和营卫以利发表,调脾胃而生津润燥,共为佐药。甘草和诸药,缓燥咳为使。诸药相合,外可轻宣发表而解凉燥,内可降肺化痰而止咳嗽。

【辨证要点】　本方为治疗外感凉燥证的代表方剂,也是风寒咳嗽之常用方。以恶寒无汗、咳嗽痰稀、咽干、苔白、脉弦为辨证要点。

【美容应用】　湿疹、四季感冒咳嗽属风寒轻症者。

【使用注意】　对于外感温燥之证不宜使用。

桑杏汤《温病条辨》

【组成】　桑叶一钱(3g)　杏仁一钱五分(5g)　沙参二钱(6g)　象贝一钱(3g)　香豉一钱(3g)　栀皮一钱(3g)　梨皮一钱(3g)

【用法】　水煎顿服,重者再服。

【功效】　轻宣温燥,凉润止咳。

【主治】　外感温燥证。症见头痛,身热不甚,口渴咽干鼻燥,干咳无痰,或痰少而黏,舌红,苔薄白而干,脉浮数而右脉大者。

【方解】　本方证为外感温燥,肺津受灼所致,为温燥袭肺之轻证。治宜轻宣温燥,润肺止咳。方中桑叶味甘苦性寒,轻清宣散温燥,透邪外出;杏仁苦辛温润,宣利肺气,润肺止咳,共为君药。豆豉辛凉透散,助桑叶轻宣透热;象贝母清化痰热,助杏仁降气化痰;沙参养阴生津,凉润肺金,共为臣药。栀子皮清泄上焦肺热;梨皮生津润燥止咳,共为佐使。诸药相伍,共奏轻宣温燥,凉润止咳之功。

本方配伍特点是轻宣凉散与生津养液并用,透邪而不伤津,凉润而不滋腻。因其病证轻浅,诸药用量较轻,即"轻药不得重用,重用必过病所"之意。

【辨证要点】　本方是治疗温燥伤肺轻证的代表方剂。以身热不甚、干咳无痰或痰少而黏、右脉数大为辨证要点。

【美容应用】　荨麻疹、秋季干咳、皮肤脱屑等。

【使用注意】　本方用量较轻,故煎煮时间不宜过长。

第二节　滋阴润燥剂

滋阴润燥剂,适用于脏腑津液不足所致之内燥证。燥在上者,可见干咳咽痛,鼻干唇燥,或咳血等肺燥阴伤证,治以润肺益阴。燥在中者,可见口中燥渴,干呕气逆,噎膈反胃等胃燥津伤证,治当益胃生津。燥在下者,可见消渴咽干、皮肤干燥、肠燥便秘等肾燥精伤见症,治当滋肾填精。

麦门冬汤《金匮要略》

【组成】　麦门冬七升(70g)　半夏一升(10g)　人参三两(6g)　甘草二两(6g)　粳米三合(5g)　大枣十二枚(4枚)

【用法】　水煎服。

【功效】　滋养肺胃,降逆下气。

【主治】

1. 肺痿。症见咳唾涎沫,短气喘促,咽喉干燥,舌干红少苔,脉虚数。

2. 胃阴不足证。症见呕吐,口渴咽干,舌红少苔,脉虚数。

【方解】　本方所治肺痿,乃肺胃阴虚,肺失润养所致。其病在肺,其源在胃,土为金之母,为气血生化之源,津液之主。胃津不足为其本,虚火上炎,灼伤肺津,形成肺痿。肺不布津,故咳唾涎沫。治宜润肺益胃,降逆下气。方中重用麦冬为君,甘寒清润,入肺、胃二经,滋阴润燥,既润养肺胃之阴津,又清降肺胃之虚火;人参、甘草、粳米、大枣,益气生津,健脾补肺,以复气血津液生化之源,为臣药。半夏少量用之,降逆下气,燥化痰涎,其性虽温燥,但得大量麦冬之制,去其温燥之性,而留其降逆化痰之用,且麦冬得半夏之辛燥则滋而不腻,具有相反相成、互制互助之作用,为佐药。甘草调和诸药为使。诸药相伍,使中焦气阴充实,而散精于肺,肺津复而虚火平,肺气实而逆气降,喘咳痰涎自愈。

本方配伍特点:一是麦冬与半夏的用量为7:1,润降相济,以润为主。二是培土生金,健脾补肺,补气生津,气阴双补。全方润燥得宜,滋而不腻,燥不伤正。

【辨证要点】　本方是治疗肺胃阴虚肺痿之常用方。以咳唾涎沫、短气喘促、舌干红少苔、脉虚数为辨证要点。

【美容应用】　银屑病、硬皮病、顽固性皮肤瘙痒等属于肺胃阴虚所致者。

【使用注意】　对于肺痿属虚寒者,本方不宜使用。

益胃汤《温病条辨》

【组成】　沙参三钱(9g)　麦冬五钱(15g)　冰糖一钱(3g)　细生地五钱(15g)　玉竹炒香,一钱五分(4.5g)

【用法】　水煎,2次分服。

【功效】　养阴益胃。

【主治】　胃阴损伤证。胃脘灼热隐痛,饥不欲食,口干咽燥,大便干结,或干呕、呃逆,舌红少津,脉细数。

【方解】　本方证为胃阴损伤,受纳、和降失司所致。治宜甘凉生津,养阴益胃。

方中重用生地、麦冬,性味甘寒,功能养阴清热,生津润燥,为甘凉益胃之上品,共为君药。配伍北沙参、玉竹为臣,养阴生津,以加强生地、麦冬益胃养阴之力。冰糖濡养肺胃,调和诸药,为佐使。全方甘凉清润,清而不寒,润而不腻,药简力专,共奏养阴益胃之效。

【辨证要点】 本方为滋养胃阴的常用方。临床应用以饥不欲食、口干咽燥、舌红少津、脉细数为辨证要点。

【美容应用】 顽固性湿疹、银屑病、干燥综合征等属于胃阴不足者。

【使用注意】 脾虚湿盛者慎用。

扫一扫
测一测

扫一扫
背方歌

复习思考题

1. 治燥剂的适用病证、配伍原则和使用注意是什么?
2. 杏苏散和桑杏汤的主治病证、立法、配伍用药有何异同?
3. 麦门冬汤方药配伍有何特点?为何配伍温燥的半夏?

(杨周赟)

祛 湿 剂

学习要点

【知识要点】

1. 掌握祛湿剂的含义、适用范围、分类及应用注意事项。

2. 掌握藿香正气散、平胃散、茵陈蒿汤、五苓散、苓桂术甘汤、真武汤的组成、功效、主治、辨证要点、美容应用及使用注意。

3. 熟悉八正散、三仁汤、二妙散、防己黄芪汤、羌活胜湿汤的功效、主治、美容应用及使用注意。

【技能要点】

能够用本章所学方剂进行辨证治疗损容疾患。

凡以祛湿药物为主组成,具有化湿行水、通淋泄浊等作用,以治疗水湿为病的方剂,统称为祛湿剂。以"湿淫于内,治以苦热,佐以酸淡,以苦燥之,以淡泄之"(《素问·至真要大论》)及"燥可祛湿,通可去滞,滑可去着"(《十剂》)为立法依据。属于"八法"中的消法范畴。

湿邪为病,有外湿与内湿之分。外湿多因居住湿地,阴雨湿蒸,冒雾涉水,正不胜邪所致。其湿邪侵犯人体、肌表、经络、肌肉、关节等,发病多见恶寒发热,头痛身重,关节酸痛,或面目浮肿等症;内湿多因饮食不节,损伤脾胃,脾失健运,湿浊内生所致。其症见脘腹痞满、呕恶泄泻、黄疸、淋浊、浮肿等。然而肌表与脏腑,表里相关,外湿虽多伤肌表经络肢节,但外湿重也可入侵脏腑;内湿虽多伤脏腑,但里湿重亦可外溢肌表,故外湿与内湿可以相兼并见。

由于湿邪常常与风、寒、暑、热等邪气结合为患,其所犯部位又有上下表里之别,病情亦有寒化、热化之异,加之人的体质有虚实强弱的不同,使得治疗湿邪的方法和组方用药也不尽相同。因此本章祛湿剂分为化湿和胃、清热祛湿、利水渗湿、温化水湿、祛风胜湿五类。

湿与水异名同类,湿为水之渐,水为湿之积。人体的水液代谢"其本在肾,其标在肺,其制在脾"。肾主水,肾虚则水泛。脾制水,脾虚则生湿。肺调水,肺失宣降则水津不布。因此水湿为病,与肺、脾、肾三脏功能的关系极为密切。另三焦、膀胱亦与水湿病的产生有关。

祛湿剂多由芳香温燥或甘淡渗利之药组成,易于耗伤阴津,故对素体阴虚津亏、病后体弱,以及孕妇水肿者,均应慎用。由于湿属阴邪,其性重浊黏腻,易于阻遏气机,导致湿阻气滞,故在祛湿的方剂中多配伍理气药物,以求气化则湿亦化。

第一节 化湿和胃剂

化湿和胃剂,适用于湿浊阻于中焦所致的脘腹痞满、恶心呕吐、大便溏薄、食少、体倦等症。

藿香正气散《太平惠民和剂局方》

【组成】 大腹皮 白芷 紫苏 茯苓各一两(各5g) 半夏曲 白术 陈皮 姜制厚朴 苦桔梗各二两(各10g) 藿香三两(15g) 炙甘草二两半(12g)

【用法】 共为细末,每次6~9g,生姜、大枣煎汤送服,一日2~3次。也可用作汤剂,药量按原方比例酌定,水煎服,一日2次。

【功效】 解表化湿,理气和中。

【主治】 外感风寒,内伤湿滞证。症见恶寒发热,头痛,脘闷食少,霍乱吐泻,腹胀腹痛,舌苔白腻,脉浮或濡缓,或山岚瘴疟等。

【方解】 本方证为外感风寒,内伤湿滞,以致营卫不和,脾胃运化失常所致。治宜解表散寒,芳香化湿,兼以和中理气。方中重用藿香辛温解表,芳香化湿,和胃止呕,既能外解表邪,又能内化湿浊,为君药。紫苏、白芷辛香发散,助藿香解表化湿,为臣药。半夏曲、陈皮燥湿和胃,降逆止呕;白术、茯苓健脾祛湿;厚朴、大腹皮、桔梗行气化湿,畅中消胀,共为佐药。甘草调和诸药,以姜、枣煎汤送服,能调脾胃,和营卫,共为使药。诸药合用,可使风寒外解,湿浊内化,气机通畅,脾胃调和,诸症自愈。

本方的配伍特点:一是解表与疏理同施,升清与降浊互用。二是标本兼顾,扶正祛邪,解表、祛湿、补脾三法合用。

因本方能解表化湿,且祛湿之力较强,故加减可用治荨麻疹等皮肤病。

【辨证要点】 本方是治疗外感风寒、内伤湿滞证的常用方剂。以恶寒发热、头痛、呕吐泄泻、脘腹胀痛、舌苔白厚而腻为辨证要点。本方对山岚瘴疟及水土不服者可用之,尤以夏秋季表寒里湿者最宜。

【美容应用】 荨麻疹、足癣、湿疹、蛇串疮、冻疮等属寒湿内蕴者。

【使用注意】 因湿热霍乱、伤食之吐泻者不宜使用本方。

知识链接

藿香正气水外用治皮肤病

藿香正气水对多种致病菌有抑制作用,具有消炎、止痒作用,外擦可用于多种皮肤病的治疗,如带状疱疹、脚气、湿疹性皮炎、唇疗、手足癣等,尤其对癣菌病疗效较好。有研究发现藿香正气水对红色毛癣菌、石膏样毛癣菌、絮状表皮癣菌、大脑毛癣菌、石膏样小孢子菌、白念珠菌、新生隐珠菌及皮炎芽生菌等均具有较强抑菌作用,对皮肤癣菌病有较好疗效,无不良反应。

平胃散《太平惠民和剂局方》

【**组成**】 苍术五斤(15g) 姜制厚朴 陈皮各三斤二两(各9g) 炒甘草三十两(6g)

【**用法**】 上药为末,每服6g,姜枣煎汤送服;或作汤剂,加姜、枣水煎服,用量按原方比例酌定。

【**功效**】 燥湿运脾,行气和胃。

【**主治**】 湿滞脾胃证。症见脘腹胀满,不思饮食,恶心呕吐,嗳气吞酸,倦怠嗜卧,大便溏薄,舌苔白腻而厚,脉缓。

【**方解**】 本方证为湿困脾胃,运化失常,气机受阻,胃失和降所致。脾虚失运,水湿内停,散于肌肤亦可致水疱、糜烂、渗出等皮肤病变。治宜燥湿健脾,行气和胃。方中苍术为君,辛香苦温,燥湿健脾。厚朴为臣,苦辛温,燥湿行气除满。佐以陈皮,辛苦温,既助苍术燥湿健脾,又助厚朴以行气。使以甘草,甘温,益气健脾,调和药性。煎加姜、枣温胃补脾以助健运。诸药组合,湿浊得除,脾复健运,气机调畅,胃气因和,诸症自解。

【**辨证要点**】 本方是治疗湿滞脾胃证的基础方剂。以脘腹胀满、不思饮食、舌苔白厚而腻为辨证要点。

【**美容应用**】 湿疮、湿疹等证因湿滞脾胃所致者,或皮损表现为水疱、糜烂、渗出等。

【**使用注意**】 对于阴虚气滞者忌用。失血过多、孕妇不宜使用。

知识链接

平胃散加味治嗣面

嗣面是一种以面生粟疹,色黄白,形如米渣的皮肤病,多见于女性及婴儿,易发生在眼睑、颊及前额。西医称为"粟丘疹""白色痤疮""粟丘疹白色苔癣"。西医认为本病属于潴留性囊肿或良性肿物,病因不明。中医认为由于腠理不固或汗出当风,风邪乘隙,搏于津液,闭塞毛窍;或脾虚失运,湿浊不化,郁而化热,湿热上蒸,阻塞毛窍所致。其中湿热上蒸者,治宜清热除湿,宣通毛窍,方用平胃散合六一散加味治疗效果较好,可适当加入藿香、佩兰、薏苡仁等。

第二节 清热祛湿剂

清热祛湿剂,适用于湿热外感,或湿热内盛,以及湿热下注所致的湿温、黄疸、热淋和下肢痿痹等。

茵陈蒿汤《伤寒论》

【**组成**】 茵陈蒿六两(18g) 栀子十四枚(9g) 大黄二两(6g)

【**用法**】 水煎服,一日2次。

【**功效**】 清热,利湿,退黄。

【**主治**】 湿热黄疸证。症见目黄身黄,黄色鲜明,食少呕恶,腹微满,口中渴,小便黄赤,舌苔黄腻,脉滑数。

【方解】　本方证为湿热蕴结肝胆,胆汁不循常道外溢肌肤所致。治宜清热利湿退黄。方中重用茵陈蒿清热利湿退黄疸,为君药。栀子清利三焦,使湿热从小便而出;大黄泄热通便,使湿热从大便而下,共为臣药。三药合用,清利湿热,前后分消,使湿热从二便而出,湿热除则黄疸可退。

【辨证要点】　本方是治疗湿热黄疸的常用方剂。以身目发黄、黄色鲜明,舌苔黄腻为辨证要点。无论有无腹满及大便秘结,均可用之。

【美容应用】　痤疮、黄褐斑、蛇串疮、湿疹等属于湿热所致者。

【使用注意】　本方性味苦寒,所治黄疸是湿热并重的阳黄,因寒湿而致的阴黄者则禁用。

八正散 《太平惠民和剂局方》

【组成】　车前子　瞿麦　萹蓄　滑石　山栀子仁　炙甘草　木通　大黄面裹煨,去面切,焙,各一斤(各500g)

【用法】　共为粗末,每次 12~15g,灯心煎汤送服。也可作汤剂,用量按原方比例酌定,水煎服一日 2 次。

【功效】　清热泻火,利水通淋。

【主治】　湿热淋证。症见尿频尿急,尿时涩痛,淋沥不畅,尿色浑赤,甚则癃闭不通,小腹急满,口燥咽干,舌苔黄腻,脉滑数。

【方解】　本方证为湿热下注,蕴结膀胱所致。治宜清热利水通淋之法。方中瞿麦清热利水通淋;木通清心降火,下利湿热,共为君药。萹蓄、车前子、滑石清热利湿,通淋利窍,共为臣药。栀子清泄三焦湿热;大黄泄热降火,两者合用使湿热从二便分消,共为佐药。甘草调和诸药,防止苦寒渗利太过甘缓而止茎中作痛;加少量灯心可导热下行,清热除烦,共为使药。诸药合用,共奏清热泻火、利水通淋之效。

本方配伍特点是重用苦寒通利之品,清利和清泻两法合用,使湿热从下焦二便,前后分消。本方证的病位虽以下焦膀胱为主,但上焦心肺之热也能清利,有三焦同治之功,疏凿分消之巧。故原书又以此方治大人、小儿心经邪热所致口舌生疮、咽喉肿痛、烦躁不宁等症。

【辨证要点】　本方是治疗湿热淋证的常用方剂。以尿频尿急、尿时涩痛、舌苔黄腻、脉数为辨证要点。

【美容应用】　外阴湿疹、疥疮等属于湿热内蕴者。

【使用注意】　对于淋证日久,肾虚气弱者,非本方所宜。孕妇慎用。

知识链接

疥疮基本的概念

疥疮是由疥虫引起的接触传染性皮肤病。临床以皮肤皱褶部位如手缝、脘屈侧、下腹部、股内侧处发生丘疱疹、水疱,伴奇痒,夜间尤甚,传染性强,易造成家庭、集体流行为特征。中医分为风湿热阻、痰火郁结、湿热化毒、血虚风燥四种证型。其中湿热化毒者(合并肾炎),症见初起皮肤瘙痒剧烈,经搔抓皮肤破损后出现发热,全身浮肿,血尿,蛋白尿,舌红苔黄腻,脉滑数。治宜清热解毒,利水消肿。可选用八正散加减治疗。

三仁汤《温病条辨》

【组成】 杏仁五钱(15g) 飞滑石六钱(18g) 白通草二钱(6g) 白蔻仁二钱(6g) 竹叶二钱(6g) 厚朴二钱(6g) 生薏苡仁六钱(18g) 半夏五钱(15g)

【用法】 水煎服。

【功效】 宣畅气机,清利湿热。

【主治】 湿温初起及暑温夹湿之湿重于热证。头痛恶寒,身重疼痛,肢体倦怠,面色淡黄,胸闷不饥,午后身热,苔白不渴,脉弦细而濡。

【方解】 本方是治疗湿温初起,邪在气分,湿重于热的常用方剂。治宜宣畅气机,清热利湿。方中杏仁宣利上焦肺气,气行则湿化;白蔻仁芳香化湿,行气宽中,畅中焦之脾气;薏苡仁甘淡性寒,渗湿利水而健脾,使湿热从下焦而去。三仁合用,三焦分消,是为君药。滑石、通草、竹叶甘寒淡渗,加强君药利湿清热之功,是为臣药。半夏、厚朴行气化湿,散结除满,是为佐药。综观全方,体现了宣上、畅中、渗下,三焦分消的配伍特点,气畅湿行,暑解热清,三焦通畅,诸症自除。

【辨证要点】 本方主治属湿温初起,湿重于热之证。临床应用以头痛恶寒、身重疼痛、午后身热、苔白不渴为辨证要点。

【美容应用】 湿热所致之汗疱疹、扁平疣、瘾疹等。

【使用注意】 舌苔黄腻,热重于湿者则不宜使用。

二妙散《丹溪心法》

【组成】 黄柏炒 苍术米泔水浸,炒(各15g)

【用法】 散剂,各等份,每服3~5g。亦可作汤剂、丸剂。

【功效】 清热燥湿。

【主治】 湿热下注证。筋骨疼痛,或两足痿软,或足膝红肿疼痛,或湿热带下、下部湿疮等,小便短赤,舌苔黄腻。

【方解】 本方所治诸证皆为湿热下注所致。湿热流注筋骨,则筋骨疼痛;着于下肢,则足膝肿痛;湿热不攘,筋脉弛缓,则病痿证;若下注带脉与前阴,则为带下臭秽,或下部湿疮。方中以黄柏为君,苦寒以泄热,苦燥以化湿,且善治下焦之湿热。湿自脾来,故臣以苍术燥湿健脾,使湿邪去而不再生。本方组方严谨,药少力专,有相辅相成之妙。

【辨证要点】 本方是治疗湿热下注证之常用方。以足膝肿痛、小便短赤、舌苔黄腻为辨证要点。

【美容应用】 湿热下注所致神经性皮炎、慢性湿疹、痛风发作期等。

【使用注意】 若舌苔白腻,寒湿为患则不宜使用。

【附方】

三妙丸(《医学正传》) 组成与用法:酒炒黄柏四两(12g),苍术六两(18g),川牛膝二两(6各),上为细末,面糊为丸,如梧桐子大,每服9g,空腹姜、盐汤下。忌鱼腥、荞麦、热面、煎炒等物。功用:清热燥湿。主治:湿热下注,两脚麻木,或如火烙之热;亦治带下,阴痒湿疮。

第三节 利水渗湿剂

利水渗湿剂,适用于水湿壅盛所致的蓄水、癃闭、淋浊、水肿、泄泻等证。

五苓散《伤寒论》

【组成】 猪苓十八铢(9g) 泽泻一两六铢(15g) 白术十八铢(9g) 茯苓十八铢(9g) 桂枝半两(6g)

【用法】 共为细末,每次6~9g,一日2~3次,温开水送服。服后多饮开水,汗出愈。也可作汤剂,水煎2次分服。

【功效】 利水渗湿,温阳化气。

【主治】

1. 蓄水证。症见小便不利,头痛微热,烦渴欲饮,甚则入水即吐,舌苔白,脉浮。

2. 水湿内停。症见水肿,泄泻,小便不利。

3. 痰饮内停。症见脐下动悸,吐涎沫而头眩,或短气而咳。

【方解】 本方在《伤寒论》中,为治疗太阳表邪未解,内传太阳之腑,以致膀胱气化不利,而成太阳经腑同病之蓄水证。故治当利其小便,使水湿从小便而行。方中重用泽泻,取其甘淡性寒,直达肾与膀胱,利水渗湿,为君药。茯苓、猪苓淡渗之品,利水渗湿以助君药利水之功,为臣药;白术健脾燥湿,脾健则水湿得以运化,水津得以四布;桂枝辛温解表,温阳化气,既外解太阳之表邪,又助膀胱之气化,共为佐药。诸药相合,共奏利水渗湿、温阳化气之功。

本方配伍重在淡渗利水,兼以扶脾温阳,原方虽主下焦气化不利的蓄水证,但现代临床对于水湿内盛之水肿、小便不利、泄泻、痰饮、肥胖诸疾也可借其利水渗湿之功而常用之。

【辨证要点】 本方是治疗水湿、痰饮内停的代表方剂。有“逐内外水饮之首剂”之称。以小便不利、水肿或泄泻、舌苔白为辨证要点。

【美容应用】 肥胖、湿疹、瘾疹、多形性红斑、脓疱疮等属水湿内盛者。

【使用注意】 因本方为淡渗利水之剂,应中病即止,太过则出现头晕、目眩、食欲减退等不良反应。对于湿热或阴虚有热者忌用本方。

知识链接

五苓散加减治疗类天疱疮

类天疱疮是一种慢性、全身泛发性表皮下大疱性皮肤病,好发于老年人。基本损害为正常皮肤或红斑基础上出现张力性水疱、大疱,中医称本病为“火赤疮”,其病机为心火或脾湿内蕴,外越皮肤。五苓散具有利水渗湿之功,用本方治疗脾湿内蕴型“火赤疮”,使脾湿得去,水疱可消。药物为五苓散加减:党参、白术、黄柏、茯苓、苍术各10g,苡仁、茵陈各15g,大腹皮、车前子、地肤子、白鲜皮各12g,苦参6g。发热者加银花、黄芩、板蓝根;血疱者加丹皮、仙鹤草、白茅根;瘙痒甚者加白鲜皮、徐长卿、蝉蜕。

防己黄芪汤《金匮要略》

【组成】 防己一两(12g)　黄芪一两一分(15g)　炙甘草半两(6g)　白术七钱半(9g)

【用法】 加生姜、大枣,水煎2次分服。

【功效】 益气祛风,健脾利水。

【主治】 气虚之风水或风湿证。症见汗出恶风,身重浮肿,或肢节疼痛,小便不利,舌淡苔白,脉浮。

【方解】 本方所治风水或风湿,乃由肺脾气虚,卫气不固,风夹水湿之邪郁于肌表经络之间所致。治宜益气固表与祛风行水并用。方中以防己祛风行水;黄芪益脾肺之气,固表行水;两药相伍,祛风不伤表,固表不留邪,且又行水气,共为君药。臣以白术健脾燥湿,与黄芪为伍则益气固表之力更增,与防己相配则祛湿行水之力功倍。甘草甘缓和中,调和诸药;生姜、大枣解表行水,调和营卫,共为使药。诸药相合,共奏益气祛风、健脾利水之效。

【辨证要点】 本方为治疗风水、风湿属表虚证的常用方。以汗出恶风、身重浮肿、小便不利、苔白脉浮为辨证要点。

【美容应用】 肥胖、药疹等属气虚湿盛者。

【使用注意】 若水湿壅盛甚者、营卫不和之汗出恶风者,均非本方所宜。

知识链接

防己黄芪汤治单纯性肥胖

中医认为单纯性肥胖多为本虚标实之证,本虚以脾虚、肾虚为主,标实以痰湿、瘀血、胃热为主。防己黄芪汤具有补气健脾利水作用,可用于脾虚水湿内盛之肥胖症的防治。若痰湿内盛,症见形体肥胖臃肿,面部肿胀感,四肢困重,胸腹胀满不适,不喜饮水,嗜睡,头昏重不爽,白带量多,月经不调,大便困难或干结或黏滞,舌体胖大,舌苔白厚,脉濡,宜防己黄芪汤合二陈汤加减;兼肾阳虚者,症见肌肉松弛下坠,食量减少,面色萎黄,形寒畏冷,腰膝冷痛,精神疲乏,白带清稀,宫寒不孕,舌质胖嫩,舌苔滑润,脉沉细,则宜防己黄芪汤与右归丸加减。

第四节　温化水湿剂

温化水湿剂,适用于脾肾阳虚,气不化水所致的阴水、痰饮、尿浊等证。

苓桂术甘汤《金匮要略》

【组成】 茯苓四两(12g)　桂枝三两(9g)　白术三两(9g)　甘草二两(6g)

【用法】 水煎,2次分服。

【功效】 温化痰饮,健脾利湿。

【主治】 中阳不足之痰饮。症见胸胁支满,目眩心悸,或短气而咳,呕吐清水痰涎,舌苔白滑,脉弦滑。

【方解】 本方证为中焦阳虚,脾失健运,湿聚成饮所致。根据《金匮要略》"病痰饮者,当以温药和之"的原则,治宜温阳化饮,健脾利湿之法。方中茯苓重用,健脾渗湿,以绝生痰之源,为君药。桂枝温阳化气,温化痰饮,为臣药。白术健脾燥湿,既助茯苓健脾渗湿之功,又与桂枝相配,增强中阳温运之力,为佐药。甘草益气和中,调和诸药,为使药。诸药合用,使脾阳得温,痰饮得化,诸症自愈。

本方体现了以甘淡渗湿为主,辛温化饮为辅治疗痰饮病的配伍特点。

【辨证要点】 本方是治疗脾阳不足、痰饮内停证的主要方剂。以胸胁支满、目眩心悸、舌苔白滑为辨证要点。

【美容应用】 肥胖、黑眼圈、湿疹等属阳虚湿盛者。

【使用注意】 对于痰饮兼热者,本方不宜使用。

真武汤《伤寒论》

【组成】 茯苓三两(9g)　芍药三两(9g)　白术二两(6g)　生姜三两(9g)　附子一枚(9g)

【用法】 水煎2次分服。

【功效】 温阳利水。

【主治】

1. 脾肾阳虚水泛证。症见小便不利,四肢沉重,甚则腰以下浮肿,畏寒肢冷,或腹痛下利,舌质淡胖,苔白滑,脉沉。

2. 太阳病过汗而致阳虚水泛证。太阳病发汗,汗出后,其人仍发热,心下悸,头眩,身动,振振欲擗地。

【方解】 本方证为脾肾阳虚,气化不行,水湿内停所致。治宜温脾肾之阳气,利水消肿。方中炮附子大辛大热,温肾暖脾,以化气行水,为君药。白术、茯苓健脾渗湿,脾健则湿运;生姜辛温宣肺,发散水气,并能助附子温阳化气以利水,又能助白术、茯苓健脾以化湿,共为臣药。白芍酸甘之品,敛阴缓急而舒筋止痛,并利小便,且能监制附子、生姜辛热伤阴之弊,为佐药。诸药合用,使脾肾阳复,气化水行,水肿等症得以痊愈。

【辨证要点】 本方为温阳利水的基础方剂。以小便不利、肢体沉重或浮肿、苔白脉沉为辨证要点。

【美容应用】 肥胖、皮肤瘙痒、系统性红斑狼疮等属阳虚湿盛者。

【使用注意】 对湿热内停之小便不利,水肿者忌用本方。

知识链接

真武汤减肥实验研究

真武汤中提取物能够抑制实验性肥胖大鼠的体重增长,降低李氏指数、睾周脂肪垫和脂肪细胞体积,同时,也能降低实验动物的瘦素水平,但对卵磷脂胆固醇酰基转移酶(LACT)无影响。实验证明其减肥可能与降低血脂和血中瘦素水平有关,为真武汤美容新用途提供一定的实验依据。

第五节　祛风胜湿剂

祛风胜湿剂,适用于风湿袭表或风湿侵犯筋骨经络而致头痛身重、腰膝关节疼痛、活动不利等症。

羌活胜湿汤 《内外伤辨惑论》

【组成】　羌活　独活各一钱(各9g)　防风　藁本　炙甘草　川芎各五两(各6g)　蔓荆子三分(3g)

【用法】　水煎服,一日2次。

【功效】　发汗祛风,胜湿止痛。

【主治】　风湿表证。症见头痛身重,肩背疼痛不可回顾,或腰脊重痛,难以转侧,苔白,脉浮。

【方解】　本方证系风湿之邪侵袭肌表,经气不畅所致。治宜发汗祛风,胜湿止痛。方中羌活、独活辛温发散,周行全身,祛风除湿,宣痹止痛,为君药。防风、藁本祛风胜湿,善止头痛,为臣药。川芎活血行气,祛风止痛;蔓荆子散风湿,止头痛,共为佐药。甘草调和诸药,为使药。诸药合用,则辛散微汗,可使风湿之邪随汗而解,头痛等诸症自愈。

【辨证要点】　本方为治疗风湿表证的常用方剂。以头痛身重,或肩背、腰脊重痛,苔白,脉浮为辨证要点。

【美容应用】　过敏性紫癜、牛皮癣等属外感风湿者。

【使用注意】　本方以微发其汗为宜,汗后要避风寒。阴血虚弱之体者,忌用本方。

复习思考题

1. 试述祛湿剂的定义、分类及使用注意。
2. 试分析藿香正气散的功用、主治及配伍意义。
3. 试分析茵陈蒿汤、八正散的功用、主治及配伍意义。
4. 试分析三仁汤如何体现三焦分消?

扫一扫
测一测

扫一扫
背方歌

(杨周赟)

第十九章

祛 痰 剂

学习要点

【知识要点】
1. 掌握治风剂的含义、适用范围、分类及应用注意事项。
2. 掌握二陈汤、半夏白术天麻汤的组成、功效、主治、辨证要点、美容应用及使用注意。
3. 熟悉苓甘五味姜辛汤、消瘰丸、小陷胸汤、贝母瓜蒌散的功效、主治、美容应用及使用注意。

【技能要点】
能够用本章所学方剂进行辨证治疗损容疾患。

凡以祛痰药为主组成,具有消除痰饮作用,治疗各种痰证的方剂,称为祛痰剂。

痰为机体水液代谢障碍所致的病理产物,生成之后,可随气机升降,内而五脏六腑,外而四肢百骸、肌肤腠理,具有致病广泛、病证错综复杂的特点。清代汪昂在《医方集解》有"在肺则咳,在胃则呕,在头则眩,在心则悸,在背则冷,在胁则胀,其变不可胜穷也"之说。

痰证就其性质而言,据其形成原因不同可分为湿痰、燥痰、寒痰、热痰、风痰五种。湿痰多因脾失健运,聚湿成痰,治宜燥湿化痰;燥痰多因肺燥津亏,虚火炼液成痰,治宜润燥化痰;寒痰多因脾肾阳虚,寒饮内停,治宜温化寒痰;热痰多因邪热内盛,灼津为痰,治宜清热化痰;风痰多因肝风内动,夹痰上扰所致,治宜治风化痰。故本章方剂常分为燥湿化痰、润燥化痰、温化寒痰、清热化痰、治风化痰五类。

使用或配伍祛痰剂时应注意:第一,标本同治,注重治疗生痰之源。"脾为生痰之源,治痰不理脾胃,非其治也",故常配健脾祛湿或酌配益肾之品;第二,治痰应结合治气。因痰随气而升降,气壅则痰聚,气顺则痰消,故祛痰剂中常配伍理气药物,以助痰消;第三,根据病情合理选方用药。有咳血倾向或痰黏难咯者,不宜用温热燥烈的祛痰剂,以免引起或加重咳血;对于痰滞于经络、肌腠所致之瘰疬、痰核者,又常配疏通经络、软坚散结之品,方可奏效;第四,禁忌证。祛痰剂用药多属行消之品,不宜久服,应中病即止;气阴两虚者应慎用。

第一节　燥湿化痰剂

燥湿化痰剂,适用于湿痰证。症见痰多色白易咯,胸脘痞闷,恶心呕吐,眩晕,肢体困重,舌苔白腻或白滑,脉缓或滑等。

二陈汤《太平惠民和剂局方》

【组成】 半夏汤洗七次 橘红各五两(各15g) 白茯苓三两(9g) 甘草炙,一两半(5g)

【用法】 加生姜7片、乌梅1个,水煎服。

【功效】 燥湿化痰,理气和中。

【主治】 湿痰证。症见咳嗽痰多,色白易咯,胸膈痞闷,恶心呕吐,肢体困倦,不欲饮食,或头眩心悸,舌苔白滑或腻,脉滑。

【方解】 本方证为脾失健运,湿聚成痰,内扰外阻所致。治宜燥湿化痰,理气和中。方中半夏辛温而燥,善能燥湿化痰,降逆止呕,《本草从新》言其为"治湿痰之主药",故用之为君。臣用辛苦温燥之橘红,既助半夏燥湿化痰,又能理气消痞,兼有"治痰先治气,气顺则痰消"之意。茯苓甘淡渗湿,益气健脾,湿去则痰无由生;少加生姜降逆和胃,兼制半夏之毒;乌梅收敛肺气,与半夏相伍,散中有收,使痰去而不伤肺气。三药共为佐药。甘草为使,调和诸药,合茯苓健脾和中,以绝生痰之源。六药合用,共奏燥湿化痰,理气和中之效。方中"陈皮、半夏贵其陈久,则无燥散之患,故名二陈"(《医方集解》)。

本方配伍特点:一是标本兼顾。即燥湿理气(治标),又健脾渗湿(治本);二是体现了"治痰先治气""治痰必先健脾"的治疗原则。

【辨证要点】 本方为治疗湿痰证的基础方。以咳嗽痰多、色白易咯,呕恶,舌苔白腻,脉滑为辨证要点。

【美容应用】 肥胖、瘾疹、丹毒、流涎、胶样粟丘疹等属脾虚湿盛痰阻者。

【使用注意】 本方药性偏于温燥,阴虚肺燥及咯血者忌用。

> **知识链接**
>
> **二陈汤加味治疗慢性丹毒**
>
> 丹毒是外科常见病,急性期多用抗生素及中药清热解毒、利湿消肿或清热解毒、散风消肿之品治疗。慢性丹毒多因治疗不规律,或急性期治疗过用寒凉致脾虚失运、湿邪内生、痰湿阻络所致,常反复发作。治当健脾理气养血、涤痰通络。方取二陈汤健脾理气祛痰为主,加白芥子利气豁痰,牛膝活血通络、引药下行直达病所。临床见漫肿明显者,加大腹皮、槟榔、泽泻;局部皮肤增厚、色黯者,加当归、川芎、香附。

第二节 温化寒痰剂

温化寒痰剂,适用于寒痰证。症见咳嗽咯痰,痰白质稀,胸闷脘痞,气喘哮鸣,畏寒肢冷,舌苔白滑,脉沉迟而滑等。

苓甘五味姜辛汤《金匮要略》

【组成】 茯苓四两(12g) 甘草三两(9g) 干姜三两(9g) 细辛三两(5g) 五

味子半升(5g)

【用法】 水煎,分2次温服。

【功效】 温肺化饮。

【主治】 寒饮咳嗽。症见咳嗽,咯痰量多,清稀色白,胸膈痞满,或面色萎黄,形体肥胖,体倦气短,舌苔白滑,脉弦滑。

【方解】 本方证多因脾阳不足,不运水液,湿聚成饮犯肺;或阴血化生不足,形体失养所致。据《金匮要略》之"病痰饮者,当以温药和之",治当温阳化饮。方以干姜为君,既温肺散寒以化饮,又温补脾阳、促进运化以化湿。细辛辛温入肺,助干姜温肺散寒化饮;茯苓健脾渗湿,一则导水饮之邪从小便而去,以杜绝生饮之源,二则合干姜温阳益气,健脾助运,共为臣药。久咳伤肺,且干姜、细辛之温散亦易耗散肺气,故又佐以五味子敛肺止咳,使散不伤正,敛不留邪。使以甘草和中调药。五药合用,温散并行,开合相济,肺脾同治,标本兼顾,堪称温化寒饮之良剂。

【辨证要点】 本方为治寒饮咳嗽的常用方。临床应用以咳嗽痰多稀白、舌苔白滑、脉弦滑为辨证要点。

【美容应用】 激素依赖性皮炎、脂溢性皮炎、咳嗽等属寒饮内停所致。

【使用注意】 凡肺燥有热、阴虚咳嗽、痰中带血者,忌用本方。

第三节 清热化痰剂

清热化痰剂,适用于热痰证。症见咳嗽,痰稠色黄,咯吐不利,舌红苔黄腻,脉滑数;以及由痰热所致的胸痛,眩晕,惊痫等。

消瘰丸《医学心悟》

【组成】 贝母去心蒸 玄参蒸 牡蛎煅醋研,各四两(各120g)

【用法】 上药为蜜丸,每次9g,每日2~3次,温开水送服;亦可作汤剂,水煎服,用量按原方比例酌减。

【功效】 清热化痰,软坚散结。

【主治】 痰火凝结之瘰疬、痰核。症见颈项结核,累如串珠,久不消散,或伴潮热盗汗,咽干,舌红,脉弦滑。

【方解】 本方证多因肝肾阴亏,虚火灼津为痰,痰火凝结而成。治宜清热化痰,软坚散结,兼滋阴降火。方中贝母性味苦寒,清热化痰,开郁散结。用为君药。臣用牡蛎味咸微寒,软坚散结,兼能益阴。玄参苦甘咸寒,滋阴降火,软坚散结,为佐药。三药合用,咸寒清润,共奏清热化痰、软坚散结之功,可使热清痰消结散,瘰疬、痰核自消。

【辨证要点】 本方是治疗瘰疬、痰核的常用方剂。以瘰疬不消、舌红、脉弦滑为辨证要点。

【美容应用】 扁平疣、痄腮等属痰火凝结者。

【使用注意】 寒痰凝结之瘰疬、痰核不宜用。

消瘰丸加味治疗扁平疣

扁平疣为皮肤科常见疾病,系人类乳头瘤病毒感染所致,是一种常见的皮肤良性赘生物,其发病与机体的免疫功能密切相关。中医认为本病因肝胆血燥,气血不和,复感风热之毒,蕴阻于肌肤所致。其基本治则宜散风平肝,清热解毒,活血平疣。可选消瘰丸加减内服,外用维甲酸乳膏及肌注聚肌胞注射液治疗。

清气化痰丸 《医方考》

【组成】 陈皮去白　杏仁去皮尖　枳实麸炒　黄芩酒炒　瓜蒌仁去油　茯苓各一两(6g)　胆南星　制半夏各一两半(各9g)

【用法】 姜汁为丸,每次6g,一日2~3次。

【功效】 清热化痰,理气止咳。

【主治】 痰热咳嗽证。症见咳嗽,痰稠色黄,咯之不爽,胸膈痞闷,甚则气急呕恶,舌红,苔黄腻,脉滑数。

【方解】 本方证为痰热壅肺,气机不利所致。火邪犯肺,灼津成痰,痰热互结,阻碍气机,故见咳嗽痰稠色黄,胸膈不畅,气急呕恶。治宜清热化痰,理气止咳。方中胆南星为君,其味苦性凉,清热化痰,治痰热之壅闭。瓜蒌甘寒,长于清肺化痰;黄芩苦寒,善清肺火。两者合用为臣,泻肺火,化痰热,以助胆南星之力。治痰当须理气,枳实下气消痞,杏仁宣利肺气,陈皮理气宽中,亦可燥湿化痰。脾为生痰之源,肺为储痰之器,故以茯苓健脾利湿,半夏燥湿化痰。姜汁即可化痰和胃,又可解半夏、胆南星之毒,为佐使药。诸药相伍,共奏清热化痰,理气止咳之效,使热清火降,气顺痰消,则诸症自愈。

【辨证要点】 本方为治疗痰热咳嗽的常用方。以咳嗽痰稠色黄、舌红、苔黄腻、脉滑数为辨证要点。

【美容应用】 痤疮、酒渣鼻、脂溢性皮炎属于痰热郁滞型。

【使用注意】 对于湿痰、寒痰咳嗽者,非本方所宜。

第四节　治风化痰剂

治风化痰剂,适用于内风夹痰证。症见眩晕、头痛,或发癫痫,甚则昏厥不语等。

半夏白术天麻汤 《医学心悟》

【组成】 半夏一钱五分(9g)　天麻　茯苓　橘红各一钱(各6g)　白术三钱(15g)　甘草五分(3g)

【用法】 加生姜1片,大枣2枚,水煎2次分服。

【功效】 燥湿化痰,平肝息风。

【主治】　风痰上扰证。症见眩晕头痛,胸闷呕恶,舌苔白腻,脉弦滑等。

【方解】　本方证为脾虚生湿成痰,引动肝风,风痰上扰所致。治宜化痰息风为主,兼以健脾祛湿。方以半夏、天麻合而为君,其中半夏辛温而燥入脾胃,可燥湿化痰,降逆止呕,为治痰要药;天麻甘平而润入肝经,能平肝息风,止头眩,为治风要药。两药合用,善治风痰上扰之眩晕头痛。白术甘苦而温,益气健脾燥湿,茯苓甘淡,健脾渗湿,二药共治生痰之源,用为臣药。橘红为佐,理气化痰,使气顺痰消。甘草为使,调药和中。煎时酌加姜、枣少许以调和脾胃。诸药合用,风痰同治,肝脾并调,标本兼顾,使风息痰消,眩晕头痛自愈。

本方乃二陈汤去乌梅加天麻、白术、大枣而成。在原方燥湿化痰基础上,增强平肝息风、健脾燥湿之力,遂成息风化痰之良剂。

【辨证要点】　本方为治风痰眩晕之代表方。以眩晕,呕恶,舌苔白腻为辨证要点。

【美容应用】　肥胖、瘿瘤、眩晕等属风痰所致者。

【使用注意】　阴虚阳亢及气血不足之眩晕,忌用本方。

第五节　润燥化痰剂

润燥化痰剂,适用于燥痰证。燥痰多由燥邪灼津,炼液为痰所致。症见咳嗽痰稠而黏,咯吐不爽,或痰中带血,口鼻干燥,声音嘶哑,舌干少津等。

贝母瓜蒌散《医学心悟》

【组成】　贝母一钱五分(4.5g)　瓜蒌一钱(3g)　花粉　茯苓　橘红　桔梗各八分(各2.5g)

【用法】　水煎,分2次服。

【功效】　润肺清热,理气化痰。

【主治】　燥痰咳嗽。咳嗽痰少黏稠,咯痰不爽,涩而难出,咽喉干燥,苔白而干。

【方解】　本方证多由燥热伤肺,灼津成痰,肺失清肃所致。治宜润肺清热,理气化痰。方中贝母(常用川贝)主入肺经,润肺清热,化痰止咳,为君药。《本草汇言》云:"贝母开郁,下气化痰之药也,润肺消痰,止咳定喘,则虚劳火结之证,贝母专司首剂。"瓜蒌甘寒微苦,清肺润燥,开结涤痰,与贝母相须为用,可增润肺清热化痰之功,为臣药。佐以天花粉,清肺散结,生津润燥;茯苓健脾渗湿,使痰无源可生;橘红理气,使气顺则助痰消。因橘红温燥、茯苓渗利,恐再伤肺津,故用量应轻。桔梗宣肺化痰止咳,且引诸药入肺经,为佐使药。全方清润宣化并用,使肺得清润而燥痰自化,宣降有权而咳逆自平。

【辨证要点】　本方为治疗燥痰证的常用方。以咳嗽痰黏、涩而难出,咽喉干燥,苔白而干为辨证要点。

【美容应用】　丝状疣、皮下囊肿、瘰疬、痰核等属燥痰者。

【使用注意】　对于肺肾阴虚,虚火上炎之咳嗽,则非所宜。

扫一扫
测一测

扫一扫
背方歌

复习思考题

1. 祛痰剂为何常配伍健脾、理气药？
2. 如何理解《医方集解》"治痰通用二陈"之意？
3. 清气化痰丸的组成、主治及辨证要点各是什么？
4. 试述半夏白术天麻汤的主治证候及配伍意义。

（杨周赟）

第二十章

外　用　剂

🔍 学习要点

【知识要点】

1. 掌握外用剂的概念、适用范围、分类及应用注意事项。

2. 掌握颠倒散、如意金黄散的组成、功效、主治、辨证要点、美容应用及使用注意。

3. 熟悉柏叶散、令发不落方的组成、功效、主治、美容应用及使用注意。

【技能要点】

能够用外用剂所学方剂进行辨证治疗损容疾患。

　　凡是以美容药物为主要组成,具有美白防皱、祛斑除黑、疗渣消痘、乌须防脱等作用,适用于粉刺、痤疮、酒渣鼻等损容性皮肤疾病的外用方剂,称为美容外用剂。

　　本类药物大多有毒,主要适用于损容性疾病,如色斑、痤疮、酒渣鼻、黑痣、扁瘊、瘢痕、皮肤衰老、肌肤甲错、白发脱发等证。

　　外用剂主要通过皮肤、黏膜、腔道等途径给药,与口服给药的中药制剂相比,外用剂有以下特点:制剂工艺较为特殊、辅料变化对药物的吸收利用影响较大、药物多发挥局部作用、对用药剂量的精确性要求相对较低、用药的安全性相对较高等。

　　使用中医美容外用剂时应注意:第一,首先要辨证论治,辨清寒热温凉,真假虚实。"外治之理即内治之理,外治之药即内治之药,所异者法耳,医理药性无二而法则神奇变换"。第二,注意外用药物的使用安全。如白芥子对皮肤刺激性较强,会产生过敏反应;密陀僧、铅粉等所含重金属长期使用对人体及皮肤有害;部分药物不能接触眼睛,如石膏、硫黄,使用时应特别注意。第三,加工工艺及调敷剂的选择。中医美容外用剂多直接涂擦于皮肤毛发,在加工时尽量精细,以免弄伤皮肤毛发;在选择调敷剂时尽量避免使用对皮肤刺激的药物。

颠倒散《医宗金鉴》

【组成】　大黄　硫黄各等分(各120g)

【用法】　研细末,共合一处,再研匀,以凉水调敷。

【功效】　清热解毒,消痤去渣。

【主治】　酒渣鼻、粉刺(痤疮)属肺胃热盛证。

【方解】　本方为治疗粉刺、酒渣鼻常用外用药。由大黄、硫黄二味等分组成,方中大黄苦寒清热、凉血解毒,硫黄解毒、杀虫,合治肺胃有热所致的酒渣鼻、粉刺(痤疮)等症。由于一寒一热,与一般的"寒者热之""热者寒之"不同,故名"颠倒散"。

【辨证要点】 颜面及前胸出现黑头粉刺、丘疹、脓疱,囊肿结节;或颜面中部、皮肤潮红、伴丘疹、脓疱及鼻头肿大。

【使用注意】 硫黄有毒,不宜长期及过量使用。

如意金黄散 《外科正宗》

【组成】 天南星 陈皮 苍术各二斤(各64g) 黄柏五斤(160g) 姜黄五斤(160g) 甘草二斤(64g) 白芷五斤(160g) 天花粉十斤(320g) 厚朴二斤(64g) 大黄五斤(160g)

【用法】 上十味共为咀片,晒干磨三次,用细绢罗筛,贮磁罐,勿泄气。

【功效】 清热解毒,消肿止痛。

【主治】 热毒积聚之痈肿、丹毒、带状疱疹、脓疱疮。

【方解】 本方所治,乃热毒或湿热壅滞于血脉,气血郁滞所致。治当清热解毒,活血止痛,行气燥湿。方中重用天花粉为君,既可清热生津,消肿排脓,又能消损瘀血,以续绝伤;臣以大黄、姜黄、白芷、黄柏清热解毒,活血止痛,与主药合用,共治瘀热;因气行则血行,气化则湿化,湿化则湿毒消解,故佐以厚朴、陈皮理气化湿消滞;苍术、天南星燥湿消肿;使以甘草合则解毒散结止痛。诸药合用,可使热清毒解,气行血活,则肿消痛止。故《外科正宗》言此方:"治痈疽发背,诸般疔肿,跌扑损伤,湿痰流毒,大头时肿,漆疮,火丹,风热天泡,肌肤赤肿,干湿脚气,妇女乳痈,小儿丹毒,凡一切诸般顽恶热疮,无不应效,诚为疮家之良方也。"

【辨证要点】 本方为治疗热毒瘀滞肌肤所致疮疖肿痛之常用方。以肌肤红、肿、热、痛为辨证要点。

【使用注意】 皮肤有破溃者禁用。

柏叶散 《御药院方》

【组成】 侧柏叶四两(120g) 何首乌二两(60g) 地骨皮二两(60g) 白芷二两(60g)

【用法】 上为粗末,每用半两,入生姜10片,水1大碗,煎5~7沸,去滓,淋洗鬓须,临睡用。

【功效】 凉血祛风,生发荣发。

【主治】 头皮瘙痒,头发枯黄易落者。

【方解】 发为血之余,故脱发多因血热致毛发干枯,或肾精不足,不能上荣于发而致,治当祛风凉血,补益精血。侧柏叶为君,能凉血止血,生发乌发,《本草纲目》载:"柏叶苦涩,烧取汁涂头,黑润鬓发"。何首乌苦甘而温,归肝肾,能补益精血而乌须发,为臣。地骨皮性味苦寒,善入血分,能清热凉血,与侧柏叶同清血分热邪,为佐药。使以白芷祛风止痒。四药合而用之,共奏清热凉血、祛风止痒、补肾生发之效。

【辨证要点】 本方为治疗血热伴肝肾不足所致头皮瘙痒、头发脱落之常用方。以头皮瘙痒、头发枯黄易落为辨证要点。

令发不落方 《慈禧光绪医方选议》

【组成】 榧子三个 核桃二个 侧柏叶一两(30g)

【用法】 捣烂，以雪水或酒精浸泡，梳头。

【功效】 祛风凉血，补虚益发。

【主治】 脱发。

【方解】 发若易落，或因血热，或因体虚，或因头脂过多或过少。本方君药侧柏叶凉血散瘀，兼以祛风，为生发乌发之要药。臣药核桃可以补肾益精，乌发益发，《开宝本草》谓其"食之令人肥健，润肌，黑须发"。佐药榧子能杀虫止痒，与核桃相配补虚润燥。以雪水浸泡，加强清热凉血作用，有使药之功。全方共奏凉血补虚润燥之效，故令发不落。

【辨证要点】 本方为治疗血分燥热，头发稀少易落之常用方。以头皮瘙痒、发少易落为辨证要点。

其他外用方见表2-20-1。

表 2-20-1　外用附方一览表

方　名	组　成	功　效	主　治
杏仁膏《圣济总录》	杏仁(汤浸，去皮尖，研)、雄黄、瓜子、白芷、零陵香、白蜡	祛风理气，辟浊润燥，护肤润泽	皮肤黑变病
黄连膏《赵炳南临床经验集》	黄连、祛湿药膏(或凡士林)	清热解毒，消肿止痛	脓疱疮(黄水疮)，丘疹样荨麻疹(水疱湿疡)，单纯性疱疹(火燎疮)，带状疱疹(缠腰火丹)，多发性毛囊炎(发际疮)、疖、痈、丹毒等及皮肤烫烧伤
大枫子油《朱仁康临床经验集》	大枫子油、硼酸、冰片	祛风除湿，润肤止痒	用于血燥风湿，红肿疙瘩、雀斑粉刺、酒渣鼻、风湿疥癣、鹅掌风
七白膏《太平圣惠方》	香白芷、白蔹、白术、白及、细辛、白附子、白茯苓	祛除黑斑，润肤防皱	脾胃气弱，肌肤失养导致的面色晦暗或黧黑斑
蛋黄油《赵炳南临床经验集》	鸡蛋黄油、冰片	消肿止痛，固皮生肌	慢性溃疡，烫伤疮面，各部位之瘘管
玉容散《备急千金要方》	白附子、密陀僧、牡蛎、茯苓、川芎	祛风活血，润面除斑	脾胃气弱，肌肤失养导致的面色晦暗或黧黑斑
治粉刺方《太平圣惠方》	硫黄、密陀僧、乳香、白僵蚕、腻粉、杏仁	祛风活血，润面除斑	雀斑、面黯
防风散《普济方》	防风、轻粉、荆芥、密陀僧、乳香	祛风止痒，活血祛瘀	痤疮
治酒渣鼻方《普济方》	生硫黄、黄连白矾、乳香、轻粉	清热解毒，杀虫疗渣	酒渣鼻
面脂方《千金翼方》	防风、川芎、白芷、白僵蚕、藁本、葳蕤、茯苓、白蔹、细辛、土瓜根、桃仁、蜀水花、青木香、当归、辛夷、鹅脂、羊肾脂、猪脂	祛风胜湿，活血通络，润肤去皱	面色枯槁无华、晦暗，皮肤粗糙、皲裂及面癣、扁平疣、黄褐斑

复习思考题

1. 简述颠倒散的组成、功效和主治。

2. 为何《外科正宗》言如意金黄散为"凡外科一切诸般顽恶肿毒,随手用之,无不应效,诚为疮家之良方也"?

3. 简述杏仁膏的组成、功效和主治。

4. 颠倒散和治酒渣鼻方均可治疗酒渣鼻,两者有何区别?

(李庆伟)

参 考 文 献

1. 国家药典委员会.中华人民共和国药典(2015年版)［M］.北京:中国医药科技出版社,2015.
2. 黄丽萍.美容中药方剂学［M］.2版.北京:人民卫生出版社,2014.
3. 陈信云,黄丽平.中药学［M］.北京:中国医药科技出版社,2017.
4. 黄霏莉,佘靖.中医美容学［M］.北京:人民卫生出版社,2005.
5. 武谦虎.常用美容中药［M］.北京:中国医药出版社,2005.
6. 黄兆胜.中药学［M］.北京:人民卫生出版社,2005.
7. 谢鸣.方剂学［M］.北京:人民卫生出版社,2005.
8. 李建民,马波.方剂与中成药［M］.北京:人民卫生出版社,2018.
9. 刘大有,贡济宇.实用美容中药［M］.北京:人民卫生出版社,1998.
10. 黄霏莉,阎世翔.实用美容中药学［M］.沈阳:辽宁科学技术出版社,2001.
11. 郭忻,袁颖.美容中药学［M］.上海:上海科学技术出版社,2010.
12. 吴志明,秦竹.美容方剂学［M］.北京:北京大学出版社,2012.

中药名称笔画索引

二画

丁香 114
人参 183

三画

三七 133
三棱 149
干姜 110
土茯苓 71
土槿皮 223
大青叶 66
大枣 188
大黄 83
大蒜 224
大蓟 148
山豆根 71
山茱萸 212
山药 186
山楂 124
川木通 105
川贝母 152
川乌 93
川芎 138
川楝子 119
广藿香 95
女贞子 204
小茴香 114
小蓟 130
马齿苋 80

四画

天冬 208
天花粉 58
天竺黄 163
天南星 153
天麻 177
木瓜 90
木香 118
木贼 52
木蝴蝶 80
五加皮 92
五味子 211
五倍子 216
太子参 207
车前子 101
车前草 107
牛黄 176
牛蒡子 51
牛膝 141
升麻 51
丹参 140
乌药 120
乌梅 212
火麻仁 86
巴豆 86
巴戟天 196
水牛角 77
水蛭 149

五画

玉竹　208
甘草　187
甘遂　87
艾叶　136
石韦　107
石决明　173
石菖蒲　97
石斛　205
石膏　55
龙骨　166
龙胆　63
龙眼肉　208
北沙参　201
生地黄　74
生姜　43
仙茅　208
仙鹤草　136
白及　135
白术　185
白头翁　69
白芍　199
白芷　40
白花蛇舌草　72
白附子　155
白茅根　133
白矾　224
白果　162
白扁豆　207
白蔹　73
白鲜皮　64
白薇　79
瓜蒌　156
冬瓜皮　103
冬虫夏草　208
玄参　74
半边莲　80
半夏　150
丝瓜络　94

六画

地龙　179

地肤子　105
地骨皮　79
地榆　130
芒硝　84
西洋参　188
百合　202
百部　160
当归　197
肉苁蓉　193
肉豆蔻　213
肉桂　111
朱砂　166
竹叶　80
竹沥　163
竹茹　158
延胡索　139
全蝎　179
合欢皮　170
决明子　58
冰片　220
防己　91
防风　39
红花　143
红景天　189

七画

麦冬　201
麦芽　127
远志　169
赤小豆　104
赤石脂　216
赤芍　76
芫花　87
花椒　113
芥子　154
苍术　95
苍耳子　52
芡实　215
芦荟　85
芦根　59
杜仲　192
豆蔻　98
连翘　66

吴茱萸　112
牡丹皮　75
牡蛎　173
何首乌　199
皂荚　158
佛手　122
龟甲　209
辛夷　52
羌活　42
沙苑子　208
沙棘　147
没药　149
沉香　122
诃子　214
补骨脂　193
灵芝　190
阿胶　200
陈皮　115
附子　109
鸡内金　126
鸡血藤　145

金银花　65
金樱子　216
乳香　145
鱼腥草　68
狗脊　107
炉甘石　222
泽泻　99
细辛　41
贯众　80

九画

珍珠　167
荆芥　38
草豆蔻　107
茵陈　102
茯苓　99
胡黄连　81
南瓜子　219
枳实　116
柏子仁　169
栀子　56
枸杞子　203
柿蒂　122
威灵仙　89
厚朴　96
砂仁　97
轻粉　224
鸦胆子　80
骨碎补　148
钩藤　177
香附　118
香薷　52
胖大海　163
独活　89
姜黄　140
前胡　163
首乌藤　170
炮姜　148
穿山甲　148
穿心莲　70
神曲　126
蚤休　80
络石藤　107

八画

青皮　117
青蒿　78
青黛　80
玫瑰花　121
苦杏仁　159
苦参　63
苦楝皮　219
枇杷叶　163
板蓝根　67
郁李仁　87
郁金　139
虎杖　106
昆布　157
罗布麻　180
败酱草　70
知母　56
使君子　218
侧柏叶　132
佩兰　107
金钱草　106

绞股蓝　207

十画

秦艽　91
莱菔子　125
莲子　213
莪术　147
荷叶　104
桂枝　37
桔梗　152
桃仁　142
核桃仁　196
夏枯草　57
柴胡　47
党参　184
射干　69
高良姜　114
益母草　144
益智仁　207
浙贝母　156
海马　208
海金沙　107
海螵蛸　215
海藻　157
浮小麦　214
桑叶　49
桑白皮　161
桑枝　107
桑寄生　92
桑椹　206
桑螵蛸　216

十一画

黄芩　60
黄芪　184
黄连　61
黄柏　62
黄精　204
萆薢　107
菟丝子　195
菊花　48
野菊花　70

蛇床子　221
银柴胡　81
猪苓　103
猫爪草　163
麻黄　36
麻黄根　216
鹿角胶　208
鹿茸　191
旋覆花　153
羚羊角　176
淫羊藿　194
淡竹叶　60
淡豆豉　52
续断　192
绿萼梅　121

十二画

琥珀　170
款冬花　164
葛根　46
葶苈子　164
棕榈炭　148
硫黄　223
雄黄　224
紫花地丁　73
紫苏　38
紫苏子　160
紫河车　208
紫草　77
紫菀　161
蛤蚧　208
黑芝麻　207
锁阳　208
番泻叶　87
滑石　102

十三画

蒺藜　174
蒲公英　67
蒲黄　135
槐花　131
槐角　148

硼砂　222

蜈蚣　180

蜂蜜　189

十四画

蔓荆子　52

槟榔　218

酸枣仁　168

磁石　170

豨莶草　107

蝉蜕　50

赭石　175

十五画

蕲蛇　93

墨旱莲　206

僵蚕　178

熟地黄　198

鹤草芽　219

十六画以上

薤白　122

薏苡仁　100

薄荷　45

藁本　43

鳖甲　203

麝香　146

方剂名称笔画索引

一画

一贯煎　290

二画

二仙汤　293
二陈汤　337
二妙散　331
十灰散　312
十全大补汤　286
七宝美髯丹　292
八正散　330
九味羌活汤　246

三画

三仁汤　331
大枫子油　344
大承气汤　253
大黄牡丹汤　254
川芎茶调散　319
小承气汤　253
小柴胡汤　258
小蓟饮子　313

四画

天王补心丹　301
天麻钩藤饮　321
五苓散　332

五味消毒饮　267
少腹逐瘀汤　309
贝母瓜蒌散　340
丹栀逍遥散　261
乌鸡白凤丸　287
六君子汤　282
六味地黄丸　288

五画

玉屏风散　283
玉容散　344
甘麦大枣汤　302
龙胆泻肝汤　269
平胃散　329
归脾汤　285
四君子汤　281
四物汤　284
四逆汤　276
四逆散　260
四神丸　295
生化汤　311
仙方活命饮　268
白虎汤　265
令发不落方　343
半夏白术天麻汤　339
半夏泻心汤　262

六画

地黄饮子　291
芍药汤　272

当归四逆汤 277
朱砂安神丸 300
血府逐瘀汤 308
异功散 282
导赤散 269
阳和汤 278
防己黄芪汤 333
防风通圣散 263
防风散 344
如意金黄散 343

七画

麦门冬汤 325
麦味地黄丸 290
杏仁膏 344
杏苏散 324
杞菊地黄丸 289
吴茱萸汤 275
牡蛎散 295
身痛逐瘀汤 309
羌活胜湿汤 335
完带汤 297
补中益气汤 283
补阳还五汤 310

八画

青蒿鳖甲汤 273
苓甘五味姜辛汤 337
苓桂术甘汤 333
枇杷清肺饮 271
肾气丸 290
固经丸 296
败毒散 250
知柏地黄丸 289
金锁固精丸 296
炙甘草汤 288
治粉刺方 344
治酒渣鼻方 344
参苓白术散 282

九画

茵陈蒿汤 329

枳实消痞丸 316
柏叶散 343
面脂方 344
保和丸 316
济川煎 256

十画

都气丸 290
真武汤 334
桂枝汤 245
桂枝茯苓丸 309
桂枝麻黄各半汤 246
柴胡疏肝散 304
逍遥散 261
益胃汤 325
消风散 319
消瘰丸 338
调胃承气汤 254
通窍活血汤 308
桑杏汤 324
桑菊饮 248

十一画

理中丸 274
黄连解毒汤 266
黄连膏 344
银翘散 247
麻子仁丸 255
麻黄汤 244
麻黄杏仁甘草石膏汤 249
麻黄连翘赤小豆汤 245
旋覆代赭汤 305
清气化痰丸 339
清胃散 270
清热地黄汤 266
清暑益气汤 272
蛋黄油 344

十二画

越鞠丸 304
温经汤 310

温脾汤　255

十三画以上

蒿芩清胆汤　259
槐花散　313

酸枣仁汤　300
膈下逐瘀汤　308
增液承气汤　253
镇肝熄风汤　321
颠倒散　342
藿香正气散　328

复习思考题答案要点与模拟试卷

《美容中药方剂学》(第3版)教学大纲

药食同源中药图片